内 毒 论

吴深涛　著

全国百佳图书出版单位

中国中医药出版社

·北 京·

图书在版编目（CIP）数据

内毒论 / 吴深涛著 . —北京：中国中医药出版社，2023.10

ISBN 978-7-5132-8261-1

Ⅰ . ①内…　Ⅱ . ①吴…　Ⅲ . ①中医临床—经验—中国—现代

Ⅳ . ① R249.7

中国国家版本馆 CIP 数据核字（2023）第 114094 号

天津市科协资助出版

中国中医药出版社出版

北京经济技术开发区科创十三街 31 号院二区 8 号楼

邮政编码　100176

传真　010-64405721

万卷书坊印刷（天津）有限公司印刷

各地新华书店经销

开本 710×1000　1/16　印张 33.75　字数 492 千字

2023 年 10 月第 1 版　2023 年 10 月第 1 次印刷

书号　ISBN 978 - 7 - 5132 - 8261 - 1

定价　128.00 元

网址　www.cptcm.com

服 务 热 线　010-64405510

购 书 热 线　010-89535836

维 权 打 假　010-64405753

微信服务号　zgzyycbs

微商城网址　https://kdt.im/LIdUGr

官 方 微 博　http://e.weibo.com/cptcm

天猫旗舰店网址　https://zgzyycbs.tmall.com

如有印装质量问题请与本社出版部联系（010-64405510）

张 序

"毒"泛指一切有害的东西，但古今中西医理解并不相同。毒，在药物上讲是毒性，在汉代之前则是一切药物的总称，"聚毒药以供医事"；到后世将毒定义为药物的偏性，《类经》云："药以治病，因毒为能，所谓毒者，因气味之偏也。"而在人体疾病中，毒是指一切有害生理的致病因素。自张仲景《伤寒杂病论》将"毒"分为内毒、外毒，外毒之学随外感热病学、六淫致病学的发展渐兴，而内毒之理却趋式微。疾病的发生发展既有其自身的内在规律，亦受所处时代之环境与社会等因素的影响。相对于古多外毒，当今则因饮食厚味及环境等因素导致的痰热淤浊化内毒致病日渐繁多，内毒已不仅是一个病因学概念，更多的是导致疾病发生发展演变的一个重要病理产物，所引发之疾病亦具有一定的时代特征。如同这次新型冠状病毒肺炎，由轻转重的关键病理环节就是"炎症因子风暴"导致的脓毒血症、ARDS、多脏器损伤，中药血必净注射液则有拮抗作用而被广泛应用，有效控制了重症发生率。内生之毒也是很多重大疾病转归演化的病理基础，临床上具有预警意义，及时阻断可以控制病情进展。《内毒论》一书，正是有鉴于此而系统总结古今文献和临床经验，抽提规律并升华理论认识之专著。

《内毒论》通过对"毒"的溯流穷源，厘清"内毒"之概念，并结合古今文献和现代研究进行了解析和诠释。本书认为，内毒之生成与其他邪气一样，为基础致病因素在特定条件和环境作用下蕴育而成。今之内毒日渐，是现代社会所引发的环境因素和生活方式等变化使然，催生和促进了内毒所致疾病发生发展，提出"内毒蓄损"是现代多种疾病的核心病理机制之一。内毒不只是衍生于火、痰、湿、瘀等邪气之毒，也可由此作为独立致病因素，促进疾病向慢性、重性转化，并可引发新的疾病，尤以各种慢性疾病、疑难病症居多。作者将其主要病机归纳为气机涩滞－浊淤生邪－蓄蕴血分－酿毒内损，其传变多循气－血－脉络之演变规律，故临证当循气分期－血分期－脉络期结合脏腑辨证论治，并辨识毒性以"随其性质而解"。其结合临床经验总结出"气－血－脉络辨证法"，结合现代的检测技术，在内分泌代谢病、风湿免疫性疾病及神经系统疾病等辨治中取得良好的疗效。作者的内毒理论及辨治方药不仅丰富了中医临床辨治内容，更是将内毒病之辨治广泛实践于外感和传染病之外的其他系统疾病领域，可谓是对传统毒病学的丰富和发展。

作者吴深涛教授师从国医大家，研读经典，长期从事中医内分泌代谢病临床研究，具有扎实的中西医知识基础，临床疗效突出，颇受患者欢迎。吴深涛教授善于观察，勤于思考，对中医理论和实践多有独到见解。他著书立说，自成一派，从"内毒"所抒宏论可见一斑：内毒据其毒源不同而分为附生之毒及本原之毒，从病性上分为阴毒和阳毒；本原之毒是慢性疾病的基础，多由浊秽演化而成毒；外毒由外而内，内毒由内而外；对疑难疾病可用"解毒"之法治之的治疗策略等。读后令人耳目一新，可谓中医药守正创新的成功实践。

《内毒论》主要内容分为上、中、下三篇。上篇言内毒源流及诊治基础，中篇论常见各科疾病的内毒证论治及验案，下篇摘录各家治毒精粹和研究现状及其科研成果。《内毒论》中所分享的其辨治内毒病之120余份医案，以案叙理，征引博治，述而成论。同时汇集了全国著名中医专家的治毒病之经验，实为宝贵；还总结整理了常用解毒中药和方剂及其个人的使用经验，为解毒法方的临床广泛运用提供了方便。

本书从文献研究、临床实践及现代医学基础研究几个方面来探索中医毒病规律和防治，守正而不守旧，创新而不忘本，是中医病机理论及论治体系传承创新发展的成功案例，适合广大中青年学者和中医药临床研究人员学习借鉴。

书将付梓，先睹为快，不揣粗简，乐而为序。

中国工程院院士

中国中医科学院名誉院长

天津中医药大学校长

2020 年 4 月于武汉东湖南山乙所

仝 序

　　"毒"作为中医理论体系中一个重要概念，其内涵虽随时代的发展而延伸，然同时歧义颇多，致其内涵、外延均不甚清，"内毒"之理更是少有所及。中医学术的发展必须基于传承与创新，在不断发现和解决新问题的过程中总结出新的经验和理论。吴深涛教授业医近40载，先后师承张琪、路志正、吉良晨、吕仁和、薛伯寿等国医大师及名家，既广纳百川又独辟蹊径，对"毒"之学理孜孜以求，锲而不舍，带领其团队对古今大量的文献及诸家经验进行了深入的梳理分析，溯源探流，系统论述了中医内毒的概念和内涵、理论渊源、病因病机、证候特征、诊断、辨证论治等，并通过大量临床与基础研究对"内毒"的实质进行了广泛而深入的探索，对其传变和治疗规律进行了科学阐述，实为难能可贵。

　　吴深涛教授认为内毒与外感之毒不同，其病因以现代人类不良的生活方式和当今环境因素、积邪药毒等作用为主，提出"脏腑失和酿内毒，成毒基原浊为主"，导致"蓄其毒邪，浸渍脏腑"之病机，而其内伏渐损的性质则决定了与外毒发病多急骤暴烈不同的幽潜缓发之临床特点。将内毒据其病源分为附生之毒和本原之毒，强调本原之毒是当今内毒疾病谱由急危重症转向慢性病症之基础，内毒蓄损已成为现代病症的核心病机之一，主张深入研究以界定其科学内涵，并探索建立系统的内毒之辨证论治体系。他总结整理了内毒学说在临床慢性病症中的应用，常用的诊法、治则、方药等基本内容，并整理了运用内毒理法临床治疗验案，为进一步提高中医临床疗效作了有益的探索。

　　《内毒论》赋"内毒"以新的内涵，逾越传统的毒性必热之囿，配合现代病理学研究方法，对内毒之病因病机的特性进行了深入研究，强调将现代医学检测的各种病理指标融汇于中医内毒之证素中，不仅可极大拓宽中医毒学的范围和内涵，亦能为全面认识更多疾病中内毒的病理变化及疗效观察提供客观依据，通过辩证处理两者间关系来创新和丰富现代中医内毒病学之诊疗方式。特别是将内毒分为"有形之毒"与"无形之毒"，指出当今病证以无形之毒多见，辨指标论治是解决无形、无症之毒的重要方法，而研究从重有形向重无形的转变，亦是对内毒实质认识之深化。并以糖尿病糖毒性、脂毒性为突破口，从其与中医内毒相关性入手进行研究，历经多年，总结出糖尿病"由浊致毒""浊毒内蕴"的病机理论和化浊解毒防治糖尿病糖毒性、脂毒性的疗效机制，并取得多项科研成果，进而立内毒病之"气－血－脉络辨证法"等，对深入研究以界定内毒之科学内涵，进一步完善内毒之辨证论治体系和研究思路，具有重要学术价值。

内毒致病甚广，涉及内、外、妇、皮肤等科，古今医籍虽有所及，惜专著缺如，系统研学亦乏纲目。吴深涛教授有鉴于此，勤求古训，广收博采，反复历验，知行合一。如曾于 2003 年 SARS 暴发时深入一线"红区"工作，2020 年"新冠"疫发又作为中医专家进驻有"天津小汤山"之称的天津海河医院指导新型冠状病毒感染患者的中医辨治，从战疫毒的实践中进一步探索"疫多秽浊"与"毒"病的相关性及证治规律等。如此二十载钻研不辍，几易其稿，终成《内毒论》一书。

该书论理翔实，既概其要领，承前贤之理论与经验，又集经年之内毒病临床经验与实验研究，使人开卷了然；并专设医案篇，以案叙理，征引博洽，学以致用。同时介绍了诸名家治内毒之宝贵经验及现代研究进展，尽展其学验。读后深觉本书不仅充分反映吴深涛教授论治内毒病的学术思想，更内蕴传统中医学未及之理论与临床创新，故欣然命笔向读者推介。

2023 年 4 月

自　序

　　"内毒"一词始见于《伤寒论》，时逾两千载。较之痰、火、湿、瘀等邪气向为学界所重，内毒之论鲜矣，且久未逾重外毒之囿而难成其学，其兴始于众贤谋解当今新、难之病迭出，或机制变异而与古方不相能之困。穷究其因，现代人类饮食、居处已较古巨变，运气不济，更有环境、食物污染，甚至生活中毒素充斥，加之今人厚味腥膻又嗜逸、五志过极或以妄为常，脏腑失和而生浊秽酿毒，此类内毒其生也缓，害人亦渐，但所及病证之杂，是古人所未及。

　　然何为内毒？华佗谓"毒邪"、巢元方云"邪毒"等，皆未明其义，古因重外毒而轻内毒，故少有歧议，然时至今随其为病渐广而争鸣愈显。或将毒、邪混议，谓毒即为邪，邪即为毒；或谓即急性中毒，更有疑内毒之存否者，云云。如清代余霖释其"疫疹"时谓："至河间清热解毒之论出，有高人之见、异人之识，其旨既微，其义甚远。后人未广其说，而反以为偏。"析诸异议之要，实为邪、毒之关系未明。

　　余以为，内毒研究既不可"万病皆毒"，亦不可"中毒为毒"。万病皆毒则毒与邪无异，失之于泛；而中毒为毒则锢毒狭义而困之于囿。失之于泛，则有毒之名而无毒之实；困之于囿，则止于急性中毒一病，尤不可取。俗谓"中毒"者，即急中某物毒而暴病，当速以甲方祛甲毒、乙药解乙毒，然若以之概中医内毒病，则将"毒"之内涵狭义于如药毒、蛇毒、漆毒等物毒范畴，或略广至梅毒、艾滋病等感染性疾病。如此，虽明此毒致此疾，彼毒引彼病，然若囿此一隅，则古今诸多治毒能解之病证将失其效法，众多解毒效方将就此而没。且以痰饮为例，试想，仲景既云"四饮何以为异，夫人素盛今瘦，水走肠间，沥沥有声，谓之痰饮"之狭义痰饮，亦曰"病痰饮者，当用温药和之"之广义痰饮，更有"夫短气有微饮，当从小便去之，苓桂术甘汤主之，肾气丸亦主之"等同痰异治、异痰同治之圆机活法。痰之为病，随处积留，或走肠间，或留胁下，或溢四肢，或上迫肺，或阻滞经络，无处不到而致病甚广。虽有寒、热、燥痰属性之异，然既为痰患，则化痰祛痰方药皆可依证用之，而非拘于此痰此方、彼饮彼药。更有前贤后智，"思求经旨，以演其所知"，赋痰以新识内涵，才有"百病多由痰作祟""怪病多从痰着手"而效起诸多疑难杂症。举一反三，识内毒病之理亦同，所异者，痰饮由水湿停聚而成，内毒多浊淤秽腐而生。

如《神农本草经》中所言之"蛊""毒"，因其浸淫恶气而厉于常"邪"之性，故内毒无论狭义、广义，或有形、无形，为患多病情顽固、重笃，常伴有皮肤黏膜之疮疡疖肿等毒溢损害为显著特征。治狭义中毒，需此药解此毒；而广义之内毒，内伏渐生，为病广泛，无论有形无形，当辨证论治，此药治此毒，亦可疗彼毒，其要者，当辨识内毒病性之异。

邪盛为毒之附生之毒，从化而多重笃；本原之毒，因浊淤蓄蕴，秽腐酿毒，多潜伏渐发。然既为毒邪，为病多蚀损，一旦毒蕴血分，则内蚀脏腑，外腐脉络，或横窜经隧，蒙蔽清窍，生机尪羸，为当今诸多病证之机制。故今之医者当与时俱进，求今之内毒病机特性，赋辨治以新内涵，则难病可从毒去解。否则，中医毒学将失"演其所知"，自闭于"古方新病不相能也"。

笔者历多年探索研究，于阐释内毒之概念、内涵及病因病机之基础上，提出与外毒病变"由外而内"不同，"内毒蓄损"之变常"由内而外"的证候规律及气－血－脉络辨证论治之法则，以济古法所未及。

治毒当解，解毒早在世界传统医学中已为一基本概念，无论是古希腊医学还是古印度的阿育吠陀医学（已有毒物学），均视解毒为医学之用，而尤重研用者当属我中医学。如早在《周礼·天官》就有"凡疗伤，以五毒攻之"之载，此之"五毒"郑玄注谓以"石胆、丹砂、雄黄、矾石、慈石"五种药石制粉外用疗恶疮，为以药毒祛病毒，实"以毒攻毒"及解毒法之滥觞。

解毒之义，不外清除毒素制其性与止毒内蓄两方面。内毒之治亦是如此，否则内毒不去，重补无益。然元气内虚则毒存留，故毒之解法决非苦寒一则。其治或解毒为首要，或生生之气为先，或兼而并行；亦取化浊以断毒之源，或祛所附之邪以阻其化毒，活法圆机可谓涵泳不尽。余虽广收博采，力穷其精蕴，仍恐谬误难免，但藉抛砖引玉，促立内毒病为中医内科之又一病证，企中医起沉疴难证再添一利器矣。

镜泊山人 吴深涛

2023 年 5 月于天津镜泊斋

前　言

　　"毒"之于人类从未遁迹，古多发之疫毒今亦时时而至，如"SARS""新型冠状病毒感染"，似人类头顶悬着的"达摩克利斯之剑"。然正如张元素所谓"运气不济，古今异轨，古方新病不相能也。""毒"之内涵及其病证亦在不断发生着变化。

　　余自 20 年前始探索以化浊解毒法治疗糖尿病，取得较好疗效，提出"浊与毒，因性质类同而极易相生互助为虐"的"由浊致（酿）毒"之浊毒病机观，发文于《中国中医药报》，并于 2003 年广西南宁第七次全国中医糖尿病学术大会上作"浊毒与高血糖毒性的相关性及辨治"之学术报告而引起关注。

　　随着临床及相关研究的深入，愈加认识到内毒为患的广泛性，且其成因与现今人类生活环境变化及生活方式的改变息息相关，尤以各种环境污染物之毒影响日渐为甚。如大气、水质污染，特别是全球工业化发展带来的持续性有机污染物（POPs），因其具有的毒性而给全世界生物（包括人类）带来生态灾难，更令人担忧的是在我国 POPs 污染仍较为严重，我国长三角、珠三角等地的环境中 POPs 物质含量亦高于其他一些国家的风险阈值。而现实生活中亦是含双酚 A 等化学成分的塑料制品充斥，化肥、农药的过施，特别是反式脂肪酸、膨化剂等各种食品添加剂的泛用等，导致这些毒性因素通过呼吸道、食物链等最终蓄积在人体中而对健康产生威胁，如越来越多的研究观察到高度加工食品增加肥胖、糖尿病、癌症等慢病发生乃至死亡风险。此类内生毒邪伤人既有骤作，更多幽潜，常蓄积日久化毒而引发各种具有时代特征之疾病。如科学家们近年首次在人类的粪便中检出了微塑料颗粒，而海洋动物体内蓄积则更加严重，甚至已经波及两极的海洋动物，且两者共同特点均是从口鼻而直入脾胃，其毒害作用则是潜移默化的，为古之绝无。

2019 年全美糖尿病年会（ADA）上，纽约大学医学院的 George D Thurston 教授提出"环境恶化终于向糖尿病患者动手了"。研究发现，污染空气中的颗粒物推高了糖尿病风险，这些持久存在的大气污染物引起的氧化应激不仅推高糖尿病的发病和死亡率，还可能导致呼吸道的炎症、哮喘、心血管疾病之发作和死亡率的提高。

可见，毒之内外亦是相对的，因无论外毒还是内毒为病，最终都会引起脏腑气血之损变。此类现代之毒性因素引发多种慢性疾病的病因作用日渐增多，且治疗上常因法取清解内毒而获益。

中医自古解疫（外）毒来防治恶性传染性疾病，其卓越之疗效迄今效验。然至以慢性疾病为主的现代社会，随时代之发展诸多疾病谱及其病理机制呈现出时代特征性变化，就"毒"患而言，人们仍多停留于谈"非典""新冠"等疫毒色变，殊不知"内毒"在日常的生活中已经悄然腐蚀着机体之健康。

余在诊疗如糖尿病、高脂血症、痛风等内分泌代谢病，类风湿关节炎、系统性红斑狼疮、干燥综合征、血管炎等风湿免疫性疾病，格林－巴利综合征、周围神经炎等神经系统疾病等诸多现代疾病的长期实践中，深切感悟到"内毒蓄损"乃当今时代疾病谱变化的重要因素，也是许多慢性病之主要病理特征。虽然人体"生生之气"作为天生之自主能力，具有适应、平衡毒性损伤及保护和修复病损作用而使人"生生不息"，但是当"内毒蓄损"持久而超过了"生生之气"的自主能力时，就会导致类似毒性因子与保护修复因子之间失调的状态，继而破坏人体自身的稳态系统。可见，两者关系的失衡是疾病生变之启动要素，成为当今许多疾患特别是慢性病的核心机制。

内毒不只是附生于火、痰、湿、瘀等邪气之毒，更是独立而客观存在的邪气，具有其特定之性质和表现。内毒据其毒源不同可分为"附生之毒"和"本原之毒"两大类，从病性上分为阴、阳之毒，其生成与其他邪气一样，为基础物质在特定条件（如体质和环境等）作用下形成的。如本原之毒，源于脾不散精，生浊内淤，继而秽腐酿毒。因此，内毒不只是一个病因学概念，亦是客观存在之病理产物，并演变为中医学认识疾病的一种思维方式。

既然内毒蓄损已渐成为现代病的核心机制之一，深入研究以界定其科学内涵，明确其病理机制和中医药作用机制，具有重要学术价值和临床意义。然而，目前为止不只是内毒之系统专论寻而未见，亦无辨证论治之体系可循。如此客观之现实，迫切需要在深入进行临床实践的基础上，结合开展基础研究，以全面地认识"内毒蓄损"与"生生之气"间的辨证关系，并配合现代医学相关之理论和研究方法去阐释中医药作用机制，建立内毒的中医理论及辨证论治体系，是求索创新与发展中医理论之良途。

著书立说，先贤顾炎武早有遗训："必古人之所未及就，后世之所不可无。"至少亦当开卷有益。故此余提出糖尿病"由浊致毒"病机观已20余年亦未敢轻易提笔，而是长期潜心与弟子们一起探索内毒之本质，至今有所感悟，总结并确立"气－血－脉络辨治"法则，而始著其理。本着守正而不守旧、创新而不离宗之旨，依据多年临证实践之经验体会，结合现代科学之基础研究，阐释、论证并系统整理成文，取长补短以探索中医传统理论之创新和发展。

今能成书，首先要感谢恩师张琪先生及承学之先贤诸师，他们不仅是余学术的引导者，所授精蕴更是余学思之源泉。还要感谢余之同事和弟子们，他们亦是内毒理论的研究与实践者，无论是文献的整理，病案的收集，还是相关科学实验的具体研究工作，以及文字的校对等，都付出了许多。

余职虽亦为教师，与研究生们一起朝夕"研毒"期间更多的是教学相长。本书所列验案中的部分病例便是学生们于跟师临证中所总结整理或发表之作，余于书中引用亦力求原旨，只于按语部分加以己见，去繁就简，以求务实。因时间跨度较长，近些年电子化管理后的病例均有编号可查，而早期的一些病例则只留下诊疗内容，还望读者理解。

承蒙中国工程院院士、中国中医科学院名誉院长、天津中医药大学名誉校长张伯礼教授，中国科学院院士、中国中医科学院首席科学家仝小林教授，分别于百忙中为本书赐序，使拙作生辉，谨致以最衷心的感谢！

最后要特别感谢我的夫人一贯之理解与鼓舞，她的默默付出成就了此书。亦感谢家族亲人们长期给予的支持！

白驹过隙，转眼一甲子，余从1978年踏入中医之门学习临证已四十余载，始终克己以行黄卷青灯日临证，虽无大的建树，但研习、授业、著书从未敢怠慢，亦有《糖尿病慢性并发症的中医辨治》《中医临证修养》等数本拙作问世。此番所著《内毒论》亦循知行合一，从始著笔至今杀青已数载，耕耘字句，几易其稿，尽体味著书之甘苦。虽自信书中尚且论有“前人所未言”，但能否“为后人所必须”，则需读者自鉴。前贤谓著书如“立言”，自知以己之学距“立言”尚远矣，诚企广大学者、同仁不吝赐教。若能以此书“抛砖引玉”，为中医开新学之门尽碥石之役，即欣慰之至矣！

本书的出版得到天津市科协“2019年度天津市自然科学学术著作出版资助项目”和中国中医药出版社的大力支持，在此一并表示诚挚谢意。

天津中医药大学第一附属医院　吴深涛

2023年6月于天津镜泊斋

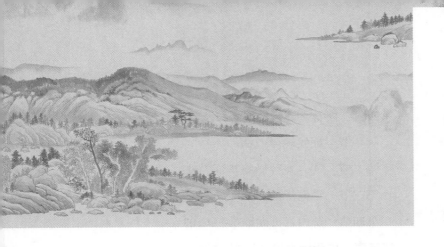

目录

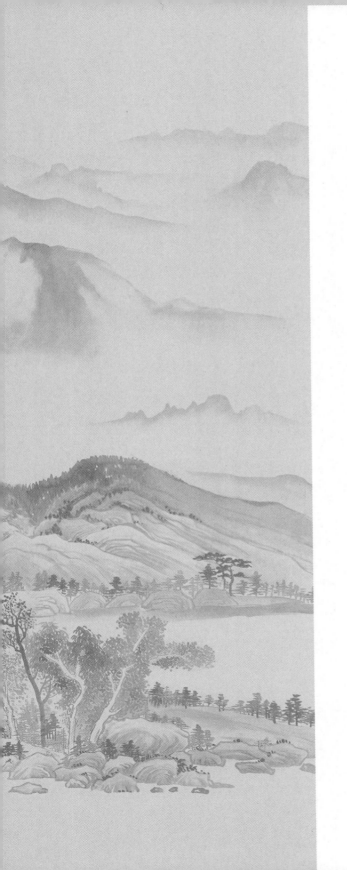

上篇

内毒总论

第一章　内毒概论

中医毒病学之渊源可谓久矣，解毒之法创古而通今延用，足示"毒"理于中医学体系之重要性。将"毒"引入中医病因学，为古时辨治外感温病及其后鉴别普通温热病与疫毒类疾病，乃至当今"SARS"和"新型冠状病毒感染"的诊治，都发挥了重要作用。毒理研究亦促进了中医外科学的发展，特别是于认识痈疽、疮疡类病证之病因病机和诊疗用药，可谓功不可没。

然而遗憾的是，"毒"作为中医一病因病理学概念，亘古未逾"大风苛毒"、六淫"外毒"之理，且相对于痰、湿、瘀等病因病理学研究而言，其内涵和外延均语焉不详并停滞不前，而助推发展内伤杂病之辨证论治体系则更是无从谈起。时至今人言"毒"仍多停留于外感病毒等小范畴，或谈"非典""新冠"等疫毒色变，殊不知另有一种"内毒"在日常生活中已经悄然为患而腐蚀着人类的健康。因时代之变迁，特别是人类过食肥甘及好逸恶劳等生活方式的不良变化，加之全球工业化的发展，各种化工毒物、持续性有机污染物、电离辐射等对空气、水土等环境之污染日渐有加，如充斥于我们日常生活中的塑料制品及垃圾，还有各种农药、化肥对食物之污染，以及各种食品添加剂、反式脂肪酸的过度摄入等因素，都不可避免地对人体产生了慢性毒性损害。此类毒病的成因病机有别于传统之六淫所伤，潜伏蚀损之性凸显出其病变由内而外之时代特征，甚至影响着当今疾病谱的变化。

这种迥异于传统邪气之"内毒"，因其独特之病变规律及与西医学相关理论的通约性，于当今许多慢性病研究中的作用日渐广泛和重要。如近些年来发病明显增多的糖尿病、甲状腺病、肾上腺病、痛风、高脂血症等内分泌代谢性疾病,类风湿关节炎、系统性红斑狼疮、皮肌炎、血管炎、风湿热等多种风湿免疫性疾病,以及白血病、甲状腺癌等各种恶性肿瘤的发生发展,均与中医内毒的病理机制具有密切相关性。因此,有必要进一步明确内毒之概念和范畴,规范其致病机理的研究。在整理中医相关文献,总结古今临床经验和反复实践的基础上,通过分子生物学等多学科的深化研究来突破传统毒邪理论之囿,不断丰富其内涵和外延,构筑中医内毒之(基础)理论体系,将不仅有助于探索疑难病症的发生发展和诊疗规律,亦可为相关疾病的治疗提供实用之效法,对于创新中医病机理论、丰富辨治法则,最终显著提高中医临床疗效具有深远之意义。

第一节　中医毒邪之义

一、"毒"之古义

"毒"之含义繁多,《汉语大字典》里仅与医相关的解释就有:①有毒素的,气性酷烈的;②害,祸害,危害,伤害;③苦痛;④酷烈,狠毒,厉害;⑤有毒腺的昆虫、爬虫刺咬;⑥厚,厚重。故有必要先对于毒的古今字义进行梳理,以助明其旨。

从训诂学之形训来分析,自《说文解字》到《订正六书通》,"毒"字都是上下结构,上"艸"下"毋",上"草"下"止"合为"毒",其义为有害之草勿近之,即"毒"其始义为害人的草;而从义训、声训来分析,如段玉裁《说文解字注》谓:"字义训厚矣……因害人之艸……其生蕃多则其害尤厚,故字从中,引申为凡厚之义。"徐灏在《说文解字注笺》中曰:"毒之本义为毒艸,因与笃同声通用而训为厚耳。"而对"笃"与"厚"的联系,《说文解字注》释为:"古假借笃为竺字,以皆竹声也。二部曰:竺,厚也。"即《说文解字》中之"毒,厚也"。归纳起来即是今之有害和厚重两义,以有害为主之观念。

至《周易·噬嗑》中所谓"六三,噬腊肉,遇毒"之"毒"是指毒物,

"遇毒"即中毒;《尚书·盘庚上》曰"乃不畏戎毒于远迩",孔颖达疏"其意言不徒,则有毒,毒为祸患也";《左传·襄公十四年》中"秦人毒泾上流,师人多死"之投放毒;《梦溪笔谈·讥谑》的"马为蚊虻所毒"之叮咬;《左传》"楚王方侈,天或者欲逞其心,以厚其毒而降之罚,未可知也"之罪恶、危害;《夏夜叹》"永日不可暮,炎蒸毒我肠"之伤害;《缁衣》"小人毒其正"及《灵枢·官能》"疾毒言语轻人者,可使唾痈咒病"之憎恶、憎恨,等等,都是有"害"这一意义之延伸。而《水经注·河水》"夏则凝冰,冬则毒寒"之重笃,狠厉;孙诒让《周礼·天官·疡医》"凡疗疡,以五毒攻之""盖五石之药成,气性酷烈,故谓之五毒,不必皆有毒也",言药之气味酷烈,等等,则是厚、重之义的衍化,均使毒之内涵由具体的向抽象的、广泛的概念演变。

二、古中医学之"毒"义

中医学历史上对毒的认识亦不离上述基本内涵,即有害和厚重之义。但于历史的变迁和应用过程中其内涵亦经不断地归纳和演绎,内容愈加延伸而丰富,为中医病因、病理学之重要组成部分,归纳起来不外以下三大方面。

(一)为害重极,酷烈染易

从"毒"为"勿近之草"之古义,可知其为害之甚,这一特性在中医理论中得到着重发挥。如《素问·生气通天论》云:"清静则肉腠闭拒,虽有大风苛毒,弗之能害。"将"苛毒"与"大风"并称,看似两邪,其实是互喻,以强调"毒"如"大(狂、暴)风"之烈,这一点参《管子》中谓"大风漂屋折树"之"大风"的强劲之势,其为害则重极,酷烈之意自明矣;《伤寒论·伤寒例》中载:"其伤于四时之气,皆能为病,以伤寒为毒者,最成杀厉之气。"亦示伤寒为害之甚犹如毒之酷烈,并以其大家族自"建安纪年以来,犹未十稔,其死亡者三分有二,伤寒十居其七"为证。

毒邪伤人或自外而入,或由内而生,其原义本无传染特性,然而随时代的变迁其词义亦发生演变。虽然早在《素问遗篇·刺法论》中有"五疫之至,皆相染易，无问大小，病状相似，不施救疗，如何可得不相移易者？岐伯曰：不相染者，正气存内，邪不可干，避其毒气，天牝从来，复得其往，气出于脑，即不邪干。"将毒与疫同义，此处之"毒"虽示较邪气更厉，如同《诸病源候论》的"人感乖戾之气而生病，则病气转相染易"，强调的仍是"疫"而非"毒"，并未将毒与流行性相联系。

至唐《外台秘要·骨蒸门》所引用的"苏游论"中提出"毒气内传，周遍五脏而死"，则已经认识到"毒气"是指非六淫的外来之另类恶邪，虽未深明其义，亦实属难得。直至明清时才将具有传染性的温疫与毒并融，如杨璿《伤寒温疫条辨》曰："杂气者，非温非暑，非凉非寒，乃天地间另为一种疵疠旱潦之毒气……在方隅有盛衰，在四季有多寡。"即真正赋予了"毒"传染之性。如明清时《疫痧草·辨论疫毒感染》谓"家有疫痧人，吸受病人之毒而发者为传染"，将"毒""疫"相融并称，是具有转相染易特点之邪气。虽为毒之内涵的延伸，但如陈平伯《外感温病篇》所言"风温热毒，深入阳明营分，最为危候……间有生者"，其主旨仍未离"毒"之为害重极、酷烈染易之病性理念。直至清·何秀山《重订通俗伤寒论》按语谓"疫必有毒，毒必传染"，才从概念上明确赋毒以传染之性。

（二）邪气蕴结，厚积为毒

《灵枢·玉版》曰："夫痈疽之生，脓血之成，不从天下，不从地出，积微之所生也。"华佗《中藏经》演绎出"五脏六腑蓄毒不流"观，尤在泾于《金匮要略心典·百合狐惑阴阳毒病脉证治》释为"毒者，邪气蕴蓄不解之谓也"。此说影响后世甚广。

邪气蕴结，日久不解，积而化生为毒之理，乃古"毒，厚也"之义的医学归纳。沈金鳌在《杂病源流犀烛·附录毒风论》中的描述则更为具体明了："且不特天地山溪蛇虺有毒也，即寻常风寒暑湿之气，人受之久，亦郁为毒，故有风毒、寒毒、暑毒、湿毒之名。"上述所论虽不尽相同，其实质仍不离"厚、积"为毒，亦是后世"邪盛为毒""积久为毒"观之滥觞。他们言"毒"

而不曰"六淫"的观点虽未能摆脱"万病皆毒"之范畴，但进一步探索了毒与原邪气的因果关系，为后世突破"外毒"之束缚奠定了基础。

而巢氏"正谷不化反浊秽为毒"观的提出，实可谓是促进毒病学研究特别是内毒理论形成之一大贡献。如此后清代徐延祚于《医医琐言·杂著》中提出"精郁则为毒"，认识到精气蕴结日久亦可厚积而化毒的病机变化，则是较前人又赋予"毒"以更具体、更丰富之内涵，都是对"厚积为毒"观的发展和延伸。

（三）气味偏厚，疗疾之性

"毒"之为医所用，早有《周礼·天官·医师》之记载："医师掌医之政令，聚毒药以共医事。"从其义可知此"毒"非前述害人之"毒"，而恰好相反，是如郑玄所注："毒药，药之辛苦者。"何为"药之辛苦者"？即除病之"毒"害的性能。而《素问·五常政大论》中所谓"能毒者以厚药，不胜毒者以薄药"则是言择药须结合患者之体质强弱，还要"大毒治病，十去其六，常毒治病，十去其七，小毒治病，十去其八……"据药性偏、厚不同而适用有度。后张景岳详释云："药以治病，因毒为能，所谓毒药，是以气味之有偏也。盖气味之正者，谷食之属是也，所以养人之正气；气味之偏者，药饵之属是也，所以去人之邪气。其为故也，正以人之为病，病在阴阳偏胜耳。"而日本丹波元简所作《素问识》中，释"毒药攻邪"条下亦有援引王应电之《周礼翼传》注解谓："毒药，得天地之偏气，寒热之过甚者也。人身有不和之气，须以偏胜之物攻之，乃得其平。"则更加直白明了。药物的气味偏厚，正是其疗疾之性，此"毒"即为"大毒治病"之根本与"毒之何如"的依据。

古代中医学于毒的认识主要从有害和厚、重之词义引申演变而来，赋予了古代医学"毒"之为害重极、酷烈染易，邪气蕴结、厚积为毒，气味偏厚、中药疗疾之性，以及特指药物之毒性（副作用）等学术内涵。具体而言，中医传统"毒"之义概括起来有以下几方面：一是认识病因，如风毒、瘟毒、疫毒、痰毒、瘀毒等；二是指症状特征，如斑毒、麻毒、痘毒、岩毒等；三是区别特定物之毒性，如酒毒、蛇毒、蝎毒、漆毒等；四是定义病证病机，如大头瘟、丹毒、蛤蟆瘟、毒痢、蛊毒、内外毒等；五是指药性或专指药物毒性，等等。但如此古义，因其尚多的不确定性而失之于泛，应以病为纲，在明确毒之病、证的范畴内结合实践和基础研究，从理论上进行科学的分析和界定。

三、毒（性）之今义

（一）从"毒"古义求新

在传统中医学中，"毒"的概念并非是单一和确定的。通过了解历代对毒的认识，我们可以发现"毒"之内涵一直是在变化的，从广义的毒衍生出狭义之毒，是中医学求新和辩证思维的体现，是对"毒"本质认识的进一步深化和发展。

笔者认为"毒"作为病邪不只是狭义的一种邪气，毒与邪之间又是辩证关系。从致病之广义而言"毒"亦是邪气，而由"邪"变至"毒"，则是其邪性内涵发生了狭义、特定之转变。邪与毒共构了一个具有时量关系之矛盾体，因病变时段的不同、病素占比之异而导致邪和毒这两个变量间的动态变化，其占主要方决定了病因之主体和病变的性质。内毒更是如此，其生成为患时虽有个体、病证、部位等不同，但病性为"毒"则一，即"毒"作为自主独立的病素，决定其致病则为特定之毒性损害。

（二）病之毒性今释

毒，是一种特定的致病因素，为病则损害严重且顽固难治皆由其本性决定，故言毒必及性。凡邪皆有性，然世谓其性"恶毒"而无"恶痰""恶瘀"之称，是示其性极恶；毒害，凡邪皆生害，缘何世谓"毒害"而无"痰害""瘀害"？一言以蔽之，实言毒性损害之尤甚，发则破坏功能、腐蚀败坏形质，故亦称"毒恶"。

毒邪为病者，可分为急性和慢性，或具有传染性。急毒为患常急骤暴烈、致病凶险，故多称"急性中毒"，"皆相染易"者俗称"疫毒"等，慢性中毒多渐病而疴瘤。故毒之为病并非发则皆急危重症，尤于当今所生之毒邪，以内伏渐损为病者日增。需要强调的是，此类内生之"毒"乃狭义之毒，与"邪即是毒"的广义之毒不同，是与痰、湿、瘀等并列的具有其独特性质之邪气。

第二节　内毒之概念及延伸

一、"内毒"之概念

内毒是由内外因致脏腑气血运化失常而蕴积内生之邪气，以机体升清降浊失司为核心机制，具有蚀伤腐损特性及因果双重之病理作用。其临床表现以秽腐、病情顽固或重笃，常伴有皮肤黏膜之疖肿疮疡等毒溢损害为主要特征。

内毒的生成与其他邪气一样，为特定基础物质在相应条件（如体质等）和环境等作用下形成的。因此，内毒不只是一个病因学概念，也是现实的病理产物，更是性质独立而客观存在的一种内涵复杂而丰富之邪气，因而内毒之研究亦将催生中医学认识疾病的一种独特之思维方式。

二、内毒学理之延伸

现代研究亦表明，"毒"不仅是诸如引发"SARS""新型冠状病毒肺炎"等外受之病毒、细菌类病因学的概念，亦包括其相关的病理学产物，且无论毒源异同，为病时两者常形成因果再循环关系，使某些外毒之病理产物成为内毒之病因。如西医学认为因外感病毒而产生的内毒素又是许多内科疾病的病因，其中革兰阴性菌引起的败血性休克最为常见，常可导致内毒素性多系统脏器衰竭。而近些年研究则发现过高的脂肪摄入亦可引发代谢性内毒素血症和脂毒性、糖毒性等，还有许多慢性病产生的毒性因子（细菌性毒性因子、炎症因子、肿瘤坏死因子等）为患时都具有杀伤细胞、组织、器官之病理作用，这与中医内毒病的病因病机过程基本类似，可为中医"毒"之证素。

总之，毒病学理将随着研究的深入而不断延伸，且"毒"之共同的病理属性亦决定了中西医在其研究和认识及临床应用上的相关性。

第三节　毒病之源流

中医学对毒病之认识始于《五十二病方》《内经》《伤寒杂病论》《中藏经》等，实践、发展于隋唐，深化丰富于宋元，至明清时认识已趋于完善，但形成了外毒病学成熟而内毒之理日渐式微之状态。因而对毒病学的发展历程作一概括性的回顾，以溯本求源，深刻分析和总结，有助于我们在传承古代毒学理论之基础上创新和完善内毒的理论体系。

一、秦汉时期为毒学之肇始

（一）毒病之学萌芽于《内经》

因毒致病（伤）最早记录于《五十二病方》中，有"毒乌（喙）者：炙□□，饮小童弱（溺）若产齐赤，而以水饮（七一）"和"禺（遇）人毒者，取麇（麛）芜本若□荓一□□□□□□□□敷宥（七六）"两条记录。今人认为"毒乌（喙）者"为受毒箭伤而中毒的人，而所载方法说明彼时人们已经能制毒和治毒了。虽然此"毒"还不能算医学病理意义上的毒，且未及具体定义，但就其处理箭毒伤及对睢（疽）病"治白蔹、黄芪……"等记载而言，可谓是首次将"毒"的概念引入到医疗活动中。

至《黄帝内经》则始将毒引入中医学体系，全书涉及论述"毒"的篇章共有16篇，其中《灵枢》4篇，《素问》12篇，扩展并丰富了中医"毒"的内涵，并使其初步分为相对的广义之毒和狭义之毒。其广义体现了先秦时期的毒药不分，由古义之"害人之艸""毒，犹恶也"义，转喻药用或药物毒性、峻烈之性。可概括为如下几点：①通指治疗或药物之用。如《素问·六元正纪大论》曰："妇人重身，毒之何如？"此"毒"与"治疗""用药"通假，

"毒之何如"即"能否用药治疗";《素问·移精变气论》曰:"今世治病,毒药治其内,针石治其外,或愈或不愈,何也?"文中"毒药"为互文结构,彼毒即是此药,此药便是彼毒,其实质正如张景岳所说"药能治病,因毒为能……以其气味有偏",此非药之有毒,而是指药的功效矣。②药物的毒性程度。《素问·至真要大论》曰:"有毒无毒,何先何后?愿闻其道。岐伯曰:有毒无毒,所治为主,适大小为制也。"③药物的峻烈之性。《素问·五常政大论》曰:"能毒者以厚药,不胜毒者以薄药,此之谓也。"而至于何种人能胜毒或不能胜毒,《灵枢·论痛》中谓:"黄帝曰:人之胜毒,何以知之?少俞曰:胃厚、色黑、大骨及肥者,皆胜毒。故其瘦而薄胃者,皆不胜毒也。"则是从体质的角度提示了医者对药性之使用原则。

《内经》首先明确了毒邪病因学特征。《素问遗篇·刺法论》提出"毒气"的概念,而《素问·生气通天论》曰:"故风者百病之始也。清静则肉腠闭拒,虽有大风苛毒,弗之能害,此因时之序也。"其中的"大风苛毒"则是在强调毒(邪)之剧烈的致病作用,并依托于六气学说,《素问·五常政大论》进一步将六淫亢盛所化的病因之毒分为寒毒、热毒、湿毒、清毒、燥毒,开毒邪病因分类之先河;《灵枢·寒热》中"瘰疬在于颈腋者,此皆鼠瘘寒热毒气也",则是以毒论病机之始,亦应是首论内毒之变。《内经》虽然建立了由毒邪所引起的疾病为毒病之理念,但其主体仍偏重于代表更甚于六淫邪气的一种致病因素,也是后世温病学家认识疫气、疫疠之气的滥觞。

对于毒病的治法,《内经》所论尚简,主张针对毒因而异的辨治原则,具体体现在药性的对应和纠偏上。如《素问·五常政大论》载:"岐伯曰:寒热燥湿,不同其化也,故少阳在泉,寒毒不生,其味辛,其治苦酸,其谷苍丹。阳明在泉,湿毒不生,其味酸,其气湿,其治辛苦甘,其谷丹素。太阳在泉,热毒不生,其味苦,其治淡咸,其谷黅秬。厥阴在泉,清毒不生,其味甘,其治酸苦,其谷苍赤,其气专,其味正。少阴在泉,寒毒不生,其味辛,其治辛苦甘,其谷白丹。太阴在泉,燥毒不生,其味咸,其气热,其治甘咸,其谷黅秬。"此论之"毒"虽包含毒物,但仍主述五运过盛之气及相应的制之性味,其实表达的是五气相制而非特定毒邪之意；而"有毒无毒，服之有约乎……方有大小，有毒无毒，固宜常制矣。大毒治病，十去其六，常毒治病，十去其七，小毒治病，十去其八，无毒治病，十去其九"之论，则是以大毒、常毒、小毒、无毒来区分药性、功效强弱。

总之，将毒、药区分引入到中医学范畴始于《内经》，特别是其对毒邪之病因学作用的确立及分类，是从病因病理学角度将毒的概念引进中医学体系之始创，但治则用药上仍毒、药不分，述未及深。

（二）张仲景开"毒分内外"及辨治之先河

毒分内、外及其辨证治疗始于张仲景的《伤寒杂病论》。"内毒"一词最早见于桂林古本《伤寒杂病论·平脉法第二》中："寸口脉洪数，按之弦急者，当发瘾疹；假令脉浮数，按之反平者，为外毒；脉数大，按之弦直者，为内毒，宜升之，令其外出也；误攻则内陷，内陷则死。"于此，张仲景提出了瘾疹可分为内、外毒所发，虽然对其内涵未予明言，但对毒邪之特殊性及其致病特点的论述较《内经》时将毒邪只限于认识病因和药性而言可谓是一大突破。

如其于《金匮要略·百合狐惑阴阳毒病脉证治第三》中论"阳毒之为病，面赤斑斑如锦文，咽喉痛，唾脓血。五日可治，七日不可治。升麻鳖甲汤主之。阴毒之为病，面目青，身痛如被杖，咽喉痛。五日可治，七日不可治。升麻鳖甲汤去雄黄、蜀椒主之。"提出了阴毒、阳毒之病名、证候、预后及治疗方药，并引发后世医家对于阴毒、阳毒的探讨。对此，受固有思维之影响，多数医家的认识和观点仍限于外毒范围，如陈修园《金匮要略浅注·百合狐惑阴阳毒病证治第三》中的"仲师所论阴毒阳毒，言天地之疠气，中人之阳气阴气，非阴寒极阳热极之谓也……疠气之毒，值人身行阳之度而中人，则为阳毒……值人身行阴之度而中人，则为阴毒"，认为毒分阴阳是因毒邪伤人体阴阳主时不同而得之病；有的医家则试图以邪中阳经、阴经立论，如吴谦《医宗金鉴·订正仲景全书金匮要略注》曰"阴者，非阴寒之气，乃感天地恶毒异气，入于阴经，故曰阴毒"，还有李中梓的《伤寒括要·百合狐惑目赤黑阴毒阳毒总论》也是秉承阴阳分指经络观，曰"感天地恶毒异气入于阳经，则为阳毒，入于阴经，则为阴毒"，执其说的还有浅田宗伯的《先哲医话》和吴崑的《医方考》等，但无论是主时之阴阳还是经络之阴阳，仍都拘于"疠气""感天地恶毒异气"等外毒范畴。

还有从病机之阴阳寒热偏胜的角度阐释者，如沈金鳌的《杂病源流犀烛》曰"阳毒发斑，阳邪亢极病也"，赵以德的《金匮方论衍义·百合狐惑阴阳毒病证治第三》曰"阳毒者，阳气毒盛，阴气暴衰，内外皆阳"，汪苓友的《伤寒论辨证广注·辨厥阴病脉证并治法》曰"阴毒为阳气暴绝"等。

百家之见中最谙仲景之旨意者当属尤在泾，其于《金匮要略心典·百合狐惑阴阳毒病证治第三》中谓"其邪着而在表者谓之阳……其邪隐而在表之里者谓之阴"，尤氏以表里分论阴阳，阳毒指邪在表阳，阴毒为邪隐于表之里，似更为契合经义。

《伤寒论》提出内外毒和阴阳毒，仅仅提出了名称和方药，言简而意未赅，以至于后世对阴毒、阳毒知其然而不知其所以然，解释繁复且不免牵强附会，难以还原仲景本意。然其将毒分为阴毒与阳毒两种，其实是内、外之毒观点的临床实践，其最大的贡献在于提出内、外毒观，并引发后世对阴毒、阳毒概念的讨论，本应促进对中医学毒病内外分化的认识和发展，遗憾的是这种探讨不知何因未能得以继续和深化，致内毒理论体系未能形成。

（三）《中藏经》首提"毒邪"并发展了毒病的病因病机理论，确立"蓄毒"之说

《华氏中藏经》首提"毒邪"之概念，这是继仲景提出"内毒"及"阴阳毒"之后的又一毒病理念上的突破。《中藏经·论五丁状候第四十》曰："五丁者……蓄其毒邪，浸渍脏腑，久不摅散，始变为丁。""毒邪"概念的提出不仅在一定程度上扩展了"毒"的病因学范围，更是确立了"毒"作为一个独立之致病邪气的地位，可谓毒病学史之一转折点。

而《中藏经》更大的学术价值在于提出"五脏六腑蓄毒不流"的内毒病病

机理论及为病易"浸渍脏腑"之病机特征，都是其对内毒病之具体病理机制的总结和概括。可归纳为以下几方面。

一是毒病成因，可由情志饮食失调及不能养慎或误治所致。如《中藏经·论五丁状候第四十》曰："五丁者，皆由喜怒忧思，冲寒冒热，恣饮醇酒，多嗜甘肥，毒鱼醋酱，色欲过度之所为也。"强调了毒病之成因非皆外感疫疠之气，内伤失调亦为常因；而《中藏经·论诸病治疗交错致于死候第四十七》曰"不当灸而灸，则使人重伤经络，内蓄炎毒"，则是言因失治误治致毒，可谓独树一帜。

二是毒可久伏为病。"蓄毒""久不摅散，始变为丁"，指出这种变化是毒邪由少积多、量变到质变的缓慢过程，突破了此前一直奉行的毒性暴烈急骤及"毒"邪侵犯人体则即速发病的传统病机认识，认为丁的发病取决于体内毒邪蓄积的程度、体质、时间等多种因素，确立了久伏"蓄毒"之说，实为独到之病理观。

三是提出毒病的整体病机观。《中藏经·论痈疽疮肿第四十一》指出："夫痈疽疮肿之所作也，皆五脏六腑蓄毒不流则生矣。"点明了"痈疽疮肿"类病变虽然外发皮肤、肌肉等体表，但其病理机制则是内在的"五脏六腑蓄毒不流"，是内毒的外在体现，以点带面地阐明了内毒病机的核心机制，并且描述了毒发于心、肺、脾、肾、上、下、内、外的不同证候表现，是对毒邪理论系统化的初步探索。

四是创新相关病机理论。如对《内经》中的"痈疽"之病，因其多发于皮肤、肌肉而普遍认为是由于气血壅滞、荣卫稽留导致，本书则认为是"皆五脏六腑蓄毒不流则生矣，非独因荣卫壅塞而发者也"等，皆是基于内毒说对传统病机观的创新；再如论气脚与脚气，虽然病形颇为相似，但从病因上分析，内伤七情导致气脚，外感六淫导致脚气，云"谓人之喜怒忧思，寒热邪毒之气，自内而注入于脚，则名气脚也。风寒暑湿邪毒之气，从外而入于脚膝，渐传于内，则名脚气也"等。

对于毒病的防治，虽未细述，亦较有特色，并附有具体的治疗方法、方药等。如《中藏经·疗诸病药方六十道》中记载安息香丸可以用来辟毒，可用以"治传尸，肺痿，骨蒸，鬼疰，卒心腹疼，霍乱吐泻，时气瘴疟，五利，血闭，疟癖，丁肿，惊邪诸疾"等，还创造性地提出了针对毒邪蓄积所导致的疾病应当用散剂来治疗，即"散者，能祛风寒暑湿之气，摅寒湿秽毒之邪"（《中藏经·论诸病治疗交错致于死候第四十七》）等，对于毒邪的预防治疗具有指导意义。

《中藏经》虽未明确定义毒邪本身的性质特点及成毒之基原，但提出了"毒邪""秽毒"之概念。将毒作为一个独立的邪气，提出了内毒易蓄积、浸渍五脏而生病的特点。这种对于毒之形成和致病机理及病位的认识是前所未有的，不仅为明清时代中医外科学的形成与发展奠定了坚实的基础，也是现代"内毒"概念形成之基础，在中医病因病机学之历史上具有里程碑式的意义。

二、两晋至隋唐五代：继承《内经》"毒"学，积累实践经验

这一历史时期可分为前后两个阶段，前者为两晋南北朝时期，这一时段因各朝代更迭频繁，毒病学与中医其他学理研究一样以继承为主，于分类虽有所及但大体仍未离《内经》，新说较少是其特点，但不乏一些实践上有意义之探索，特别是产生了如《诸病源候论》等设专题论毒的著作，实属一大亮点。

晋代王叔和在《伤寒论·卷第二·伤寒例第三》中从病因学角度对《内经》所言"冬伤于寒，春必病温"之论点作了说明："冬时严寒……中而即病者名曰伤寒；不即病者，寒毒藏于肌肤，至春变为温病，至夏变为暑病。"首次提出"伏气"说，认为寒毒内伏可致温病，若"阳脉洪数，阴脉实大者，遇温热，变为温毒，温毒为病最重也"。其"寒毒藏于肌肤"则是对毒病部位认识的补充，言"寒毒"而不谓"寒邪"是强调其致病的特殊性，故有谓"伏气温病说，始于晋王叔和"；而《脉经·平人得病所起第十四》中对食物中毒脉象的描述："浮之无阳，微细之不可知也，但有阴脉，来疾去疾，此相为水气之毒也。脉迟者，食干物得之。"可谓是其一独见。

《甲乙经》于毒略有记载，其说亦限于药性且多重复《内经》之说，但书

中对毒之脉象、症状的研究是其一亮点。如认为虫毒为病则脉"微滑";水气之毒的脉象"来疾去疾";"心下寒毒,喉中热"则两手寸部有脉但未及关部,即阳绝。症状的描述上,记录了热病伏毒伤肺者"身面尽黄而肿,心热,口干,舌卷,焦黄黑,身麻臭";伏毒伤肝者"狂言不得汗,瘛疭不止",以及"汗不出,出不至足,呕胆,吐血,善惊不得卧"等症,可谓是对毒病外在表现的初步探索。

晋·葛洪则是较早提出"毒厉之气"的致病性和传染性,并据毒性对温病进行分类研究和防治的学者之一。如提出了温病为"厉气兼夹鬼毒相注"的病因说,认为"毒病之气"致病较六淫更为严重,"毒厉之气""卒中诸毒"为病可传染。并根据不同症状将这些"毒"分为"阴毒""阳毒""温毒""风毒""伤寒毒气""蛊毒""水毒""沙虱毒"等类,强调"毒有差别,致病各异"。其《肘后备急方》中记载了"治温毒发斑,大疫难救",提出"温毒"一词,可惜的是没有明确温毒一病的概念。在《肘后备急方》七卷"他犯病"中专列"中毒"病,则是其对外感疫毒之外的毒病之论述。特别值得一提的是有关疗"毒"方药的运用,如《肘后备急方》中记载了"治温毒发斑,大疫难救,黑膏:生地黄半斤,切碎,好豉一升,猪脂二斤,合煎五六沸,令至三分减一,绞去滓。末,雄黄、麝香如大豆者,纳中搅和,尽服之。毒从皮中出,即愈。"这可能是世界上最早记载的关于天花之治疗方法,亦可谓是后世温毒治疗方药之鼻祖。还有以狂犬之脑来治疗狂犬病等,其中黄连解毒汤、葱豉汤作为解毒之常用效方一直沿用至今。

陈延之在《小品方》中提出"天行、温疫是毒病之气",并在第十卷中专论治中毒、外伤。且《小品方》中记载的一些疗"毒"之方药亦相当实用,如茅根橘皮汤治疗寒毒伤于胃,漏芦连翘汤治疗伤寒热毒所致痈疽、丹疹、肿毒等。《小品方》虽于北宋中叶散失,但其于唐宋时代的影响应当很大,这一点从孙兆等校《外台秘要》时谓"张仲景、《集验》《小品》最为知名"之言可知矣。

进入隋唐,特别是盛唐时期社会经济文化繁荣发展,促进了医疗实践的活跃，实践经验日渐积累，推动了病机学方面认识的丰富和《备急千金要方》《外台秘要》等大批大型方书的出现，进而又促进了中医学实践活动。尤其是在毒病学的病机认识和方药总结及其临床应用方面得到较大的发展，体现在开始重视描述"毒"的相关症状及脉象，并记载了许多预防及治疗方药。

（一）《诸病源候论》是"毒"病之病因病机理论发展的重要标志

《诸病源候论》是自《内经》后对毒病论述最为详尽之书，首次对"毒"进行分类，首言"邪毒"并专设"毒病"候，开以"毒"论伤寒之先河。本书为隋代巢元方所著，主要论述各种疾病的病因、病机和病变，广泛而比较系统地记载了多达1700余种病候。本书不只是中医学具有相当影响的病因病机学专著，更是毒病研究方面很有价值的论著，是自《内经》后对毒病论述最为详尽之书。

书中共有26候、168论中讨论到毒，出现"毒"字凡255处。所论之"毒"涉及诸如风毒、寒毒、热毒、疫毒、湿毒、水毒、毒气、蛇毒、虫毒、雀毒、蛊毒、蜂毒、虫蛆毒、蚍蜉毒、蜣螂毒、虾蟆毒、蝰蟷毒、蛙毒等，内容极为广泛，涵盖内、外、妇、儿、五官、皮肤等各科疾病。巢氏论毒，已不仅将毒列为伤寒、时行病、温病等外感病的主要病因，还将毒病作为一种独立的杂病证，认为"毒者，是鬼毒之气"。又曰："毒与伤寒大异也。"故以毒病为纲，详述其病因、病机和证候。如从病因上将"毒"分成了寒毒、热毒、风毒、湿毒、温毒、毒气等几大类，每一大类又据其成因再分论之。如论温病成因大致有二：一者乃引《伤寒例》中谓"不即病者，其寒毒藏于肌骨中，至春变为温病"之寒毒（《诸病源候论·伤寒候》）；二者为《诸病源候论·温病候》中谓"其冬复有非节之暖，名为冬温之毒"之温毒。还强调温病所变生的证候中毒气是其传变的主要因素，是邪气入里日久化生而出的强烈之害人邪气。开以毒论伤寒病之先河，如《诸病源候论·伤寒豌豆疮后灭瘢候》所提"伤寒病发豌豆疮者，皆是热毒所为"；《诸病源候论·伤寒斑疮候》论伤寒发斑是因"伤寒病证在表……或吐下后而热不除，此毒气盛故也"；《诸病源候论·伤寒上气候》所论咳嗽上气，"此由寒毒气伤于太阴经也"。亦重视毒邪于杂病中的病理作用，如《诸病源候论·时气吐血候》曰"热毒入深，结在五脏，内有瘀血积，故令吐血也"；《诸病源候论·时气烦候》曰"毒气在于心而烦"，以及专论毒邪传心病机过程等。

巢氏对毒病学的另一大特殊贡献是将各种毒证的临床表现作了总结和归类，首次将六淫亢盛（暴烈）所化之毒分而论之，使毒病辨证理论进一步朝着系统化方向发展。其论述之详细可谓前所未有，现列举如下。

1. 风毒

主因肾经虚，风毒之气乘袭，血气相搏，可以导致脚气病；风毒结于喉间，热盛而肿塞不通，导致咽喉痛；风毒客于眼睑，结聚成肿导致眼痛等。

2. 热毒

多见于热毒熏上焦，可以导致口疮；热毒从脏腑出，循经络，攻于手足，可以导致手足指皆肿赤焮痛；热毒与谷气相搏，热郁不得散，可以导致一身尽黄；或"热毒乘虚上冲于目，故赤痛"等。

3. 寒毒

多为寒毒入胃，可以导致腹满身痛而泻；严冬之际，寒毒伤于肌肤，血气壅涩，可以导致冻烂肿疮，首次将冻伤与寒毒相联系；寒毒客于经络，与血气相搏，可以导致疽痈等。

4. 湿毒

湿毒常随经脉血气渐至于脏腑，而毒气夹热，与血相搏，可以导致痢疾；湿毒与风热相搏，则荣卫涩，血行不畅而瘀滞，导致流肿等。

5. 温毒

一旦温毒郁结于胃，小便不利，一身黄如橘色，可以导致黄疸；毒气郁于体内，至夏遇热，温毒发于肌肤，可以导致斑疹等。

6. 毒气

若毒气熏上焦，可以导致口疮；毒气结在腹内，谷气衰，毒气盛，可使人泄利，下部疮痒；毒气在于心，可以令人烦闷而欲呕；毒气循经络，入脏腑，可以导致脚气病等。

　　此外，巢氏对毒邪与皮肤病变及各种疔疮疡肿的关系尤为重视，作了专门的论述。如温病发斑为"温毒始发出于肌肤，斑烂隐疹如锦纹"；外科疮疡痔漏之病因认识亦是以毒为主，如《诸病源候论·脓瘘候》曰"热毒气停积生脓"，认为疮疡等疾化脓性变化是因为有热毒停积于机体，热盛肉腐而出现化脓；《诸病源候论·丁疮候》曰"丁疮者，风邪毒气搏于肌肉所生"，且"若风热夹湿毒之气者，则疮疡痛燉肿，而疮多汁"（《诸病源候论·疮病诸候》），较《内经》"寒薄为皶，郁乃痤"的认识更加深入，表述更加多样化。其疮疡肿痛诸症多属于风热夹湿毒的病机观，亦较后世认为的单纯火毒或是热毒为病之认识更加丰富和深入。其论还有风热毒、风湿毒、风湿阴阳毒、风寒湿毒、风寒热毒、风热湿毒、风湿热毒、温湿风毒、湿热毒、蛊毒、水毒、药毒、漆毒、虫毒等40种毒邪。

　　另外，巢氏本书中关于毒病治疗的论述虽较少，但明确强调了"毒气未尽，所以病不能除"（《诸病源候论·伤寒八九日以上候》），并于《诸病源候论·解诸药毒候》中谓"但毒有大小，自可随所犯而救解之"，提出应随人所病之毒的性质、侵害之部分等因素辨证而解的治疗大法。具体如《诸病源候论·时气六日候》曰："毒气入于肠，下之可愈。"特别是其"中诸物毒，随其性质而解"之论，虽为言解"中毒"之法，但其"随性质而解"之治毒观可谓是奠定了内毒治法之基石。

　　作为中医病理学论著，本书极大地丰富了中医毒病的种类及病名，病因病机阐释详尽，对伤寒、热病、时行病、温病等疾病的病机均以毒气之理给予系统的解释，可谓尽演前贤之旨。对于外科疮疡、疔疮、肿痛则以风湿热毒为主去认识，在外科病证上指出排毒、解毒治疗的重要性，并提出了"随其性质而解"之祛毒观，一定程度上丰富了毒病理论。特别是破六淫为毒之束缚，其所设"杂毒病候"为后世内毒邪学说的发展奠定了基础，其于中医的学术价值不言而喻。

　　本书虽载毒类疾病近70种，但对"毒"病性的认识仍未离附生之毒的范畴，概念亦未甚明晰。如其论寒毒、暑毒、热毒、火毒等临床表现也都是侧重于所附之病邪的特性。以湿毒为例，其临床表现往往是以湿的表现为主，只是突出了其重痼暴烈等特性，终未能摆脱外毒之围，且论治过简亦是其毒论之缺憾。然而不可忽略的是，其著名的"正谷不化反浊秽为毒"观，以及书中对热毒致疫疠之"毒盛，则生疱疮，疮周匝遍身，状如火疮，色赤头白者毒轻，色黑紫瘀者毒重"等鉴别诊断的论述，还有其所论水毒、药毒、漆毒、虫毒等非外感之毒的病变特征，均已体现出其开始思考与探索毒邪自身特有之病因病机的特性，这是巢氏于毒学的最大贡献，可谓是"本原之毒"的实践和理论研究之开拓者。

（二）《千金要方》开泻火毒以治内毒之先河，拓展论治之内涵

唐代孙思邈的《千金要方》约撰成于唐永徽三年（652年），该书虽名为方书，实可谓医学百科全书，约30年后（永淳二年）补充著有《千金翼方》。两部书卷轶浩繁，总结了唐以前的医论、诊法、医方等中医学基本内容和许多民间验方。

孙氏于外毒的贡献为进一步丰富了广义伤寒之内涵，提出除伤寒、温病、天行瘟疫、瘴气之外，还包括阴阳毒、热毒、毒肿、温毒等，尤为重视毒邪的致病作用。孙氏还首次提出清热解毒大法及以苦寒药物为主之方药，如《千金要方·伤寒杂治第十》曰："凡除热解毒无过苦酢之物，故多用苦参、青葙、艾、栀子、葶苈、苦酒、乌梅之属，是其要也，夫热盛非苦酢之物不解也。"此论堪称解毒大法之源头而为后世尊崇并沿用至今。如《千金要方·预备一物柏枝散》中首提"腑脏温病阴阳毒"，强调治疗时须结合相应脏腑，并载有相应的治疗方药（七方），后世庞安时将其命名为柴胡地黄汤、石膏竹叶汤、石膏地黄汤、玄参寒水石汤、石膏杏仁汤、石膏葱白汤、苦参石膏汤，对于后世尤其是温病学派影响较大。

孙氏论毒内容广泛，不仅有治伤寒热结于内的青葙子丸，还专述解毒与急救，更多则是散论于多病之中，或虽未言毒而融解毒于常法中灵活应用，如治

消渴病之黄连丸、黄连猪肚丸等，其总结出的多种解毒法方进一步丰富了解毒法的适用范围。简述如下：

1. 泻火解毒

《千金要方》中以黄连丸治疗消渴；用三黄散治疗热郁胆腑、瘀热黄疸。

2. 凉血解毒

《千金要方》以犀角地黄汤治疗伤寒及温病应发汗而不汗、内蓄血、鼻衄、吐血不尽等。

3. 养阴清热解毒

《千金要方》中"治消渴除肠胃实热方"，在清热解毒的同时用麦冬、花粉、玉竹养肺胃之阴。

4. 清热利湿解毒

《千金要方》中地肤子汤治疗"下焦结热，小便赤黄不利"；滑石汤治疗"膀胱急热，小便黄赤"；地榆汤外洗治疗脓疮湿疹。

5. 开窍解毒安神

《千金翼方·卷十八》用紫雪治脚气毒、口生疮、疫毒等；玄霜治疗"天行时气，瘟疫热入脏腑""毒气入腹，内入攻心"等。

6. 辟秽解毒醒脑

《千金要方》记载了屠苏酒、太乙流金散、雄黄散、辟温病粉身散、治瘴气方等。

7. 息风通关解毒

《千金要方》中用大黄泻热汤治疗中焦实热闭塞，上下不通，隔绝关格，不吐不下，腹满膨膨，喘急。

8. 疏风清热解毒

孙思邈用清热解毒药与疏散风邪之麻黄、葛根、升麻等配伍，开辛凉解表与表里双解毒邪之先河。

9. 以毒攻毒

孙思邈《千金翼方》用大八风汤治疗毒风顽痹或毒弱不任，偏枯不遂，该方以乌头为主药；用太一神精丹（即砒霜）治疗温疟和牙疳病；用雄黄加不同药物治疗狂犬等咬伤；用绿苔治蜂毒；用猫粪治鼠咬伤等。

可见，孙氏论毒之特点是其将解毒之思维灵活运用于内科杂病，因其卓越的疗效而受历代医家推崇，也为将"毒"确立为一独立之邪气奠定了基础，堪称解毒大法的创立者，于后世毒病学特别是内毒学的发展可谓功莫大焉。

三、宋金元时期：对"毒"病的深入实践和理论总结

赵宋朝代是中医学发展的重要时期，活字印刷术的发明和传统文化中理学的兴盛，特别是前期医疗实践活动的更加广泛，对中医理论研究和发展产生了深刻之影响，也更是方剂学发展之顶峰，出现了由官方组织修订的卷帙浩繁的大型方书，如《太平圣惠方》《太平惠民和剂局方》和《圣济总录》三部便是代表之作。这一时期毒病学研究的特点，一是对毒病认识较宋以前有了更为明显的深入，各家对外毒之热盛的病性认识趋同，并开始注重从内外的不同机制探讨毒的性质及其发生发展规律，如《三因方》承《内经》、仲景之学将"毒"分为外毒和内毒，并专论内毒之成因，总结和发展了前人的经验；二是对内毒虽然尚未认清其实质，但在临床实践中已有突破外毒理念之束缚的探索，从而促进了临床应用上的百花齐放，使解毒疗法应用范围得以扩大，主要体现在温病、外科疾病和内科杂病的治疗等，许多著作和方书中有关毒邪治法方药之记载明显增多。

《太平圣惠方·治肺脏风毒皮肤生疮瘙痒诸方》载："治肺脏风毒，皮肤赤痒，生疮肿疼，宜服五参丸方。"在用人参、丹参、玄参、沙参诸药中，合以苦参燥湿解毒杀虫。《太平惠民和剂局方·治诸风》曰："治一切风毒上攻，头面肿痒，痰涎壅塞，心胸不利，口舌干涩；风毒下注，腰肿痛生疮，大便多秘，小便赤涩。及治中风瘫缓，一切风疾。"用蔓荆子、白茯苓、川大黄、山栀子、益智子、威灵仙、白芷数味，以大黄泻火毒、栀子凉血解毒，则是直折其火毒。《太平圣惠方》还载有治疗"热毒成斑"的解毒升麻散，以生石膏、地黄汁为主清热泻火解毒；治疗"时气热毒攻心，言语不定，心烦狂乱，不得

睡卧"用犀角散；治疗热闭生风时将芒硝、牛黄加入以羚羊角、犀角等解毒开窍息风为主的方药中配合攻下等，则内、外毒兼治之意明矣。

许叔微《普济本事方》中对毒病的论述颇丰，每每善用峻剂毒药以挽沉疴，如治肠风脏毒下血的槐花散，还记载了用菊花散、自制犀角升麻汤、地黄汤、解毒雄黄丸治头面五官病等，足见其解毒疗法方药运用之灵活多样，许多方药因临证多效验而为后世广载应用。

庞安时提出了伤寒与温病之不同，认为"冬受寒毒，即时成病……名为伤寒，其不即时成病……名为温病"，但"温之毒与伤寒大异，四时自受乖气而成脏腑阴阳温毒者"，病机强调寒毒伏郁于肌肤，在时令之气的引发下，兼化热毒而成病，故以伤寒之汗吐下法无济于事。治疗上当以"毒"为重点，主张应用清热解毒之法，常在麻黄、桂枝、葛根等辛温、辛凉药中加大剂生石膏、黄芩、知母、芒硝、羚羊角、栀子、生地黄等清热生津、凉血解毒药，可谓后世温病学派形成之先导。同时期的朱肱《类证活人书·问发斑·发斑有两证》中也认为"温毒发斑者，冬时触冒寒毒，春时始发"，其对于温毒成因的阐释未出庞氏之左右。庞氏还提出了"天行温病"为感"异气"而发，"大则流毒天下，次则一方"，避免与广义伤寒之温病混淆。

严用和则在《伤寒论》阴阳毒的基础上，进一步明确了阴阳毒的寒热性质，提出"阴阳偏胜，则为痼冷积热之患也。所谓痼冷者，阴毒沉痼而不解也；积热者，阳毒蕴积而不散也"，强调阳毒之积热的病机。如《严氏济生方》用乌梅丸治疗"蕴毒伏热，渗成血痢"；用茜根丸治疗"一切毒痢及蛊注痢，血下如鸡肝，心烦腹痛"。严氏还认为"痼冷症"与"积热症"同样可以"蕴毒"，如其认为白虎历节病是受风寒湿毒之气所致，可用羌活汤、蠲痛丸治疗。严氏认识到"寒凝成毒"而破"毒即是火"之囿，应当是认识内毒性质的一大进步。

陈无择《三因方》继承发展了《伤寒杂病论》，对病因以内、外、不内外三因立论，将"毒"分为外毒和内毒，且强调其致病的独立性，体现于毒与湿、热等邪并列而论。将"外毒"的性质进一步归于邪热范畴并强调致病易损脏腑，如提出了"暑毒"，认为暑归心，"中之，使人噎闷，昏不知人"。对外科病如痈疽、瘿瘤等更强调治以解毒之法，如用远志酒"治一切痈疽、发背、疖毒，恶候浸大，有死血阴毒在中"；万金汤"定痛去毒"；记载白膏治疗"一切风热毒肿及脏气郁结，丹石发动，结为痈疽瘰"等。对"内毒"病因病机的认识则提出积热与蕴毒，谓："积热者，脏腑燥也，多因精血既衰，三焦烦壅，复饵丹石酒炙之属，致肠胃蕴毒。"还有如《三因方》中记载的鸡痫之表现和病机为"病者昏晕颠倒，两手频伸，叫作鸡声，须臾即醒，醒后复发，多因少小燥气伤胃，烦毒内作，郁涎入胃之所致也"。概其所论虽仍未离"热盛为毒"之旨，但其"脏腑燥也，多因精血既衰""燥气伤胃"等毒因病机观已经明显摆脱了传统毒病重外因之理念的束缚，推动了解毒疗法的广泛应用。如《三因方》言"风气不顺，手脚偏枯，流注经络，并湿毒进袭，腿膝挛痹，筋骨疼痛"，治用乌药顺气散，可谓内毒辨治之方药探索。

　　宋慈的《洗冤集录》是我国乃至世界著名的古代法医学著作。书中对中毒多有论述，如其于"服毒"篇中对中毒而死的尸体之"有空腹服毒，惟腹肚青胀，而唇、指甲不青者；亦有食饱后服毒，惟唇、指甲青而腹肚不青者；又有腹脏虚弱老病之人，略服毒而便死，腹肚、口唇、指甲并不青者"等体征的描述，生动而实用。书中还记载了解毒法，如用鸡蛋和明矾末解砒毒；提出用银钗验毒；还有如何解巴豆中毒、煤气中毒等，均对后世法医学影响久远。

　　杨士瀛重视人之气血，认为气血失调则百病丛生，提出气血失调亦是毒病发生的内在机制，如"逢寒则筋不营而挛急，夹热则毒内瘀而发黄"，提示了发黄与内毒的关系。另外，虽然"癌"字最早见于宋·东轩居士《卫济宝书·卷上》中，用以示"痈疽五发"之一，但以其示"毒"病之性恶者，仍首属杨士瀛。如其《仁斋直指方论》中记载："癌者上高下深，岩穴之状，颗颗累垂……毒根深藏，穿孔透里。男则多发于腹，女则多发于乳，或项或肩或臂，外证令人昏迷"，用"毒根深藏，穿孔透里"来突出癌毒的病机病势，不仅认识颇有见地，也使对内毒病机的认识多元化。

　　时至金元时期，以"金元四大家"为代表的诸家各抒己见，是促进了中医学发展的又一个"百家争鸣"阶段。虽然诸论中未明言"毒"病说，但在其各自的辨证论治观中不同程度地体现了毒病之内涵。刘完素承孙思邈"热毒"之绪余，倡导"火热论"，提出外感"六气皆从火化"和内伤"五志过极皆为热甚"，强调无论六气还是五志，太过则均可导致阳气怫郁而化生火热，认为表证当解，唯有辛凉或甘寒；里证当下，唯有苦寒。所用方药如自制表里双解的防风通圣散、双解散等，甚者合凉膈散宣其怫热。方中虽未言毒，但其中以黄芩、连翘、栀子等药驱表里之热毒，实已寓清热解毒之法意。对于里证常以大承气苦寒直折其火以通里，如《宣明论方·痢门》中谓"痢者，五脏毒窨，结而不散"，若下痢脓血、里急后重者主以芍药汤祛脏毒。而对毒邪由外入内的发病机制亦有妙论，如《素问玄机原病式·六气为病·热论》中有"况银粉亦能伤牙齿者，谓毒气感于肠胃，而精神气血水谷不能胜其毒，故毒气循经上行，而至齿龈嫩薄之分，则为害也"，即外入药毒中于肠胃，其病发与否，取决于正气（精神气血水谷），若正气不能胜毒气，则毒因而循经上行，是对毒与正之关系的论述，虽未云治法方药，解毒之意不言而喻。至于"蓄热内甚、阳厥极深"者，更是必配黄连解毒汤苦寒以解其热毒，还有如"夫中酒热毒，反热饮以复投者，令郁结得开，而气液皆复得宣通也"，对于这种"酒热毒"从气液角度辨治可谓别出机杼。

戴人张子和，在对待毒邪致病时仍不离其攻下祛邪之宗旨，主张排毒务尽。《儒门事亲·太阳胫肿一百十八》中载张氏治因犬啮毒气入者，"服舟车丸百余粒，通经散三四钱"，又恐毒气未净而嘱"慎勿贴膏纸，当令毒气出"以祛邪务尽；而对小儿疮疹发斑，戴人提出"凡胎生血气之属，皆有蕴蓄浊恶热毒之气"这一观点，应是首涉先天之毒的概念，将内毒之成因分为先后天，可谓是于毒病学之一贡献。

李杲《脾胃论》强调"人以胃气为本"，论病邪则重"阴火"，两者关系失衡是疾病发生的关键。因"火与元气不两立，一胜则一负"，元气不足则必阴火亢盛，火盛则可与毒相互转化，所以李氏虽重补脾胃之虚，但又特别重视泄阴火。方中常以柴、葛、防风升清散阴火，升麻、黄柏解上下之火毒。《东垣试效方·时毒治验》中论述时毒病机谓"此邪热客于心肺之间……是诛罚无过，殊不知适其所至为故"，提示治毒时要分毒发上下，分部而治，切不可药失病所，以至于"诛罚无过"，可谓是首次提出治毒病当分毒邪所在上下不同分而治之，亦应是其效验之总结。其所创制的"普济消毒饮"能泻火解毒、疏风散邪治大头瘟，因其良效而为后世广为传用和发扬，渐成为治头面火毒诸症之名方；还有如当归和血散治疗"湿毒下血"，以及《兰室秘藏·酒客病论》"论酒大热有毒"治当发散为主，汗出则愈等，则是其治毒病法用之延伸。

朱丹溪虽创"滋阴派"，然于毒亦有所涉。如其论痔有"因于火毒"；论痈疽有"火之毒，气结之毒"等说；《丹溪心法》中运用内托外散法调整脏腑，内外兼治而疗疮痈诸疾等；而《丹溪心法·治痢十法》提到"其或在下则缠住，在上则呕食，此为毒积未化，胃气未平证，当认其寒则温之，热则清之，虚则用参术补，毒解积下食自进"，则是告诫毒病亦可兼虚，亦是补虚可促解毒之早期认识，其临床意义可鉴。

这一时期对"毒"所致疾病的认识较宋以前有了进步，主要体现在温病、外科疾病和内科杂病等方面，对解"毒"之治法、方药的记载也趋增多，但对"毒"性质的认识仍未离火盛为毒之论，而且对内毒所致疾病及相关医理亦鲜有系统描述。

四、明清时期：外毒论治体系近于完善，外科毒理日臻成熟

毒病研究至明清时期，体现出三个明显的特点：一是对外感之毒的认识已趋完善，如区分出传染性"疫毒"。因这一时期瘟疫横行，疫疠害人尤甚，医家们逐渐系统地认识到瘟疫之性质，具有"转相染易"的特点。如陈耕道《疫痧草·辨论疫毒感染》谓"家有疫痧人，吸受病人之毒而发者为传染"，当时医家据此将"疫"与"毒"合为"疫毒"一词，从而赋予毒以传染之性。自"疫毒"一词流行开来，研究亦多围绕"疫毒""戾气"而进，明确了瘟疫（疫毒）与其他热性病（温热毒）的区别。至清代温病学派更是广泛地将"毒"作为病因并不断加以深化其内涵，在形成系统而完善的温病辨证论治体系过程中

丰富了毒邪理论；二是毒病内涵不断增加，从毒论治的辨治实践所及渐广，如煤气毒、疫毒、湿毒、痘毒等认识拓展了内、外科之毒病范畴，解毒法的广泛应用也促使以解毒为主的专方层出不穷，进一步丰富了毒病之辨治体系；三是外科疾病的诊疗研究成为传统毒病观的突破口，明确提出了毒之成因"或自外而触冒，或自内而感动"的内、外因观及"毒攻五脏"之内在病机说，对毒邪在疮疡疖肿的病因病机过程中之重要作用及相应的论治方法等认识日臻成熟。

（一）外感之毒的论治体系基本形成

张景岳的《景岳全书》作为规模宏大、内容全面的综合性中医著作，无论是医学理论还是临床实践上都创见颇多，尤其在研究毒及毒病方面认识多有独到之处。如前述"以毒示药效"之论；于病之"毒"亦见地颇深，如对外毒发斑，其于《伤寒典·发斑》中指出发斑证"总由寒毒不解而然……邪毒不解，则直入阴分，郁而成热，乃致液涸血枯，斑见肌表"，治疗当"阳毒赤斑者"以阳毒升麻汤，"阳明外邪阳毒不解者"以升麻汤等，并总结出系列解毒方剂。

此外，其对毒病的外治法之论述亦很翔实，如《杂证谟·温疫》中有"其法用手捋上膊，使血聚于臂，以帛缚定，乃用筋夹瓷锋，击刺肘中曲泽傍之大络，使邪毒随恶血而出，亦最捷之法"，其以放血疗法治疗邪毒，可谓是中医治毒之效法而延用至今。还有《痘疹诠·麻疹》中所论"盖痘毒本于肝肾，出自中下二焦，是以终始不妨于食，而全赖水谷为主，所以能食则吉，不能食则凶""痘毒多热""凡云痘毒者，痘必自内而达外"等，则是通过对儿科痘疹病来探讨毒病的病机规律及预后。

张氏还专列"诸毒"篇，讨论了外感毒病之外的各种毒病，如《杂证谟·淋浊》论淋证谓："大抵此证，多由心肾不交，积蕴热毒，或酒后房劳，服食燥热，七情郁结所致。"并于"因阵"中罗列了药物及饮食等非外感之毒损病证及中毒后解毒的相应方药。

其于《传忠录·京师水火说》中所记载的"故凡煤毒中人者，多在夜半之后，其气渐满，下及人鼻，则闭绝呼吸"，应是中医学对煤气中毒发病特征和表现之最早最具体的描述。其后所述救急处理如"但于顶格开留一窍，或于窗纸揭开数楞，则其气自透去，不能下满，乃可无虑矣"，则是极为科学而有效之方法。所论言前人所未识，大大丰富了中医毒病之内涵。

明末医家吴又可于《瘟疫论》中突破传统，创立"杂（戾）气"和"邪伏膜原"说，提出："夫瘟疫之为病，非风非寒，非暑非湿，乃天气间别有一种异气所感。""今感疫气者，乃天地之毒气……所患皆重，最能传染。"其"杂气论"用"毒"涵盖了外感六淫之外其他的一些特殊致病因子，认为具有传染性的瘟疫与其他六淫所致热性病迥异，其病位亦有不同。"所谓温疫之邪，伏于膜原……至其发也，邪毒渐张，内侵于腑，外淫于经"，指出天地间之戾气亦是一种邪毒，侵袭脏腑经络。

对此类邪毒辨治提出"逐邪"当务早，如《温疫论·注意逐邪勿拘结粪》谓"但得秽恶一去，邪毒从此而消"，即温毒之治当下不厌早。治取攻下逐秽、清热解毒、清下并用等法方，可谓是异人之识。值得注意的是，吴氏于此既强调逐邪泄毒贵早之思想，同时又意识到毒与浊秽之邪的关系，创疏利透达之"达原饮"先去秽恶，则能邪毒自消，内寓浊秽与毒邪之因果关系。

吴又可还论述了元气与疫毒之间的关系，如《温疫论·温疫初起》曰："凡元气胜者毒易传化，元气薄者邪不易化，即不易传……不传则邪不去，邪不去则病不瘳。"此中"传化"者，邪之出矣；毒之化，亦即排毒解毒。人体元气充足，则能代谢排邪气，毒邪唯有传送才能祛解之，否则毒蓄留于内，必着而为病。吴氏之说流传甚广，如后世之《重订通俗伤寒论·六经方药》"疫必有毒，毒必传染"、余师愚《疫疹一得·疫疹穷源》谓之"疫乃无形之毒"等论点均属发扬之类。

张鹤腾之暑病专著《伤暑全书》，首提暑能蒸毒，如《伤暑全书·伤寒伤暑证各异》中云"冒暑蒸毒，从口鼻入者，直中心胞络经"，强调一旦发病最为暴烈且因暑毒深入脏腑而难救治，当随其毒损脏腑之不同而辨证论治。常用方药为人参败毒散、香薷饮、黄连解毒汤、升降散及三黄石膏汤之类。其中升降散（《二分晰义》）改剂量更名赔赈散；《东医宝鉴·杂病篇》的"姜黄丸"

药味相同且注明此方别名"内府仙方"，溯源"内府仙方"则可寻得录于万历年间龚廷贤的《万病回春》应是最早记载此方者，后因杨栗山而成传世名方，杨氏化裁升降散而出清热解毒治疫方 15 首，为后世广为传用。

杨栗山著有《伤寒瘟疫条辨》一书，其于温疫学之贡献是明确指出了"杂气者非温非暑，非凉非寒，乃天地间另为一种疵疠旱潦之毒气……在方隅有盛衰，在四季有多寡"，彻底澄清了瘟疫与伤寒等外感六淫之非传染性温病间的界限。书中记载："盖温病得天地之杂气，由口鼻入，直行中道，流布三焦，散漫不收，去而复合，受病于血分，故郁久而发……从无阴证，皆毒火也。"指出瘟疫的病机主要是邪气漫蒸三焦表里，郁滞血分，化生毒火内炽，致三焦气化失常，气血逆乱，主张治以升降散调复三焦散乱之气机，清泄血分之热毒。

升降散一方用药仅仅 4 味，由僵蚕、蝉蜕、姜黄、大黄（另加蜜、酒）组成，处方严谨，配伍精当，相反相成。杨氏谓："取僵蚕、蝉蜕，升阳中之清阳；姜黄、大黄，降阴中之浊阴，一升一降，内外通和，而杂气之流毒顿消矣。"可谓言简意赅。杨氏于其书中评价升降散谓："温病总计十五方，轻则清之，神解散、清化汤、芳香饮、大小清凉散、大小复苏饮、增损三黄石膏汤八方；重则泻之，增损大柴胡汤、增损双解散、加味凉膈散、加味六一顺气汤、增损普济消毒饮、解毒承气汤六方。而升降散，其总方也，轻重皆可酌用。"对其重视可见一斑。本方广为后世传用，而其火热毒郁三焦之病机观及以本方升降气机解毒之法理运用，为其后世变用于内伤杂病打下了基础。

喻昌在《尚论篇·卷首》提出逐秽解毒法，首次明确提出分三焦论治疫毒的辨治方法。《尚论篇·详论温疫，以破大惑》中强调："未病前，预饮芳香正气药，则邪不能入，此为上也。邪既入，急以逐秽为第一义。上焦如雾，升而逐之，兼以解毒；中焦如沤，疏而逐之，兼以解毒；下焦如渎，决而逐之，兼以解毒。营卫既通，乘势追拔，勿使潜滋。详订诸方，载春温方后。"主张疫毒之病性为秽浊之毒，预防疫毒自当用芳香化浊之品，可谓开芳香化浊解毒法之先河，而且其疫毒分三焦论治的观点亦为后世温病之三焦辨证起到引导作用。喻昌将其逐秽解毒观还引申用于外科疾病的诊治，认识到饮食肥甘厚味、情志失调可内郁火毒，是疮疡类病证发生的主要内在因素，即毒可由内生。

叶天士于温病学乃至中医学的贡献是创立了卫气营血辨证论治理论体系。在其系统阐述温病之理法方药的《温热论》中，亦重视火热毒邪在营血分阶段的致病作用，并用"火邪""热毒"的概念，以区别在卫、气的轻浅证候。如在《临证指南医案·咳嗽》中有"皆邪窒既久，壅而成毒""头面身半以上，发出瘰疹赤纹，乃阳明血热，久蕴成毒"，其强调成毒必有内伏壅遏之过程，则是病久积蓄为毒观之余绪。叶氏于毒的治法为"大抵由失表而致者，当求之汗，失下而致者，必取乎攻，火甚清之，毒甚化之，营气不足者，助其虚而和之，托之"（《临证指南医案·痧疹瘰》），其中所提之"化毒""托毒"之法名，可谓创解毒治则之规范化用语。

尤怡于《金匮要略心典》云："毒者，邪气蕴蓄不解之谓也。"认为毒邪易深伏体内，导致气血亏损，形体败坏，提出了毒邪为病是基于邪气积累而致的由量变到质变之结果。"积邪为毒"论可谓是与"邪盛为毒"观并立之又一学说，亦是后世"附生之邪毒"立论依据之一，其言虽简，却因概括出毒邪为病的"顽固性"而影响深远。

薛雪认为湿热可化毒，其《湿热条辨》曰："湿热证，上下失血或汗血，毒邪深入营分，走窜欲泄，宜大剂犀角、生地黄、赤芍、丹皮、连翘、紫草、黄柏、茜草、银花等味。"认为湿热毒邪深入营分损伤血络，则引起多种出血病证；还有湿热证，值妇人经水适来而热入血室者"宜大剂犀角、紫草、茜根、贯众、连翘、鲜菖蒲、银花露等味"，当"不第凉血，亦须解毒"。

余霖确立"疫疹"一病，如蔡曾源序所言"实能辟前人之所未见未闻者"。其论毒既强调天人之整体观，又注重辨具体病证，尤其对疫毒的外在表现描述之详，实前人未及，高人之见且其义甚广。如论疫疹病机为"火者疹之根，疹者火之苗"，而"疫毒发疮，毒之聚也"。病性则如其在《疫病篇》中谓："疫既曰毒，其为火者明矣"，强调火毒淫热。论治疫毒在表在上者用活人败毒散以祛风解毒、理气健脾；其病至中焦则是火毒在胃而出现种种恶候，治疗上主张大剂清解，用药"非石膏不足以取效耳"，剂量则"必须过峻数倍于前人"。尤其是其所创制的清瘟败毒饮一方，因其解毒有桴鼓之效而成为传世名方，并于临证中常据病情轻重分为大、中、小剂量，随症加减而治疗多种病证。

吴贞《伤寒指掌》（成书于 1796 年）纵观古今，将金元到明清温热学说之成就集于一书，见地不拘于古，专论四时外感病且发扬新说。《伤寒指掌·伤寒变症》曰"热毒蕴伏阳明，三焦俱病，是名温毒发斑"，阐释了温毒的成因病机，并于阳明新法中补入了斑疹之治等，其造诣颇受后人赞誉。

晚清时期对毒病学之研究进入了总结和提高阶段，主流虽仍如雷丰《时病论》云"温热成毒，毒邪即火也"，但临床应用则已突破传统思维而日渐广泛。如王清任治疗瘟毒时提出寒温分治："芩连效在初病人壮毒胜时，姜附效在毒败人弱气衰时"；创解毒活血汤治疗温毒之上吐下泻，用于初病正气未伤，可"活其血，解其毒"等。前者是对毒邪盛衰不同阶段用药时机的总结，而后者则是开创了活血解毒之大法，其于后世影响深远。

高秉钧用紫雪、至宝及犀角地黄汤等芳香开窍、凉营解毒泄热，治疗疔疮走黄，口噤如痉，神识模糊者，是对王孟英认为"毒"属于火、热盛则毒盛、易伤阴津之热性的认识和实践总结。张锡纯用清金解毒汤治肺脏损烂，或将成肺痈，或咳嗽吐脓血者，又兼以清肺解毒治肺结核；主张治疗霍乱"当以解毒之药为主，以助心活血之药为佐，以调阴阳奠中土之药为使"，将毒引入霍乱病之认识是对前人经验和理论的进一步发挥。《霉疮秘录》提出感染霉疮毒气是导致梅毒的病因，以化毒作为基本治法，并用砒剂及雄黄作为所有攻毒方中的必用品等，都是扩大毒病临床应用范围之经验总结。

但此时期于毒病论中有一种观点值得关注，就是将毒泛化为"万病皆毒"，其代表如日本吉益东洞，有"万病唯一毒，众药皆毒物，以毒攻毒，毒去体佳"之论。晚清的徐延祚亦于《医医琐言·杂著》中提到"毒之所在，病必生焉。其发也，或自外而触冒，或自内而感动"，而且认为"病之已成，千状万态，不可端倪"，是因"病必害性，故谓之毒"，其说实质亦有拘泥于《内经》毒说而泛化之嫌疑。

总之，明清时期毒病学的主要成就，是形成了比较系统的外毒病之理论体系，对防治外感温热、疫病发挥了重要作用。

（二）外科毒理日臻成熟，成为由外毒向内毒学拓展之桥梁

明清时期毒病研究最值得大书特书之处，就是极大地促进了中医外科学的发展。相对于之前诸医家主要突出"毒"之温疫性质所致的外感病变，外科领域的毒病研究则将"毒"之病理内涵狭义于疮疡痈疽类病证，虽然缩小了毒邪理论的应用范围，但却促使毒病的研究向更专业、更具学科特点的方向发展。如治法方药及丸散膏丹等各种制剂趋向至臻，特别是中医外科领域正宗、全生、心得三大流派也在这一时期成型。虽然病机仍主"火毒"，但"毒之内生""毒即是寒"等观点的出现，则促进了毒病研究突破温疫等外感疾病的思维限制，而向更广泛的内科杂病领域发展，成为由外毒向内毒学拓展之桥梁。

南宋的陈自明精于外科，其《外科精要》中选录宋以前历代名医对痈疽诊疗之相关论述，并结合自己的学验加以整理而系统论述，为中医外科学的丰富与发展奠定了基础。如引用马益卿之说论痈疽病机为"五脏不和，则九窍不通，六腑不和，则流结为痈，皆经络涩滞，气血不流畅，风毒乘之而致然也。"但对其病机关键则尊崇华佗"皆五脏六腑，蓄毒不流"之说。并对病机中毒邪作用之差异和外现特点作了细致的描述："若初发肿臀便高者，势虽急而毒气浅，盖散越于表……若初发至微如粟粒……其证乃五脏不调为疽，属阴，盖毒气内蓄已深，势虽缓而难治。"辨证主张从华佗之辨脏腑法："假令发于喉舌者，心之毒；发于皮毛者，肺之毒；发肌肉者，脾之毒；发于骨髓者，肾之毒。""发于外者，六腑之毒；发于内者，五脏之毒。"治疗痈疽大法强调泻其毒气，使毒气有路而出；病疮毒后则"以养其精，以助其真"。特别值得一提的是，陈氏治疗痈疽，每在方中配伍较多的芳香药物，以辟秽解毒，疏通气血，亦防毒气入胃。通过强调"疮家本自腥秽"及"稍得香味，血行气通"揭示了毒与秽之病机相关性，应是对毒邪性质特别是对毒邪形成基原认识之肇始。

明·陈实功《外科正宗》收录了明之前诸多外科疾病的论治理法，认为百病皆由火毒而生，将其病因归纳为外有六淫邪气伤人气血，内有七情六欲盗人元气，加之膏粱厚味和劳伤房欲消阴烁脏三大方面。其中对于疮疡的成因陈氏力主"火毒"论，认为"火既生，七情六欲皆随应而入之；既入之后，百病发焉。发于内者，为风劳、蛊膈、痰喘、内伤；发于外者，成痈疽、发背、对口、疔疮，此皆言其大略也"，强调了火毒为病有向外和向内发展之不同，是其独到之见，补充了毒病病机之传变理论。

病性上将痈疽分为阴阳，"成痈者壅也，为阳，属六腑毒腾于外，其发暴而所患浮浅，因病原禀于阳分中"；疽为阴，"疽者沮也，为阴，属五脏毒攻于内，其发缓而所患深沉，因病原禀于阴分中"。

论治提出消、托、补三大治则，强调以"泄毒气为第一要义"。泄毒具体又分为托毒、拔毒、解毒等治法，如初起时用消法除毒邪，包括汗、清、下、温、利；正虚邪实宜用托法，包括清托、温托等；后期则用补法，包括补气血、壮脾胃、益肝肾等。

书中还记载了许多有名解毒方剂，如当归拈痛汤、五积散、托里消毒散等。且善于以毒攻毒，如"蟾酥丸"方中便使用了轻粉、雄黄、蟾酥等剧毒中药，且以口服为主，并于方后注曰："真有回生之功，乃恶症中至宝丹也。"对于预后则言"气血胜则毒顺，年老毒胜则气血险"，强调了气血盛衰于毒疾预后之影响等。因其论治系统较为完善，故而后人谓之"列证最详，论治最精"。

喻昌在其《寓意草·辨黄鸿轩臂生痈疖之症并治验》提出："疮疡之起，莫不有因。外因者，天行不正之时毒也，起居传染之秽毒也；内因者，醇酒厚味之热毒也，郁怒横决之火毒也。"虽然同样论疮疡毒之成因，但较《中藏经》更明确地定义了毒病病因学之内、外，不失为对仲景首提之"内毒"观的充实，在一定程度上推动了中医杂病之毒概念的发展。

王洪绪及其所著的《外科全生集》在中医外科学领域占据重要地位，以其"毒即是寒""气血寒而毒凝"观点为代表的拓新性毒病理论，开创了明清外科三大流派之一的全生派。

　　王氏论痈疽之毒注重气血滞凝，如《外科全生集·痈疽总论》云："痈疽二毒，由于心生。盖心主血而行气，气血凝而发毒。毒借部位而名，治论循经则误。"主张从气血论治而非循经脏腑辨治。其论迥异于此前长期以来的认识，尤其是突破当时痈疽俱是火毒之圈而将其分为红、白两类，提出"红痈乃阳实之症，气血热而毒滞；白疽乃阴虚之症，气血寒而毒凝"之病机观。

　　在辨证论治方面亦一反常识，强调"世人但知一概清火而解毒，殊不知毒即是寒，解寒而毒自化，清火而毒愈凝。然毒之化必由脓，脓之来必由气血，气血之化，必由温也"，并基于"气血寒而毒凝"的认识，创制了阳和汤（丸）这一传世名方，开温阳解毒之先河。《东医宝鉴》亦有谓"伤寒三阴病深必变为阴毒，伤寒三阳病深必变为阳毒"。"毒即是寒"于中医毒病学研究和发展产生了重大意义。

　　高秉钧《疡科心得集》论疮疡之病因强调"火毒"为疮疡的发病要素，但如"细论之，发于脏者为内因，不问虚实寒热，皆由气郁而成，如失营、舌疳、乳岩之类，治之得法，止可带疾终天而已。若发于腑，即为外因，其源不一，有火热助心为疡，有寒邪伤心为疡，有燥邪劫心为疡，有湿邪壅滞为疡，此俱系天行时气，皆当以所胜治之"。结合脏腑论病因，认为内因主由气郁而成，外因则有寒、热、燥、湿所伤之不同，其论病因及病机较喻昌更为深入。

　　其病机传变主"毒攻五脏学说"，高度概括了毒入五脏的表现特征，较华佗之辨毒发五脏说更进了一步。辨证论治则融温病学而引吴瑭三焦辨治法，分上中下三部论治。在上者多伤于风温风热，治以辛凉轻散，方如牛蒡解肌汤；在中者常因湿热内蕴，治以苦辛开降，清热燥湿，方如黄连泻心汤或温胆汤；在下者主为湿热下注，治以清化湿热，方如萆薢化毒汤；入络用清暑化湿、和营通络法；闭窍用紫雪、至宝及犀角地黄汤等。其疗疮辨治，虽分三十六种之多，但大法总以败毒为要。

　　对预后的判断则认为："大约疮疡未溃之先，脉宜有余；已溃之后，脉宜不足。有余者，毒盛也；不足者，元气虚也。倘未溃而现不足之脉，火毒陷而元气虚也；已溃而现有余之脉，火毒盛而元气滞也。"注重元气的决定性作用。

而借助脉象判断元气虚实，则是其经验之谈。其所论翔实丰富，故亦有称其为中医外科三大流派"心得派"之鼻祖。

明清一代外科医家众多，学术上各有千秋，但此期最有别于之前世者，即"毒之内生"渐为共识，并认识到内毒生成途径的多样化。如清·沈金鳌《杂病源流犀烛·大肠病源流》论大肠痈曰："因七情饮食，或经行产后瘀血留积，以致大肠实火里热所生病也……其致病之由总因湿毒郁积肠内。"

至明代陈司成之梅毒专著《霉疮秘录》，则已明确提出梅疮是因性交而染，亦有"污秽蓄积于此"之环境因素等。还详述了毒中于心、肝、脾、肺、肾经的临床表现，亦指出可数脏同时染毒，故主张早治早愈，但治标不治本则会"毒伏于内，伐贼脏腑……以致投药罔效"。并自制甲、壬、丙、戊、庚字化毒丸及各种外治之系列解毒方剂等，所论极为广泛而翔实。其书虽冠以"霉疮"，实则内毒之理尽涵其中，如内与外、毒与正之关系，从五脏系统论治，用药规律等。作为中医学第一部中毒病之专著，可谓开非外感毒病辨治之学，功亦大焉。

概而言之，中医毒病之源流可谓历史悠久。经历了肇始于《内经》、应用于《伤寒论》、兴盛于温病学、专病于疫毒说之学术沿革。《内经》记载之"大风苛毒"，开六淫化毒之毒因分类，将毒引入邪气之范畴；《伤寒论》记载之"以伤寒为毒者，以其最成杀厉之气也"，是始将毒理实践于辨治。明清温病学之温热、温毒、疫毒之分化则促进了外感、传染病学的发展。自仲景分毒为内、外，"毒"之内涵虽因时代而变，但于相当长的时期"毒"之相关学术理念仍是重外毒而轻内毒。其间亦有内毒观思维火花之闪现，如华元化的"毒邪浸渍""五脏六腑蓄毒不流"之病机观，《诸病源候论》言"是鬼毒之气"而设"杂毒病候"，喻昌的"醇酒厚味之热毒也，郁怒横决之火毒也"之病因说，吴又可的"逐秽解毒"治法论等，但仍被温病学为代表的外毒学理之主流所淹没而式微。虽然临床上内毒辨治之探索从未停止，然缺乏深入和系统的研究而终未能成体系，中医学于此之优势亦未能得以尽早发挥，则实为憾事。

第四节　清热解毒法方之研索

清热解毒法方成为中医治疗毒病的代表性方法，折射出的是从《伤寒论》（寒毒）向温病学（热毒）的学术传承和发展脉络，亦影响了其他解毒疗法之创新应用。

一、"寒毒"内伏观为温病学理之滥觞

魏晋·王叔和基于《伤寒论·卷第二·伤寒例第三》"寒毒藏于肌肤，至春变为温病"之观点创立"伏气温病"说，其"寒邪伏而化温"论实乃温热观分离出《伤寒论》范畴而发展成温病学之奠基石。后世许多医家都是基于此探索寒温之关系，以既不悖《伤寒论》，又可为温病学争得独立空间，其中"寒毒"说成为重要之理论依据。

自《内经》言："今夫热病者，皆伤于寒之类也。"对于"寒不伤阳而反发热"这一关键争议点，北宋的韩祗和提出"伤寒之病，医者多不审察病之本源，但只云病伤寒，即不知其始阳气内郁结，而后成热病矣……寒毒薄于肌肤，阳气不得散发而怫结，故伤寒者反为热病"（《伤寒微旨论》）；庞安时亦主寒毒致温说，认为冬受"寒毒与荣卫相浑，当是之时，勇者所气行则已，怯者著而成病……寒气与阳气相搏于荣卫之间……名曰温病也"（《伤寒总病论》）；郭雍则认为"伤寒之厥，非本阴阳偏胜，暂为毒气所苦而然，毒气并于阴，则阴盛而阳衰，阴经不能容其毒，必溢于阳（束缚阳气），故为寒厥；毒气并于阳则阳盛阴衰，阳经不能容其毒，必溢于阴，故为热厥"（《伤寒补亡论》）。由此而论，温热之学理当滥觞于"寒毒"内伏观。

二、逾越"寒毒"观促温热毒之学理形成

随着医家们对温病认识与实践的不断深入，突破了"寒毒伏而化温"观

而创新性总结出温热疫毒的病因病机迥异于伤寒。如晋·葛洪认为温病之因乃"岁中有厉气兼夹鬼毒相注，名曰温病"；庞安时提出了"温之毒与伤寒大异"，并强调普通温病与疫病的区别；吴又可《温疫论》则提出瘟疫是"杂气""疠气"之异气为病之因，杨栗山承其说于《寒温条辨》进一步澄清了温疫与伤寒的区别；何秀山《重订通俗伤寒论》按语谓"疫必有毒，毒必传染"，明确赋毒以传染之性。

纵然如此，在一些温病学家的理论中仍时常显示其与《伤寒论》之学术渊源，如吴瑭《温病条辨》之"太阴风温、温热、温疫、冬温，初起恶风寒者，桂枝汤主之；但热不恶寒而渴者，辛凉平剂银翘散主之"，叶天士认为"辨营卫气血虽与伤寒同，若论治法则与伤寒大异也"等，虽难免"画蛇添足"之嫌，但在一定程度上反映了"寒毒"内伏观与创新发展为温热毒、疫毒理论之间的相关性，以及于后世诸热毒论之影响。

三、伤寒泛化和"寒毒"狭义化助推衍生出清热解毒法方

余根初所说"伤寒钤百病，三焦赅疫证"（《通俗伤寒论》）是变通伤寒论之捷诀。"钤百病"是伤寒（毒）泛化之理念的发挥，促进了辨证论治的法与用突破伤寒病之囿，广涉杂病，由约及博。程应旄谓之"处处是伤寒，处处非伤寒"；而"伤寒反为热病"则是"寒毒"观狭义化为温毒、热毒之医理源流。正是这种泛化与狭义化最终助推衍生出清热解毒之理、法及黄连解毒汤类方。

黄连解毒汤方源于仲景之泻心汤法，此方最早现于《肘后备急方》卷二载"治伤寒时气温病方第十三……又方，黄连三两，黄柏、黄芩各二两，栀子十四枚，水六升，煎取二升，分再服，治烦呕不得眠。"虽无方名，其药组成乃是此方无疑，因其早于《崔氏方》300年，故崔氏只是命其名而已。孙氏《千金要方·伤寒杂治第十》中论："凡除热解毒无过苦酢之物……夫热盛非苦酢之物不解也。"提出苦寒清热解毒之法则并为后世尊崇而沿用至今，其还总结出诸如治消渴病之黄连丸、黄连猪肚丸等多种解毒法方。至刘河间以"黄连解毒汤治伤寒杂病，热毒烦闷，干呕口燥，呻吟喘满，阳厥极深，蓄热内甚，

俗妄传为阴毒者。及汗下吐后，寒凉诸药不能退热势"正式明确了清热解毒法、代表方及所用。而余霖谓之："至河间清热解毒之论出，有高人之见，异人之识，其旨既微，其义甚远，后人未广其说，而反为偏。"(《疫疹一得》) 则亦示对此法方之歧义正是源于其"毒"所经历的寒、温之变。而《吴医汇讲》中所指吴又可用大黄，张璐用童便，叶天士之银花、黄连、犀角，喻昌从三焦治疫，均佐以解毒等，则体现了"解毒"已为医家所普遍重视。可见，清热解毒之法方的产生过程中其内涵有深厚之哲理，于探索内毒之辨治及创制新方颇具启示之用。

第五节　内、外毒之古今专论

内、外毒的定义一直在发展与变化，其实质是对毒邪之病因内涵认识的演变。外毒者，体外存在的致病之毒；内毒者，由体内化生的致病之毒。溯毒学之源，首开毒分内、外之先河者乃医圣仲景矣，然其所论仅限于识别癍疹类的外现和内陷之毒，并未能深明其义。此后较之外毒病学的快速发展，内毒学虽囿于古之"毒即是火""重外毒而轻内毒"等因素而经历了漫长之历史过程仍缓进不彰，但初始"内毒"名称的提出则堪称后世丰富毒学内涵继而开拓其用之肇始。

一、外毒之溯源

外毒，系指由外感而袭伤人体的一类致病因素。外毒之学从《内经》提"大风苛毒"，并将六淫所化之毒分为寒毒、热毒、湿毒、清毒、燥毒，开外毒病因分类之先河，到隋·《诸病源候论》谓"毒肿者，是风邪厉毒之气"，渐识外毒之邪性。唐·孙思邈在《难经》"伤寒有五说"的基础上明确了阴阳毒、热毒、毒肿、温毒及伏气温病为广义伤寒病之概念，同时初步区分了伤寒、温病及温疫。宋代韩祗和进一步提出伤寒是"寒毒薄于肌肤，阳气不得散发而内怫结，故伤寒者反为病热"。主张伤寒为寒毒外束而阳郁为病，创辛凉解表清毒之方，阐释了外毒为病之机制和辨治。

庞安时则继孙氏之说，将伏气分为伏寒和伏热，并谓："至天气暄热，温毒乃发，则肌肉斑烂也。"较为具体描述了温毒病外表之症。至明代《普济方》已识"况暑毒多从口鼻入"，缪希雍则进一步指出伤寒温病"凡邪之入，必从口鼻，故兼阳明证者独多"，明确了邪侵途径和部位。吴又可《温疫论》则明确提出温疫是"杂气""疠气"之异气为病，这种"杂气为病，更多于六气……乃天地之毒气"，感伤则伏于膜原等，并创"邪伏膜原"说等。此数家代表性观点即足以说明外感毒病之学理在不断实践中日渐丰富。

到清代诸家则再详分温毒、疫毒等，认识更加成熟。如何秀山为《重订通俗伤寒论》按语谓"疫必有毒，毒必传染"，明确赋疫毒以传染之性；余霖主张疫疹为火毒病，以活人败毒散治风毒，自创清瘟败毒饮治表里热盛之毒。至鼎盛时期，叶天士《温热论》阐明温热病"温邪上受，首先犯肺，逆传心包"之病理机制，开创卫气营血辨证纲领。继有薛雪创湿热病的病机理论和辨证提纲及论治法则，吴瑭《温病条辨》创立三焦辨证论治之新体系，王士雄《温热经纬》完善暑温论治体系，至晚清已汇成较为完善的外感温病学之理论体系。而这其中异于"六淫"之"杂气""疠气""疫毒"等外毒相关之学亦是其构成之重要部分，以至近现代仍能以之认识流脑、乙脑、流行性出血热、暴发性肝炎等急性传染病的病因机制，并行之有效地指导防治。

二、内毒之沿革

"内毒"一词虽定于仲景，然其雏形始于《内经》。如《灵枢·玉版第六十》谓其"不从天下，不从地出，积微之所生也"，此"积微"是指脏腑积蓄逐渐蕴毒，并强调其成于体内"气血不和"而非受"天"与"地"之外因而成，这应是中医"蓄毒"说，亦即内毒病因观之滥觞。华佗以之发挥，于《中藏经·论五丁状候第四十》提出"蓄其毒邪，浸渍脏腑，久不摅散"之"蓄毒不流"说，明确了脏腑蓄毒的"内生毒"之大意。

巢元方《诸病源候论》破六淫为毒之束缚，提出"毒者，是鬼毒之气""与伤寒大异也"，并设独立之"杂毒病候"，以及唐·孙思邈的《千金要方》谓"湿毒中人，酿成脚气……"等，几近内毒观而憾未能成学。

此后续有宋慈著《洗冤集录》，内载服毒、金石药毒、中蛊毒、酒毒、砒霜毒、菌蕈毒、胡蔓草（断肠草）中毒等内毒病；陈司成著《霉疮秘录》专论梅毒之诊治，首创用减毒无机砷剂治疗梅毒的方法，至今仍有临床实用价值；李纪方著《白喉全生集》论从内外合治白喉。而清代汪汲的《解毒编》应是史上首部论述中毒与解毒之专著，全书分饮食、药、虫、兽等14类，专门论述了急性中毒的急救治疗和专门的解毒药物，集190余种解毒之法，有些内容虽尚待考证，但作为首部与外感之毒无关的中（内）毒论著，于后世内毒病学之形成不无影响。但因诸多历史原因，古之内毒论病的主流仍未离外表之变，故其应用亦多限于痈疽疮疖等外科病范围，亦导致其后乃至近代仍延续了重外毒而轻内毒之状态。

自古以来除了"重外轻内"，"火""毒"不分则是内毒学停滞不前之又一重要因素。如余霖《疫病篇》谓："疫既曰毒，其为火者明矣。"毒囿于火之"暴烈"则难以延伸其内涵，理论与临床应用亦无从突破和发展。如《圣济总录》有"毒热之气，暴发于皮肤间，不得外泄，则蓄热为丹毒"，虽对内发毒邪的部位有所新识，然仍因未离"急骤、酷烈"之性而未能延展。

至明代吴又可通过实践始有反思，如其谓："至又误认为火者，如疔疮发背，痈疽，流注，流火，丹毒与夫发斑，痘疹之类，以为诸痛痒疮皆属心火，投芩、连、栀、柏未效，实非火也，亦杂气之所为耳。"吴氏虽未说清"杂气"之实质，但已经认识到火与毒为邪仍有所异，不明其别而治之难效，其思索及见地实属难能可贵。

此后虽有严用和"所谓瘤冷者，阴毒沉瘤而不解"之谓；清·杨栗山提出清浊升降失司之"杂气流毒"观；王洪绪《外科全生集》强调"气血寒而毒凝"论，认为"世人但知一概清火而解毒，殊不知毒即是寒"等创新理念，仍属曲高和寡。

三、内、外毒之相通性

内毒与外毒是相对之概念，是毒为邪气的两个方面。随着人们对内、外毒病内涵的不断探索和临床实践，特别是借助快速发展的科技手段，得以深入认识两者间共生依存之关系。

毒病主要是各种因素所导致的脏腑气血功能失调所生之变，即可成于气血之内乱，亦可生于外邪之侵袭，因均可化生"毒性"为病而存在一定之相关性。首先从成因而论，毒之内、外间存在着对立的界线，然以病机而言其内、外又是相对的。如外毒为病常有其正气内虚之本，内毒为病亦有体外环境物毒侵蓄之标，且外感和内伤两大成因有时常相互交叉关联，从而决定了有些内、外毒之性质的相通性。以外感类的传染病为例，从学者们所总结过去几十年急性传染病的发生情况来看，近80%都是与动物相关，而人类一些滥食野生动物的陋习亦是重要因素。从进入21世纪以来，世界已经暴发3次大的疫情，"SARS""MERS"及"新冠病毒感染"，一些野生动物成为疫病之源头或中间宿主，将其携带的病毒传给人，再由人传染人。人与人相传虽以空气传播为主径，但就其源头而言并非纯粹意义上的"天受"，人类的"滥食"难辞其咎，即既有"天受"（外因），亦有"人祸"（内因）。

再从发生途径而论，无论是外感之六淫邪毒从口鼻而入、外伤肌表而受，或首先犯肺而逆传心包，或直趋中道而及三焦，还是饮食失调、情志内伤而生毒邪，潜伏蓄损为害，两者均可致气血逆乱、脏腑蚀损之病理机制。只是外毒由外而感，病多始于表，甚者或具有不同的传染性，但亦有如下疳梅疮毒及现代的艾滋病及病毒性肝炎等慢性传染病，其虽属外毒入侵，但多通过身体（液）接触传染而体现了一定的内毒之性；内毒则是由内而生，病多始于里而大多不具传染性。毒病之传变具有外毒常由外而内、内毒多由内而外等不同的发生规律。

因此，从内、外之相关性去分析毒病，不仅能拓展疾病的认识视野和方式，亦能应对疾病谱的变化，并利于深入研究复杂疾病，从而进一步提高诊疗效果。概而言之，毒性是内、外之毒相互关联和依存之基础，而且随时代的发展，内、外毒因之内涵亦在不断变化，当以发展的观点和辩证之高度去认识。

四、内毒病渐成主流为现代之必然

元代张元素有谓"运气不济，古今异轨，古方新病不相能矣"，其义于现代亦然。《中医大辞典》"内毒"条下载："内毒，指内发的热毒。表现为痈疮、发斑或吐血、衄血，神志不清，舌绛，苔焦甚或起芒刺，脉浮大而数或六脉沉细而数等。"这一定义笔者认为应属狭义之"火毒"范畴，已难应现代内毒之内涵的变化和认识之需。个人认为古多外毒而今内毒为病日增，相对于古时传染疫病高发，现代则是各种慢性非传染性疾病成为主流。

最新数据表明我国疾病结构中慢性病已经接近90%，成为严重的社会负担。现代人类所生活的环境条件与古人相去甚远，随着全球工业化、城镇化的发展，各种污染和全球升温等因素特别是环境之毒对人类的健康和现代疾病谱都产生了重大影响，加之人们不良的生活方式，特别是饮食摄毒的增多，使许多疾病性质亦具有了"内毒蓄损"之时代特征，也从客观上促进了临床诊疗活动由重外毒向重内毒的演变。

研究和创新内毒学始于现代医家们之探索，20世纪80年代初，由安宫牛黄丸研发的清开灵注射液以其清热解毒、化痰通络作用治疗病毒性肝炎，以及后续针对缺血、出血性中风病的治疗研究等，实为探索创新现代中医内毒病学之大胆实践。

与古代多疫毒、瘴气等外感之毒不同，现代疾病谱中虽有内生痰热毒邪为病之中风、肺性及肝性脑病、急性胰腺炎等危急重症，但更多的慢性内毒病如内分泌代谢病、风湿免疫系统及神经系统等疾病的发病率显著升高。相对于传统的脓毒血症等病理机制，上述许多慢性病变中的内毒素及各种毒性因子的作用正成为越来越多复杂病理机制中的核心因素，而这些复杂的现代病理机制仍以痰、火、湿、瘀等传统中医病理去认识已难免其局限性。

这种疾病谱和病性之时代特征的变化，客观上要求我们必须创新中医病因病机学之思维方式，以"演经所知"的创新理念指导毒病之研究和辨证论治，而不是固执于将中医内毒病与危急重症画等号，才能以求变之学思来应"古方新病不相能"之困。

当今许多学者从毒损心络、脑络、肝络、肾络等多靶点挖掘内毒与现代病证之间的关系，重拾内毒观以寻求疑难病症防治的突破口并取得了进展，也进一步说明内毒观的兴起与疾病的时代特征及疾病谱之变化密切相关，是时代发展之需。更为重要的是大量相关研究及用解毒疗法而使疗效得以显著提高的临床实践都揭示了内毒蓄损是当代病证核心机制之一。毒分内、外，特别是内毒观的确立是毒病学发展之重要转折点，内毒病学的形成与发展必然将中医学理推向新的高度。

第六节　内毒之分类与实质

内毒据其毒源不同可分为"附生之毒"和"本原之毒"两大类。两者虽毒性为害一致，然起因、附生邪性不同，致其临床特征亦有所异。

一、附生之毒

附生之毒即附于他邪而化生之毒，亦称为邪毒。"邪毒"一词始见于《诸病源候论》，今之内涵渐广。自然界之多数邪气都有可能成为毒性附生从化之基原，无论是外感六淫中的风、火、寒、湿、燥等邪气所化的风毒、火毒、寒毒、湿毒、燥毒，还是内生诸邪气所化之痰毒、瘀毒、热毒等，其毒性均附生于风、火、寒、痰、瘀等原邪气。正如《本草新编》中谓："不知毒之未成者为痰，而痰之已结者为毒，是痰与毒，正未可二视也。"这些原邪气即是其成毒之基原，故现今临证所论内毒亦以从化于痰、湿、瘀、火等邪气的"附生之毒"为常见。邪毒虽因邪而毒，但亦可相兼从化为病，如学者黄星垣谓"毒寓于邪，毒随邪入，热由毒生，变由毒起"。

"邪毒"附于他邪而生，为第二致病因子。"邪毒"中的第一致病因子如痰、火、湿、瘀等均具有实物与抽象之两面性，故化毒后亦然。那么，作为原本之邪气缘何变化为毒？其核心是邪气的性质发生了变化，而这种性质的转变又必需一定的条件，概括起来无外两大方面。

（一）病邪盛极为毒

病邪盛极为毒是指因他邪盛甚而成毒，其病发多具重笃或急危之特征。故王冰注《素问·五常政大论》释："夫毒者，皆五行标盛暴烈之气所为也。"然其所指是以外感六淫之邪气盛极而化之毒，属邪盛为毒观，主要用于辨治外感温热疫毒之患且影响久远。现代内生之毒病如脑出血、肝性脑病、肺性脑病、尿毒症、痛风等，亦具有一些"邪（火）盛为毒""为病暴烈"之急危重症的特点，因此相当一段时期中医内毒之研究亦多集中于毒损脑络、心络或邪毒弥漫等病证的重危、末期阶段，而这种拘泥于古之毒病"暴烈"的理念在很大程度上局限了内毒辨治思维于临床应用和发展。但随着当今诸多解毒法方显著提高了多种慢性病证疗效的临床和科研之事实，则使人们认识到内毒不只是附生于他邪的暴盛之毒，尤其现今之病更多是逐变渐甚者。

（二）病邪积久为毒

病邪积久为毒是指因病邪日久积蓄化毒，即《金匮要略心典》谓之"毒，邪气蕴蓄不解之谓也"。某些邪气在特定条件下，如痰、湿、瘀等为患日久不去，蕴蓄累积，其性质极变而成邪毒。如痰毒之变，当人体津液代谢失常而水饮潴留体内凝结为痰，若日久不散而积聚，或受热煎熬，痰热胶着，蓄极则易化生痰毒为患。

以酒精性肝病及相关性癌症为例，若长期或过量饮酒，其变则如《寓意草》所言"内因者，醇酒厚味之热毒"。许多研究已发现，过量饮酒产生的酒毒不仅直接损伤肝组织，还导致肠道菌群失调而产生内毒素，而内毒素损伤的肝组织又引发多种炎性介质、自由基等毒性因子水平升高，进而再加重肝脏损伤。这一过程正如周慎斋所言："酒是邪阳，色亦邪阳，邪阳盛则正阳衰，又兼怒气伤肝"，过量的酒精作为原始之邪气蓄积体内，使肝失疏泄，气郁化火或气滞血瘀而导致有毒化合物如乙醛和炎性因子在血液中积蓄，即中医之酒毒，再蚀伤脏腑气血、腐损脉络而生其他鼓胀、癌病等痼恶之疾，故世界卫生组织国际癌症研究机构（IARC）早在 2007 年就已将酒精列为 I 类致癌物。于此酒与毒的关系中，过量之酒是原本之邪气，而化毒则是附生于酒积其性蓄极而生之害。

附生之邪毒，其病性、临床特征与原邪气密切相关，如痰毒常兼痰饮之性，瘀毒必兼瘀血之性，湿毒多兼水湿之性等，均系其毒为痰、瘀、湿邪积久甚笃而化。临床上如高尿酸血症之尿酸的不断蓄积升高则常引发痛风之毒损急性发作，即属此类。

二、本原之毒

（一）"本原"之义

"毒"为原始之因，是因毒而邪，故称"毒邪"。"毒邪"一词首见于华佗《中藏经·论五丁状候第四十》，曰："五丁者……畜其毒邪，浸渍脏腑，久不搋散，始变为丁。"为仲景"内毒"及"阴、阳毒"论之后"毒"理之一大突破。"毒邪"之生，无论是朱丹溪谓"爽口作疾，厚味措毒"，还是如周慎斋谓"气血凝滞，毒之所由发也"。作为邪气则必有其"所由"，但与"邪毒"不同的是作为原始病因，"毒邪"之毒与痰、湿、瘀、火等邪气是并列的，作为第一致病因素是客观存在且具有其独特生变规律之邪气，故称其为"本原之毒"。临床上因脾失运化而生浊内淤，继而"由浊酿毒"，是本原之毒内生之主要机制，故亦称之为"浊毒"。

（二）由浊淤（酿）生

但凡世间为病之邪气，必有其"所由发也"，即不同病邪形成所需之特有的基本物质，亦可称之为"基原"。清·陆懋修《世补斋医书》云："痰之本，水也……痰之动，湿也。"即痰、湿邪之本原基于水，无水则不成痰、湿；同样，瘀邪之本原基于血，无血则不能生瘀。而本始之毒邪亦有其自身的成毒基原——浊。

《杂病源流犀烛》谓"浊病之原，大抵由精败而腐者居半"，周慎斋谓之"滞"。因浊源于谷，正化则"浊气归心，淫精于脉""变化而赤是为血"以养正气；异化则壅滞而生浊淤，并因其"腐秽"之性尤易"酿毒"，巢氏谓之"正谷不化反浊秽为毒"，《中藏经》谓之"秽毒"等，均属"毒邪"。其异化之主机系脾失健运，升降失司，清浊相干，气血逆乱。穷其根源，外则当今食居尤易涩气浊血，内则主责脾虚气不散精。

《韩非子·五蠹》篇云："民食果蓏蚌蛤，腥臊恶臭而伤腹胃，民多疾病。"可见浊秽与脾胃之密切关系自古识之。正如仲景所言"以脾家实，腐秽当去故也"，反之，若脾家虚，则易腐秽生毒矣。西医学亦发现当胃肠道黏膜功能障碍或肠道菌群失调时，会使大量内毒素直接入血液为患，与中医上述之病理过程类似。笔者概括为：脏腑失和酿内毒，成毒基原浊为主。

（三）其他物毒或毒物

1. 交接之毒

此类毒病与外感疫毒之多因空气、水、动物等为媒介传播不同，是专指通过不当的人与人之间身体（液）交接而感染之毒邪，病如自古而始的"下疳梅疮毒"和现代之艾滋病等。此类毒邪虽属于特殊之慢性传染病，亦可从本原之毒论治而取效。

2. 中毒之毒

中毒之毒主要指进入人体产生组织和器官损害，引起全身性疾病的化学物质（亦可称"毒物"或"物毒"），俗称"中毒"。此毒种类较多，但是毒因明确，并有专门相应解毒之药，如各种工业毒物、动植物体内所具有的特定毒素，以及药物之毒等。虽非外感疫毒，但因毒性剧烈而发病亦暴危者，被称为"急性中毒"；而小量蓄积，起病缓慢者则称"慢性中毒"，亦多从内毒类本原之毒论治。

三、"附生"与"本原"之毒的毒性特征与相关性

本原之毒和附生之毒可谓源异而归同。正因其源异，故而为患时病性特征自然有所不同。附生之毒的"邪甚为毒"和"积久为毒"之机制决定了其毒性偏于重笃和急危；而本原之毒的"由浊酿毒"和"内伏渐生"的机制则决定了其毒性偏于痼痼胶着。但基于毒性是两者共同之病理，故于临床特定阶段的病机会有交叉或重合性，且本原之毒亦可与痰、火、瘀等邪气相兼为患，此亦异病同用解毒之法而取效的病理基础之一。

四、其他分类

内毒病之毒按其毒性而论，亦可总分为"阴毒、阳毒"；从形态而言，可分为"有形之毒"和"无形之毒"；从其内涵又可分为"狭义"与"广义"之毒。对现代毒病学之内涵，还应从变化和发展的角度去认识，正如疾病谱之变化发展，其病因病机的时代特征是内在之促变因素，中医之内毒亦是如此，除了传统的毒理之外还应当包括西医学的内毒素及新发现的各种毒性因子等，不断赋予其新的内涵。

第七节　内毒病的范围

内毒包括"邪毒"和"毒邪"，如前所言，两者从严格意义上讲是有区别的。"邪毒"作为从化于其他邪的产物，是对某一种邪气发展到一定程度而变化之性质的界定，必先有其成毒之基原，如痰、瘀等"原邪"。原邪的过盛、积蓄甚笃则是其转化为毒的必备条件，即"因邪而毒"，如痰毒、瘀毒、火毒等。而"毒邪"，其毒为本原之邪而非附于他邪所化，即"因毒而邪"，如浊毒、蛊毒、蛇毒、药毒等各种致病毒素、毒物等。

总之，当今之内毒是内生之成毒基原在体内渐蓄酝酿而成，或环境中之成

毒基原渐侵入内，伏而成毒。因此其发病非皆急骤，这一点与外感毒邪发病或急性中毒相异，且多不具传染性。如现实生活中人们食入含有化肥、农药、反式脂肪酸等有害物质的食品或吸入污染之空气后并不会马上发病，而是有其量变到质变的过程和积微成损之病理特征。为病亦是正气从初始能够解毒、排毒、和毒，渐至正气不能胜毒之过程，其实质则是毒邪损害和正气修复之关系失衡。

由此可知，内毒积久为病正成为当今常见病、多发病而涉及临床各科，具体涉及如消渴、瘿病、眩晕、头痛、肺痈、胸痹、呕吐、胁痛、腹痛、淋证、痹证、老年痴呆、癫痫、惊风、阴痒、带下、疔疮痈疽、鼻痈等内、外、妇、儿、五官科等不同病、证及其相应阶段，特别是一些疑难杂症、难治性慢病，尤宜从内毒论治。

第二章 内毒病的病因病机

第一节 内毒病之病因

内毒病之病因可概括为内、外两大因素，其外因与古之外感六淫化毒（感染）不同，已随人类社会的发展而发生了巨大变化，相比《养生类纂》所云"厅前天井停水不出，主病患"，更多的是现代工业化及城镇化等带来的空气污染、水源污染、食物污染等诸多环境之毒性因素；内因则以饱食安逸加七情失调等不良生活方式为常见。正如《中藏经》中指出"皆由喜怒忧思，冲寒冒热，恣饮醇酒，多嗜甘肥……蓄其毒邪，浸渍脏腑"，内毒为病尤以包括饮食结构失衡、好逸恶劳及精神心理问题等内因为主。无论是本原之毒、附生之毒，还是毒物之毒，其源虽异，然为病则必有共同之内在因素，周慎斋概括之为"凡毒，血气不足而成"，即人体"生生之气"的强弱为内毒病否之核心要素。

一、饮食措毒

从中医学整体观念而言，人体能量的转化是一个全身多脏腑参与的新陈代谢过程，而其中将食物转化为能量则主要取决于中焦胃气。正如《素问·太阴阳明论》所强调："四肢皆禀气于胃，而不得至经，必因于脾，乃得禀也。"也就是说单靠胃肠的受纳腐熟及吸收还不能完成能量的转化过程，其关键环节还须赖脾气的健运，"脾气散精"才能"中焦受气取汁"，将水谷精微"变化而赤"，布散至脏腑九窍、四肢百骸，使人"府精神明"。

　　谷之精微滋养百骸，缘何生毒？一者，如朱丹溪《格致余论·养老论》中所谓"爽口作疾，厚味措毒"，主因饮食失节，过食肥甘厚味又缺乏运动所生。其具体机制如《素问·奇病论》谓"此人必数食甘美而多肥也，肥者令人内热，甘者令人中满，故其气上溢，转为消渴"，此"上溢"之气叶天士在《温热论》中详释其为："脾瘅病，乃湿热气聚与谷气相搏，土有余也，盈满则上泛，当用省头草芳香辛散以逐之则退。"概之"措毒"者，乃淤浊之邪内蕴酿成。

　　二者，如《慎柔五书·卷五》所谓"肚饱者，脾胃弱不能输运毒气也"，其机如岐伯释病有口甘者曰："此五气之溢也，名曰脾瘅。夫五味入口，藏于胃，脾为之行其精气，津液在脾，故令人口甘也。"所谓"五气之溢"和"津液在脾"，是因脾不能运气散精所生之淤浊和痰湿等酿毒之邪气。可见，"爽口、厚味"合"不能运输"是为"措毒"之基。

　　此外，当人思虑或劳倦过度，脾气滞结，内热耗气，亦可致"阴之五宫"为之所伤而生湿、浊、痰诸邪，继则"气涩血浊"而壅滞化毒。总之，"措毒"并非如"SARS""新冠病毒"等病毒入体为主，而是机体上述之不良的代谢状态持续发展的结果。

　　需要强调的是，"脾不散精"是生湿浊内蕴阶段及其后化毒的关键病理因素，早期常因其脾弱之程度不同而临床上仅表现为口甘或乏力等较轻症状或无任何症状，但体内却在不断蕴蓄着化生内毒之基础物质——血浊。膏粱厚味之害古已有之，然"数食甘美而多肥也"毕竟非当时之众生相，而今人则普遍饮食高热量或能量过剩，加之食物中的不良成分如某些食品添加剂、反式脂肪酸等，再加一些不良的饮食嗜好（包括各种"垃圾食品"等）及安逸少动而更易致脾不散精，谷不化生精微，反蓄生淤浊入血，继而腐秽酿毒，即"由浊致毒"。《诸病源候论·伤寒热毒利候》谓之："热入内，肠胃受伤，阴阳交错，正谷不化反浊秽为毒。"

二、环境毒损（物毒内蓄）

病因中与古之最异者，属当今的各种污染物之毒由外入体内蓄为害，主要指日常生活摄入的食物和接触物中所含有的不利于健康之元素，进入人体后蓄积并潜移默化生毒为害。一是环境毒素经口鼻、肌肤入侵体内，潜伏渐蓄而成内毒。如雾霾、粉尘、碳过排放等造成之大气污染，更有持久性有机污染物因其半挥发性及能远距离传输而存在于空气中，以及各种辐射等。二是食物染毒，即毒性因素随食物、饮水直入体内。如食物、水污染中的持久性有机污染物，谷物蔬菜种植中过施之化肥、杀虫剂等，还有食品中的各种添加剂不胜枚举，如反式脂肪酸、各种防腐剂、瘦肉精、三聚氰胺等。甚则如引发2003年"非典"、2020年"新型冠状病毒感染"等疫病因素中滥食野生动物之不良习俗等。三是药物积毒。今人常养生不当或滥施补药，特别是如保健品泛滥，过久蓄积亦可生毒，此即《内经》所言"气增而久，夭之由也"。还有化学药物、有毒中药的滥用、过量、久服引起药毒蓄积等。

可见，环境污染物中所含之各种毒素充斥于人们生活的方方面面，一旦侵入内伏便成为内毒之基原，可谓当今饮食易生浊毒，所居之处易伤于毒。其中，环境之毒可谓是中医学的一大全新病因。

三、情志失调

七情之变至生内毒，乃非常之变。中医学认为人类之精神活动影响着身体的健康，心理状态的失衡直接或间接地导致疾病的发生发展。随着时代发展，人类生活条件虽不断改善，但情志疾患却有增无减，可见今人情志不遂远甚古人，也是当今人类个体与社会关系之复杂性所导致的。

现代社会的工作生活节奏明显加快。随着物质水平的提高，人之欲望亦愈无止境，因之所承受的压力亦日益加大，其结果是如焦虑、抑郁症等精神类疾患的发病率也越来越高。据世界卫生组织的数据显示，仅从2005年至2015年间，抑郁症的发病率增加了18%以上。现代医学研究发现，当人的精神和情绪处于负面状态时，身体会产生一系列激素代谢的紊乱而分泌诸如皮质醇和去甲肾上腺素等"压力激素"，因其可致小鼠死亡而又称为"毒性激素"。这些激素的分泌原本是为适应和保护身体的变化，如刺激分泌炎症物质以备修复组织损伤需要等，但一旦过量或持续时间过长等都可能使这些激素反而损伤正常的组织器官，引发如动脉硬化、高血压、消化性溃疡、月经不调甚至肿瘤等。如当交感神经兴奋导致内脏灌注不足，使得儿茶酚胺分泌增加、血管收缩，致胃肠道活动力减弱，黏膜修复能力受损及其后之缺血－再灌注引发细胞死亡、炎症而造成黏膜应激性溃疡；再如皮质醇和去甲肾上腺素的分泌量常会伴随情绪发生变化，有时可能成为促发处于潜伏阶段之癌瘤的养料。

中医学将此归为情志不遂、抑郁不舒之郁证，若郁久化火加之劳逸失度而致"气涩血浊"则易蕴酿生毒，是内毒重要的致病因素之一。《素问·举痛论》谓"百病生于气也"，继则如叶天士谓"升降之机失度，初伤气分，久延血分"。气血逆乱则随其所伤脏腑之不同而病变纷繁。

1. 志郁伤肝、气失畅达

肝主疏泄，性喜条达。忧思郁怒可致肝失疏达，气机不畅而郁结。一则气滞郁结不散，郁久化热，则如朱丹溪所言"气有余，便是火"。而肝主藏血，火郁不发可灼血蕴毒。轻则如《灵枢·五变》中所云："怒则气上逆，胸中蓄积，血气逆流，膲皮充肌，血脉不行，转而为热，热则消肌肤，故为消渴。"重则如清·喻嘉言《寓意草·辨黄鸿轩臂生痈疽之证并治验》中论毒之成谓："内因者，醇酒厚味之热毒也，郁怒横决之火毒也。"即郁火炽而生毒；二则气郁而不行，气滞血瘀，瘀久化毒；三则肝气伐贼脾土，脾失健运，升清降浊失司，谷不化精微，反淤生浊邪，继而腐秽酿毒。

2. 思虑过度、脾失健运

忧愁紧张，思虑过度，或长期精神压力过大，则脾气郁结，久而伤气，失其健运升降之职。脾不散精，谷气壅滞而生浊邪，浊淤血分则易腐秽酿毒；水液代谢紊乱则痰湿内生，积久易附生湿毒、痰毒等邪毒。所生诸毒随气升降，则反过来再损脾胃。

3. 五志过极、心神失主

情欲过度或所欲不遂，或过喜悲哀，或长期失眠，易损伤心神。此即朱丹溪《色欲箴》中所谓"绚情纵欲，惟恐不及，济以燥毒"。贪欲无限而五志过极，致心神失明而"以妄为常"，不承制其火则内炎伤血，炽热化毒。又心主血脉，心火之毒随血流注，灼伤五脏六腑，甚或扰及神明而逆乱。

四、体质与嗜好

体质与内毒病的因果关系目前虽无足够的循证医学证据，但从中医学角度而论，体质因素往往影响病后毒邪之性质已为共识，主要体现于内毒之阴阳属性上。虽然内毒之蕴酿而生的特点决定了其成病以阳毒为多，然毒病复杂胶痼之性致阴毒亦不罕见，于此前贤已多有论述。

临床见素体肥胖，面赤油光，常恶热烦躁，易生痤痱疔肿，口疮伴呼气秽臭，大便黏滞或秘结，脉滑或濡数者，易发阳毒；素体瘦或虚胖，面色㿠白或晦暗，常畏寒肢厥，倦乏自汗，纳呆便溏，脉濡弱或沉细者，易发阴毒。

体质还决定了其承受治疗所需药毒之能力。《灵枢·论痛篇第五十三》中谓："黄帝曰：人之胜毒，何以知之？少俞曰：胃厚、色黑、大骨及肥者，皆胜毒。故其瘦而薄胃者，皆不胜毒也。"

除了体质因素，平时的生活嗜好亦是引发毒病的重要因素之一，如素嗜甘咸厚味，或长期酗酒等。酒毒为病古已载之，《兰室秘藏·酒客病论》中有"论酒大热有毒，气味俱阳"，其害当今尤甚，以肝损害多发。又如饮食失调所引发的痛风，以及各种偏食所伤。加之当今之人多好逸恶动等不良生活方式，易致气机壅滞于内而淤生浊邪，脾运不健而元气日虚则排毒不及时，蓄积于内并蕴而成病。

五、中毒

物毒（毒物）直中者古今皆有而现代尤甚，俗称"中毒"，主要是指在生产活动过程中接触有毒的物质，或未守安全防护而发生中毒；生活中误食、接触毒物，用药过量、自杀或被谋害等情况下之过量摄入体内引起的中毒。

1. 药物中毒

常指特定的中、西药物使用中所引发的急性中毒重症，如神经毒、出凝血毒素、急性过敏性毒素等导致的急性休克、死亡等。中药的毒性作用因其毒性强弱亦可分为急性和慢性两种，前者多指本身毒性强而俗称"毒药"，如植物药中的马钱子、狼毒、巴豆等，矿物药的砒石（砷）、轻粉、水银等，动物药的蟾酥、斑蝥、五步蛇等。后者毒性相对弱，使用不当其毒性作用或急或慢发，如植物药中的半夏、雷公藤、苍耳子等，矿物药中的雄黄、铅丹等，动物药中的虻虫、土鳖虫、水蛭等。药物毒性强、发病急者临床直称其为某中毒，如砒霜中毒、蟾蜍中毒、马钱子中毒、巴豆中毒等。

2. 虫兽毒

包括虫兽所伤和食用动物而中毒者，前者常见如疯犬、毒蛇、毒蜘蛛、黄蜂等叮咬所致；后者如食用剧毒动物如河豚，或变质鱼、蟹及其他各种野生动物肉等所致之急慢性中毒。

物毒为病除上述重危中毒者为病急骤外，亦有部分慢性中毒是以成毒之基原小量，日久蓄积蕴毒，加之排毒或解毒不济而渐渐"著而成病"。

六、交接感染

此类毒病主要通过人体性交、伤口、血液、体液等接触感染病毒而发。如梅毒、艾滋病及病毒性肝炎等，是与人类社会发展相关的具有时代特征之疾病，近现代渐有增多趋势。因此类毒病与外感、疫毒等"天受"不同，是经身体接触性传染且发病潜伏缓慢，故亦可归属内毒范畴。

第二节　内毒之病机

内毒之病机包括了内毒的发生、发展及其变化的病理机制。正如《医宗金鉴·辨太阴病脉证并治篇》曰："所受之邪，每从其人之脏气而化。或从虚化，或从实化，或从寒化，或从热化。"脏腑作为机体维持生命活动之重要系统，其主内司职及体现于外的脏象和功能是以物质为基础的。作为一个复杂的组织系统，其正常的运行需要其他多个分系统的协调与支持，其中气血和脉络两个形态功能系统尤为重要。气血营卫的生化和运行均源于脏腑，但须通过脉络这一网络系统协调运化和代谢，以滋养百骸官窍，调节五脏六腑。而脉络形态系统，其经脉、筋络的运行贯注、循环往复又赖于脏腑司职和气血之温煦濡养等功能，以连通上下表里、调节体表的腧穴及其与脏腑之联络。整个机体的新陈代谢均依靠气血和脉络得以保障，故两者亦是机体运毒、排毒之功能的载体和通道，与五官九窍、腠理玄府一起构筑了机体毒物代谢之重要途径，而非人体专有另外的排毒管道。

如果上述系统失衡，脏腑气血及脉络功能失调，体内的生理代谢废物或病理产物就不能及时排出体外，蓄蕴体内而酿生毒邪为病。继则如吴又可所言"邪毒渐张，内侵于腑，外淫于经"。从西医学角度看亦是如此，当全身网状内皮系统和免疫系统功能障碍或低下，会影响肠道对内毒素的清除能力，以至影响肝功能而造成肠道吸收的内毒素直接进入体循环；也可导致胃肠道黏膜功能障碍，使大量内毒素进入血液，引起组织器官的进一步损害。此即中医之升降失司、气涩血浊、蓄蕴酿毒而蚀损脏腑血脉的病理过程，《朱氏集验方》谓之"已毒即归于脏"。

内毒性恶多变，为病不仅蚀损脏腑，流注肢节，亦可内伏三焦膜原，阻损周身之络，致其病痼而表现复杂。然无论本原之毒还是附生之毒损，无论其由脏走肢还是经皮肌入腑，必以气血为基，脉络为径。故内毒特别是本原之毒的病机虽复杂，但概括其发展变化之规律，可分为气涩浊淤、蕴血伤脏、蚀损脉络三个阶段，而其核心则是毒邪与元气之关系失衡。

一、气分为病

气贵畅行，故朱丹溪谓："气血冲和，万病不生，一有怫郁，诸病生焉。""冲和"者，气机之运行顺畅，升降出入有序，清者升，浊者降，自能五脏六腑安和，亦即朱氏所云之"气顺则一身之津液亦随气而顺矣"。故病生脏腑气血逆乱者，亦多始于气机不畅，如木伐土壅，郁热犯中，浊被火蒸，胶滞为患。内毒之病机尤以气失升清降浊为之始，浊淤酿毒为其渐。

气分阶段病机多以脾虚失运为主，是本原之毒形成的初级阶段，核心为气涩浊淤，为许多疾病的未病期和早期阶段。其象以《丹溪心法·卷三·赤白浊六十四》所云"胃中浊气，下流为赤白浊"等"浊秽"之征为主，或伴纳呆、倦乏等脾虚之象。亦有无特异性毒之外象可见，但已浊淤内蓄，或无形之浊内伏始酿其毒者，如糖尿病前期血糖始渐升高、高尿酸血症期尿酸升高等变化。而附生之毒此阶段则由痰、火、湿、瘀等邪气始蕴其毒，故其症以呕恶痰涎、口苦心烦、尿少水肿、心腹疼痛、胁肋胀满、舌暗紫、苔黄腻等原邪渐甚之象为主。虽然气分病内毒尚处于酝酿阶段，毒症往往还不显著，但许多患者仍或可见到或问诊得知其时时伴发口疮、痤痱、皮痒等毒溢外表之微症，这些看似小症，却可能是内毒初生之标志，为辨毒之要素，临证不可忽视之。

二、血分为病

血，又称营血，即营养、滋润之意。血源于水谷而生于气，《灵枢·决气》谓"中焦受气取汁，变化而赤是为血"，血行于脉中而内濡五脏六腑，外营四肢百骸。营血流通，周而复始，维护人体生长发育和各种器官之功能，同时血液又是机体排毒之重要载体。先天不足，后天失养，血少不流通则失于生化，或不运毒则蓄损，故内毒为病必先伤气血。

内毒由气及血，经谓"气涩血浊"。浊淤血分易腐秽酿毒，则涩（凝）血、耗血、动血而生诸患。本原之毒的血分期主要是浊毒内蕴阶段；附生之毒则专由痰、湿、瘀等原本之邪蓄蕴变化为邪毒。

血主营内，内毒劫伐，或涩血滞脉而伤脏腑；或如薛生白《湿热病篇》所曰"毒邪深入营分，走窜欲泄"，灼扰动血而伤阴失濡；或如王清任言"血受寒，则凝结成块；血受热则煎熬成块"，继而"气血凝滞，毒之所由发也"

（《周慎遗书》）成瘀毒。

血者，体阴而形具，故毒病血分则常见皮肤斑疹、疖肿、溃烂，或肌肤甲错、肢节瘀肿刺痛、毛发枯槁，或便血、尿血等有形之蚀损。临床有许多外表看似单纯的局部病灶，其实是毒邪内伤气血脏腑的外现之象，如痛风伴局部红肿热痛阶段、系统性红斑狼疮之皮损、各种血液病之面色无华或皮下出血等病变，但更多的则是表现为病证之复杂疴痼性。此外，还有许多无形之毒病虽外无形损但全身症状明显，或无症状体征但有各种检测指标异常等，足示血分证病机之繁杂。

三、脉络为病

毒病至此阶段，则如周慎斋所谓"毒聚道路则成形，最恶之候也"。脉络本当行气血、通神明、养百骸，然内毒为病，壅滞于脉络则必蚀腐之。如《灵枢 寒热第七十》言："此皆鼠瘘寒热之毒气也，留于脉而不去者也。"毒病至脉络期，既可浸淫入络，亦能蚀损督脉，积久更入脏腑深邃胶痼，由内及外无所不损。叶天士谓之"久病入络"，并释以"经主气，络主血"，故病变"其初在经在气，其久在络在血"。实道出了慢性病迁延日久，邪气深入血络之发展规律。内毒蚀损病位之变亦多由脉及络，包括了大循环、小循环及中枢、末梢神经等，即毒性之恶使其损害更为广泛。

脉络作为人体网络信息系统及气血流通代谢的微通路结构而无所不及，如为内毒壅滞，络气阻遏，或浊毒流注肢节脉络，临证既有"大筋软短，小筋弛长"之变，亦多见红肿疼痛、结块、痈疡、坏疽、瘿瘤、鹘眼凝睛等；加之体质及兼杂邪气之异，还可犯心、脑、肾络等不同部位，蕴蓄不解而蚀损脏腑、逆乱气血则引发多种变证而表现复杂疴痼之性，如现代疾病中类似中医毒病之急重弥散而及脉络的弥漫性血管内凝血、损脑络之中风、损肾络之尿毒症等，慢性则如动脉粥样硬化、糖尿病坏疽、痛风的腐蚀骨节（骨穿凿样变）和脏腑损害（如痛风肾、狼疮肾）、肢络蚀伤（如神经变性坏死之多发性硬化症）等。

四、附生之毒

附生之毒附生从化于他邪，种类虽不出巢氏《诸病源候论》，然当今之机制则较古代更为复杂，且具现代病理之特征，临证当参考分析之。

1. 痰毒

痰毒指痰饮蕴积所化之毒。痰毒附生于痰，其性从化于痰之寒热。痰饮由内、外之因致脏腑功能失调，三焦不利，气道闭塞，水饮气化失司而停积留聚为邪。其痰有或寒或热之异，如受火热或阴虚之火煎熬而成热痰；受寒凝聚或阳虚失温则成寒痰，无论寒热皆可因蓄蕴久积而化生毒性。

2. 热（火）毒

热（火）毒指因火热之邪盛所化之毒。毒性酷烈，最近火炎之性，可谓火为毒之基，毒为火之甚，故热毒致病多呈火热证候。火邪外可因六淫侵袭入内而化，内可因气郁化火日久不解而生，刘河间主"六气皆从火化"，他邪为患亦多易化热，故为临床常见之毒。

3. 湿毒

湿毒指因湿邪蓄极而酿之毒。湿由外湿内侵或人体脏腑功能失调，气化失司，水液代谢紊乱而潴留为病。湿邪有表里寒热之别，从外者如此次"新冠"之湿毒疫；内湿有因水饮实邪停聚而成，更多为失气化而生，则属因虚致实者。据其邪性可分寒湿、湿热，然无论寒、热之湿邪，如停蓄潴久则均可酿生毒性。

4. 瘀毒

瘀毒指因瘀血阻滞久积所化之毒。瘀毒附生于瘀血，其性从化于瘀之寒热。瘀血由各种内、外伤引起血液运行失畅，瘀滞凝结，或离经之血积聚体内等所致。可由实致瘀，亦可因虚而滞瘀，常因兼化不同而分为寒凝血瘀或瘀热内结。其瘀邪虽性质有异，然化毒均不离瘀积日久，亦有瘀伤处置不当所致，如《正体类要》中谓："疔痂不结，伤肉不溃，死血自散，肿痛自消，若概行罨贴，则酝酿瘀毒矣。"

5. 寒毒

寒毒指因寒邪过盛而凝结为毒，为病则阴寒弥漫，凝滞气血，衰败元阳。或生于脏腑经脉失阳气温通，或成于四肢百骸失阳气温煦，其成可急或缓。若毒盛阳衰甚极，则可致格阳于上或阳脱于下而陷于危候。

6. 食毒

食毒指因食物所生之毒。包括食入腐败有毒之物，以及外感、内伤，或饮食失节及他病损伤脾胃，致胃纳脾运功能失常，饮食积滞，不化精微，反生淤浊，日久腐秽而酿生浊毒。此外，尚有果毒、菜毒、水毒、酒毒、虫毒等其他物毒直中而发之急性毒证，临床亦可或见。

五、顺逆演变

受中国传统文化之影响，中医学自古就非常强调正气在疾病过程中的地位和作用，正气主导观贯穿了中医病理生理和论治思维中，《素问·刺法论》谓之"正气存内，邪不可干，避其毒气"。后人在对《内经》这一思想演绎的过程中，渐渐地形成正与邪之对应观，使正气与邪实的考虑各自占据了病变及治疗的半壁江山。但综观历代医家的学术思想和辨治思维，仍宗《素问·评热病论》"邪之所凑，其气必虚"，更重视正气在发病机制中的主导地位。

内毒病成与否亦然，内毒蓄损虽必不可少，但正气损伤不能排毒、抑毒、和毒则是关键因素，故"内毒蓄损"与"生生之气"关系的失衡决定了疾病的发生和发展。若毒盛正虚则多即时发病，此谓正虚之处便是毒留之所矣；正气尚强，虽不足以解毒、排毒，但毒邪较弱，则正气能约束毒邪而暂不发病。然毒邪潜藏于内而成伏毒，其发病与否、何时发病，则赖于正气之强弱和毒邪盛衰之变化。且毒邪内伏，其潜伏时间越长越易与他邪兼杂或转化为患，如一旦与痰、湿、瘀等邪气相兼互化，则更加胶痼难解。正气与内毒两者之对立统一关系亦决定着疾病的走向，如《医宗金鉴·痘疹心法要诀》云："气胜毒，则毒为气驭，其毒解矣，故顺也；毒胜气，则气为毒蚀，其气竭矣，故逆也。"

第三节　内毒蓄损是疾病之时代特征

刘完素有言："五运六气有所更，世态居民有所变。"现代人所处环境更是与古人相去甚远，尤以居住之空气、水等生态质量已非往昔可比。随着自然和社会环境的变化，特别是科技进步，工业化、城镇化等的推进，社会逐渐进入到智能化时代，不仅仅是人们的生活条件和行为方式发生了巨大变化，伴随而来的还有疾病谱的改变和病性之时代特征，有些致病因素则是前古未有之。因此关于疾病认识的医学研究，亦当与时俱进，而内毒辨证正是适应时代变化和需求的医学思维方式。

现代论毒病成因离不开人类赖以生存的环境，特别是人为污染物之毒的影响。虽有学者将毒邪分为生物性毒邪、物理化学性毒邪和内源性毒邪三类，但无论是细菌、病毒等的生物性，还是"人造"之光电化工污染的理化性，其对人类的损害各有不同之途径和媒介，但都与环境、生活方式等多种因素密切相关，最终导致毒素内蓄渐损为病，其中尤其以饮食之毒与环境之毒危害最为常见。

一、饮食之毒

（一）厚味蕴毒，热量过剩和结构失衡

随着时代和社会的发展，大多数民众的生活水平不断提高，热量摄入和饮食结构也在不断变化。根据国家疾控中心发布的《中国居民营养与慢性病状况报告（2015）》指出"2012 年居民每人每天平均能量摄入量为 2172kcal，蛋白质摄入量为 64.5g，脂肪摄入量为 79.9g，碳水化合物摄入量为 301g"，对比1992 年数据之脂肪摄入 58.3g、蛋白质 68g，可知中国居民的饮食结构正在悄然改变。这种高热量高脂肪摄入的害处，正如《内经》所言："高粱之变，足

生大疗。"

饮食不节、饥饱失宜可损伤脾胃致运化失常，此乃古今皆有，然饮食结构和成分之变则是今人所为。而更令人担忧的是，《中国居民营养与慢性病状况报告（2020）》和《中国居民膳食指南（2016）》指出：居民不健康生活方式仍然普遍存在，食盐、烹调油和脂肪摄入过多，居民超重肥胖问题不断凸显，慢性病患病、发病仍呈上升趋势。人们摄取的热量过多，饮食结构失衡，则代谢紊乱而反损健康。作为内源之毒，其形成根源于人类生活方式的不良变化，从中医学概之主要是饮食的失调而致"正谷不化反浊秽为毒"。

1. 高脂（质）之毒

脂肪约占人体重的1/3，是人生命活动之必需。关于脂肪与疾病的关系一直是热点问题，尤其是人类食入的脂肪中危害人类健康成分之研究信息可谓纷繁迷乱，主要焦点集中于组成脂肪的脂肪酸，也就是脂质。如有关饱和脂肪酸与不饱和脂肪酸孰益孰害，虽经多年研究仍观点不一，但一个大的方面则认识趋同，就是反式脂肪酸的脂毒性对健康的害处及其病理作用。20世纪初食品工业技术的一项重要发明，使人们能通过催化改变液态植物油的分子结构而生产出一种固态脂肪，这就是反式脂肪酸，亦称反式脂肪、氢化植物油、氢化油、人造脂肪、人造奶油、起酥油、奶精等。因其耐高温，不易变质，能延长食品保存期并增添酥脆口感，因而被大量应用于油炸食物如炸鸡、炸油条、炸薯条、炸爆米花等，且油温过高、反复煎炸和焙烤食物则更增加油中反式脂肪酸。现今则更多地用于人造奶油、饼干、蛋糕、冰激凌、巧克力及各种包装食品等制作，在标识shortening的进口食品中也多含有反式脂肪。在我国虽然反式脂肪酸占膳食提供能量比低于世界卫生组织（WHO）1%的限值，但是随着我国城市居民生活方式的变化，特别是快餐等"垃圾食品"的大量食用，反式脂肪的摄入量超过建议值的人数亦在逐年快速增加，尤其是年轻人比例明显升高，应当予以密切关注。

局部过多的脂肪是最佳的蓄毒场所，会产生许多毒性因子为患，其根本则源于人们不良的生活方式，如过食脂肪等会导致肥胖、脂肪肝和代谢综合征等疾患。WHO 表示，反式脂肪酸会使心脏病风险增加 21%，死亡率提高 28%。且有证据表明，即使每天少量摄入反式脂肪也会增加 2 型糖尿病发生，会影响儿童发育，引发心脏病猝死和癌症的风险等。为减少心血管疾病，现大部分西方国家已经限制甚至禁止使用反式脂肪酸，WHO 呼吁全球各国截至 2023 年完全摆脱在食品中添加反式脂肪酸。WHO 总干事谭德塞强调："我们为什么要让孩子们摄取不安全的食物成分？摆脱反式脂肪酸将在与心血管疾病的斗争中获胜。"

2. 高糖之毒

人们日常食用的"糖"是由占比各半的葡萄糖和果糖组成，又称为蔗糖。通常所谓的高糖之"毒"主要是指果糖的危害性。这种让人口感愉悦的成分，亦是人类维持生命最基础最重要的能量之一，但持久而高浓度的糖则反而使其成为有害健康之"毒素"。这是由于大量食用的高糖食品使人们对糖的耐受性不断增加，而食品工业的迎合、诱导使食品中的糖分日趋大幅增加。加之现今谷物的不断精制化，如精制面粉中的白面、白面条等"高糖指数"食品成为日常主流，而这些食物又使人体内的血糖过剩蓄积而产生毒性。虽然尚存在各种争议，但长期高糖饮食导致人肥胖、内脏脂肪增加应是基本共识。

研究亦显示人类肥胖、非酒精性脂肪性肝病、2 型糖尿病及痛风等代谢性疾病与果糖摄入量高度相关；动物实验亦证实，垃圾食品中的果糖会引发人体内微生物的有害变化，如内脏脂肪的急剧增加引发脂肪肝、糖尿病等。已发现糖尿病患者存在肠道菌群的失调而产生内毒素，我们的研究亦显示糖尿病患者肠道内有益菌如双歧杆菌、乳酸菌数量下降，而肠道内有害菌如志贺菌属、肠杆菌科增加，且肠道菌群丰度和多样性亦下降。高血糖影响胰岛功能，产生胰岛素抵抗、高胰岛素血症和糖毒性则是糖尿病各种病理损害甚至致癌性升高之基础。

（二）食毒积微而生

化学污染和微生物污染不只是导致食源性疾病发生的主要原因，亦是引发多种非感染性慢性疾病的重要因素。新近发表的一项先导性的研究报告中，奥地利科学家宣布首次在人类的大便样本中发现有塑料微粒，引起全世界的震惊和关注。因塑料制品滥用和乱弃，污染了河流海洋的生物，并通过鱼类等食物链进入人体。微塑料颗粒对人体健康影响极大，它不仅会传播有毒化学物质，还能进入血管、淋巴系统甚至肝脏并影响免疫系统而产生多种危害。

然而，如果说此类毒素多是源于人类的无环保意识之所为，有些则是明知而无奈为之。如为了增产而超量使用农药即各种杀虫剂、化肥和杀菌剂等，导致农作物、蔬菜、水果等农药残留超标。另外，古所未闻者，则是现代特有之人为添加的食物相关之"毒"。如以食品中的各种添加剂为例，防腐剂、着色剂、保鲜剂、稳定剂、增稠剂、乳化剂、酶制剂、抗氧化剂等不胜枚举，广而用之，甚至这些物质可能就集中于一个塑料瓶的甜爽饮料中。还有人工饲养的食用动物之肉、禽、鱼、蛋等因生长素、催肥剂等不当或过量使用而蓄积后再为人类食入，加之不良的嗜好如滥食可能携带病毒的野生动物等，长此以往则积微生毒，难免造成慢性、长期甚至遗传毒害。

越来越多的研究观察到高度加工食品增加肥胖、糖尿病、癌症等慢病风险乃至死亡风险。2020年欧洲 – 国际肥胖症大会（ECO–ICO 2020）发布的一项研究还提出，高度加工食品因其损伤DNA端粒而与加速衰老有关等，均堪称时代之新病因。

二、环境之毒

人类长期生活在复杂的污染环境中受到直接或间接危害的结果已经显现。世界卫生组织国际癌症研究署报告认为："高达80%的癌症是由外部因素引起的，比如生活方式和环境因素。"地球已病，人之焉安。环境污染物之毒亦是中医学一大全新之病因。

（一）大气污染

"人以天地之气生"，大气环境污染已经成为当今影响人类健康的重要致病因素，且已是全人类之共识。大量的国内外文献均表明，严重的大气污染影响多种疾病的发生和死亡率。大气污染之毒是非常复杂的综合因素，主要是工业化带来过度排放的诸如硫化物、氮氧化物、粉尘、复合而成的雾霾等有害物质；还有随空气传播的工业和人类生活设施发出的噪声，当其超过人耳能忍受的最大声强度（约为 $1W/m^2$）时，则对人体产生伤害而称为噪声污染，均可谓之当今大气之毒。

大气污染多数是人为的，如已知香烟烟雾中的大量有毒添加物不仅能引发支气管炎，还与鼻咽癌、肺癌的发生有一定的相关性。而愈加严重污染之空气中所含的复杂毒性因素则更加令人担忧。如 Katanoda 等在对 63520 例日本人队列研究中发现，控制吸烟等混杂因素后，大气颗粒物长时间暴露与人群患呼吸系统疾病的发病率，尤其是肺炎的发病率升高有明显的正相关性；瑞士的一项样本量为 4000 人的研究则发现，城市居民生活在密集污染的环境与胰岛素抵抗、高血压和肥胖存在着明显联系。

国内天津的一项包含污染浓度水平不同的四个城市（太原、沈阳、天津、日照）的四万余人历时 12 年的研究发现，大气污染物 PM10 和 SO_2 为全病因死亡、心血管疾病死亡、肺癌死亡和 COPD 死亡的危险因素。有研究发现大气中的颗粒污染物不仅本身可直接进入深部呼吸道而阻塞肺组织，还作为载体将其他刺激性气体带到靶器官产生刺激和腐蚀作用。如 SO_2 可诱发变态反应而引起炎症，还可吸附在颗粒物表面进入呼吸道深部，使毒性增加 3～4 倍；氮氧化物（NOx）则更易侵入呼吸道深部，释放蛋白分解酶来破坏肺泡，引发肺气肿及中枢神经损害。

此外，长期接触污染空气还影响血管紧张性的变化、引发动脉内皮损伤、诱发氧化应激反应、促发人体全身炎症反应等而引起多种疾病。

《气候变化国家报告》指出，中国地表气温持续升高，并预测 2020 年中国年平均气温将增加 1.3～2.1℃，2050 年将增加 2.3～3.3℃，且升温率高于同期全球平均水平。中国北方增温速率明显大于南方地区，西部地区大于东部，其中青藏地区增温速率最大。气温之变化带来的不只是人体温的改变，也会影响湿度、氧含量等多方面因素而直接或间接影响人类健康。从中医学来分析，人久居如此空气之环境中，大气之毒必从口鼻而入，或直接损伤肺气，或通过肺朝百脉而伤害他脏。

（二）化工污染

古代于非外感之物毒，所列详者当属《诸病源候论》，亦不过有限之水毒、药毒、漆毒、虫毒之属，而全球工业化发展带来的环境污染使当今人类生活环境中有毒物质更为多样化和复杂化。环境污染亦有生物污染、化学污染和辐射污染等不同，而化学污染因诸多的化工产品与人类生活关系密切而成为重中之重，其所含多种有害成分对环境造成持续污染。例如，持续性有机污染物（POPs）为诸污染物中最具代表性的有毒化学物质，主要来源于工业焚烧、发电站、供热站、家庭燃炉、水面和土壤的挥发、垃圾填埋运输和农药喷洒等，由于其具有难降解、脂溶性、半挥发性及远距离传输沉积等特性，使得其广泛存在于空气、土壤、水和食物等与人类息息相关的领域。这些毒性因素均可通过食物链等途径最终蓄积在人体诸如血液、尿液、脂肪、肝脏、肺脏、肾脏、母乳等中，在潜移默化中时时成为人类健康的杀手。

1. "环境激素"之毒

环境中的污染物含有大量的有毒（害）化学物质，其中尤以"环境激素"最具代表性。称为"激素"是因其结构与人体某种激素相仿，被人体的内分泌系统误认为是激素而加以吸收，且容易进入人体细胞中并占据正常激素的位置，从而干扰内分泌等系统的作用，故又称"激素干扰物"或"外源性激素"。

自工业革命以来，人工合成的化学物质已经超过 200 万种，其中有 70 多种化学物质属于环境激素类物质。这些人为造出之新的有机物是一把双刃剑，它在方便人类生活的同时，也给环境和经数十亿年进化形成的复杂而精细的生物系统带来了巨大灾难。如被称为"世纪毒"之一的 DDT，自发明后因其良好的杀虫作用而于全球广泛应用，但由于其持久性和生物蓄积性对生态环境造成了巨大的破坏，并极大地危害着人类健康，已陆续为各国所禁用或限用。大量的研究亦明确，DDT 具有神经毒性、肝脏毒性、生殖发育毒性和致癌性，并影响内分泌功能。

此类环境之毒大多以积毒渐损的方式侵害人类的健康，虽然不似急性中毒之危重，但其亚急性生态毒性效应比急性毒性更厉害。如相关研究表明，有机氯农药通过生物富集和食物链进入人体，并在肝、肾、脂肪等组织中蓄积，可渐诱发肝脏酶的改变、侵损肾脏、伤害神经中枢，其毒性大多持续且难以降解。

更严重的是，越来越多的环境激素含于与人类生活密切接触物中而威胁着人类的健康，例如已经被证实具有强烈毒性的双酚 A、二噁英（TCDD）等。双酚 A 是 PVC（聚氯乙烯）或固化塑料的成分之一，PVC 的衍生产品在日常生活中可谓无处不在，如人们最常用的塑料餐盒、塑料袋、饮料瓶、电水壶、微波炉碗，以及酒店和餐厅里大量使用的各种塑料容器。当它们被加热或接触高温液体时，PVC 塑料中的双酚 A 便会分解出来。已有越来越多的证据说明双酚 A 的毒害性，故加拿大联邦政府于 2008 年 10 月正式宣布将双酚 A 列入有毒物质列表中。多项研究认为，其可通过与雌激素受体结合或影响细胞信号传导途径等其他方式，模仿或干扰内源性雌激素作用；即使较低浓度的双酚 A 也会对动物的生殖、发育、神经系统、免疫系统、肝肾功能及肿瘤发生和血红素含量等产生不利的影响。

类似的还有苯，作为已知的致癌物质，它存在于清洁剂、胶水、某些塑料，还有汽油、染料及杀虫剂等多种生活日用品和农用产品中，研究发现其主要毒理作用是损害造血系统，能通过不断地阻抑细胞成熟而引起干细胞池衰竭。人体长期接触低浓度苯就可能引起再生障碍性贫血和白血病等血液系统疾病。

亦有多环芳烃、氯乙烯、芳族胺、一些烷化剂等，都被认为有可能通过造成 DNA 的不可修复性损伤而导致细胞癌变。此外，环境激素的长期作用会引起免疫失调和病理反应，神经炎症被激活，还可增加女性性早熟、子宫内膜异位、宫外孕、流产甚至乳腺癌的发病率等。虽然有些化工毒物对人体影响的方式、程度尚存争议，其作用范围及机制亦尚欠明确，但无论是从其为害的现状还是发展趋势看，都应当引起整个社会足够的重视。

2. "微量变到质变"和"鸡尾酒效应"

人们总会觉得自己日常接触毒素的含量低微不会有损害，或依靠身体自有的调节机制，不会蓄积大量毒素，但现实却往往突破人们的认知。2004年世界野生动物基金会欧洲分部一项研究活动测量了人体内携带的有毒化学物质的量，其中检测了39位欧洲议会议员和欧洲国家的14位环境大臣，结果他们都携带有大量已经确认对人体有毒的污染物，在所有议员体内发现了13种化学废物（邻苯二甲酸盐和全氟化合物）；而美国疾病控制中心的研究人员则在全年龄段的美国人血液和尿液中发现了148种有毒化学物质。

而上述许多化学毒物特别是环境激素都具有亲脂性、不易分解和残留期长的特点，经过食物链的生物放大作用在动物和人体中蓄积，对人类健康和动物造成不利影响，如POPs作为胰岛素抵抗和糖尿病发生发展之重要因素目前亦已得到证实。各国许多大规模的流行病学研究已经确定了POPs与胰岛素抵抗和糖尿病之间的关联性，尤其是近10年来，全球至少有20个横断面研究和近10个纵向时间序列研究证实了这一观点。体内和体外实验都表明POPs能通过引起代谢紊乱导致胰岛素抵抗和胰岛素分泌障碍，进而引发糖尿病。

近年来的研究发现，诸如有机氯化合物，重金属汞、镉以及砷等这些水中的持续污染和沉积物质，即使在极低浓度（0.1ng/L）下也会对生物体的生殖、神经和免疫系统产生严重危害，导致生物体的内分泌系统失衡。因此，这些低浓度污染物对人的染色体、内分泌功能、脑神经细胞影响的毒理学研究已日渐被关注。

还有研究发现，我们日常接触的化学毒物在某些环境中不只是总量高于动物中毒剂量，更重要的是还会形成"鸡尾酒效应"。有些在实验室条件下单独研究时似乎无害的低剂量化学物质，调和在一起后却具有很强毒性，如杀虫剂组合效应的毒性要明显大于单独接触某一种物质。我的博士研究生用专用饲料加多氯联苯126（PCB126）灌胃染毒制造肥胖型2型糖尿病模型大鼠，其脂毒性因素如游离脂肪酸（FFA）等病理指标水平明显高于单纯高脂喂养的对照组，死亡后解剖发现染毒鼠两肺纤维化严重，出现胸腔积液、肾积水和脂肪肝。结果与有关研究相符，即当多种环境毒素进入人体后，因食物链的生物放大作用和混合后的复杂反应，其毒损作用亦是倍增的。

　　总之，人类生存环境发生的巨大变化，影响和促进了疾病谱和致病因素的变化。当今不只是如艾滋病、非典、埃博拉、新型冠状病毒肺炎等各种传染病出现，更多的是癌症、糖尿病、免疫系统病等多种慢性、复杂性疾病和疑难杂症，且病机特征也在悄然发生变化，而上述诸多环境和生活方式所生之毒素是其成因的重要推手。

　　无论是生物性毒邪，还是物理化学性毒邪，其从口鼻、皮肤及其他官窍入侵人体，均可引起和导致急性或慢性中毒。急者可直接使人中毒而致凶险，但更多的则是幽潜内伏酿毒，缓慢而渐进性地引发人体之病理损害。从中医学而论，其共性的机制主要是导致人体气血津液代谢紊乱、损伤脏腑脉络等，但临床上亦常因毒邪之性质及伤人途径的不同而病损各有所偏重。如饮食污染之毒入口先伤脾胃；空气污染之毒入鼻易先伤肺；电离辐射、噪声易伤及心神；塑料等化学之毒易伤人生殖系统；水毒则流注腐损三焦脏腑而无所不及等。

　　现代病证中内毒生变的成因作用愈加多见，其发展过程取决于毒邪损伤与精气修复之关系，形成了当今之中西医病理学重要的时代特征，亦对中医传统辨治体系提出了挑战。上述现代环境中理化之毒损因素为古代中医学所未及，仍以传统之病因病机理论及治疗方法已经无法满足和适应临床新特征的辨证论治之需求。而当今临床许多疾病以解毒之法方或兼用解毒药后疗效得以明显提高，均提示我们应重视疾病时代特征的变化并与之俱进，对内毒病的成因机制进行理论和临床上的系统研究，进而规范和界定其科学内涵，才能逾越传统病机理论之囿，在发展中不断地提高中医临床疗效。

第四节　保护因子与毒性因子适应性失衡

一、慢性疾病与毒性因子

与传统理念中归属于中医外毒之各种致病微生物不同，有学者指出内毒的生物学基础包括机体组织细胞功能障碍，及其系列生理、病理生化过程中的产物。随着现代医学对微观领域研究的不断深入，发现人体代谢及病理过程中所产生的毒性因素，如各种炎性因子、毒性氧自由基、内毒素、代谢毒素、微生物毒素、致敏介子、堆积的兴奋性氨基酸神经毒、抗原抗体复合物、致癌因子、凋亡细胞、激活的巨噬细胞和单核细胞、微小血栓等分子水平致病物质，在多种疾病的发生发展中起着重要作用。如在癌症研究中全世界多数学者都在相同条件下使用的 S180——sarcoma 180（肉瘤 180）被认为是所有癌细胞株中毒性最强的癌细胞。因其特殊染色体数量能分泌大量的细胞激素和有毒物质，能破坏与之接触细胞的细胞膜，还会侵入和破坏周围所有的组织等。

此类毒损之病理变化越来越多地关联发生于现代的慢性疾病中，如糖尿病胰岛素抵抗产生糖毒性、脂毒性，而高血糖指数和胰腺癌、卵巢癌、结肠癌等发生都存在不同程度的关联性。有学者则认为超过 1/6 的癌症与慢性炎症状态有直接的关系，如已知幽门螺旋杆菌与胃癌及胃淋巴瘤的发生密切相关；子宫癌常紧随慢性人乳头瘤病毒感染之后产生；部分肝癌与乙型肝炎病毒感染有关；肺癌与长期反复的支气管炎有关；美国国家毒理学工程鉴定的结论认为黄曲霉毒素、电离辐射、石棉等物质与癌症发生有重要之关系，等等。再以最常见的动脉粥样硬化（AS）为例，近百年来胆固醇侵入动脉壁引起脂质沉积的病理观，至现代被"炎症损伤"学说所突破。美国病理学家 Russel Ross 于 1990 年明确提出"炎症学说"，认为 AS 过程中 50% 的特异危险度由炎症过程参与，而且全球诸多抗炎治疗 AS 的研究亦证实了这一学说。

可见，不论是促进动脉粥样硬化的炎症细胞和炎症介质，还是黄曲霉毒素、电离辐射等致癌物质，均非感染于外界的病毒和细菌，而是内源性的毒素所为。这与中医浊秽酿毒、浸渍脏腑脉络之病理机制近乎一致，亦是以清热解毒法方排解包括炎症细胞和白介素、C-反应蛋白、肿瘤坏死因子等内毒素而获效之基础。也有学者认为毒邪导致络病的实质，是基因组的改变和相应的后基因组的变化。

虽然诸多研究的角度不同，但均显示出内源性毒素与中医内毒对机体损害的广泛性以及常与其他邪相兼为患具有类似的病理机制，如瘀毒、痰毒常因其损伤脏腑脉络之部位不同而并病、合病丛生。研究亦显示两者与西医学的多种并发症存在病理学之相关性等，这为中医内毒病的研究与西医学互补提供了契合点。

二、内毒为病系毒性因子与保护因子关系失衡所致

上述众多的内生之毒素影响着现代疾病谱及其病性的时代特征，而其与人体内保护因子的相互关系则直接或间接地决定着疾病的发生与发展。如当今的糖尿病、严重高脂血症和痛风等代谢性疾病，诸多免疫性疾病以及慢性肾功能衰竭等痼疾重症，虽有各自的病理特征，但其机体代谢过程中存在的毒性因子与保护因子之间关系失衡则是一个共同的病理机制。

现代医学的许多研究表明，机体在一些病理过程中产生、释放细胞毒性因子，可对人体细胞器、血管内皮等造成损害，但同时机体会相应地调节产生保护因子与其抗衡。美国 JOSLIN 中心的杰瑞·金教授曾指出，当糖尿病糖毒性、脂毒性导致胰岛 β 细胞、全身微血管、大血管、肌肉等组织结构和功能方面改变时，会产生大量的毒性因子，如糖化终末产物、肿瘤坏死因子、白细胞介素Ⅵ、血管紧张素Ⅱ等，以及氧化应激和凋亡信号，对神经细胞、视网膜、肾血管等组织器官造成损伤。而机体则会相应地调节产生诸如超氧化物歧化酶、血管内皮因子、各种酶类、血小板衍生因子、生长因子等保护因子，来制约和清除过氧化反应及产物，以避免其造成损伤。而这种局部毒性损伤与保护因子的制约之间一旦失衡，则将导致糖尿病及各种并发症的发生发展。

还有诸如免疫系统功能障碍而产生的过量致病性自身抗原、抗体及免疫复合物（毒性因子），不能被保护因子有效地清除而沉积，或过度应答攻击正常组织器官，均会引起病理损伤，常导致肾炎、系统性红斑狼疮、血管炎、关节炎等多种免疫性炎症或结缔组织损伤的复杂疾患发生。

上述过程与中医内毒的发生发展机制类似。如果保护因子及时清除毒性因子，则能抑制其病发，或已病者亦可调节向愈，即"承则制"；当保护因子本身功能低下，或毒性因子过多并超过保护因子的制约、清除能力时，则致病生变而"亢则害"。目前临床多数疾病的治疗尚难根除病因，但能使两者达到相对的病理性平衡，即"制其亢"而缓其态。如癌症等一些难治病证，通过提高机体保护因子如"生生之气"所具有的适应性平衡能力，使患者能"带毒生存"或终身携毒；反之，保护因子虚弱而内毒无制失衡则必"气立孤危"。但要特别注意的是，内毒病证多蕴结积久为患，故毒性因子与"生生之气"多为长期共存、互为主次之矛盾关系，治不可泥于"病久延虚"而关门留寇。

第五节 "生生之气"乃适应和修复毒损之本

医学发展至今天，虽然有些疾病已得到根本上的预防和治愈，但大多数慢性病的治疗仍处于控制和延缓病情发展之现实状态，使患者获得相对良好的生活质量仍然是现阶段医疗的主要目标之一。人类生存依托于"生生之气"，同为正气，但其"生生"之性主要体现于人与自然、正气与邪气、脏气与毒气间的相互制约、适应性平衡中，以维持机体内外之和谐。其与"内毒蓄损"的关系失衡是毒病之启变要素，类似于现代医学的毒性因子与保护修复因子关系之失衡，破坏了人体自身的稳态系统，是当今许多疾病的核心机制。

一、"生生之气"源于先天而济后天生生之息

"生生之气"是天、人生生不息之本，较之中国哲学范畴的"生生不息"

延伸至道德与宇宙观不同，中医学将其应用于指导维护人体健康上。综观《黄帝内经》，虽少言"生生之气"，其意却内涵于通篇，如《素问·六微旨大论》所云："出入废则神机化灭，升降息则气立孤危。故非出入，则无以生、长、壮、老、已；非升降，则无以生、长、化、收、藏。是以升降出入，无器不有。故器者生化之宇，器散则分之，生化息矣"，最为道其实质。人体"生生之气"其本源于先天，其体用则现于脏腑经络之功能，就其"升降出入，无器不有"之性应属于机体之正气、元气、脏气、中气等。但正如营、卫之气性质功能有异，随着中医学对"气"认识的不断深入，"生生之气"亦与时俱进地被赋予了新的特定内涵。陆广莘先生认为："人的生生之气是人的自我实现健康和痊愈的能力"。

"生生之气"作为人类与生俱来之维系健康的自主能力，之所以能生生不息是因其通过升降出入，对外界和内在环境的变化具有适应、平衡的能力。如同西医学中的免疫平衡调节机制和各种缓冲系统及代偿能力，在人体内外环境发生不同变化时能调节机体电解质和酸碱平衡等功能，以适应之而不致生理失衡。例如，当人体因外伤、中毒、感染等引起组织、器官损伤时，血小板快速聚集在受损部位并释放血小板源性生长因子（PDGF），PDGF 即动员免疫系统，促使白细胞产生出一系列的如细胞因子、白细胞三烯、趋化因子、前列腺素等传递物质，这些物质通过相互协调使损伤部位周围的血管扩张，引导白细胞、血小板趋聚使血液凝结，并通过增加周围组织的渗透性而使免疫细胞发挥调节作用，促进受损组织的细胞生长和局部小血管的新生等而获痊愈。诸如此类，均赖"生生之气"对人体本身气化功能的调节来实现"阴平阳秘"，其中就包括"气化则毒不留"，促发组织保护和修复毒损作用而生生不息。

二、"生生之气"能否修复内毒蓄损决定病证之预后

健康是正邪因素间此消彼长、有亢有制的动态平衡状态，"如是则内外调和，邪不能害。"（《素问·生气通天论》）而此"内外调和"即根基于"生生之气"。生生之气为气化之源，施布气化又济于气化，体现如肾主气化而分清别

浊，脾施气化而升清降浊。此气虚损，则如庞安时谓人冬受寒毒后"勇者气行则已，怯者著而成病"，其"勇"与"怯"即取决于"生生之气"变。

大凡内毒蓄损者"生病起于过用，此为常也"（《素问·经脉别论》），此"过"者，为内蓄之毒超越了机体之清除和解毒能力。而"邪之所凑，其气必虚"（《素问·评热病论》），此中之"虚"，系"生生之气"不足而致"气虚毒留"，如不能及时清解蓄毒和修复损伤则必"病进而色敝"。反之，若勇者"生生之气"壮而不息，则能抵御、清除毒邪而不病或损亦能复。

因此，内毒蓄损与生生之气间相互制约而生之适应性平衡和变化决定着病证的预后，其中"生生之气"是决定病情走势的根本，此气存内不息者即使为内毒所伤，亦能通过适应和修复而使病证向愈，否则病进而预后不良，终将"器散则分之，生化息矣"。

三、化浊解毒与"生生之气"

化浊解毒亦"生生之具"，缓亦解毒，虚可解毒。东汉班固《汉书·艺文志》曰："方技者，皆生生之具"，这句中前之"生"为动词，指医生施以针药等"生生之具"调节平衡来"生"人之生气，俾正能祛邪而使其生生不息。如浊毒内蕴类病证，其浊借毒性、毒夹浊质、胶着壅滞而内耗正气，往往病情发展渐徐持久、虚实夹杂，病深难解。故临证辨治当病实毒盛时急解其毒，即实则祛邪；而"生生之气"虚而难复毒损时，亦不止于养复其"生气"，还要缓亦解毒、虚可解毒，虚实兼顾，使机体先建立适应性病理平衡，再借生生之气复其生理性平衡而痊愈。

我们在长期临床实践中研究以化浊解毒之法辨治糖尿病及其并发症，以及甲状腺病、痛风等内分泌代谢性疾病和系统性红斑狼疮、风湿炎症等免疫系统疾病，不仅于实证有效，对虚证者施用或兼融他法辨治，亦能取得良好疗效。在研究阐释化浊解毒法方之疗效机制时，发现其对此类病证的干预不只是苦寒直折其毒之一径，解除束缚正气之毒，从而调动"生生之气"康复逐邪之潜能，应是其治疗虚证之毒取效的机制之一。

"生生之气"为化浊解毒之根基，"生生之气"源于先天但需后天培养方能化生"精气"而为"生之充也"，乃中医学养生保健所求之本，即"生生之道"。"生生之气"虽能扶正祛邪，但过用或失济则致渐虚损而百病丛生。究其实质乃脾胃升清降浊功能失司，不仅五脏之气皆不得其精微所养而失解毒修复之能，还反生淤浊而成毒之基源，继而酿毒内损。因此，临证欲养"生生之气"以强解毒复愈之功，首当斡旋中州，升清降浊，断毒基原而复其本。用药尤当顾护、调理脾胃，并谷蔬食养以复其乾健坤运之德。"生生之气"壮则胃纳脾化，清升浊降，自难生淤浊酿毒。出入畅达，纵有外毒入内亦可截断扭转而使其难以蓄积，何患内毒？

第三章 内毒病的诊断

第一节 毒病临床表现之认识及演变

一、古文献之早期认识

纵观古代毒病之论，对于中医毒邪引起的特异性临床表现始终未明其要。"病毒"一词始见于晋代的《肘后方》和《小品方》，然正如吴又可谓之"此气无形可求，无象可见，况无声无臭，何能得睹得闻？人恶得知是气也"（《温疫论·杂气论》），这种状况时至今日亦无大之改变，内毒尤是如此。故览诸家之学，论病因病机者多，谈毒之症见者少，而论特异性表现者几无。究其成因，概与自古重外毒而轻内毒不无关系，更主要的是在一定程度上反映了毒病的特殊性质。

《诸病源候论》以"毒气"为纲归纳和简述了毒邪为病之共性表现：如若毒气熏上焦，可以导致口疮；毒气结在腹内，谷气衰，毒气盛，可使人泄利，下部疮疡；毒气在于心，可以令人烦闷而欲呕；毒气循经络入腑脏，可以导致脚气病等，虽显粗略且内、外毒未分，但已堪称开拓和引领之作。

巢氏对毒病学的另一大特殊贡献是将各种毒病的种类、证名及其临床表现按其病性作了总结和归类，使毒病辨证理论初步朝着系统化方向发展，并为后世诸家继而延展之。毒病学至宋后，随痈疽等外科学的发展方始涉内毒，毒之外象的临床探索亦逐进而认识渐广，概括起来可以归纳为按毒性和毒伤部位描述两大类。

（一）按毒性论述

1. 风毒

主因肾经虚，风毒之气乘袭，血气相搏，可以导致脚气病；风毒结于喉间，热盛而肿塞不通可致咽喉痛；风毒客于眼睑，结聚成肿而致眼痛等。

2. 热毒

多见于热毒熏上焦，可以导致口疮；热毒从腑脏出，循经络，攻于手足，可以导致手足指皆肿赤焮痛；热毒与谷气相搏，热郁不得散，可致一身尽黄等；或"热毒乘虚上冲于目，故赤痛"。

3. 寒毒

多为寒毒入胃，可以导致腹满身热而泻；严冬之际，寒毒伤于肌肤，血气壅涩，可以导致冻烂肿疮；寒毒客于经络，与血气相搏，可以致疽等。

4. 湿毒

常因湿毒随经脉血气流注于脏腑，而毒气夹热，与血相搏，可致痢疾；湿毒与风热相搏，则荣卫涩，血行不畅而瘀滞，可导致流肿等。

5. 温毒

一旦温毒郁结于胃，小便不利，一身黄如橘色，可以导致黄疸；毒气郁于体内，至夏遇热，温毒发于肌肤，可现斑疹等。

6. 阴阳毒

《金匮要略·百合狐惑阴阳毒病脉证治第三》提出了阴阳毒的概念和表现："阳毒之为病，面赤斑斑如锦文，咽喉痛，唾脓血……阴毒之为病，面目青，身痛如被杖，咽喉痛。"《诸病源候论·时气阴阳毒候》补充曰："此为阴阳二气偏虚，则受于毒，若病身重腰背痛，烦闷，面赤斑出，咽喉痛，或下利（毒下入肠）走狂（攻心），此为阳毒；若身重背强（精伤毒重），短气呕逆，唇青而黑，四肢逆冷（毒闭阳气），为阴毒。"

（二）按毒病部位论述

1. 毒伤肠胃

《诸病源候论·温病脓血利候》认为："毒邪伤及肠胃，大便为之变，下浊秽之物，并伴腹痛里急……则下黄赤汁。"《诸病源候论·时气变成黄候》曰："夫时气病，湿毒气盛，蓄于脾胃，脾胃有热则新谷郁蒸，不能消化，大小便结涩，故令面色变黄，或如橘柚，或如桃枝色。"《诸病源候论·伤寒下部痛候》谓："此由大肠偏虚，毒气冲于肛门，故下部卒痛，甚者痛如鸟啄。"《诸病源候论·温病变成黄候》载："温毒气瘀结在胃，小便为之不利，故变成黄色，身如橘色。"应是首论黄病之毒。《诸病源候论·兽毒病诸候》有"若肿痛致烦闷，是毒入腹，亦毙人"等记载，可见其强调了脾胃尤易伤于毒之意。

2. 毒伤肌肤

《诸病源候论·疮病诸候·漆疮候》谓漆毒伤皮肤则"喜面痒，然后胸、臂、胜、腨皆悉瘙痒，面为起肿，绕眼微赤。诸所痒处，以手搔之，随手辇展，起赤痞瘰，痞瘰消已，生细粟疮甚微。"甚则如《诸病源候论·小儿杂病诸候·丹候》中谓："热毒搏于血气，蒸发于外……若久不瘥，必肌肉烂伤。"书中还记载了痱子、瘾疹、疮、疱、瘙痒、烂伤、肿起如锦纹斑，以及李子、细粟疮、熛浆等诸多毒损皮肤之表现。

3. 毒伤血脉

《诸病源候论·伤寒毒流肿候》曰："人阴阳俱虚，湿毒气与风热相搏，则荣卫涩，荣卫涩则血气不散，血气不散则邪热致壅，随其经络所生而流肿也。"流肿者，流注为病也。

4. 入损五脏

攻心则如《诸病源候论·伤寒阴阳毒候》所谓"毒气攻心，心腹烦痛。"《脉经·卷八》亦云："毒气攻心，心下坚强"；伤肺则如《诸病源候论·伤寒上气候》所谓"寒毒伤于太阴经也……客则胀，胀则上气也"；冲肝则如《诸病源候论·伤寒毒攻眼候》所谓"肝气热，热乘虚上冲于目，故目赤痛，重者生疮翳、白膜、息肉。"滞肾则如《诸病源候论·伤寒病后脚气候》所谓"此谓风毒湿气，滞于肾经……故脚弱而肿。"高秉钧《疡科心得集》中载"毒攻五脏学说"，认为毒邪一旦攻入五脏，"毒入于心则昏迷，入于肝则痉厥，入于脾则腹疼胀，入于肺则喘嗽，入于肾则目暗手足冷，入于六腑亦皆各有变象，兼证多端，七恶叠见。"总结核心重症精辟，可谓言简意赅。

5. 毒伤肢体

《诸病源候论·伤寒阴阳毒候》记载阳气被毒邪逆阻，阳气不达则"四肢厥冷""结胸者，谓热毒聚于心胸也""毒气下流，故令阴肿""风毒搏于筋，筋为之挛"。

综上，诸论虽未离"邪盛为毒"之旨，但不乏对毒邪特殊表现之探索。然而，长期的内毒学研究相对停滞，导致对原病邪与从其而化之毒的区别不清，对毒性表现的总结基本上未离其附生之邪原有的症状，故所论多为火、瘀、痰、湿等原邪之表现的严重化，或偏于强调毒之抽象、无形性。然而，无论是有形还是无形之毒，既然是独立而客观存在之邪气，内毒就必然有其特异性之表现，只是相关之论尚浅、欠全面并存歧义，有待深入研究和总结。笔者通过长期临床实践和研究分析认为：内毒为病既有其物实性，亦有其抽象性。临床上可将其表现归纳为有形之毒和无形之毒。

二、诸家论毒病表现之归纳

内毒之临床表现的整理和归类滥觞于巢氏《诸病源候论》，但其理渐丰仍赖于后代医家之探究学验。内毒蕴结为病，涩气壅血，浸渍腐败脏腑，蚀损脉络，其害变由内而外，故华佗谓之"秽毒"。纵观诸家，毒病之外象以浊秽腐败为主是共识，于内毒之症状可归纳为两大方面：一是肌肤黏膜为毒蚀损之外表之象；二是气血脏腑为毒所伤而腐败之候。病至脏腑脉络而气血耗竭则呈现出一派虚实夹杂之证候，甚则可见谵语、神昏、惊厥等毒盛脏败神伤之恶症，或正气衰脱之赢状。故除了有形、无形，临床又可大体分为局部特征和全身表现，而局部皮损更是内毒病之一大病理特征。

（一）局部表现

局部可出现红、肿、热、痛、斑、疹、疖、疮、溃烂、痈疽等毒损之征，是毒邪壅涩气分，入蕴血分，蚀脉损络而溢于肌肤之独特表现。常见如头面赤肿、痤痱、疖肿，或皮疹瘀斑，或肢体疔疮痈疽等。红肿热痛急者多属阳毒为病；如面、体肤布暗褐斑，或色青而暗，或鳌黑紫斑，或漫肿色白痛缓者，多属阴毒为患。亦可见毛发皮肤枯槁等脏腑肌腠失气血濡养之虚态，甚至局部结节肿块，或坚硬不移等正虚毒结之状。

（二）全身表现

内毒病常见面色暗青、秽垢或油腻，肤多暗褐斑，目糊而暗或目赤眵多，口气秽臭，口唇紫暗，皮肤瘙痒，肌肤甲错，腰腹硬痛，或头蒙神顿，脘闷纳呆，大便黏滞，舌深红、绛紫、青紫、暗斑，舌苔浊腻腐秽、黄燥、焦黄、焦黑、黑滑、芒刺，脉滑、数、濡或沉、迟、紧等；或伴积聚、瘰疬、瘿瘤、鹘眼凝睛、阴疽等征；甚则出现惊厥、拘挛、谵语、神昏等。因内毒为病涩气壅血，浸渍腐败脏腑，蚀损脉络，故能上灼肺津、中劫胃液、下耗肾水，脏腑百骸无所不及。总结如下：

内毒扰心或毒结心脉可见躁烦口苦，胸痛窒闷，怔忡不寐；或心下胀满结硬，口舌生疮，溲赤便结；舌红绛，苔黄燥或焦黄或焦黑起刺，或少苔无苔，脉滑数或细数；亦可见斑疹隐隐或密布；甚则神识不清或谵狂等。

内毒伤肝多见胁肋胀痛，烦躁易怒，头晕胀痛，视物朦胧，口苦耳鸣，齿龈出血，或鹘眼凝睛，或胸膈烦痛，或手足拘挛，或痉厥神昏，或身黄如橘子色或暗黄，或抑郁、腹胀重痛。舌红绛或紫暗或紫青，苔黄焦燥或灰黑，脉弦紧或数。

内毒滞脾胃或浊毒结于谷道多见脘腹胀痛，胸膈烧灼感，呕吐酸苦，或吞咽梗噎，大便秘结或下利恶臭，口臭、口疮唇裂或舌体肿痛，肛门灼热或便脓血，或腹胀冷痛，或绕脐绞痛，或手足厥逆，甚则神昏谵语。舌象可见舌质暗红，或干裂，舌苔黄燥，或焦黑起刺，或见白浊腐渣，或青白而水滑。脉滑数、沉弦或细，或迟或紧。

内毒壅肺、毒火刑金可见高热或厥冷，鼻灼咽燥，喘咳胸痛，咯吐浊唾黄痰腥臭，或痰中带血，或憋气难卧等。

毒损肾络、湿毒蕴结下焦可发为淋痛、身发疮痍，气化失司则为水肿、尿闭，溺毒入血则恶心呕吐、嗜睡或昏迷；毒邪上犯脑络，闭塞脑髓之道、清窍，可见谵语、神昏、惊厥等。

内毒消损脑髓可致呆痴、癫狂等神志失养之象。

内毒流注肢节脉络则多见局部红肿疼痛、结块、痈疡坏疽等。

（三）毒之有形与无形

内毒是客观存在之病邪，无形与有形均为其存在的基本形式。毒物之有形与毒性之无形，两者为相互依存又可相互转化之辩证关系。正如痰、瘀等邪气均可分为有形和无形一样，内毒既为致病因素，又是病理产物，其致病亦兼具有形与无形之特征。两者关系则如《医医琐言》徐氏所言："毒者无形也，物者有形也，毒必乘其形，既乘有形，然后其证见矣。"认为无形毒邪，其外象借病体而现，故毒之为病可不见其形而见其害，观点精辟。

1. 有形之毒

有形如痤痱、结节、斑疹、红肿、溃腐，或硬结、漫肿积聚，目赤眵多，或鹘眼凝睛，或肤布褐斑，或秽浊如蒙垢，或色白灰暗，指甲青黑，浊唾脓痰甚至脓血，大便黏滞或秘结如石等。内毒的有形性特征不只是诸如风湿热、痛风、红斑狼疮等疾病的皮肤筋脉损毁之象，还有毒邪性质的浊秽特征，如《丹溪心法·卷三·赤白浊六十四》云："胃中浊气，下流为赤白浊"；吴鞠通《温病条辨》谓之"温毒者，秽浊也"，具体可见于一些病灶的分泌物淋漓臭秽，溃烂痈疡，或排泄物"夹毒，则下黄赤汁及脓血"等。

2. 无形之毒

余师愚有谓"疫乃无形之毒"，前贤已认识到内有毒病时常外现毒之象而不见毒之形。如《疡科心得集》谓："外证虽有一定之形，而毒气之流行亦无定位。故毒入心则昏迷，入于肝则痉厥"，《兰室秘藏·酒客病论》曰："论酒大热有毒，气味俱阳，乃无形之物也。"均言无形之毒象。临床上毒之无形表现更多的则如热甚、口苦或黏甚、耳鸣甚或聋、顽固瘙痒，剧痛或胀闷，厥冷或躁烦、狂、癫、神昏等全身复杂证候。

毒之无形性表现的另一重要特征，不只是外无其形，还有病证之阶段性无症可见，或病之内变（如指标异常）与外象无关，此类毒病于当今病证中并不少见，临床须辨证辨病相结合而明鉴之。

三、毒病病性特征之观点概括

诸家于毒病病性特征的观点可归纳为以下七个方面。

（一）起病隐匿

与外毒为患之外感、急骤、暴烈、善行数变不同，内毒无论是附生之毒还是本原之毒，其生变如《中藏经》所谓"内蓄炎毒"，以内伏酿生为主。附生之毒附生于他邪，是基于痰、湿、瘀等原邪气而化生，如尤怡《金匮要略心典》所云："毒者，邪气蕴蓄不解之谓也。"乃病邪日积月累或盛极而成，火毒、湿毒、瘀毒、痰毒等皆是如此；本原之毒是因其基原以浊为主，而浊之生变则多本于谷气，食谷失代谢则不化精微，反淤蓄而生浊邪，继而因其秽腐而酿毒，此即《诸病源候论》所谓之"正谷不化反浊秽为毒"。因此，内毒之生多是内伏渐蕴，如附生之毒易为所附之邪遮蔽；而本原之毒多始于饮食失调，其病初更易为人所疏忽。

（二）为病胶痼

病蓄为毒，入脏腑深邃，如杨士瀛《仁斋直指附遗方论》谓："癌者上高下深……毒根深藏，穿孔透里"。内毒或由浊而致，或由他邪从化，或与他邪兼杂，故常蓄久而不撇散。又内毒与元气不两立，元气胜毒，生生之气自能化毒、解毒、排毒、和毒；元气败馁，毒不能化解排出而戕伐人身，则病难向愈。毒附他邪易兼杂为患，与痰、瘀、热胶结，如油入面，变化为痰毒、瘀毒等，则疴瘤难解。如系统性红斑狼疮中的瘀毒，复发性口腔溃疡之火毒、浊毒等，常时作时止，时愈时溃，动辄反复，缠绵不愈。

（三）病重势笃

内蓄之毒久不撷散，必浸渍脏腑，弥漫周身。内毒既发，则易蚀伤脏腑，腐损脉络，败坏四肢百骸。毒形毕现则病势多重笃，即《慎斋遗书·卷十》所谓"毒聚道路则成形，最恶之候也。"内毒与痰、湿、瘀诸邪兼杂，助纣为虐，邪势猖獗。若人之生生之气弱不胜毒，所施药力亦难助解，则病损难复而现险恶重笃之特点。如毒损心、脑、肾之脉络所引起的真心痛、中风、肾衰等诸多危候，其表现如《重订广温热论》所谓"溺毒入血，血毒上脑之候，头痛而晕，视物朦胧，耳鸣耳聋，恶心呕吐，呼吸带有溺臭，间或猝发癫痫状，甚或神昏痉厥"等毒害之象，与西医学之尿毒症、重型肝炎中的病毒失控、恶性肿瘤的癌毒转移失控等所现重症性质类似。如病死率极高的多器官功能障碍综合征（MODS），目前确切机制尚不清楚，但肿瘤坏死因子、一氧化氮（NO）、活性氧代谢产物等炎症因子，以及胃肠道细菌和内毒素移位等，在全身炎症反应中起了重要作用，与中医内毒蓄蕴为害之过程和规律基本类同。

（四）病位广泛

内毒易蓄壅血分，随血流注、随气升降而无处不到。然"正虚之处，便是留毒之所"，内毒之生始于气而酿成于血，随气血流注全身，至正虚处便内伏蓄积，如春蚕食叶，以至肌肤脏腑，无不损蚀；附生之毒常附于原邪气而走窜，遇邪盛或正虚之处则著而为患。如瘀毒之基原为血，血于脉中周流不息，四肢百骸无处不到，一旦失其畅通则毒从瘀而阻滞为害；痰、湿毒之基原为水液，水液如《素问·经脉别论》所云"饮入于胃，游溢精气，上输于脾，脾气散精，上归于肺，通调水道，下输膀胱，水精四布，五经并行。"以滋养濡润机体，而当其气化失常则致体液代谢障碍，毒从痰湿而流布、潴留为害。本原之毒则因淤浊不化，浊腐酿毒，为病则如李杲所言"是清气不升，浊气不降，清浊相干，乱于胸中，使周身血逆行而乱。"其性则多秽腐。

（五）兼夹为患

内毒为患，病久则易与他邪缠绵错杂，加之附生之毒原本就是他邪积蕴或盛甚转化而生，故其病理过程中常与痰、湿、瘀等所附生之邪气兼杂为患，且因所附之邪的不同而或兼寒、兼热、兼湿、兼瘀、兼痰、兼食滞等。而且在由附从而生毒的过程中，毒与所附之邪之间亦常相互转化而有主次之别，故临床上表现侧重不同。如瘀毒之成，初病多以瘀象为主，病久则偏于化毒之症，或兼而有之，临证当详审端倪，方可不致错乱。

（六）从个体、环境而变

相对于他邪，内毒病的个体特征尚不明确，特别是与体质的关系尚缺乏系统研究和经验共识。相对而言，本原之毒病以体质肥胖者和脾虚浊淤者多见；附生之毒则以阳热体质者多发，属性多火。

从年龄特点而言，中老年人易罹患内毒之病。中壮年者易饮食失节，以妄为常，加之生活压力大而多伤心脾，或升清降浊失司，由浊致毒；或"心境愁郁，内火自燃"，火炽化毒。老年人阴气自半，气涩血浊，脏腑功能减退，正虚易为邪伤而气血相干，脏腑逆乱而生痰、湿、瘀诸邪气，蕴结不解而使毒附生从化之，故病性多虚实夹杂。

"生气通天""天人相应"，环境因素亦是内毒生变之重要环节。如环境条件优良者相对于环境差者发生率低，从事与物毒相关职业或密切接触者尤易为毒素内侵等。

（七）元气虚衰

正虚之所，便是毒留之处。《慎斋遗书·卷十·外科杂证》指出："凡毒，血气不足而成"，强调"若元气衰则毒郁于表，表热而火土涸，真阴绝而不救矣。"可见，毒邪为病，若调理不慎"则真元虚耗，形体尪羸，恶气内攻，最难调护"（《外科精义》）。内毒蓄而不流，耗散气血，脏真元气大衰则不能排解其毒，招致其病理产物的再堆积。毒、虚互为因果而成恶性循环，故其人多面色晦暗无华，瘦弱无神，脉道无力，气日以衰。

第二节　内毒病主要临床表现及证候特征

内毒病之诊断依据目前可谓尚无章可循，缘于自古以来内毒的特异性临床表现就未曾明确。例如，对原邪气与从其而化之毒界限不清，论述亦往往多限于痰、火、湿、瘀等原邪表现之甚者，或偏于强调毒之无形性。然而无论是有形还是无形之毒，既然是相对独立而客观存在之邪气，就必然有其特异性表现，只是目前仍多循经验而论，有待深入研究、总结以明确之。

一、内毒的主要临床表现

无论外毒、内毒，既为毒邪，必然有其特异性和普遍性之临床表现，但成因病机之异又使其具有各自的证候特征。内毒之临床症状可概括如下：

1. 有形之毒

以局部特异性毒象为主，是内毒最具权重之表现，为内毒外溢之体征。部位包括皮肌、黏膜、结膜等，其形变主要是红肿、痤痱、疮疖、溃烂、痈疽及各类皮疹等表皮蚀损；或皮色变化，如各种斑、青、紫、晦垢、油腻及凸眼包块等无破损之异常形征。

2. 无形之毒

以自觉共性毒象为主，即剧痛、高热、神昏、逆冷或痉厥等邪盛为毒或蕴久积甚为毒之各种症状。再如浊、痰、瘀等重笃或痼瘤类征。

3. 理化指标显示之毒

包括多种西医学检测出的内毒素、毒性因子等病理因素，以及适合从毒论治的各种异常指标。特别是内毒病的某些阶段患者虽无临床症状，但一些特异性的病理指标检测已现异常变化，亦属内毒之临床表现之一。

二、内毒的证候特征

笔者通过长期的临床实践和分析总结，将其证候特征归纳为以下六点。

（一）症多秽腐

《灵枢·逆顺肥瘦》曰："此肥人也……其血黑以浊，其气涩以迟。"内毒多始于浊淤血分，蓄蕴酿毒。浊淤血分必壅滞而生腐秽，故临床常表现为面色晦垢油腻、口苦黏腻、气味秽臭、浊唾涎沫、尿液混浊、大便黏滞恶臭、苔浊腻等；邪气蓄积而酿毒，病于血分，其毒易合于脉络，毒合毛脉，弥漫溢于周身，日久毒深必蚀损脉络，故临床多表现为局部渗液混浊、疮疖溃烂，甚则肢端腐蚀坏疽破骨，更甚至神识昏蒙诸症。

（二）病色晦暗

毒病因其性恶秽腐而外现之色多晦暗或青或黑。仲景于《金匮要略》中论"毒"象时即指出其病色之晦暗特征，如论"阴阳毒"之阴毒象主"面目青"，治狐惑用甘草泻心汤证之"其面目乍赤、乍黑、乍白"，尤其于治脓毒已成用赤小豆当归散证中述"得之三四日，目赤如鸠眼，七八日，目四眥黑"，则强调了其色由赤向黑为火极化毒的病机转变。后世如《广瘟疫论》中的"头目之间多垢滞"、舌苔焦黑等，均可谓其绪余。

（三）外损肌肤

内毒蓄蕴的慢性过程中其表现可能与痰、湿等原邪气类同，然一旦蕴酿成毒则常"因五脏之邪未透，毒必攻一经而出"（《慎斋遗书·卷十》）。毒蕴血分，多现循脉络"由内而外"的毒溢之象，如仲景所谓"阳毒之为病，面赤斑斑如锦纹"及痤痱痛疽等，类似痛风之红肿热痛、糖尿病的疖肿痈疽、狼疮蝶斑、白塞病口腔黏膜溃疡等皮损症状。尤其在毒病早期，特别是由浊致毒过程中其皮肤的瘙痒、痤痱、疖肿、斑疹之变，可能是内毒渐生的重要指征，临床不可忽之。

（四）易攻手足

毒之为害，流注广泛，内至脏腑、经络百骸，无所不及。而内毒之传变，常由内而外，由脏及末，故发则多出手足是其一大病变特征。《诸病源候论》有谓："热毒气从脏腑出，攻于手足，手足则灼热、赤、肿、痛也。"如痛风之结节、历节、鹤膝风、鼓槌风、糖尿病之足坏疽、多发性硬化之肢痿等，均为内毒此特征之表现。

（五）常为病无形

内有毒素蓄积，但常常外无毒之形变。此类内毒病表现或症状轻微，或暂无临床症状，且这种内毒病于当今有渐增趋势，特别是在诸多的慢性病中表现更为多见。分析其主要原因，源于某些疾病的早期尚处于邪始蕴毒之过程中，或是一些慢性病正气尚可抑毒而未发，如升高的血糖、血脂、血尿酸、各种炎症因子、各种抗原抗体复合物和狼疮细胞之免疫指标等，这些毒性因素的检测须借助现代科技手段，以图尽早发现之。

（六）复杂难效

内毒病的临床表现复杂，既有毒病共性之症状，又因其所附或相兼邪气及体质之不同而异。同时，又因毒的来源、性质不同，伤人的部位和程度各异而证候纷繁且治难取效。主要体现在内伤杂病中，其临床表现难以一般的痰、瘀等中医传统病因病机理论解释和论治。如有些无形之毒，常渐损脏蚀腑又外象不显，然病发则急骤。如肝脓肿早期可能仅有低热，一旦形成脓毒血症则毒邪鸱张而病势重危；还有更多则是内伏缓发，广泛蚀损气血阴阳、脏腑脉络，久则毒渗深邃而现鹊眼凝睛、包块等怪异难治之症。

第三节　内毒病之四诊

中医诊病司外揣内，从局部到整体，综合分析归纳，望、闻、问、切无一不涉，切局部以推整体，问全悉详而知局部。内毒病之诊断辨证亦不离经旨古法，但又须据时代之进而演其所知，方可知微达变，究旧疾新病之象而断其实质。

一、望诊

（一）望神色形态

1. 望神

内毒之病多神倦不精，反应缓慢，情绪抑郁，应答欠利，实为内毒束缚正气，气失周行；重则精神萎靡，目中无神，表情淡漠，反应迟钝，或神志朦胧，甚则神昏惊厥，此为毒耗气血，深入脏髓，或扰神明所致。其理则如《广瘟疫论·卷一·二辨色》述："令人神情异常，而不知所苦，大概躁者居多，如痴如醉，扰乱惊悸。"甚则如高秉钧《疡科心得集》"毒攻五脏学说"中谓："毒入于心则昏迷，入于肝则痉厥"。

2. 望色

内毒之病色多晦垢暗黑或油腻，或面青灰无华，多由内毒致气涩血浊、蚀损气血所发。如面垢油腻，或面布赤斑、疖肿，或肢体疔疮痈疽，或面目身色俱橘黄者，此阳毒为病；如面色灰白或晦暗，或色青而暗，或黄暗如烟熏，或黧黑暗斑，或指甲青紫者，此阴毒为患。如《广瘟疫论·卷一·二辨色》谓："头目之间多垢滞，或如油腻，或如烟熏，望之可憎者"。

3. 望形态

形体多肥胖或浮肿，甚至虚胖臃肿，皮肤松弛，步履迟缓难行，此多内毒蓄蕴，营卫壅滞，或内损脏腑，元气耗陷所致。亦有瘦削，步履蹒跚，虚弱不堪者，则是脏腑百骸为毒蚀损难以为继所致。至于突然昏仆或渐昏迷，呕吐痉厥者，则是毒邪弥漫，闭塞清窍、损伤神明所致。严苍山先生曾专论"疫痉"，类似于西医之脑膜炎，痉病常伴神昏而急危，认为"时疫痉病，亘古未有，故其治疗法及方药无可遵循""其主要原因为疫气，为血虚，为内热外寒"。笔者以为此痉病乃疫之毒气使然，内毒病亦可见之，机制为毒束正气，具体则为毒束筋肌而致，治当解毒息风为主。

（二）望舌

舌诊于中医辨证之重要性不言而喻，于内毒病诊疗尤具特殊之意义，是掌握内毒性质的关键因素。如《广瘟疫论·卷一·二辨色》论舌象："舌上有白苔，且厚而不滑……或粗如积粉。"还有如"若紫而肿大者，乃酒毒冲心""舌黑而干者，津枯火炽"（《叶香岩外感温热篇》）等，要注意将舌质、舌体、舌苔、舌色综合而分析之。

1. 望舌质

内毒病初舌多淡紫，或伴白涎线，或淡紫而胖嫩，多见于内毒之气分期，为脾虚淤浊、气涩血浊所致。内毒蕴酿则常见舌红，且多暗红、紫红，渐至深红或绛紫，此因毒蕴血分、灼耗阴血所致。亦可见舌暗红、紫暗，多布瘀斑，甚则可见舌灰暗、焦燥、芒刺、裂纹等异常之变，此多见于寒毒、内毒重证或胶瘤深结之证。

2. 望舌形

内毒之病，舌之形态多样，可见胖、嫩、瘦、小等。舌体胖大或嫩，伴有齿痕者，多责于脾虚浊瘀，或毒伤阳气。若舌体大满口，吐出不利或伸缩不灵者，多为热毒伏脾或湿毒蕴结。舌红而体瘦小，则多责于内毒伤阴，或正虚瘀毒内结所致。还有先贤董德懋所谓舌胖大而条横切如疵者，发现于各种中毒，临证当关注之。

3. 望舌态

舌体胖而硬者，多为痰毒阻滞；舌青而短缩者，多为寒毒凝滞；舌体红绛而体强者，多为热毒阻窍；舌暗红体小而欠灵活者，多为内毒伤阴所致。

4. 望舌苔

浊毒初酿时苔多浊腻，或黄白相间而腻。苔呈白涎线者，多见于脾虚浊淤；苔白腻或浊腻者，多为湿浊内阻；苔浊腻而厚者，多见于浊毒内盛；苔浊厚而干或白厚如积粉者，多见于浊热内蕴或毒热伤津；苔白浊如豆腐渣者，常因浊秽上泛，是如叶天士谓："舌色绛，而上有黏腻，似苔非苔，中夹秽浊之气，急加芳香逐之。"黄褐苔或干者，多为内毒化热，亦有阳气为内毒所伤者。苔黄浊腻而干者，多见于浊毒内蕴；苔黄厚腻而燥，或黄中带黑者，多为浊毒热结；苔黄滑润者，常见于寒毒内结或阳虚毒留；苔焦老黄厚或焦黑而燥或起刺者，多见于毒热内炽或毒瘀内结；苔老黄干燥或焦黄或紫燥，伴舌质绛红者，多见于火毒或阴虚毒炽。

临证还有一些毒邪为患时的特殊舌苔，如先贤蒲辅周曾谓："绛舌，若舌上现红星点小者，是热毒乘心；舌绛碎而生黄白腐点者，此是湿热之毒。凡舌苔焦紫起刺，此是阳邪热毒已入肝脏最危险之证；舌苔青滑，乃阴寒之象……外证若见面青、唇紫、囊缩、厥逆、筋急、直视等症者，厥阴阴毒死证也。"虽较少见，实临证之精粹矣。

（三）望五官

内毒为病，其毒势常于九窍外现，尤其是五官之变，更能直接反映内毒之变，是内毒病临床诊断的重要因素之一。如《诸病源候论》谓毒邪"上冲于目，故目赤痛；重者生疮翳，白膜息肉。"

1. 望目

目为观毒之窗。目现赤缕，毒已入营；若目多红赤，或布血络，常见于内毒火炎，或阴虚毒炽；目赤伴睑肿者，多见于湿毒化热；目眦赤烂，伴眼眵多者，常见于浊毒或湿毒蕴结上蒸。

2. 望耳

耳部红肿热痛或生硬结者，多见于浊毒热结；耳内流脓或液者，多见于浊毒熏蒸或湿浊蕴毒；耳轮焦枯者，多见于毒炽阴耗，精血两伤。

3. 望鼻

鼻者，病色所映之所，故《灵枢·五色》谓之："五色决于明堂，明堂者，鼻也。"鼻头红或肿者，内毒热蒸或湿毒蕴脾所致；鼻头色暗红紫者，多见于瘀毒内结；鼻头色青者，多见于阳虚毒结或气滞毒瘀；鼻流脓涕或伴腥臭味者，则多见于浊毒腐蚀；在山根下部赤色如蒺藜状，多见于毒火刑金。

4. 望口腔及唇咽

口腔黏膜破溃者，多见于内毒为患。伴局部红肿为热毒；伴局部色白灰暗或凹陷者，多见于阴毒为患。破溃处覆有白膜者，多见于阴虚伏毒。喉蛾肿痛而赤者，多见于热毒上壅；暗红或浅红者，多见于阴虚毒结；局部灰暗或白者，多见于寒毒内凝。口唇红肿者，多见于毒热熏蒸，或湿毒热结；口唇灰或暗者，可见于瘀毒或寒毒内结。

（四）望皮肤

局部皮色红肿，触之灼热者，多见于热毒流注或毒热蕴结；局部皮肤不肿但斑疹隐隐或紫斑鲜明，多见于内毒蓄扰血分，渗泄肌肤；局部现疔疮痈疽，其轻重如《诸病源候论》所谓："热毒盛，则生疱疮，疮周布遍身，状如火疮，色赤头白者毒轻，色黑紫暗者毒重。"多因毒热腐蚀气血所致；皮肤干燥或有搔痕者，多见于血虚风毒或燥毒；皮肤多瘀斑紫纹暗黑者，多见于阴毒或瘀毒阻络；身体羸瘦，肌肤甲错或枯槁，或阴疮局部漫肿木硬、不易酿脓，或溃腐色白灰暗不愈，则多见于毒盛正衰。

皮肤之毒损还可示疾之预后。余霖谓："如斑一出，松活浮于皮面，红如朱点纸，黑如墨涂肤，此毒之松活外现者，虽紫黑成片，可生。一出虽小如粟，紧束有根，如履底透针，如矢贯的，此毒之有根锢结者，纵不紫黑，亦死。"虽为论疫疹类外毒，但于内毒病变亦不离其旨。

（五）望二阴

二阴为身之私处，又为排泄之器官，易为污物所染，如再加性交不洁则更易感染浊毒，或浊淤腐秽酿毒。亦有女性外阴白斑者，为阴虚燥毒或湿毒为患。临床可引起局部红肿，二便涩滞，或局部溃烂，或表皮热痛，或干痒起疹及外阴白斑增多等症状。

（六）望排泄物

如二便、女子白带等。如大便浊腻或黏滞不畅，或伴恶臭者，多见于湿浊之毒内蕴为患，亦见瘀毒内结而顽固便秘者。小便或带下黄赤多见于阳毒，色灰白质稀则多见于阴毒为患。

二、闻诊

（一）闻气味

内毒多浊秽，故气味与内毒关系密切。究其源则如《诸病源候论》中谓："正谷不化反浊秽酿毒"，故其主要体现在口鼻、皮肤及二阴窍。毒味外现，气味重浊是其特点，为内有毒火熏蒸而出，余霖谓之"口中臭气，令人难近，非毒火侵炙于内，何以臭气喷人？"

1. 体肤之味

毒邪之流注多由内而外，必涉皮肤，故内毒为病，经常随汗外渗皮肤而闻及异常气味，可闻及臭味、酸腐味等秽气。如尿毒症病重时可从皮肤渗出氨的代谢产物，可伴有体表异常之气味。

2. 口鼻气味

内毒为病，多浸渍脏腑，腐蚀气血，脏器腐损必生异味，而脾胃直通口鼻，故从其合而气味外溢，常恶臭呛人。如糖尿病酮症酸中毒时，其代谢产物异味从口鼻外散，可闻到烂苹果味。

3. 二便气味

谷液之道亦为排毒之器官，内毒浸渍胃肠、膀胱，直趋大肠则大便腐臭熏人；热毒下注于膀胱阴窍，则小便腥臊。

（二）闻声音

语音低微多见于内毒病初之脾虚浊淤阶段，或内毒病后期毒盛正虚，或毒去正衰，元气耗陷之证。

语声重浊多见于浊毒内蕴或病势较甚者，多为气涩血浊、肺气失宣所致。

语失常伦或胡言乱语，或失语，多见于内毒弥漫、毒闭清窍或内毒阻络而神失所养。

三、问诊

问诊于诊断内毒病尤为必需，特别是无形之毒的诊断。因现代内毒病中无形之毒渐为多发，因此问诊于当今内毒病之辨识更是举足轻重。

（一）问饮食二便

首先问患者平素饮食习俗，是否以膏粱厚味或垃圾食品为常，是则日久易滞脾失运，浊淤血分而酿内毒，故易患本原之毒；嗜酒如命或常过量饮酒者，多易酒毒内蓄，或酒热化火损伤肝脾，生浊蕴毒；偏食或饮食习惯异常，常食含毒或生毒之物，如野生动物或各种食品添加剂等，更易损脾伤肝，内伏酿毒。现代内毒之生，尤其是浊毒之病证，以饮食失宜者居多。

问二便主要是了解大便之形态、排便状态、魄门之感觉等。便溏或濡泻者，常因脾失健运，小肠失分清泌浊，多属脾虚浊淤；大便黏滞恶臭，排之不畅者，多见于浊毒内蕴；大便黄糜脓血者，多见于热毒湿浊壅滞。便后魄门灼热而痛者，多见于浊热毒火；魄门便前后下坠者，多见于湿热痰毒下注。

（二）问情志

情志因素为许多疾病之成因，但是否为患，还与五志过极的强度、时间长短和人体本身适应调节能力等因素密切相关。不仅要问有无所愿不遂、精神压力、家庭不和、遭遇不幸等忧患之失节，还要问有无相应的心烦易怒、焦虑烦躁等肝郁或心脾不调之症状。叶天士强调情志失节、五志过极则易"心境愁郁，内火自燃"，终致喻嘉言《寓意草》中所谓"内因者……郁怒横决之火毒也。"

（三）问居处

现代人之居住条件较古人优越但环境更为复杂，应了解患者平素所居周边环境情况，如空气状况，有无靠近污染源，是否居住于电磁辐射强区域，居处是否有持续的噪声污染等，近况则如住房有无新近装修等，要注意这些毒性因素的渐蓄之伤害作用。

（四）问用药

问有无自行用药、擅自更改医嘱而用药，或长期过量用药等，特别是如激素、免疫抑制剂、抗生素以及有毒性中药的不规范使用等导致的毒副作用。其中要关注两个方面：一是药物本身所含毒性的直接损伤，二是长期过量所生毒性缓慢蓄积所致的渐损作用。

（五）问既往病史

当今内毒为患多久病、合病，复杂多变。不仅要了解既往病史、检查结果、治疗用药等相关信息，还要了解冶游史、是否去过疫区等，于掌握病情、辨证治疗不可或缺。

四、切诊

切诊为最具中医学特色的诊断学方法，于准确掌握病证之实质具有重要意义。其中以脉诊与触诊最为常用，但脉诊又常"心中易了，指下难明"，须四诊合参方达至臻。

（一）脉诊

内毒病之脉象，因其病证之复杂多变而常具多样性，须综合多方面因素分析。本原之毒病脉象依其发病规律，初期以缓、濡、沉脉为主，多见于气分期之气涩血浊之变；而血分、脉络期则以滑、数、弦、紧、弱等脉象为主。而附生之毒病，则因其附生从化之邪不同而趋附其脉象，如痰毒多见滑数；瘀毒多见沉、涩、紧等。脉亦可助预测毒病之势，如余霖《疫疹一得》谓脉"沉细而数者，其毒已深""若隐若现，或全伏者，其毒重矣，其症险矣"，当临证细参，切勿错乱。

（二）触诊

触诊亦称按诊，是通过医者之手触及按压患者体表相应部位而助诊或确定其病情的方法，常用于临床辨别病性，尤于内有毒病而外无毒形者更为重要。须据其有无压痛、肿、胀、结块、冷热等体征来助诊定性，如肿胀按之凹陷，手离难起者，为水肿或阴肿；按之凹陷，手离即起者，多为气胀或阳水；按腹如囊裹水者为水臌。毒盛病甚者，其身体病处触之多坚、紧、硬、灼、冷等，且常伴有剧痛。

触诊亦有助于内毒定性和判断毒病之趋势。如局部红肿热痛，触之痛剧者，多见于阳毒为患；局部漫肿无边，触之或痛或不痛而冷，甚则痼冷者，则为阴毒为患。局部触之灼热者多内毒热盛；触之热轻或不热者为内毒热减；肿块触之痛紧或质硬不移者，为毒瘀结深；不痛不硬，质软可移者，其毒结尚浅或势减。痛处拒按者，其内毒为实；喜温喜按者，为毒弱正虚。

第四节　内毒病之辨病（辨检测指标）

如前所述，随着现代科技诊断方法在中医临床诊疗活动中的广泛运用，现代中医诊断已无法回避检测指标的证据作用。外无表现、内有毒变阶段利用检测指标于辨病具有重要意义，而已确诊疾病的指标检测对中医辨证亦多有帮助。

如西医学将糖尿病按其血糖的阶段水平分为糖尿病前期、糖尿病期和并发症期；现代中医以之与传统理论相对应，将糖尿病分为脾瘅期（糖尿病前期）、消渴病期（糖尿病期）及消瘅期（并发症期）辨治，指标的检测成为其重要的辨证和鉴诊依据。笔者将单纯高尿酸血症辨为浊淤气分证，而痛风则从血分辨为浊毒痹证，是结合了血尿酸水平的检测与症状。还有如通过血肌酐水平变化掌握肾衰患者的重危程度、病势、预后等。即使临床上根据肢体局部红肿疼痛、胁痛、关节痛、皮肤损害等症状，已能辨明其内毒病之中医证候、病机，但再行参考毒性指标的检测结果，仍有助于更加精确辨病辨证、评估病情及疗效，不仅临证行之有效且更为高效，已广为共识。

还有一些病证的前、早期可能因没有任何症状，易误认为是健康状态，而通过现代科学检测则能尽早明确其发生的病理变化，从而有助于诊断辨病。当然，有时人体病理改变是细微复杂甚至是未知的，不仅古人四诊方法难以辨识，即使是当今医学，对于外无症可诊的无形之内毒，要及时掌握其内在微观变化也会存在一定难度，而中医辨证配合不断发展的现代科学检测技术即能为早期辨识无形之毒和临床诊疗提供有利的条件。同时，深入研究特定指标变化与中医内毒于皮肤、舌苔、脉象之病态体征的相关性，探索将其转化为中医证素而为我所用，亦是赋"毒"以新内涵，进而丰富中医辨病辨证之理论体系。

第四章　内毒之证候发展规律及辨证方法

第一节　证候规律

一、气－血－脉络相传

内毒于人体代谢生成为患的过程中，其病变基于"皆五脏六腑蓄毒不流则生矣，非独因荣卫壅塞而发也"（《中藏经·论痈疽疮肿第四十一》）之特点，证候多体现由内而外、由脏及末之规律。无论毒源如何，一旦毒发则蚀伤气血，腐损脏腑，外溢肌肤，流注肢节脉络。

本原之毒则因其"气涩血浊"继而"由浊酿毒"之病理基础，其临床证候常循"气－血－脉络"之传变规律，病多始于气分而止于脉络，故临证当分为气分期、血分期、脉络期并结合脏腑辨证；附生之毒虽入血化毒后亦多循内蚀脏腑至外损脉络之过程，但因其与痰、湿、瘀等原邪性的从化关系而证候各有所异，临证当注重辨其性。

毒病的痼笃之性又决定了内毒为患之证候的复杂特征，如脏腑蓄毒内损气血，气化失司又致"蓄其毒邪，浸渍脏腑"并损及脉络。而脉络者无器不有，故脏毒损及络，络毒亦复伤脏，形成毒害之恶性循环，致其病证顽固难解。

二、指标示毒势之变

内毒病时常外无毒象但内有伏毒，且潜而易变。虽然西医学的毒性病理产物不完全等同于中医之毒，但同为具有共性之致病因素，许多检测出的毒性病理产物与中医毒邪之间客观上存在着一定的相关性，自然就能从不同的角度和程度上反映中医内毒病证的病机特征和发展规律。如检测的内毒素、血尿酸、肌酐、免疫复合物、过量胰岛素及各种毒性因子等指标水平的高低大多与病情呈正相关，不仅标志着病性和程度，亦反映和影响毒邪盛衰之动态变化。

第二节　气-血-脉络辨证

内（浊）毒之辨证原则，当首辨阴阳内外，再辨脏腑气血。具体方法可据其病机的演变规律分为气-血-脉络三期十证，并辅以毒性辨证。

一、气分期

此期病在气分，多为毒病之前、早期，病机核心是气机涩滞、木郁土壅或脾虚失运而由"滞"生"浊"的过程，故其邪以浊秽之性为主，脏以脾虚为本。部分患者气涩血浊，又浊为热蒸而始腐秽酿毒，故辨证须明察秋毫，洞见症结。

（一）气滞郁毒

病机：肝失疏泄，木郁土壅，气机涩滞，气有余便是火，或内郁化毒。

症状：胁肋闷痛，抑郁易怒，头胀耳鸣，或烦热头痛，胁腹胀痛，口苦便秘，时生口疮，常面暗或痤、痹间发；舌暗红，苔白或浊，脉弦涩或数。

（二）脾虚浊瘀

病机：忧思或劳伤脾气，或肝强脾弱，致脾虚失运，升清降浊失司，正谷不化反生浊而内淤困胃。

症状：倦怠困乏，脘闷气短，纳呆食少，周身困痛或肢节沉滞，便溏或不畅，口舌生疮，暗灰色难愈；舌淡胖嫩，苔白浊或现白涎线，脉沉细濡。

（三）浊热酿毒

病机：浊淤壅滞，木火犯中，浊被火蒸，浊热熏蒸清道，脏失清明，清浊相干而逆乱；浊邪秽腐害清，若不得及时清化，则易酿化毒。其症如《太平圣惠方·卷第六·治肺脏壅热诸方》谓"久积热毒在内。致胸膈烦满，口舌干燥"。

症状：脘闷腹胀，胸膈烧灼烦躁，口舌干燥，肢体重痛，泛恶头昏，尿赤或混，口黏牙宣，或咽痛发颐，大便秘结或黏滞；舌红，苔黄厚腻，脉滑数。

二、血分期

本期内毒病由气及血分，蕴酿成毒，循脉流注，逆乱气血或耗血动血，蚀脏腑损营阴。血分之毒既可有形，亦多无形，临床辨证须注意结合现代检测指标之变化。

（一）浊毒内蕴

病机：土壅抑木，中焦淤浊与肝胆郁热相搏，进而枢机不利，升清降浊失司，致浊秽酿毒，浊毒内蕴不化而滞腑蚀脏。

症状：胁腹胀闷或硬，口苦烦热，身重头蒙或肢体僵痛，脘满或呕恶，尿浊便黏，臊腐臭甚，或面垢目赤眵多、口臭喷人，或心下胀满结痛，常发褐斑疖肿；舌暗红，苔浊腐厚腻或黄褐厚腻，脉滑或弦或数。

（二）毒伤营血

病机：正虚之处便是毒留之所，血虚营涩，失其畅通则不能运毒行解，毒伏血分则灼营动血，入里伤阴，或肌肤失濡润，或血热妄行而溢出，或外渗肌肤，或留滞而瘀。

症状：身热躁烦，心悸失眠，口反不渴，皮肤干痒，目糊肢麻，或肤现紫斑，或血溢诸窍，或肌肤少华、甲错，或起屑枯槁，或月事不调；舌红绛，或舌淡或舌体瘦，苔少而干，脉细弱或细数。

（三）阴虚毒蕴

病机：毒性蚀损，郁久则暗耗营阴。阴虚则燥，不济脏精，不润筋脉。真阴亏极，伏火内炽，动血扰神。

症状：面赤骨蒸，心悸怔忡，躁扰不宁，筋惕肉瞤，斑疹暗红或衄血，或五心烦热，口燥咽干，潮热盗汗，筋骨痿软；舌红绛或舌体瘦，苔少或燥或焦黑，脉细沉数。

三、脉络期

脉络作为机体排毒系统之部分，既能运毒又易为毒所伤。此期多为因病久而内毒蚀损大小脉络之过程，故脉络辨证既须察四肢经脉之变，又要重视心、脑、肾等内脏之络变。

（一）阳毒损络

病机：多为毒热相兼，互助为虐。或壮火内炽，极甚为毒，灼蚀脉络则腐败溃烂。

症状：烦热口燥，肢节痛烦，局部红肿热痛，或身壮热，皮起红斑疖肿、瘰疬包块，甚则皮肤紫红或枯黑，逐渐溃烂，腐臭脱落，或毒蚀损络腐骨；舌红或布红星斑点或起刺，苔黄腻或焦黑而燥，或生芒刺，脉滑数或洪大。

（二）阴毒损络

病机：王维德有谓：“世人但知一概清火以解毒，殊不知寒即是毒”。常寒非毒，生毒之寒必是寒邪冰彻而凝结为毒。寒毒逆厥阳气，稽迟经脉，凝滞气血而闭塞；或阳失温煦，脉气不通，血失濡之而生阴疽或痈疡。

症状：恶寒踡卧，唇青面黯，四肢厥冷或痛剧，或腹寒痛下利，或现瘰疬包块，或阴疽不肿或漫肿木硬，或痈疡不愈，或指甲青黑；舌暗瘀紫，苔白滑，或黑滑或黑燥，脉沉细或伏或微。

（三）正虚毒留

病机：正虚之处便是毒留之所。毒正相争，损耗气血。正虚毒弱，虚则不能排毒、抑毒而毒气内陷；若弱毒与正气相持，则虚实夹杂，病势缠绵。

症状：神倦萎靡，气短乏力，筋骨痿软，肉脱难履，眩晕耳鸣，或健忘痴呆，或患处漫肿，疮疡不愈，或神识昏蒙；舌红或紫暗瘀斑，少苔，脉沉细而弱。

（四）毒盛内陷

病机：毒正相争，毒盛正衰，正气不能抑其毒，则内毒弥甚，耗气伤血，或闭神窍，败坏脏腑百骸。

症状：身热躁扰，头痛呕逆，神惫嗜睡，或神昏谵语，发斑出血，或痰涎壅盛，痉厥抽搐；唇焦，舌绛紫，苔少、剥脱或焦燥，脉沉细数。

第三节 毒性辨证

内毒非皆从火化，而是"邪在阳者为阳毒，邪在阴者为阴毒"（《金匮要略心典·百合狐惑阴阳毒病脉证治》），加之体质与病因病机条件的不同，亦决定了内毒之阴阳属性。内毒为病虽阳毒为多，寒毒亦非罕见，如王洪绪所言"气血寒而毒凝"。毒多从化于他邪，故易与痰、湿、瘀等邪气相兼为患，则其为病更加广泛，病机更为复杂，其临床表现亦易与所附邪气混淆而难分。如刘完素所述："或蓄热内甚，阳厥极深，以至阳气沉细而不能运于身，阴欲厥，而以致遍身青冷，痛甚不堪，项背拘急……以其蓄热极深而脉道不利，以致脉沉细而欲绝……通以解毒汤加大承气汤下之。"（《黄帝素问宣明论方·伤寒门·卷五》）类真火假寒之毒，误温必死，临证须去伪存真，明辨主次，方能执病之牛耳。

一、火毒

火极为毒，临床多见。火毒为病必炽热炎上，灼津伤阴，劫营动血，性主火热。

症状：壮热烦渴，面赤口苦，烦躁失眠，头痛头晕，龈肿牙痛，口疮疖肿，或胸膈灼热如焚，溲赤便结，或咽喉干痛，或鹘眼凝睛；舌红、绛或绛紫，苔黄或燥或焦黑，或少苔、剥脱、无苔，脉洪、滑数或细数。

若火毒内陷营血，则热盛不已，拘挛抽搐；毒损脉络，则局部发斑、溃烂、出血；毒火内炽扰及心神则现心悸怔忡，甚则神昏谵语等。热盛肉腐则局部红肿热痛，甚至疮疡痈腐。

二、湿毒

湿毒蕴结，其性黏滞，湿毒流注常浸渍腐蚀脏腑百骸。

症状：身肿肢痛，脘腹满闷，或生湿疹伴瘙痒，甚则局部糜烂，破溃流水，多见于四肢、趾间及阴股等处肌肤，大便或黏滞或泄利，小便不利；舌淡胖大或嫩紫，苔腻或水滑，脉滑或数，或濡缓沉迟等。

湿毒与寒或热结，则生寒湿或湿热毒证，临证各有所偏。如寒湿毒多伴畏寒肢冷，通身浮肿顽固或羸弱如脱；湿热毒多二便俱闭，烦热口苦，甚则生恶疮囊肿之变。

三、痰毒

痰毒内停。因痰性流窜，无处不到，故致病多复杂怪异，且变化多端。

症状：顽固之头晕头痛，纳呆恶心，呕吐痰涎，心腹痞硬或痛；或久咳顽喘，痰质黏稠；或四肢、胸背及周身肌肤顽痛、麻木不仁，或现瘰疬包块或积聚；舌淡或紫而质老，舌苔白腻或黄腻或厚，脉滑、动、数、沉、弦等。

《太平圣惠方·卷第六·治肺脏痰毒壅滞方》谓："夫痰毒者，由肺脏壅热，过饮水浆，积聚在于胸膈，冷热之气相搏，结实不消，故令目眩头旋，心腹痞满，常欲呕吐，不思饮食，皆由痰毒壅滞也。"若痰毒流注肢络可成肿胀、阴疽；痰毒流窜壅滞则现痰核瘰疬、瘿瘤、乳癖等。

四、瘀毒

瘀毒内阻。因经隧失畅或不通，清阳敝阻或气血失运，不通则痛，不荣则枯，导致病多邪深症痼。

症状：局部或全身顽固胀痛或刺痛，或肢体麻木硬痛，痛有定处或瘀痕，夜间加重，活动不利，或目暗烦躁，发脱不生，喜忘，大便色黑，或谵狂；舌紫暗黑或布瘀斑，脉涩、弦、沉、紧、迟、细、伏等。

瘀毒阻络，若血不循常道外溢，则见吐血、咯血、呕血、衄血、便血、崩漏等各种出血，其色多紫暗或夹有血块；若毒滞经隧，百骸失血之濡，则见面色黧黑、口唇紫淡、肌肤甲错或枯痿；瘀毒闭阻脑窍或心脉，则见中风、胸痹或真心痛；瘀毒阻滞经络不仅易发疔、疖、痈、疽，还可引起各种癥瘕、积聚。

五、寒毒

寒毒属于阴毒范畴，正如王洪绪谓："世人但知一概清火而解毒，殊不知毒即是寒"。寒毒自古久为世人所疏忽而寒、毒不分，至宋·严用和以"痼冷者，阴毒沉痼而不解"论定其性，使后学有所循。寒毒系寒极积久而浸凝，为病则阴寒弥漫，衰败元阳。其根本为清阳敝而脉道遏，或阳气失煦，丧振奋气血之功，气血停滞，甚而凝结为毒。

症状：痼冷肢厥，身蜷神萎，胸腹肢体痛甚，肠鸣腹胀，便溏或秘，筋脉拘急，或现肌肤甲错、阴疽、积聚等；舌淡或紫暗，苔多白或黑润、水滑，脉沉紧或细或欲绝。

一旦寒凝为毒，凝结冰彻，亦称阴毒。其症如王好古谓："若病阴毒症，见身表如冰石，四肢厥逆，体如被杖，脉沉细而微"。寒毒易滞脉凝血而痛甚夜剧，其势如仲景所言"逆冷，手足不仁，灸刺诸药不能治"。若毒盛阳衰甚至阳脱，可现阴疽、厥脱，或格阳于上的面赤肢厥、脉微欲绝。寒毒临证虽不及热毒多发，亦不罕见。又水性主寒，故寒毒多易兼痰湿之邪，临证当详辨之。

六、物毒直中

物毒（毒物）指物质本身所具有之特异毒性，据其毒性可分为剧毒或常毒。剧毒者中则即发或顷刻毙命，如各种神经毒气、各种剧毒化药、蛇毒等；常、微毒者发病可急可缓，且救治及时多可挽回，如常见的食物中毒、各种化学物质中毒、药物中毒、虫毒、酒毒等，这些特殊毒邪为病或重或轻，或急或缓，因其特异性而临床表现各不相同。

临床之毒物直中，最多见者为食腐中毒发病。食毒为病从口而入，先伤脾胃，后升降失常，致清浊相混，常见突发恶心呕吐，脘腹胀满，腹痛泄泻，或疼痛拒按，嗳腐吞酸，或粪便臭如败卵，或便秘，甚则腹痛剧烈，肤色灰暗，厥逆神昏；舌苔厚腻，或浊如积粉腐秽，脉滑，或数或沉迟。

物毒直中虽亦属于中医内毒病范畴，但急性中毒者大多成因成分清楚，发病急危，临床应以西医学急救措施为主，不可延误。而交接感染类毒病常潜伏而发，其病因清楚，治与浊毒等内毒无异，但须防止其与他人身体相触、交接而传病。

第四节　辨内毒可助诊难病

辨病与辨证互参，历来都是中医学诊疗疾病的重要思维方式和方法学。对于某些西医学诊断不明的疾病，中医辨证具有其相对的论治优势。但人体和疾病的复杂及变易性常引起一些诊断明确却治疗无效之"难病"。如有些病证久治罔然，有些虽症状消失却化验仍顽固异常，而内毒病亦是这些难病中的重要成员。以让人谈之色变的癌症为例，《卫济宝书》中述："癌疾初发，却无头绪，只是内热痛。"是言其难断；而中医最早将其与内毒联系之《仁斋直指方论》谓："毒根深藏，穿孔透里"，则是喻其难治。

　　而前述诸多现代致病之毒，以其病性的时代特征导致疑难杂病不断增多，且其临床表现、发展及预后常取决于毒性因素的病理特性及正气之强弱。故辨"毒"可帮助从宏观和微观层次上分析和认识疾病，特别是通过毒性指标的动态变化来助诊和掌握病情。

　　例如，基于当今内科疾病与内毒的密切关系，对于已明确诊断但常法难效之病证，可逆向从中医毒源、毒性及所伤脏腑等不同角度来分析其病理机制，采取辨内毒与辨证配合之思维方式洞见症结。如糖尿病、脂代谢紊乱从由浊致毒、浊毒内蕴辨证，高尿酸血症、痛风从浊淤内蓄、浊毒瘀痹辨证，肝炎、胆囊炎从湿热郁毒辨证，冠心病、高血压从痰瘀结毒损伤心脉脑窍辨证，中风从痰热瘀毒阻伤脑络辨证，肾盂肾炎、尿路感染从湿毒蕴结下焦辨证，风湿性关节炎、类风湿等从湿毒、浊毒流注肢节辨证，红斑狼疮、白塞病从浊毒内蕴灼伤营血黏膜辨证，脉管炎及足坏疽从阳虚寒毒凝结脉络辨证，等等。

　　总之，当今内毒为病大多为幽潜复杂之病理过程，采取中医辨证与现代科技诊断（辨指标）协同互补的思维方式，既有助于更全面地认识疾病之性质，亦为"难病可从毒去解"构筑基础。如 2020 年"新冠"疫情暴发，余在指导中医药治疗疫病期间曾遇部分新冠病毒感染者病毒核酸检测顽固阳性者，其中有 5 例患者住院已经 20 余日，发热、咳嗽、乏力等症状均已消失，心肺体征亦已平稳，但唯核酸检测多次仍不转阴而未能出院。遂在结合相关病毒指标的基础上从浊毒蕴结辨证，在原方基础上加鱼腥草 30g、蒲公英 30g、马齿苋 30g 等清化之品，以并解上、中、下焦之毒，1 周内全部先后转阴而出院。

第五章　内毒病之治疗法则

凡治病之"毒气"者则曰"解"，是始于《神农本草经》。解毒之大义，清除毒素与止其毒性为要，以消除、中和或减弱其毒性损害。然五脏六腑、经络百骸无处不生毒，亦无处不排毒，局部之毒必缘于其整体之变，故治内毒整体思维不可或缺。

临证从气血脏腑系统辨证，循其气－血－脉络之证候规律辨治，以解毒损、复正之气化，是为大法，还须根据毒邪之源头、属性之不同而"随其性质而解"。如本原之毒治当以化浊解毒为第一要义；附生之毒则以祛除其所附从之邪为先。并据其病位之不同而"顺势利导"之，如喻昌谓："邪既入，急以逐秽为第一义。上焦如雾，升而逐之，兼以解毒；中焦如沤，疏而逐之，兼以解毒；下焦如渎，决而逐之，兼以解毒。营卫既通，乘势追拔，勿使潜滋。"虽言疫毒之治，然其理于内毒论治亦然。

《灵枢·寒热第七十》谓："寒热瘰疬在颈腋者，皆何气使生？岐伯曰：此皆鼠瘘寒热之毒气也……鼠瘘之本，皆在于脏，其末上出于颈腋之间……去之奈何……谓从其本引其末，可使衰去而绝其寒热。"论之精辟！毒病治脏调里，气化则毒解，即是"从其本"；外治其瘘以祛局部之毒，则为"引其末"。从标从本当临证权衡而综合辨之。

此外，治毒之未成或防其复生当如喻昌所言"预饮芳香正气药，则邪不能入"，即扶元化浊以断毒之基原，而非单以苦寒折之。治毒已成当急则祛其毒，缓则调脏腑，复正之气化，勿忘毒后安中，脾胃得斡旋，清升浊降，脏气清明，则阴阳自和而毒亦消。

第一节　基本原则——气－血－脉络辨治

一、气分期

针对气涩血浊之病理环节，调畅气机为治之先。气分证多浊淤为患，易腐秽酿毒，当"以逐秽为第一义"，陈自明释之为"防毒入胃"，是深明其奥。治疗择用芳香化浊运脾法，适时佐以气化清解之品以断毒之源，亦上工治未病矣。

（一）气滞郁毒

治法及用方：疏肝理气、健脾化浊以防酿毒；气郁热炽欲化毒者，当宣泻火毒。方药以丹栀逍遥散或如金解毒散（《疬疽神秘验方》）化裁。

组方：

（1）丹栀逍遥散化裁：当归15g，白芍25g，柴胡15g，茯苓25g，炒白术20g，牡丹皮15g，炒栀子12g，生甘草7g，黄芩15g等。

方义：逍遥散具有疏肝解郁、养血健脾之功，可用于肝血虚郁热、脾虚不运之证。方中柴胡疏肝解郁透热；白术、甘草、茯苓健脾益气化浊；当归、白芍养血；加生姜暖脾胃；薄荷清热疏肝透毒；再加牡丹皮、炒栀子以凉血化瘀、泻火解毒。全方合之则能开郁理气、运脾化浊，亦能养血扶正，以防其气郁化火生毒，辨证化裁又可解已生之郁毒，是调理气血、清解郁热以防化毒之良方。

本方辨证化裁可用于甲状腺功能亢进、甲状腺结节、非酒精性脂肪肝、冠心病、心律失常、抑郁症、失眠、干眼症、高血压、盆腔炎、腹痛、青光眼、围绝经期综合征、乳腺增生、痤疮等病。

（2）如金解毒散化裁：黄连12g，黄芩15g，黄柏10g，炒栀子12g，桔梗15g，生甘草10g等。

方义：本方以黄连解毒汤泻火解毒、清利上中下三焦为基础；加桔梗引药上行至肺及皮毛，宣泄排毒；甘草清肺解毒，和缓药性。原方主治肺痈，或上焦头面热毒诸证，但临证圆通则能治多种内毒证，尤宜逐解如免疫性皮损、口疮、痤疮、酒糟鼻、肺炎等偏于在上在表之湿热毒邪。此方为明·陶华化裁黄连解毒汤而来，较原方更为和缓且偏于中上焦而适用变广。

（二）脾虚浊淤

治法及用方：健脾益气，芳化浊毒。方药以十味白术散（自拟方）化裁。如仲景言"以脾家实，腐秽当去故也"，健脾化浊理气为断毒源之首要。

组方：太子参 20g，炒白术 20g，茯苓 25g，炙甘草 7g，葛根 15g，丹参 20g，五味子 12g，佩兰 20g，香附 15g，蒲公英 30g 等。

方义：本方以钱氏七味白术散化裁而来。方中太子参、炒白术、茯苓、炙甘草之四君子补气健脾；本方以佩兰易藿香，是如《神农本草经·卷二》谓："兰草，辛、味平，主利水道，杀蛊毒，辟不祥"，侧重于芳化浊邪，又兼一定解毒之性；葛根、五味子益气生津，升清敛精，补肾养心；香附、丹参、蒲公英理气活血，凉血消痈，除湿解毒。全方共奏健脾益气、芳化滞浊之功，亦能防浊酿毒入胃。

若患者阳气偏虚，可加桑枝、草豆蔻、干姜等；兼瘀者可加水红花子、泽兰、益母草等。

临床以本方辨证化裁可用于糖尿病早期、结肠炎、慢性胃炎、高尿酸血症、肝硬化腹水、肾炎、黄褐斑、疲劳综合征等多种疾病。

（三）浊热酿毒

治法及用方：芳香清化，透达解毒。浊热始酿其毒，治当以清化浊热为主，兼防化毒。方药以甘露消毒丹（《医效秘传》）或普济消毒饮（《东垣试效方》）化裁。可加蒲公英、土茯苓除湿解毒，尤宜于浊秽成毒者。若毒火炽盛，充斥三焦者当以黄连解毒汤苦泄解之，若偏于中上二焦者则宜凉膈散化裁。

组方及方义：

（1）甘露消毒丹化裁：白豆蔻 15g，藿香 10g，茵陈 25g，滑石 20g，木通 10g，菖蒲 15g，黄芩 15g，连翘 20g，贝母 20g，射干 7g，蒲公英 30g，薄荷 10g（后下）等。

本方功善清热利湿、化浊解毒。原方用于湿温初起，邪在气分者。方中滑石、茵陈、木通清热利湿，石菖蒲、白豆蔻、藿香芳香化浊醒脾，连翘、黄芩清热解毒，贝母、射干清热解毒、利咽散结，再加蒲公英解毒除湿。本方最大之特点是既能未毒先防，又融化浊与解毒于一体。

本方辨证化裁可广泛应用于亚急性甲状腺炎、高脂血症、脂肪肝、胃炎、皮肌炎、结节性红斑、痛风、肾炎、肝炎、糖尿病、风湿病、湿疹等各种内毒为患者，因其长于截断由浊致毒之径而堪称防毒、解毒并重之要方。

（2）普济消毒饮化裁：黄连 15g，黄芩 15g，牛蒡子 20g，玄参 25g，生甘草 10g，桔梗 15g，板蓝根 15g，升麻 10g，马勃 10g，连翘 20g，陈皮 15g，柴胡 15g，僵蚕 7g，薄荷 10g（后下）等。大便秘结者常佐大黄通腑气、泻浊毒，其效尤佳。

普济消毒饮原方用以治时毒发颐证，又称为大头天行或大头瘟，是由时行瘟热毒邪内炽于心肺，上攻头面所发的一种传染病，主要表现为恶寒壮热，头面肿大，甚至目不能睁等症。方中用黄连、黄芩清上焦心肺之热毒，柴胡、升麻散少阳、阳明之热毒，牛蒡子、僵蚕、薄荷疏风热、散肿毒，连翘、马勃清热解毒散结，玄参、板蓝根凉血养阴、解毒散结，桔梗排脓且载药上行头面，甘草调和药性解毒，陈皮（橘红）行气健脾兼制全方之寒性。合方共奏泄中上二焦之火毒，兼散风退肿之功。

本方虽为解大头瘟毒之方，但临证圆通、随机变法则可逾越传染病之限，凡热毒内炽气分诸证皆可用之，如痤疮、头面丹毒、头面带状疱疹、腮腺炎、头痛、亚急性甲状腺炎、糖尿病、急慢性咽喉炎、天疱疮等。

若症见胸膈烧灼烦闷尤甚，口燥渴饮，面赤唇焦，头痛头晕，口臭秽腐喷人，或伴发疔毒者，临证化裁以黄连解毒汤、凉膈散泻火解毒（详见下一节火毒论治）。

二、血分期

毒蕴血分则如吴又可所言："邪毒渐张，内侵于腑，外淫于经"，故治法当如薛雪所言"不第凉血，亦须解毒"以截断扭转之。应随其虚实，或以化浊解毒为法，祛血中实毒以复气血升降；毒炽血热动血，则当先凉血止血；或以养血益阴为法，救被毒火灼耗之虚损，否则如薛己所谓"不理脾胃及养血安神，治标不治本"。毒蕴血分又极易生瘀，故除了解毒，化瘀亦是常备之法。

（一）浊毒内蕴

治法及用方：化浊解毒。方药以化浊解毒饮（自拟方）或解毒活血汤（《医林改错》）化裁。

组方及方义：

（1）化浊解毒饮化裁：黄连 15g，佩兰 20g，酒大黄 5g，黄芩 15g，柴胡 15g，枳壳 20g，半夏 15g，赤芍 20g，干姜 7g，僵蚕 7g（后下），姜黄 15g，蝉蜕 6g（后下），丹参 20g，桑枝 20g，蒲公英 30g 等。

本方是由黄连、佩兰合古方升降散、大柴胡汤化裁而成。方中以黄连解肠腑之毒，合佩兰芳化淤浊而共为君药；大黄清热解毒、荡涤浊邪，柴胡、黄芩清利少阳、泻肝胆而疏理脾胃，共为臣药；白芍柔肝敛阴，以护阴血；枳实理气导滞行浊；半夏降浊，合黄连辛开苦降，疏畅中焦；僵蚕、蝉蜕升清阳之气以除气分之郁热；姜黄苦辛降浊、破血行气，合大黄凉血泄毒；干姜、桑枝辛温以暖中焦、利筋节，亦制他药之苦寒。全方共奏化浊解毒、升降气血、利肝胆和脾胃之功，是化浊解毒之效方。亦有报道方中升降散有较好的促进脂代谢和调节神经内分泌之作用。现代药理研究还发现黄连、黄芩、柴胡、大黄等药物含有的黄连素、黄芩苷、柴胡苷等成分，均有一定抗炎作用，与中医之解毒功能异曲同工。

中焦脾胃为身之中轴枢纽，是气机升降出入最重要之部分，其作用空间结构可及上焦心肺、下焦肝肾诸脏，而功用上必然关系到水谷精微和清浊之代谢等多方面。本方清解内毒，利肝胆之枢机，复脾胃之升降，则"生生之气"得以解脱于毒邪之束缚，自身的修复和康复能力自然恢复，元气盈则病机向愈，实乃延伸"泻药作补"之内涵。辨证化裁可用于糖尿病、高脂血症、代谢综合征、痛风、皮肌炎、慢性肝炎、高血压、急慢性胆囊炎、胃炎、系统性红斑狼疮等。

（2）解毒活血汤化裁：连翘20g，葛根15g，当归15g，生地黄25g，生甘草7g，柴胡15g，赤芍20g，红花10g，桃仁20g，枳壳20g，大黄5g，积雪草30g等。

王清任谓此方治"瘟毒烧炼，气血凝结，上吐下泻"伴转筋之证。病机要点为毒邪壅滞，气血凝结。方中以连翘、大黄、积雪草解毒泻热，丹参、桃仁、红花、赤芍凉血化瘀，当归、生地黄养阴清热，枳壳、甘草理气和中，葛根升阳透毒。本方实为解瘀热浊毒类病证之效方，国医大师张琪先生首创以此方化裁治疗尿毒症，因其卓效而广为传用。辨证化裁还可用于冠心病、肾病综合征、狼疮性肾炎、前列腺炎、胰腺炎、带状疱疹后遗神经痛、慢性萎缩性胃炎、慢性结肠炎等。

（二）毒伤营血

治法及用方：养血清营解毒。方药以当归饮子（《证治准绳》）或清营汤（《温病条辨》）化裁。

组方及方义：

（1）当归饮子化裁：当归15g，生地黄30g，白芍30g，川芎12g，芥穗15g，制首乌25g，生黄芪20g，白蒺藜15g，防风15g，桔梗15g，生甘草10g等。

该方原本用以治疗疮疥风癣、湿毒瘙痒证。方中以四物汤为主，补血和营，养阴活血；首乌、白蒺藜补肾益肝，养血祛风，解毒通便；防风、芥穗祛风止痒，解血分之毒；生黄芪补气升阳，和表托毒，扶正祛邪。可加地肤子、白鲜皮燥湿解毒，用于血虚伏毒之各种虚实夹杂的瘙痒病证尤为适宜。

若阳气虚者，可加桂枝、蛇床子、仙鹤草等温阳解毒燥湿。

本方辨证化裁可用于老年性皮肤瘙痒症、荨麻疹、牛皮癣、肛周瘙痒、色斑沉着、过敏紫癜性肾炎，以及内分泌代谢病、风湿免疫性疾病等伴有皮肤损害之多种病证的治疗。

（2）清营汤化裁：水牛角 15g（先煎），生地黄 30g，黄连 10g，丹参 25g，牡丹皮 20g，麦冬 20g，竹叶 10g，金银花 15g，连翘 20g，玄参 25g 等。

原方中以犀角、生地黄、丹参清营解毒、凉血化瘀，玄参、麦冬养阴清热散结，佐以黄连、竹叶清心泄热毒，金银花、连翘清热解毒散结。全方合之不仅透营转气，更能凉血解毒。余施此方以水牛角代犀角，临证常用以辨治各种非感染性内科疾病，尤其对于证属邪入营分甚至扰及血分，见身热烦躁，口干不欲饮，舌绛而干，皮肤紫斑或斑疹隐隐等症者，直须清营透热解毒，清营汤为首选之方。

临床常用以辨治诸如干燥综合征、动脉粥样硬化性心脏病、血液疾病、痛风、系统性红斑狼疮、带状疱疹、自主神经功能紊乱之汗症、血栓闭塞性脉管炎、口腔溃疡、糖尿病、成人 Still 病、心衰等多种慢性疾病。

（三）阴虚毒蕴

治法及用方：养阴清热解毒。方药以养阴清肺汤（《重楼玉钥》）或当归六黄汤（《兰室秘藏》）化裁，可酌加忍冬藤、蒲公英、马齿苋、薏苡仁、土茯苓、败酱草等清热解毒而不伤阴之品。

组方及方义：

（1）养阴清肺汤化裁：生地黄 30g，麦冬 20g，生甘草 10g，玄参 25g，浙贝母 15g，牡丹皮 15g，薄荷 10g（后下），白芍 20g，金银花 15g，大青叶 15g，紫草 12g 等。

生地黄、麦冬甘寒养阴，玄参、牡丹皮凉血化瘀解毒，浙贝母清肺化痰，白芍敛阴柔肝，银花、薄荷清解利咽、表散热毒，大青叶、紫草凉血解毒、透疹消斑，生甘草助泻火解毒，共奏养阴清肺降火、解毒凉血化瘀之功。

原方主阴虚复感疫毒之白喉不易拔去，初起发热，或不发热，鼻干唇燥，呼吸有声，似喘非喘。郑梅涧谓："此症发于肺肾本质不足，或遇燥气流行，或多服辛热之物，感触而发。"其"本质不足"实指阴血素亏之体，又感受疫毒而发喉间起白如腐之证。后世发挥之用于扁桃体炎、慢性咽喉炎、慢性支气管炎等属阴虚证者。笔者再广其意而圆通于甲状腺功能亢进、亚急性甲状腺炎、甲状腺结节、血液病、干燥综合征以及多种皮肤疾患等。

（2）当归六黄汤化裁：当归15g，生地黄20g，熟地黄20g，黄柏10g，黄连12g，黄芩15g，黄芪20g等。

方中以当归、生地黄、熟地黄滋阴养血，黄柏、黄连、黄芩清泻火毒，黄芪益气固表托毒。全方善清血分热毒，兼益其气。

原方虽以治自汗、盗汗为长，然临证灵活加减常可用以辨治多种毒热伤阴之病证，如围绝经期综合征、便秘、甲状腺功能亢进、系统性红斑狼疮等，亦可治老年皮肤瘙痒症、高血压、不宁腿综合征、风湿病、功能性低热，以及减轻抗生素使用的副作用等。

三、毒损脉络期

此期是毒邪深入血脉、经络为病，多见于久病或痼疾，且毒蚀脉络多恶候，治当尽早解除、抑制毒邪对脏腑脉络之腐损，保护和修复已损伤之脉络。

（一）阳毒损络

治法及用方：化浊解毒，泄热凉血，化瘀通络。方药以十妙解毒饮（自拟）合四妙勇安汤（《验方新编》）化裁。

组方及方义：

（1）十妙解毒饮：苍术15g，黄柏10g，怀牛膝20g，薏苡仁30g，车前草20g，土茯苓30g，龙胆草10g，百合30g，败酱草30g，水牛角15g（先煎），土贝母30g，王不留行20g，金钱草30g等。

苍术、黄柏清热燥湿解毒，薏苡仁、车前草、土茯苓、金钱草解毒化浊利关节，龙胆草、败酱草、土贝母解毒泻火散结，牛膝、王不留行活血下行而善清下注之湿热瘀血，百合清心火、护阴血，合方以清热利湿、化浊解毒。

本方辨证加减可用于痛风、皮肌炎、风湿病、系统性红斑狼疮、坐骨神经痛、肩周炎、干燥综合征、各种坏疽及成人 Still 病等。

（2）四妙勇安汤：金银花 20g，玄参 30g，当归 25g，甘草 15g。

以大剂金银花清热解毒，玄参清热解毒、益阴散结，当归养血行血，甘草解毒和中。四药合之，共奏清热解毒、凉血益阴散结之功，为治热毒痈肿、脱疽经典之方。

两方各有所偏，单纯伴有局部红肿热痛者以十妙解毒饮为主，局部红肿溃烂疼痛者则当以四妙勇安汤为主，但并非绝对以溃烂与否而定，只要局部红肿焮热疼痛者，两方合裁而别出机杼则疗效更佳，如痛风、丹毒、红斑狼疮、干燥综合征、糖尿病足、脉管炎等均适用之。

（二）阴毒损络

治法及用方：温经散寒，兴阳解毒或消毒排脓，通阳行阴。方药以和阳败毒饮（自拟）或薏苡附子败酱散（《金匮要略》）化裁。

组方及方义：

（1）和阳败毒饮：熟地 30g，炙麻黄 10g，白芥子 15g，生甘草 10g，鹿角胶 15g（烊化），炮姜 10g，肉桂 7g，黄芪 60g，白蔹 15g，赤芍 25g，连翘 15g，大青叶 15g，黄芩 15g，桑白皮 15g，薏苡仁 30 ～ 60g，茯苓 20g。

本方化裁于阳和汤，能温阳补血、解毒通滞，善治阳虚毒陷证。方中以熟地黄补血为主；辅以鹿角胶、黄芪助阳生血、托毒生肌；佐以肉桂、姜炭温血散寒，祛其阴毒；加麻黄一味为使，引药走肌表，宣发阳气而破阴结；白芥子善祛皮里膜外之痰浊，助散阴寒凝结之毒；配伍白蔹、赤芍、连翘、大青叶凉血散结，解血分之毒；黄芩、桑白皮清肺宣散在表之毒；加薏苡仁、茯苓利湿以通阳气。诸药合力，则如王维德所云："阳和通腠，温补气血"，则气血宣畅，脉络温通，寒毒无所聚亦不内陷而自散。

本方不仅专治一切阴疽之证，辨证加减亦可用于尿毒症、痤疮、瘿瘤、复发性口疮、慢性尿道感染、类风湿关节炎、皮肌炎、肿瘤、肩周炎、卵巢囊肿、子宫内膜异位症、克罗恩病、肺气肿、血栓闭塞性脉管炎、下肢动脉硬化闭塞症以及各种皮肤病等血虚寒毒凝结脏腑经脉之诸病。

（2）薏苡附子败酱散：薏苡仁30～60g，败酱草30g，制附子10g。临证可以蛇床子、全蝎、生甘草等化裁之。

主瘀毒聚于肠内，已成痈脓，乃阳气内虚，气血凝滞于里，不得外荣所致。薏苡仁利水渗湿，排脓破毒肿；败酱草清热解毒，祛瘀消痈，专攻结热毒气；制附子辛温振奋阳气以散结消肿。合方以消毒排脓，通阳行阴，速下湿热瘀毒，兼以气化，开肿毒郁结。

本方原方主肠痈兼瘀者，即现代急性阑尾炎、化脓性结肠炎等。临证化裁还可用于泌尿系感染、前列腺炎、附件炎、湿疹、疱疹样皮炎、硬皮病、顽固性牛皮癣、直肠癌及术后等湿浊瘀毒为患之证。

附方1. 乌头桂枝汤

临证中寒痹、顽痹之痛剧不解者，系寒湿瘀毒凝结经脉，故见逆冷痛不欲生之症。治当如仲景所言："寒疝腹中痛，逆冷，手足不仁，若身疼痛，灸刺诸药不能治者，抵当乌头桂枝汤主之。"乌头有毒，但能温经止痛、祛风除湿，且有消肿毒之功。如癌性疼痛、痛性糖尿病周围神经病变等苛毒类病证，非川乌、草乌等辛热之"毒"不能解。然"以毒攻毒"终属非常之法，当"临证细参，切勿倒乱"致"虚虚"或中毒之变。

附方2. 四逆汤

为回阳救逆之主方，用于阴寒内盛、阳气衰微之证。厥冷至逆，非大辛火热类健悍之品不足以祛散凝结之寒毒，故方中以大剂附子振奋阳气，回阳救逆；辅以干姜温中散寒，助附子救欲绝之真阳；佐甘草以益气解毒安中，亦缓附子、干姜之峻烈之性。全方协力而救真阳，亦可加人参补元气以防寒毒内陷。辨证加减可用于冠心病、心律失常、心功能衰竭、肿瘤、子宫内膜异位症、糖尿病神经病变及腰腹痛等各种痛证。

（三）正虚毒留

治法及用方：扶元托毒，防其内陷。方药以虎潜丸（《丹溪心法》）合内托生肌散（《医学衷中参西录》）化裁。

组方及方义：黄柏7g，熟地30g，陈皮15g，知母20g，炮姜10g，白芍30g，龟板20g（先煎），肉苁蓉20g，怀牛膝20g，当归15g，生黄芪25g，乳香10g，天花粉30g，丹参20g，炙甘草10g等。

（1）虎潜丸方义：本方能滋阴降火、强筋壮骨，主治肝肾亏虚，精血不足，督脉筋骨痿弱之证。方中以熟地黄、龟板、知母滋阴养血、补肾健骨，当归、白芍养血补肝润筋，鹿角胶（代替虎骨）、牛膝强筋壮骨，肉苁蓉、锁阳益精温润，合干姜、陈皮温中理气、健脾行浊，佐以黄柏清虚热、泻火毒、燥湿浊。全方使人精血受益，肝肾得充，滋而不腻，补而不滞，筋骨自能强健。故本方常用于痹痿病之虚实夹杂或以虚为主者，尤以正虚毒留之证疗效更佳。

本方辨证可用于各种周围血管神经病变、痛风、风湿及类风湿之痿弱证、肌萎缩性脊髓侧索硬化症、低钾性周期性麻痹、进行性肌营养不良，化裁之亦可用于健忘、阿尔兹海默病等痴呆病证。

（2）内托生肌散方义：本方功能如其方名，内补气血，藉扶正气以托毒外出而避其内陷，兼促生肌长肉。方中用生黄芪四两，白芍、甘草各二两，益气补中升阳，托毒生肌，其中甘草兼以清热解毒；乳香、没药、丹参活血祛瘀，消肿生肌；天花粉清热解毒排脓。适于气血不足而疮疡破溃或痈毒内陷、臁疮等日久不愈者。

本方辨证加减还可用于消化性溃疡病、尿道综合征、肾盂肾炎、烫伤、外伤、盆腔炎等。

本证病机多阴阳两虚，或有偏重，当临证详辨。上述两方亦各主不同，临证当据病证之主要矛盾酌情选择，或以一主一辅，或两方并融。特别是当出现全身症状并局部破溃等内外合病时，如糖尿病足破溃、脉管炎、小腿慢性溃疡、各种风湿结缔组织病等，证属阴阳俱损者，尤宜合方化裁以增其效。

（四）毒盛内陷

治法及用方：泄毒救逆开窍。方药以清瘟败毒饮（《疫疹一得》）或紫雪丹（《和剂局方》）等化裁。

组方及方义：生石膏 30～60g，水牛角 20g（先煎），玄参 25g，桔梗 15g，连翘 20g，黄芩 15g，竹叶 10g，栀子 12g，白芍 25g，牡丹皮 15g，知母 20g，山药 20g，生甘草 10g，生地黄 30g 等。

清瘟败毒饮是融合犀角地黄汤、白虎汤、黄连解毒汤化裁而成。取犀角地黄汤清热解毒、凉血养阴，白虎汤泄热生津，黄连解毒汤泻火解毒，三方合用则具有强大的清热解毒、凉血存阴之功，故能清除欲陷之火毒。方中犀角、玄参、牡丹皮、赤芍解毒凉血清营；石膏、知母、生地黄清阳明、少阴之火以护阴津；黄连、黄芩、栀子、连翘泻火解毒；竹叶清心除烦；桔梗载药上行，抑火宣肺；甘草护胃解毒。此方虽原本用于疫病之重证，但于火炽成毒之病证兼有阴血所伤者均有良效，特别是于内外病证中的一些重症顽疾，更有救急起疴之功。原方中犀角代以水牛角亦有良效。

本方辨证加减亦可用于高血压、亚急性甲状腺炎、系统性红斑狼疮、各种急慢性肝炎、小儿流行性腮腺炎、小儿急性化脓性扁桃体炎、幼年特发性关节炎、小儿川崎病、手足口病，以及药物性皮炎、接触性皮炎、玫瑰糠疹、红皮病型银屑病、多形红斑等属中医热毒燔血证之多系统疾病。

紫雪丹因其清热解毒、镇痉开窍之功，常用于热毒内陷而高热神昏、抽搐谵语、狂躁不安或惊痫等重症，为热毒闭窍、谵狂痉厥之良剂。如徐大椿谓："邪火毒火，穿经入脏，无药可治，此能消解。"故本方临床除用于"乙脑""流脑"、重症腮腺炎、大叶性肺炎等急性热病外，现代临床还应用于冠心病、心律不齐、高血压病、中风、偏头痛、脑血管痉挛、鼻衄、鼻咽癌、肠梗阻、过敏性哮喘、精神分裂症、肝昏迷、肾功能衰竭等属中医热毒扰神之多种病证。

四、临证化裁

内毒兼杂顽恶之机制及其为病常无形之特点，决定其防治须辨病辨证相结合，传统与现代手段相协调。临证除须辨识毒损脏腑脉络的部位与所兼邪性之不同而施治外，内毒之治还须注意防毒扩散、内陷及因补滞毒等。如辛散和散结之品应用失当，或有使蕴结之热毒得以弥散入血劫阴之嫌，而天疱疮类初发时骤用枯矾、大黄、寒水石等重石入内之品，则易引风毒入于内，变生异端毒邪，临证尤当慎之。

第二节　附生之毒随其性而解

一、辨所附之邪性而解

附生之毒为邪盛积久化毒，因此辨治除了注重解毒、排毒外，还要考虑其附生从化之性，即毒与所从化之邪间的关系。如痰毒成于因痰化毒，故痰毒为患，痰因毒而重，毒因痰而顽，两者胶混则病疴而痼。故治当痰毒两分，使病易解，或祛痰于毒前，或解毒于痰后，毒盛者先解毒，痰盛者先祛痰，使毒失依附，或两者兼而祛解之，当临证酌情处之，随其性而解。

（一）火毒

火毒之治，主以泻火解毒法。代表方如黄连解毒汤、凉膈散等。代表药如黄连，泄火解毒，为清火毒之要药。正如孙思邈所言："凡除热解毒无过苦酢之物，故多用苦参、青葙、艾、栀子、葶苈、苦酒、乌梅之属，是其要也，夫热盛非苦酢之物不解也。"热毒甚者，现今多以黄连、黄芩、黄柏、银花、连翘、蒲公英、败酱草、鱼腥草、大青叶、板蓝根、栀子、龙胆草、紫花地丁、苦参等，既解已成之毒，又能泻火以消其附生之源，使毒火两分而解。

临床还须据病证之虚实分苦寒、咸寒、甘寒而活用之。如阳明经邪实化毒之证，当据痞、满、燥、实、坚等症状不同，分选三承气以苦寒清泻热毒秽浊，尤以大黄功擅下泻毒热。若毒炽热盛者则可配安宫牛黄丸等凉开三宝，强力清泄热毒，开窍辟秽；若毒热炽盛灼伤营阴，则宜用咸、酸、甘寒之品，如增液汤、白虎汤、大补阴丸等清热解毒、滋阴养血；若毒炽扰及血分，现斑疹或动血者，则凉血解毒，临证常选用清营汤、犀角地黄汤等加减之。

黄连解毒汤为中医解内毒之代表方剂，不仅具有显著的抗菌消炎作用而治疗各种炎症，还能降低内毒素所致之休克死亡率而用于败血症、乙脑等急重症的治疗，如今更是广泛用于高血压、失眠、风湿热、糖尿病、顽固性耳鸣等慢性疾病的治疗。

孙思邈定"苦寒解毒"之大法，功能救笃祛疴解火毒。然苦寒之品久易伤阴，过则损阳，尤易寒遏气机，故清热解毒时还须顾护阳气生机。余常据证加桂枝温经通阳，和其营卫，或以肉桂护一息真阳，或伍蜂房、徐长卿、皂角刺等辛温解毒而不凉遏。

（二）湿毒

湿毒之治，主以燥湿解毒法。代表方如甘露消毒丹、十妙解毒饮等。代表药如土茯苓，除湿解毒兼而有之，为治湿毒之要药。中医祛湿解毒方药较多，常用药有土茯苓、徐长卿、鸡矢藤、草薢、薏苡仁、水红花子、猪苓、地锦草、秦皮、金钱草、龙胆草、虎杖等，均可燥解湿浊之"邪毒"。

临证辨治既要注意湿毒分解，以免两者相混而助纣为虐，还要随所附生之邪的从化不同而治有所偏。如湿重于热者，主以甘淡渗利，佐以苦寒之品燥湿解毒；热重于湿者，主以苦寒泄热解毒，佐以淡渗清利；湿热并重者，则苦寒、淡渗并举，如土茯苓、金钱草、鸡矢藤、蒲公英、茯苓、薏苡仁等除湿解毒，可施重剂而又不伤正。

（三）痰毒

痰毒之治，主以祛痰解毒法。代表方如芩连二陈汤（《重订通俗伤寒论》）、小金丹（《外科全生集》）等。代表药如桔梗，兼祛痰排脓解毒之功，《千金要方》谓其治"喉痹及毒气"，为治痰毒之要药。临床常用胆南星、黄药子、猫爪草、半夏、僵蚕、全蝎、蜈蚣、白附子、蟾酥等。

临证辨治还要适时合用黄连、连翘、土贝母等解毒散结之品，以痰毒两分而解，亦避免痰毒相结而更为胶痼。如《外科正宗》中治恶疮名方"蟾酥丸"，方中以轻粉、蟾酥、枯矾、雄黄等剧毒中药相配伍，蟾酥攻毒拔毒，轻粉祛痰消积、逐水通便，痰毒两分而"真有回生之功，乃恶症中至宝丹也。"

（四）瘀毒

瘀毒之治，主以祛瘀解毒法。代表方如升降散、解毒活血汤等。代表药如大黄，兼活血解毒之功，为祛瘀毒之要药。祛瘀解毒类药有益母草、紫草、鬼箭羽、川芎、马鞭草、马钱子、雷公藤、炙蜈蚣等。

临证辨治还须与土鳖虫、烫水蛭、莪术、炙鳖甲、桃仁、地龙、王不留行、路路通等配伍应用，使瘀毒离间，分而消之。如仲景治虚劳之五劳的大黄䗪虫丸，方中即以蒸大黄、黄芩清泻内毒，水蛭、土鳖虫等破血逐瘀，辅以扶正之品"缓中补虚"。此方以虎狼之品治虚损之证，实瘀毒同治、兼而解之的经典方药。

（五）寒毒

寒毒之治，如王好古所云："阴证毒为尤惨……阴则难辨而难治。"若见毒即泄以苦寒，则难免"清火而毒愈凝"之灾，王维德此言强调寒性之毒"解寒毒自化"，故治寒凝结毒当主以辛温祛解法，代表方如和阳败毒饮、阳和汤、乌头汤等，代表药物如乌头。因寒若成毒，凝结冰彻，非常温所能解，故祛寒毒须用乌头、蛇床子、白附子、乌梢蛇、马钱子等非常之品，或以雄黄等外用解毒。而上述乌头等解毒药物本身又具一定之毒性，临证应用当严谨配伍，七情合和，制己毒而祛彼毒。轻者须阳和汤、温脾汤、五积散等散寒祛毒；重则须辛温大热，方药如通脉四逆汤、乌头桂枝汤、三物备急丸，以驱散阴寒，攻毒逐积；阳气大衰而阴毒弥漫者必辛温扶振其阳，或甘温兴阳，或升举阳气，以驱解寒毒而回阳救逆。然辛温大热之品虽功能驱散阴寒，过用久用则难免有伤阴燥血之弊，仍须阴中求阳，如仲景治伤寒善以归、芍、草护阴血，于寒毒之治更是亦然。

寒毒乃附生于寒邪之毒，故临床虽不及火热之毒常见，亦非罕见之。其临床最核心特征则正如严用和所谓："痼冷者，阴毒沉痼而不解"，即寒凝甚极而苛痼难解。如余近期所治之腹冷如灌冰案：

于某娟，女，66 岁，住院号：N152126；登记号：03351078。患者主因"乏力间作 10 年，腹背部怕冷 4 年"，近年觉"腹冷如灌冰"伴胸闷憋气而于 2020 年 5 月 11 日收入住院。入院诊查：神倦乏力，腹背部怕冷，腹寒尤甚，四肢厥冷，口干口苦，时胸闷憋气，头胀目糊，偶咽痛，大便不调。既往史：冠心病病史 25 年，陈旧性心肌梗死病史 11 年，高血压病史 20 年，糖尿病史 10 年，并失眠病史多年，均以药物维持。查体见腹略大，肠鸣音存在。双下肢轻度水肿，双侧足背动脉搏动减弱。心电图 T 波倒置，QT 间期延长。入院即刻血糖：12.7mmol/L。

2020 年 5 月 15 日首次查房：患者诉经入院治疗胸闷憋气、口干、目糊、咽痛等症得缓，血压、血糖亦趋平，但仍乏力，腹背怕冷，尤诉腹腔内寒冷如灌满冰块，寐欠安，脘满而大便不调。望其面色发白略青，腹按之冷。舌质青紫嫩，苔白略滑，脉伏弱。

此浮阳虽收，气机得行，然阳虚寒凝之本毕现。证属太少两寒，治当温里散寒，以通脉四逆汤合桂枝汤化裁：桂枝 30g，白芍 30g，炙甘草 15g，干姜 10g，黑顺片 20g（先煎），炙淫羊藿 25g，盐补骨脂 25g，酒萸肉 30g，酒五味子 15g，赤芍 30g，肉桂 10g，炒栀子 10g。水煎日 1 剂，4 次分服。

2020 年 5 月 18 日二次查房：略感好转，效仍未著。此即仲景所谓"灸刺诸药不能治"之病，证为寒凝结毒，非大辛大热之毒不能解，故治以前方加炙川乌 6g、蛇床子 12g、白附子 15g 以热毒攻其寒毒。

2020 年 5 月 21 日第三次查房：症减已半，再重剂进取。

制川乌 12g（先煎），黑顺片 25g，肉桂 10g，蛇床子 15g，吴茱萸 30g，桂枝 30g，白芍 30g，生甘草 15g，干姜 10g，炙淫羊藿 25g，酒萸肉 30g，酒五味子 15g，牛膝 25g，干益母草 30g，莲子 10g，赤芍 30g，玄参 15g，知母 20g。水煎，日 2 次分服。

2020 年 5 月 25 日，诸症近消，准备出院。

按： 该患者年高久病阳衰，主因腹背部怕冷 4 年就诊，求治多年未果。近年则深为"腹冷如灌冰"症所苦，此即仲景所谓"腹满寒疝"之类证。系患者久病、合病诸多，肾虚阳馁，太少寒厥则腹背冰冷，虚阳上浮而口干咽痛。初以通脉四逆汤合桂枝汤化裁以急扶阳散寒，然法证相对却不著应，深析此病机与王焘所谓白虎病系"风寒暑湿之毒"理同出一辙，为久寒已凝结成毒，入络又生瘀毒而更衰元阳，故"抵当乌头桂枝汤主之"。方中乌头能消肿解毒，与附子同用则集大辛大热之毒祛寒凝结毒，是以毒攻毒；又"其人内有久寒"凝络，故加大剂吴茱萸祛厥阴经筋之寒浊；益母草活血解毒；以蛇床子助祛寒毒，温暖元阳；玄参、莲子清上浮之热毒以利咽；白芍、甘草护阴制辛，共剿伏脏腑深邃之结毒而愈。可见，寒毒证虽如王氏所云"难辨而难治"，然若能去伪存真，拔"痼冷"而振火用，则毒自解矣。

二、指标毒

对于检测到的毒性指标，临床应有症辨证、无症辨病施治。目前就现代毒性指标与相应中药之靶向关系研究已始有进展，如糖、脂毒性的特异性解毒中药、血尿酸的特异性解毒中药、尿毒症的特异性解毒中药、肝炎病毒的特异性解毒中药等，且经大量临床应用和实验研究证明确能提高疗效。应不断地总结和完善，促使形成内毒病之辨指标与辨证用药协同之综合性诊疗方式，并通过指南、共识等形式推广应用，以丰富中医内毒诊疗体系。

第三节　顺势导毒，予邪出路

"解毒"从其内涵可分为广义和狭义。广义解毒与祛邪无异，从狭义角度而论则包括解毒、排毒、消毒、制毒、散毒、败毒、杀毒、拔毒、和毒、托毒等具体方法。解毒者即祛除、抑制、化解毒邪；排毒者即排出、导出毒邪；散毒者使毒邪从表而散；托毒者逼邪外出而不里陷等，均未离予邪以出路。

内毒之治亦然，在辨证论治基础上排毒与解毒并施则事半功倍，其实强调的是解毒之顺势而为，因势利导促使其排毒。笔者将其归纳为上宣、中和、下泄三大法。上宣者，宣通透达；中和者，斡旋升降；下泄者，清利逐下。旨在藉毒之所在部位，佐以归经导毒之品，以就近排毒祛毒，予邪以出路。如促使内毒能循便、溺、汗、吐等方式和窍道而尽出。

一、上宣散毒法

主解上焦、溢表之毒，治则为取其清轻宣透之功而解毒，治法如散毒、透毒、宣通窍道等，能开发腠理玄府而气液宣通，使毒从汗散、气出、痰去。如热毒伤表或蕴咽喉者，治以辛凉解毒、透表宣散法，方如银翘解毒散、桑菊饮，药如金银花、连翘、桔梗、荆芥、菊花、薄荷、全蝎、玄精石等。《本草纲目》引寇宗奭说，玄精石能治"指甲面色青黑，心下胀满结硬，咽喉不利肿痛，肺热咳嗽等症"，可见其能通清窍而解上焦心肺之毒。临床常见之内毒溢于表者如风疹、带状疱疹、湿疹等，治可解散或发散在皮、肌、玄府之毒，方如搜风解毒饮、普济消毒饮等；伴头面痤痱者，则清热解毒、上宣透邪，方如清肺枇杷饮。上宣散毒之法，葛根、桔梗常为其舟楫。

二、中和解毒法

主解中焦之毒。和法务在调平，斡旋中州，升清降浊而促毒邪之排解，或抑制、减轻毒性。方如化浊解毒饮、甘露消毒丹、升降散等。和法化毒，升降气机、健脾和胃至为关键，气运浊化则毒失其源而病性自断。药如生姜、紫苏叶、柴胡、黄连、佩兰、蜂蜜、甘草、蚕砂等。生姜之用并非独取其擅解食物毒之功，因其和胃降逆、温化浊混，故亦有断毒源之功。此外，尚有物毒直中，入口即毒发且甚，用生姜则取其兼有速解物毒之效。紫苏叶解毒而行气宽中。诸药中甘草补中调和解毒，《药品化义》谓其"生用凉而泻火……炙用温而补中"，深寓中医和法治毒之奥矣，故常为达中之品。亦有方如半夏泻心汤、如金解毒散、达原饮等，均可事中和化解之用。

三、下泄导毒法

主解下焦之毒。该法顺毒邪下趋之势，使内毒由二便排出。方如承气系列、八正散化裁等。如痰热腑实内结之毒，为阳明一急症，其治当急泻排毒，如吴又可在《瘟疫论》谓："邪毒最重，复瘀到胃，急投大承气汤"；又如肾衰之"关格"证，常用大黄，功专泄下热毒、通腑泻浊，使溺毒从大便而解。而浊淋之证，常用金钱草、冬葵子、萆薢、土茯苓等分清泌浊，使浊毒能下泻膀胱从尿而出。下泄导毒药味颇多，其中大黄、金钱草常用为导引之味。

四、中毒之辨治

物毒（毒物）直中的辨治，须明确所中之毒物种类，速取对应、特异之解毒药物，因势利导辨治之。前贤们在长期的临床实践中探索和总结出许多与特定物毒相应的中医解毒方药，其中一些宝贵经验和效法传用至今。清代汪汲的《解毒编》列十五类解毒法药，内服外用所述甚详。如中酒毒解以生葛根汁；中雄黄毒解以防己煎服；中草乌毒解以饴糖黑豆粉冷水和灌；中蜈蚣毒解以雄黄、水麝、青黛和水外涂；中蛇毒解以鲜地榆根捣敷并饮汁；中狂犬毒解以雄黄、水麝研酒下等。

还有如李时珍谓贯众能"解诸毒，解轻粉毒"，以及民间相传的甘草解毒蕈之毒，煮蒜汁、浓紫苏汁解蟹之毒，绿豆汤解附子中毒等。有些虽尚待考证，但多数至今仍行之有效。而大多数具有解毒功效的中药，仍须辨毒邪的阴阳寒热之性而随证施治。还有诸如金银花、黄芩、蒲公英、败酱草、紫花地丁、大青叶、板蓝根、重楼等中药的现代研究认为，其具有直接或间接的抗内毒素等多种功效，可用于结合指标辨病论治。而急性中毒毒剧症危者，则须西医学措施抢救，不可贻误。

第四节　气化驱毒，治病求本

徐大椿于《医学源流论·元气存亡论》中谓："诊病决生死，不视病之轻重，而视元气之存亡"，强调元气于治病的决定性作用。内毒之治，急则攻毒，缓则顾正，此常理矣，然攻补之序决于元气。毒盛正强，则急攻其毒，当"冲和切当，剔除芜杂"，且中病即止，以安正气。毒甚抑正，尤先祛毒，以积毒既去则正气自伸。但若毒盛气虚，只顾猛药攻毒，且不论药能祛毒否，体弱已不受药，攻之奈何？与其猛药徒损其气，不如先扶元气，待气能受药而助攻时，再投猛药以攻毒。毒正相持，则祛毒扶正兼而施之，或他法中兼以解毒。毒减正衰，则当复正为主，辅以祛毒，切勿关门留寇。若元气将竭，当先救元气，阴阳兼顾，复脏腑之气化则自能驱毒。

仲景"以脾家实，腐秽当去故也"中之"实"者，即脾胃之气化顺矣，气化则浊秽尽去而何毒能生？且其用药遣方常以几片姜、数枚枣以顾胃气，更是护其本元。

元气为生命之根本和原动力，其用主以气化，司新陈代谢而生生不息；其式藉升降出入，达适应平衡。气化如常则水谷得新陈代谢，清升浊降而浊毒不生；反之则"清浊相干，逆乱气血"而由浊致毒。故防毒内生须健运脾胃，内毒已成时祛毒固然重要，然气化则毒难留，"一升一降，内外通和"。

临证健运气化当主中焦，余常以十味白术散化裁健脾化浊；升降气机则取升降散化裁，升阳泄浊"而杂气流毒顿消矣"。当今许多慢性毒病复杂程长，证多虚实夹杂，固护元气须贯穿始终。

还当分析其毒源及其所依附之痰、火、湿、瘀等原邪性质，整体施策。如火毒炽盛者，在泻火解毒的同时循叶天士之法，于苦寒之中加入甘寒益其阴血，以"先安未受邪之地"；或乘毒衰减时养复气阳以维其生生之性，如益气托毒法、和阳败毒法等，均不离此旨。此即"气化则毒不留"，非攻毒亦能解毒之道理。识此者可谓"思过半矣",其要在于把握整体与审时度势。

第五节 难病可从毒去解

一、医之贵者,贵在愈难病

疑难杂病,具体可分为疑病和难病。前者指病名不定、诊断不清,从西医学而言属病因病理不明而难以确诊的疾病。西医学还原性思维的诊疗模式决定其用药必须建立在明确的病理诊断基础之上,否则无法针对性用药而难以治之。中医对此类疾病或可辨证或随症而治,或可审因辨质论治,故某种意义上反为中医能够发挥优势之领域。但古今仍不乏因机扑朔迷离,用药"莫知其际"之疑病怪证。

而所谓"难病",则主要是指诊断虽明但治难效微之病证,或无有效疗法或无特效药物。对于难病中西医虽各有定义和认识,但核心均为难治效差。难病自古有之,如中医传统上即有"风、痨、鼓、膈"四大难病之谓等。而随时代的发展,难病日益增多,特别是现代难治性慢病已逾百种且更为复杂。

难治病证日渐繁晦,此因时之易矣。如《千金要方·用药第六》谓:"古者日月长远,药在土中自养经久,气味真实,百姓少欲,禀气中和,感病轻微,易为医疗;今时日月短促,药力轻虚,人多巧诈,感病厚重,难以为医",当今之难病更是综合因素所致。能有效地治疗难病是反映医学水平的重要标志之一,如张景岳所言:"医不贵于能愈病,而贵于能愈难病"。

中医自古将擅治难病作为医者追求之方向,总结了许多论治经验,如"怪病多从痰着手"等。然当今"疑难杂病"之杂晦和奇变,仍固守传统之诊疗思维或通法常方已难以效验和突破。故临证既要寻始逐末,通其变而识其微以洞烛病机,如药王孙思邈所示"病轻药味须少,疴重用药即多",更需新思路、出奇招,施猛药、巧用药,或变方或守方,还要中西医相互配合、诸法协调以助解难。解毒之思维方式可谓是祛疑难病症之一效途,大量医者的临床实践已证实解毒方法能够提高部分难治病证之疗效。笔者长期从事内分泌代谢病专业，因此接触疑难杂证之机会较多，许多病例从内毒诊治常能应手而体会尤著，深感应加大临床实践及基础研究之力度，以总结出解毒法辨治疑难杂病之独特经验和普遍规律，终达"难病可从毒去解"之境。

现代难治性慢病可概括为痼、笃、损三大特点，亦为毒患之主要机制，故临证解毒法或独施或兼用之，须因病因人而异，当抓住毒性这一核心，随其性而解。

（一）重笃案：心梗后神昏谵语

石某，男，50岁，2020年9月18日首诊。该患为余学生之父，因其病发于外地，此案整个治疗过程是余与学生间通过微信指导实施的。

患者因突发心梗，施支架术后反复抽搐近2小时，经抢救缓解。此后继而又现时时发热（体温不高），阵发神昏烦躁，昼日明了，夜则谵语，不识人和物，鼾重时窒息，大便不畅，喉中痰鸣，但咳之不出，小便黄赤，口臭重。微信照片所传之舌象：舌紫暗红，舌面焦黄粗糙，苔浊腻而厚，局部略黑。脉象由学生诊后告知：左脉沉弱，右脉迟滑。头部CT排除新发梗死。所住西医院诊断为心梗，但神志症状诊断不明（心梗期间或心脏再灌注损伤引发脑缺氧损伤？），予佐匹克隆口服仍不能缓解，且有加重之势。

中医诊断：少阳阳明并病。痰瘀阻窍，毒损脑络。

治法：泻浊开窍，祛痰瘀毒。

处方：大承气汤合桃核承气汤化裁。

用药：大黄20g（后下），芒硝粉6g（兑冲服），厚朴15g，枳实10g，桃仁30g，桂枝20g，生甘草7g，水牛角20g（先煎），牛胆粉3g（冲服），胆星10g，冰片2g，天竺黄10g，石菖蒲15g。

嘱：速备此方2剂，牛胆粉无货可用连翘25g代。今天下午至夜须将第一剂分两次服完。此痰瘀之毒阻窍，损害脑络，越早开窍越好！

2020年9月20日二诊：两剂药服毕，诸症大缓，昨晚8点多钟仍有两次将心电监护仪当成电话，短期记忆差，远期记忆可。从昨晚 10 点多睡着后至今天凌晨共发作 3 次躁动谵语，打鼾甚伴有憋气，感觉仍有痰咳不出。至白天基本清醒，思维逻辑基本正常，但是反应迟钝，不愿说话。大便已泄 3 次，昨日下午排尿 5 ～ 6 次，色黄赤。右寸口脉沉弱（从右寸口入支架），左脉沉迟滑，现在心率 50 次 / 分左右。继服第 3 剂。

2020 年 9 月 21 日三诊：因无特殊治疗措施而出院返家。医院带药：阿司匹林肠溶胶囊，硫酸氢氯吡格雷片，瑞舒伐他汀钙片，艾地苯醌片，心宝丸及果糖二磷酸钠口服液。现入睡仍打鼾，但已无憋醒的情况。昨天下午开始逐渐能咳出痰且量较多，左脉沉弱，右脉迟滑。虽时现意识模糊，躁动不安，但是时间和次数都已明显减少，纳食可，便溏，口臭减轻很多，舌苔黑色亦变浅。此毒去大半，仍痰浊阻窍滞气。治以《医方考》之清气化痰汤化裁。

处方：胆星 15g，姜半夏 20g，橘红 15g，杏仁 12g，炒枳实 10g，瓜蒌 25g，黄芩 15g，茯苓 25g，石菖蒲 15g，炒山楂 35g，桔梗 15g，川芎 15g，连翘 20g，皂角刺 12g。3 剂。

2020 年 9 月 23 日四诊：今日凌晨 2 点至 5 点钟再发 2 次神昏谵语，舌苔黑色同前。病情反复，此热毒未尽，已有脾陷，治当邪正兼顾，清化解毒为主。嘱停服佐匹克隆，主以黄连解毒汤合益气聪明汤化裁。

处方：黄连 15g，黄芩 15g，黄柏 10g，炒栀子 10g，连翘 20g，石菖蒲 20g，天竺黄 10g，蔓荆子 15g，炒白术 20g，葛根 15g，升麻 10g，远志 15g，羚羊角粉 2g（冲服），胆星 7g，珍珠母 50g，炒薏米 30g，川芎 15g。2 剂。

2020 年 9 月 24 日五诊：学生告知两剂药都已服完，昨日夜间较安稳，今天早上黄苔退了很多，黑苔基本消失。毒已尽去，当扶正气，浊药轻投。嘱学生改调地黄饮子化裁以善后。

2020 年 9 月 30 日询，状态平稳，调养恢复中。此后完全恢复，活动劳作如常。

按：本案毒病笃急，类似《伤寒论》212 条中"日晡所发潮热，不恶寒，独语如见鬼状，若剧者，发则不识人，循衣摸床，惕而不安，微喘直视，脉弦者生，涩者死"之阳明腑实证。而谓其属二阳并病兼痰瘀者，虽无"发汗利小便已，胃中燥烦实"，然其病发前期及救治过程已伤津血（如再灌注损伤），胃液被劫，致火郁少阳不解，横入阳明，与腑气相搏，炽而成毒，与血热痰浊互结而上扰心神，致窍闭神昏。故治先以大承气汤合桃核承气汤化裁，以泻浊开窍，清痰瘀之毒，首治著效。然因出现便溏，疑其毒热已祛大半，脾气亦有内陷之虞，且痰多鼾重时窒息而醒，故改清气化痰汤为主化裁。然药后诸症再发，此余毒卷土重来，即改弦更张，再攻其毒为主而愈。本案虽一波两折，却反而验证了解毒法方之著效，实典型内毒重笃之验案。

（二）损甚案：虚劳兼毒

友人之母，88 岁，2020 年 9 月 2 日初诊。患者近日时时周身发热，手足尤甚，体温 36.6 度，以夜间多发。自觉乏力，常因洗脸等轻动作即发房颤，伴咳嗽，痰黏易出，色黄，或餐后咽痒，纳寐可。患者体胖，舌淡紫，苔厚焦黑而干，且黑色面积不断扩大。其女为天津著名西医教授，即于其本院中医处调服清肺解毒中药无效，后又自行服用连花清瘟胶囊、清胃黄连片等中成药亦阒然，且服药后即泄。该教授虽为西医，但于中医药兴趣颇深且与余至交，因老人高龄体胖虚弱，又值疫情期间无法前来就诊，故来微信商治。

此患者为虚劳兼毒，发热并苔厚焦黑即明示其证属浊毒内蕴中焦。但病者年老脾虚，湿浊不化则毒难消，故以和中解毒为大法，化浊解毒并施，以化浊运脾为主。方以甘露消毒丹合升降散化裁之。

处方：白豆蔻 10g，藿香 7g，茵陈 25g，炒白术 20g，滑石 20g，木通 10g，菖蒲 10g，黄芩 15g，连翘 20g，浙贝母 20g，射干 7g，柴胡 15g，生石膏 30g（先煎），蝉蜕 6g（后下），僵蚕 8g，大黄炭 10g，郁金 15g。4 剂，日 1 剂，水煎，分 2 次服。

2020 年 9 月 5 日二诊：该教授告之，服药 3 剂即显缓，所传照片可见黑苔已退大半，4 剂服毕则诸症亦随之近消。

治嘱原方加生黄芪 20g 再服 3 剂。

2020 年 9 月 9 日三诊：该教授再发舌苔照片，黑苔尽退，舌淡略紫，苔白。诸症消失。告停药以食蔬调养之。

按：本案之诊治，始于患者之女对其舌苔焦黑的担心。因患者 88 岁高龄，有高血压、房颤等多种基础病而已至虚劳，其女疑虑自有道理。前医虽予清热解毒中药治疗却未见寸功，是只见其毒未明其源。此案之病机辨内毒虽无误，然患者高龄体胖多病，脾虚损甚，中州失升降而不化湿浊，故其舌苔虽焦黑但浊厚而腻。证属脾虚淤浊酿毒内蕴，胶着不解所致。毒遇浊则毒愈甚，浊混毒则浊愈横。浊毒交合，其害重而痼；浊毒两分，其病轻易解。故治以解毒为先而兼顾脾气，化浊以断毒之源，方以甘露消毒丹合升降散化裁，以升降气机并祛其"杂气流毒"，后增生黄芪健脾以气化托毒，促浊毒分消而愈。

二、"从其本引其末"解内毒病

医间有谓"能不悖常理，则治病不难"，然此谓常病之治，而难病若循常理用平方则多难解之。临床面对疑难杂病若施常法不效，从"毒"论治往往可收"意外"之功。此系病之痼痼多因毒为，是难治之症结所在。内毒论治当注重整体辨治，尤其于内毒外溢之顽证，不可只祛外见之毒（病灶），当法《内经》"从其本引其末"，辨治其内（脏）并随毒性、顺毒位而解，此亦概治难病之要矣。

（一）痼瘤案：肿瘤术后反复疖肿溃腐

王某，女，34 岁，登记号：3753167。2018 年 5 月 10 日首诊。因肾上腺皮质功能低下伴腋窝、腹股沟、臀等部位反复疖肿半年就诊。

患者 1 年前发现肾上腺肿瘤并行肾上腺部分切除手术，术后因皮质醇功能减退而口服氢化可的松治疗，现渐减量至 10mg/d，肾上腺功能尚平稳。但患者诉手术后即无明显诱因反复出现双侧腋下、腹股沟、臀部疖肿，起则多处皮下硬结肿痛，渐大至如小枣则破溃流脓，脓尽便自行愈合，每发则体倦虚乏。尤其于递减激素的过程中易发或加重，每减至日口服氢化可的松 10 ～ 15mg 就更加频繁地出现以臀部为主的疖肿，并经历热痛－破溃－愈合之病理过程，循环往复且屡试屡发而无法再撤减激素。主治西医医生备感怪异而无法解释，如此反复发作且中西医迭治未果多时，患者极为所苦，绝望至欲放弃治疗。因其夫为天津某西医院管理人员，托人介绍求余再一试。

查体见其体态丰腴，双侧腋下疖肿，触之硬结疼痛，诉臀部小结节又始增大红肿，身虚乏力。近日患者因外感未愈，偶有咳嗽，饮食、二便、睡眠尚可。舌质暗，苔黄浊，脉弦滑。

西医诊断：肾上腺肿瘤术后，肾上腺皮质功能减退症。

中医诊断：虚劳，多发疖痈，浊毒内蕴证。

此属本原之浊毒，当化湿浊为先，兼祛其毒。

治法：化浊解毒，消肿散结。

主方以甘露消毒丹化裁。

处方：白豆蔻 10g，藿香 10g，茵陈 30g，滑石 20g，木通 10g，石菖蒲 15g，黄芩 15g，连翘 20g，浙贝 20g，生黄芪 30g，薄荷 6g（后下），桑叶 10g，败酱草 30g，蒲公英 30g，土茯苓 30g，忍冬藤 30g，生薏苡仁 30g。先 7 剂观察，日 1 剂，水煎，分 2 次服。

2018 年 5 月 18 日二诊：诉服药无不适，肿痛似缓。受药，续服前方 14 剂。

2018 年 6 月 7 日三诊：外感症状消失，但服药后出现呕哕，仍坚持服用至今，疖痈已较前明显减少，偶有新发疖肿一两个亦少有溃脓，体力有增。此湿浊得化，更方以化浊解毒饮化裁并开始撤减激素。

处方：北柴胡 20g，麸炒枳壳 20g，熟大黄 6g，佩兰 20g，黄芩片 15g，麸炒僵蚕 10g，赤芍 30g，片姜黄 20g，黄连片 20g，忍冬藤 30g，白及 15g，地黄 30g，丹参 25g，红曲 25g。7 剂。

2018 年 6 月 14 四诊：复查肾上腺相关指标皮质醇 9.94ug/dL（上午：4.26～24.84，下午：2.9～17.3），促肾上腺皮质激素 55.104pg/mL（7.2～63.4），醛固酮 116.97pg/mL（立位：40～310，卧位：10～160）。撤减激素

过程中有少量疖肿出现，但程度已经明显减轻，可不再经溃脓而吸收消失，仍以前方化裁。

2018年6月28日再诊：上方续服至今，虽续撤减激素，但疖肿已很少出现，自觉体力较前显增。诉近来偶有口苦，时略恶心，大便黏滞。思其伏毒虽解除，然成毒基原仍存，即浊淤于内，续治当先化湿浊以断毒之基原，故改用茵陈五苓散化裁。

处方：茯苓50g，猪苓15g，泽泻25g，炒白术20g，桂枝20g，金钱草30g，青蒿20g，石韦25g，土茯苓30g，白花蛇舌草30g，败酱草30g，蒲公英30g，丹参30g，醋乳香10g，刺五加30g，鹿角霜20g，石菖蒲15g。14剂。继续递减激素用量。

2018年8月16日再诊：患者疖痈已经痊愈，且再无新发，复查各项检验指标仍均正常。激素已经减量为2.5mg Qd。改用中成药：加味逍遥丸6g 1天两次，桂枝茯苓丸3粒 Tid。

2019年5月21日再诊：激素已经减至每次1.25mg，每周2次，近又减至每周服1次，疖肿再未发作，状态良好，停用激素观察。

2019年8月再诊：自停用激素后亦未再发，恢复常态。

按： 此患者为肾上腺术后皮质功能减退症，因术后发作严重疖痈，反复破溃且顽固不愈就诊。本案诡异之处在于每每减激素至一定剂量时发作更加频繁，且必经化脓后方敛，以至无法继续撤减。

皮质醇为人体生长发育必需的精微物质，然过之为害。患者体胖，患肾上腺肿瘤伴皮质醇增多症之初即已属中医之湿浊蕴血。加之术后肾气蚀损及脾而再生湿浊，又因久用激素替代治疗而蓄积药毒，诸因相混而致浊毒内蕴，其反复发作的疖肿溃脓正是浊毒积甚外溢之象。

燥与湿虽可相兼为患，然其性毕竟对立，故两者存在微妙的病理适应性平衡。患者素系湿浊体质，激素性热，能助燥制湿，故每减撤激素必影响湿浊与热毒间之病理平衡，即药物燥热之性减则湿浊之势盛。而湿浊既为毒源，过剩外溢则借毒性而再发疖痈，如此形成因果之病理循环。

治其大法当以化浊渗湿与清热解毒并行，但须以祛湿化浊为急。故首诊以甘露消毒丹化裁，加败酱草、土茯苓、蒲公英、忍冬藤意在增强除湿解毒之力；生黄芪、薏苡仁补虚化浊，以助气化解毒。药后果然渐效，续以化浊解毒饮主祛其毒。至 28 日诊时略有恶心，为大毒已去而湿浊犹存上泛，故改用茵陈五苓散化裁，重化浊利湿以断毒之源，仍加土茯苓、金钱草、白花蛇舌草、败酱草等兼行解毒之役；鹿角霜一药能燮理阴阳，可替代激素，通阳气化以驱毒外出。同时继续撤减激素，如此据证进退年余而终收全功。

此例属疑难病，然其根机在由浊致毒，施化浊解毒兼助气化而愈，是先化浊防腐以断毒之源之典型案例，过程耐人玩味。

第六节　适应性平衡是中医解毒疗效机制之一

现实中，大多数疾病的治疗结果少有根治痊愈，更多是病情的缓解和稳定。内毒病亦是如此，其病变是正气与毒邪间动态平衡的过程，即"内毒蓄损"与"生生之气"修复间的平衡与再平衡之过程。故解毒之要义无论拮抗、抑制，还是中和其毒损，均内涵适应性平衡之思维。

一、中医药治疗作用的核心机制是适应性平衡

《内经》论治强调"因而和之，是谓圣度"，所谓"和"者，即调节之旨，张景岳谓之"中和为贵"。笔者认为中医的"和"字更具"适应"之意。大量的现代研究发现中医"解毒"作用并非单纯之杀菌或消毒作用，许多中药还具有拮抗内毒素之作用，更多则是通过调节药物性味和合而使脏腑气血能够适应病变，如增强机体吞噬细胞功能、调节细胞因子和炎症介质等多种机制来适应、抑制及解除毒损，从而达到恢复阴阳气血平衡之目的。故"和"者，为调节适应，融扶正和祛邪为一体。

（一）扶正气是适应性平衡之主要途径

正气存内，邪不可干。中医学极其重视正气在疾病生变中的主导作用，故论治亦重扶正，而适应性调节当为其重要部分。其作用具体可体现于内外两端：外者，与自然相适应，如《素问·脏气法时论》中主张"合人形以法四时五行而治"，用药应"因天时以调血气者也"（《素问·八正神明论》）；内者，调节体内正邪、脏腑经络、气血阴阳间的失衡以使之相适应，须"审其阴阳，以别柔刚，阳病治阴，阴病治阳，定其血气，各守其乡"（《素问·阴阳应象大论》），以适其位而应其职。

后世医家更深化于此，如仲景所谓"见肝之病，知肝传脾，当先实脾"可谓典范，脾未虚而先实之，实后新状态之脾是为适应已病之肝变；叶天士谓："滋肾水以先安未受邪之地"，是肾未虚而先济之，以承将至之温热的损耗等，此"实""安"之意即调节相关脏腑，使之适应病态之变化，从而构筑新的平衡。这种新平衡之初期阶段是病理适应性平衡，而非恢复至原生理平衡。但持续动态的适应性调节，会使脏腑气血间适应性不断递进，促进机体自我修复而再产生新的平衡，最终可能恢复生理平衡而痊愈。总之，扶正是通过提高机体对诸病因所致病理变化的适应性作用，从而构筑新的平衡状态，以达到相对稳定或继而完全康复之目的。

（二）祛毒之法亦内寓适应性平衡

中医传统理念中邪气多实，于病"邪气盛则实，精气夺则虚"（《素问·通评虚实论》），此亦张从正"医之道，损有余，及所以补其不足也"之主攻依据。然正如许叔微所谓："邪之所凑，其气必虚，留而不去，其病为实。"实证之成必有正气内虚之基础，所以中医祛毒虽用攻法，亦当"以平为期"，即适应性平衡。

《素问·至真要大论》谓："急者缓之，坚者软之，脆者坚之，衰者补之，强者泻之，各安其气，必清必静，则病气衰去，归其所宗。"论中"各安其气"，恽铁樵释之为"佐以所利，和以所宜"，强调无论是扶正还是祛毒均当

"和以所宜"，此"和"即调节各因素至相互适宜，如此才能"安"其诸气，以构筑毒邪与正气、脏腑、气血间新平衡之状态。

新近的一些研究亦发现，许多慢性疾病的病理机制是体内诸多保护因子和毒性因子间平衡失调。无论是保护因子对组织器官的保护功能还是毒性因子的攻损作用，两者间存在着相互依赖、抑制等微妙的适应性平衡。当然，适应性作用尚不能解释中医治毒作用之全部机制，但应为其重要机制之一。

（三）中药的适应原样作用

所谓"适应原"，英文翻译为 Adaptogen，是由原苏联科学家拉扎雷夫1947年提出的，他定义为一种可通过产生非特异性抵抗力，使有机体能中和不利的物理、化学或生物应激等反应的作用。现常指药物的提高应激状态类作用，而中药的此类作用尤为突出。如动物实验中灌喂人参制剂的小鼠在水中存活能力较对照组明显延长。而人们在去高海拔地区时，常预先服用红景天制剂来提高机体抗高原缺氧的能力。研究发现其能通过预防毛细血管的收缩、加快血液循环等，提高人对缺氧环境的适应性，药理研究亦证明其具有抗缺氧、抗疲劳、抗氧化、抗衰老、免疫调节、抗病毒、防辐射等多种药理学作用。而补益类中药如人参、五味子、黄芪等大都具有类似之作用和独特的双向调节、多向调节能力。这种适应新环境的超强生理应激能力即是中医药之适应性平衡作用的一个重要方面。

（四）解毒中药的适应性作用

常用的解毒、祛痰、消瘀等祛邪中药除对抗作用外，亦包含有适应性调节之作用。前述之"内毒蓄损"与"生生之气"失衡观，尤其适用于认识代谢性疾病和自身免疫性疾病等，如以解毒之法不论是辨治病死率极高的多器官功能障碍综合征（MODS），还是慢性病如糖尿病及其并发症、甲状腺病、高脂血症、痛风等内分泌代谢性疾病及系统性红斑狼疮、风湿等免疫系统疾病，虽多数尚不能根除，但可使机体先建立适应性平衡来缓解病情，再借"生生之气"的自我修复能力，最终恢复其生理性平衡而至向愈，显示了良好的效果与研究价值。

另如一些常见的口疮、皮肤损害之类病变，常时作时止，时溃时愈，动辄反复，缠绵不愈。此类病变目前西医药疗效都不甚满意，但以内毒辨证并施以解毒类法方或兼融他法，都能提高适应性平衡之功能而获著效。

（五）带毒生存与适应性平衡

无论是西医主张对抗治疗还是中医侧重自我修复，现今多数慢性病的疗效仍只是缓解患者之痛苦，从而能带病生存。而同样是容毒生存，中医药在提高生存质量方面所具之优势已广受瞩目，而此优势则正是基于中医药的适应性平衡机制。主要包括以下方面。

一是部分修复性平衡。如许多冠心病其血管内膜的炎症及硬化程度，经中医解毒方药治疗后与症状体征同时明显改善，说明患者的炎性病灶被部分修复或建立了侧支循环。

二是未修复性平衡。临床许多疾病的治疗过程中常表现为主要指标及病灶无变化，但症状体征等显著改善。

两者均属于病理适应性再平衡，是一种病情延缓、稳定或改善的相对健康状态。如癌毒患者之带瘤生存，慢性肾衰溺毒患者的携毒生存等，其发展及预后则取决于适应性平衡的能力和持续时间等因素。

中医适应性平衡的具体作用机制虽尚不十分明确，但极有可能是通过神经－内分泌－免疫系统之间的信息通路和相互反馈调节来实现的，有待于进一步深入研究。

二、适应性平衡——新的状态

随着科技的发展，人们对疾病观察的手段更加多样和精确化，对疾病的认识亦不断深入。但是，人体是一个多变量相关联和动态开放的非线性系统，决定了疾病生变的多因关联性和复杂性。比较而言，在某些指标、病灶的改变方面中医可能不如西医，但改善症状和状态方面，特别是功能失调性疾病的治疗领域，则明显优于西医。这是由于与病因、病理及作用靶点明确的还原性思维之西医药学不同，中医学是从系统关联的整体观认识和治疗疾病，如承制相因观融天人合一、环境因素、脏腑间的制约关系，以及药物之七情和合等因素来综合调节，从而赋予其异病同治、同病异治等思维方式和辨治手段的多样性。中医学上述之特征及中药复方个体化配伍等非线性复杂作用机制，亦成就了经其辨治后即使指标未变、病灶未除，却症状消失和状态明显改善这一疗效特点，而其核心机制正是适应性平衡。

总之，中药的作用从宏观上讲是恢复"阴平阳秘"之衡态，具体而言则首先发挥适应性平衡作用而非对抗和破坏为主，是帮助人体各系统针对毒性因素的影响来调节功能，以适应其病理变化，使各系统由失衡状态到构筑新的平衡状态。

适应性平衡的结果，一是恢复常态，即促进或加快恢复至原来的生理健康状态，如某些能治愈的疾病和自限性疾病；二是大多情况下达到新平衡状态，即相对健康状态，通过调节机体对病理因素及其作用的适应性平衡，显著提高了带病生存者的生活质量。适应性调节是平衡之基础，平衡是适应性调节的发展和结果。

第七节　内毒病之防护

内毒之防，除用药之外，养生以防患未然亦至关重要。岐伯有曰："正气存内，邪不可干，避其毒气"，外毒以避之，内毒防生之，方能使"五脏元真通畅，人即安和"，而良好的生活方式尤为防生内毒之关键要素。对于引导民众健康的生活方式国家高度重视，已将实施慢性病综合防控战略纳入《"健康中国2030"规划纲要》。

一、未病防毒

（一）防饮食毒

《内经》所倡导的"食饮有节，起居有常，不妄作劳"之养生保健观，于今人日常防病仍不失其指导意义。如当疫毒来临时，则当循喻昌所云："未病前，预饮芳香正气药，则邪不能入，此为上也。""芳香御毒"实为其真知灼见，深领治未病之旨且行之有效。

此虽言御外毒，然于内毒之防，法虽异而理同。尤其于当今之世，外毒时发而内毒日渐，防内毒尤不可疏之。内毒病之传统成因以一言概括，即"饱食安逸而生毒"。如现今之人用美食、保健品已成常态，其物虽好，过则为害。正如《素问·至真要大论》所言："久而增气，物化之常也；气增而久，夭之由也。"近期相关研究表明加工食品能加速人体衰老；高脂、高热量和垃圾食品常引起肥胖和脂代谢紊乱，而过剩的脂肪就像人体内"浊秽的垃圾场"，极易腐化酿毒，一旦为害就要用药来解毒。如能将垃圾及时清除出去则可防其化毒生害，而合理饮食和良好习惯即为有效的预防手段。应从适当少吃糖、精制白面粉和动物脂肪开始，少吃红肉加工食品，不吃或尽量少吃氢化植物脂肪（即"反式脂肪"）和食品添加剂。一项长达 12 年的研究发现，单是减少红肉的食用就可以降低近一半的患乳腺癌之风险。而绿茶、大豆、橄榄油及姜黄等亦食亦药之品，则因其解毒功能而具有一定的防癌等保健作用。

（二）防环境毒

防环境之毒是当今人类应特别关注的时代病因。现今人类所居环境污染形势仍不容乐观，大气污染、水源污染、辐射污染等都可能直接或间接地影响人类的健康，如许多癌细胞的出现及肿瘤的形成过程都与环境中有毒物质的作用相关。因此，对可能导致或促进疾病发生发展的有毒物质特别是环境之毒的预防非常重要。

为了消除或减少持久性有机污染物向环境中排放，国际社会及相关机构都在为之努力，例如《欧洲经委会远距离越境空气污染公约关于持久性有机污染物的议定书》和《关于持久性有机污染物的斯德哥尔摩公约》等，这些国际条约为持久性有机污染物清单建立了严格的国际制度，包括欧洲经委会议定书中的 16 种化学品和斯德哥尔摩公约中的 12 种初始化学品和 16 种新增化学品。尽管几十年来一直禁止生产和使用持久性有机污染物，但大多数持久性有机污染物由于对光解、水解及生物降解具有很大的抵抗性，目前在非生物、生物以及人体内均仍可检测到。

我国的 POPs 污染仍较为严重，长三角、珠三角等地的环境中 POPs 物质含量显著高于相关的国外风险阈值，河北省 POPs 人体负荷水平 6 年间上升了 25%，形势可谓严峻。

治理环境虽属政府及卫生、环境主管部门之责，但于个人亦当守土有责。正如《养生类纂》所云："沟渠通浚，屋宇洁净无秽气，不生瘟疫病。"应从自我做起，从小事做起，讲究卫生和爱护环境。维护公共卫生安全应先在日常的生活中改变自身不良的生活方式，如避免浪费和污染，实行垃圾分类；戒烟会降低自身与他人患癌之风险；虽然手机等常用电器产生的电磁辐射强度与健康风险之关系尚存争议，但避免长时间近距离使用和接触仍可能有预防某些疾病的作用。还要及时注射疫苗，防止染毒。避免去或逗留不良环境中，如疫区或新装修之居处等。

于多数常毒而言，人体具有适应性平衡和代谢排毒能力，即"生生之气"的作用。此气旺盛则气血脏腑功能和谐，纵有毒因困扰亦难成病。良好的生活方式和心理健康为防生内毒之重要因素，应积极调整心态，保持健康的生活习惯，如参加适宜之运动，坚持增强体质等，以达《素问·生气通天论》所谓"清静则肉膝闭拒，虽有大风苛毒，弗之能害"之境地。

二、已毒承制防变

上工治未病，非单指未病先防，亦道已病防变。徐大椿于《医学源流论·表里上下论》中谓："知病势之盛而必传也，预为之防，无使结聚，无使泛滥，无使并合，此上工治未病之说也。"若已浊邪为患，欲酿化毒，或毒邪入侵人体为病，只要正气充足则常能截断扭转或驱毒外出而自愈。即便暂不足以祛除毒邪，人能慎养亦可发挥适应性平衡能力，实现新的病理平衡而稳定病情，并通过生生之气的自我修复功能而影响疾病向愈。但若遇人正气不足，又不养慎，气不胜毒，或毒盛正弱，毒亢超出人体适应性平衡能力所能承制之度，就需要人体本身之外的因素来帮助制毒、祛毒以防其恶变，如需要依赖包括药物在内的各种治疗手段之作用。

已毒防变，其途有二：一是养慎扶其元气，即自我修复和康复之生生之气。此气若能气化则毒不留，纵有毒邪内侵所伤，亦可承体而制毒之亢；二是及时辨治以祛内侵之毒，解毒、排毒，使其难留体内。祛毒扶正，纵然有时难以速去，亦能发挥中医药适应性平衡之优势，弱其毒而抑其性，防其恶变而转向康复。

三、存诚慎药性

《周礼·天官》曰："医师聚毒药以共医事。"治病难离针药，平和宽缓之剂是为常用，虎狼之品亦不可缺。无论缓急轻重，适事为宜，祛毒扶正，以平为期。既要辨毒之盛衰，遣药如《素问·五常政大论》所示："大毒治病，十去其六；常毒治病，十去其七；小毒治病，十去其八；无毒治病，十去其九，无使过之，伤其正也。"还要辨其体之强弱，如《素问·五常政大论》所示："能毒者以厚药，不胜毒者以薄药，此之谓也。"药性之偏用以祛邪，如以毒攻毒，须胆大心小，以免损伤正气，毒上覆毒；亦要避免宽缓之剂滥用，致"气增而久""过"用滞毒甚至反生药毒，慎之！

第六章　内毒病研究思路——"浊毒"为径

内毒中最具代表性者，"浊毒"矣。浊毒一词虽早已有之且为医所用，至前贤朱良春先生于 20 世纪 80 年代初提出浊毒瘀滞为痛风的病因病机，明确了浊毒之病理意义。其后虽应用渐广而为学术界所关注，有关浊毒之内涵、概念的认识亦可谓百家争鸣，然至今仍缺乏相应之科学而清晰的界定。

笔者较早提出"浊毒"作为本原之毒，虽属于病邪的范畴，但并非仅是单一的致病因素，还指在疾病过程中诸致病因素相互作用的病理产物，明确指出浊毒亦属于"内毒"范畴。

如前所述，"浊毒"具有相对独立的病因病理特征，因其特殊毒性以及与当今众多疾病的相关性，可谓是研究中医内毒病学术之肯綮。然若欲穷其精蕴而通达之，则当先溯"浊"之源流，以明晰与毒之关系及合为"浊毒"后的病理内涵变化，进而确定其概念、性质及致病特征等，并以点带面为内毒病的研究探索出切实而有效之途径。

第一节　"浊"与"湿"异

浊毒的本原性是基于"浊"邪之独立性。"浊"的病理概念始见于《内经》多个篇章中，更有《灵枢·阴阳清浊》专篇论之。清浊与寒热、阴阳、气血等"元概念"一样，具有自身丰富的生理、病理内涵及致病之独立属性。然而，浊的概念在后世却渐为人所淡化，成为痰、湿、瘀等病理概念之附属而多用于痰浊、湿浊、瘀浊等病理名称，其本身所具有的学术价值无形中渐为埋没。究其成因，与《内经》之后历代医籍对"浊""湿"的界定不清、相互交叉混淆不无关系。现代多数学者也往往湿浊同论，偶有提出异议者，仅言湿浊形态不同，对其形成的生理、病理内涵之异却未明确和阐释。其实，"浊"与"湿"有着本质的区别。

一、"浊"之内涵

"浊"之内涵可分为以下三方面：

1."浊"之古义

"浊"字《说文解字》释其为水名，即河流的名称，实道物之浊态；《老子》谓："浑兮其若浊。"即是言其状态之特征性；而《汉书·卷七十七》云："邪秽浊溷之气上感于天，是以灾变数见。"则是指其为害的自然特性；《吕氏春秋·振乱》中所云："当今之世浊甚矣。"则是广其义而喻世事之乱。

2."浊"的中医生理学涵义

"浊"常与"清"作为代表阴阳性质的物质，以浓稠之性而应用广泛，如水液的清与浑，气之天气与谷气、卫气与营阴，水谷之精微与糟粕，血气之厚薄虚实等，如《灵枢·卫气失常》曰："血之多少，气之清浊"。故"浊"从生理功能而言，如《素问·经脉别论》云："食气入胃，浊气归心，淫精于脉"，唐宗海释此浊为"训浓稠之意，非谓渣秽也。"可见此"浊"是化生精微之重要的前物质，源于脾胃而赖脾胃升清降浊，化生精微而奉周身。

3.浊的病理学意义

"浊"代表了病邪的一种性质，主要是黏稠秽滞之特性。如《灵枢·逆顺肥瘦》曰："此人重则气涩血浊。"《素问·气厥论》曰："鼻渊者，浊涕下不止也。"《灵枢·阴阳清浊》曰："清浊相干，命曰乱气。"均示病理之浊。可见，病理之浊是由内外因致机体气机升降出入失司，谷气未得运化而淤蓄化生之病邪。

二、病理之"浊"与"湿"异

"浊邪"概念及内涵的明确,有利于深入探讨现代一些病证的病机理论,特别是对当今许多代谢性疾病的深入辨析。"浊"为邪气自有其独特之病理性质,如浊性秽腐,易酿生毒;浊为阴邪,易困清阳;浊质稠滞,易淤蕴热等。"浊"与"湿"的某些性质相近,而为病时临床表现类似,是缘于浊、湿两者同为脾胃气化运输,然性虽相近却实有所异,且浊之内涵广于湿。因此,通过对比分析以行鉴识,不仅有助于深入研究"浊"之内涵,对定义"浊邪"亦具有重要的学术价值。

(一)论源头

浊源于谷而湿源于水。《素问·经脉别论》中即将浊与水分而论之:"食气入胃,浊气归心,淫精于脉……毛脉合精,行气于府";而"饮入于胃,游溢精气……水精四布,五经并行。"即浊气源于食入之谷,而湿源于饮入之水。虽两者都经过脾胃的受纳运化,然源不同而质必有别,即食谷之浊气多入血分,而饮水偏于走水道多涉气分,其生理功能偏重不同,则为病亦有所异,即谷气之变多为浊邪,水液之异多为湿邪。

(二)论属性

浊厚滞而湿清稀。浊之性,《灵枢·阴阳清浊》中谓:"清者其气滑,浊者其气涩,此气之常也",故浊为病则"血少黑而浊";湿之性,如《中藏经》谓:"水随气流",故病则如《素问·至真要大论》所云"诸病水液,澄彻清冷"。同为水谷病变,湿与浊性相近但质不同,如湿性黏腻而浊性秽腐等。

(三)论病位

浊多壅滞中焦血脉,而湿偏伤肌腠肢节。《灵枢·九针十二原》谓:"邪气在上,浊气在中,清气在下。"《灵枢·小针解》云:"而病生于肠胃,故命曰浊气在中也。"强调浊气为患多滞留中焦,而阳明多气多血,失升降则必"气涩血浊"而壅滞血脉。《素问·太阴阳明论》云："伤于湿者，下先受之。"是谓湿饮清稀流行之性，水湿为患下注则多伤下肢关节，而清湿亦可上袭，蒙困清阳则"因于湿，首如裹"。

（四）论辨治

湿宜渗利而浊当芳化，芳香化浊使脏气清明。《灵枢·阴阳清浊》曰："清浊相干，命曰乱气。"是强调了浊邪产生的病理基础是气机失调，尤其是脾胃升降失司而生浊气滞留中焦。故《灵枢·九针十二原》所谓"针中脉则浊气出"，即调节脾胃之意。药则如"治之以兰，除陈气也"，经后世发扬形成了独特的芳香清化之大法。如《尚论篇》强调的"逐秽"疗法等，用药如佩兰、菖蒲、藿香、草果、木瓜、草豆蔻等芳香化浊，而非以淡渗清利之品为主。

浊与湿异，乃基于其邪气的独立性。浊因其特殊的浊秽之性而易酿生毒邪，由其化生之浊毒又是内毒中最具毒之本质的邪气。

三、"血浊"之概要及其临床意义

浊邪作为独立之邪气，于当今慢性代谢性疾病中尤为多见，具有明显的病性之时代特征。其最为典型者即为"血浊"病。"血浊"既是独立的病证，同时又作为病理产物而衍生他病，是连接由浊致毒病理过程的桥梁和浊毒病证形成之基础。

（一）血浊的概念

血浊系指因脾胃失升清降浊而生淤浊，内蕴血分的一类病证。其表现以浊邪害清为主要特征，从病理属性上类似于西医学中代谢异常而致之高脂血症、糖尿病、高尿酸血症、代谢综合征等疾患。

（二）血浊溯源

"血浊"概念首见于《灵枢·逆顺肥瘦》，曰："此肥人也……其血黑以浊，其气涩以迟。"文中"肥人"即"此人重则气涩血浊"之非健康者。如张志聪注释"重"字为"其人重浊，则气涩血浊"，则是对此类患者表现状态和病机的概括。而从《灵枢经》定"血浊气涩，疾泻之则经可通也"的治则来看，与当今治疗浊邪壅滞为患法取芳香化浊、疏而逐之无异，可谓是"血浊"病名之肇始。

（三）血浊的病因病机

除体质因素外，饮食失节、好逸恶劳等生活方式为病之主因。如《素问·奇病论》言："此人必数食甘美而多肥也……其气上溢，转为消渴。"其上溢之"气"并非清气，《杂病源流犀烛》谓之"浊病之原，大抵由精败而腐者居半。"系脾不运化而升清降浊失司，谷气不化精微反生淤浊入血，浊之秽腐之性致其易蕴酿化毒，损伤脏腑脉络为病。

（四）血浊之表现

余曾于负责编写中华中医药学会《消渴病血浊（糖尿病脂代谢异常）中医诊疗方案（2017年版）》时总结血浊之临床表现如下。

1. 主要症状

临床可见形体肥胖、倦怠乏力、胸闷脘痞，或伴头昏、头重痛，大便黏滞，或秘或溏，合并冠状动脉粥样硬化性心脏病者可出现胸痛、胸闷憋气、心悸等症状。

2. 主要体征

本病早期无明显体征或仅见形体丰腴，面色晦垢或皮肤粗糙、暗斑，舌淡或胖嫩，苔浊腻或浊腐等。

3. 主要指标

血脂检测 TC、TG、LDL-C、HDL-C 异常；血糖、糖化血红蛋白异常；血尿酸异常；血液流变学异常。

（五）现代临床实践及意义

"血浊"理念的引入，拓展和深化了疾病特别是代谢性病证的认识方式。

如以肥胖及相关病变为例，相较于传统的"肥人多湿多痰"之论，我们从"血浊"研究总结出脾不散精，水谷不化精微，反生浊淤血分（血脂异常），血浊壅滞（脂肪异常堆积）而发肥胖，继而由浊致毒（脂毒性）则变生诸病的观点，促使肥胖及相关病变之病理机制的认识日趋系统和完善。更有很多中医学者采取化浊、渗浊、泄浊等理法和芳香化浊方药，治疗肥胖、高脂血症、糖尿病、痛风、慢性肾功能衰竭、代谢综合征等多种疾病均取得良好疗效，并结合现代科技对血浊之病理机制与中医药作用机制开展了深入探索，对于创新和丰富中医学理论，以适应现代疾病谱及病性时代特征之变化，指导现代疑难病症的辨治，具有重要的临床指导意义。

第二节　"浊"为"毒"之基原

一、"浊"与"毒"之特殊关系

"浊"为"毒"之基原，缘于浊易腐秽酿毒之特性。与其他邪气一样，"浊"与"毒"从病源而言，既是两种不同性质的致病因素，却又存在着特殊之内在关系。早在《礼记》中就有贵族死后用香草熬汤浴尸的丧葬习俗。在马王堆汉墓出土的"湿尸"辛追的陪葬物中发现了大量的香料和中草药，例如佩兰、辛夷、茅香、花椒、高良姜、干姜、桂皮等，其中绣花香枕内装的就是佩兰叶，经研究认为这些措施对其死后尸体的防腐毒变起到了一定作用，先贤们亦将芳香防止浊腐化毒之原理应用于疾病的防治。如喻昌防疫毒强调："未病前，预饮芳香正气药，则邪不能入，此为上也"等。

浊邪为患除壅滞气血外，作为基原的秽腐之性决定其易酿成毒邪为害。吴鞠通《温病条辨》曰："温毒者，秽浊也"，何秀山《重订通俗伤寒论》谓："疫必有毒"，以及医间"疫毒浊秽"观，则是言毒邪本身即有秽浊之性，以此来晓喻浊与毒的特殊性质和关系。仲景之"以脾家实，腐秽当去故也"，喻昌治疫毒主"邪既入，急以逐秽为第一要义"，吴又可认为"但得秽恶一去，邪毒从此而消"等，更是众前贤知行合一之精粹，从大量临床疗效反证了浊与毒独特关系之客观性。

浊有质，毒有性，但因秽性相合而为一体，为病则毒借浊质，浊夹毒性，相互助纣为虐而胶着苛痼。如浊毒入络或深伏脏隧，其性易浸润蔓延而蚀腐脏腑气血脉络，导致为病虚实夹杂而顽固难愈，甚或转为坏病，而与痰、瘀等邪兼杂则更是变证多端。

从西医学的研究来看，肠道为人体最大的消化、免疫、内分泌器官，集物质转运、屏障、分泌激素等诸多功能。如肠道屏障组成中上皮细胞表面覆盖的黏液层，对保护胃肠黏膜、维持肠道菌群平衡、转运能量等功能起着重要作用，与中医源于脾胃的水谷之"浊"能化生精微、滋养百骸可谓异曲同工。过度高脂饮食引起的肠道菌群失调等因素破坏了黏液层之抗黏附等屏障作用而产生炎症（即中医脾胃升清降浊失司而生"淤浊"之邪），从而改变了肠道黏膜的通透性，导致菌群移位而造成内毒素入血，或向肠系膜淋巴结、肝、脾、肾等肠外组织迁移，引发炎症反应。这一病理途径与中医"由浊致毒""浊秽酿毒"的过程具有几近相同之机制，可谓肥胖及代谢综合征等多种代谢性病变时中西医共存之病理基础，在某种程度上可资阐释中医"浊"与"毒"之生变关系。

一语概之，"浊"既为成"毒"之基原，其所化生之毒亦必然是本原之毒——"浊毒"。

二、"浊毒"之概念及其外延

"浊毒"是指具有秽腐、黏滞、苛痼特性及病因病理双重作用之邪气，主因脾不散精，水谷不化精微而反生淤浊，继则腐秽蕴酿而生。如同人体的病理、生理产物不能及时代谢排出而蓄积体内，从而成为对人体的组织器官等造成严重损害的致病要素，其外延与西医学之病理产物如糖毒、脂毒、蛋白毒、尿酸毒等具有一定的相关性。

三、以"浊毒"立论乃辨治今病之需

今贤朱良春老先生有感于现代之痛风与朱丹溪所论的痛风病名虽同而内涵则异，然又易相混淆之弊，指出西医所谓的痛风多系饮酒和喜食膏粱厚味所致，与中医学水湿之邪相关但有所不同，主因"浊毒滞留血中，不得泄利"所致。就其病因病机曾谓："此浊毒之邪非受自于外，而主生于内……脾失健运，升清降浊无权，肾乏气化，分清别浊失司，于是水谷不归正化，浊毒随之而生，滞留血中，终则瘀结为患。"并据此创"浊瘀痹"之名，提出治当"恪守泄化浊瘀大法，贯穿于本病始终"。其首立痛风之"浊毒"病机观，将浊与湿分而论之，可谓见解独到而发古人之未备。

由此可见，以古之痰、湿等病机理论已难应现代一些病证之研究和辨治，如一些高血脂、高血糖、高尿酸等指标的变化，代谢综合征以及多种风湿免疫系统、神经系统疾病等，虽尚可以传统之理论之，但其局限性已日渐明显。以当今多发之代谢性疾病为例，其病变常造成多系统多器官的形态与功能损害，其病理机制的复杂性亦已超出了传统的水液代谢失调之范畴，但与浊毒为患的病变机理则具有较强的相关性，且以浊毒立论往往能明显提高临床疗效。

例如高脂血症、糖尿病、高血压病等发生的脂代谢紊乱，其饮食结构失衡的核心机制与中医饮食失调致脾虚不运、升清降浊失常密切相关。如脾不升清而胃失降浊，食谷不化精微则淤蓄为浊邪，所生"污秽之血"与现代高脂血症患者的血液高黏、色黄乳糜等性质几近相同。此类浊邪是进一步导致毒、瘀等多种病变的病理基础，特别是由浊致毒而浊毒内蕴，已经成为许多临床病证之重要的病理机制而贯穿于其生变过程中，当引起足够重视。

至于浊毒的根本疗法，当以恢复机体升降出入为主而旁及其他，随证而相兼为之。如许多医者以化浊、降浊解毒之法治疗高脂血症、痛风、肾功能不全等疾患的效验案例，以及我们提出之化浊解毒法治疗糖尿病及其糖毒性、脂毒性等慢性并发症的实践经验与实验研究，均显示深入研究之必要性。

第三节 "SARS""新冠"之"浊毒"共性

浊毒者，内、外之毒病均有之。不同者，外毒因外感而受，内毒则是由内失和而生。两者虽成因不同，然一旦为病则因"毒"之共性而病理机制产生相关性。以疫毒为例，如无论是 SARS、MERS 还是"新冠"，虽源于不同病毒，但至一定阶段其病变都是基于内毒素 – 炎症反应（风暴）的病理作用。

2002～2003 年 SARS 疫情暴发时，笔者曾投身一线抗疫工作，在"红区"救治患者过程中总结出以下规律：SARS 属中医学"疫毒肺痹"，具有发热、咳嗽、喘、闭的临床特征，先期多热毒痹肺，治以泻热解毒为主；后多痰浊瘀毒闭肺，治以祛瘀化痰散结为主。

而 2020 年波及全国甚至横行全球的大疫新型冠状病毒感染则当属"浊毒痹"。与 SARS 相比，"新冠"的临床特点则是腹泻、呕恶等胃肠道症状明显。前期虽如同杨栗山所谓"杂气从口鼻而入，伏郁中焦，流布上下，发则炎热炽盛，表里枯涸，内外大热。"但至中后期无论是类似缪希雍所谓"必从口鼻，故兼阳明证者独多"，还是吴又可的"邪伏膜原"，其核心病机均为"疫毒浊秽"。

外毒之如此病理特征与现代某些内科慢性毒病亦时有类似，尤其与内生（本原）"浊毒"常具有相同之病理机制，即脾失升清降浊，继而浊毒内蕴。

一、"疫毒多秽"

先贤谓"疫毒多秽"，故亦称"秽毒"。概括此论之据有三：一者，古谓"大灾之后，必有大疫"，除大灾于人身心之伤害，主要还是巨大的环境变化。我们经常看到地震、海啸、洪灾等过后，除了废墟就是遍地污秽，垃圾、动物及人的死尸腐败发臭，产生大量的病毒、细菌等致病物质。而幸存的人们往往在相当一段时间不得不在这样的环境中求生，周边之污染加流离失所、温饱失常而内伤脾胃，升清降浊失司，正气内虚而又易感毒罹病，如此内在病机多与内生浊毒类同。其临床所见如戴天章谓："头目之间多垢滞，或如油腻，或如烟熏"等"疫毒多秽"之特征，是内浊外污合而为毒。二者，运气不济，变化太过不及，如2020年属非其时有其气，气温偏高，加之人为的环境污染，呈现多"氤氲"之气、浊混不清之"秽"的特点。三者，疫病所现之病机、症状的浊秽之性，乃喻昌治疫主张"急以逐秽为第一要义"，以及吴又可提出"但得秽恶一去，邪毒从此而消"并以达原饮芳香驱邪而著效之主要依据。

二、"新冠"证候多浊秽

余于"新冠"疫情期间作为天津中医指导专家组成员进入海河医院（"新冠"定点收治医院）指导中医药的辨证治疗，诊疗用药中最为突出之体会就是天津本次疫病的证候特征是以浊秽为主。

一者，舌苔大多数以浊腻为多。我们观察了近百例患者的舌苔变化，初病者舌象大多数表现为舌质淡或暗，舌体或嫩或胖，尤以舌苔表现最为典型，大多为浊腻或厚，或有偏干如浊粉，甚则浊腐，苔色白多黄少，舌质湿润并不多见。可见较之湿邪仍以浊邪为病更广，经治疗后好转或痊愈的患者其苔多能变薄，与"SARS"类似。

二者，症状以呕恶、腹泻多发（亦与广泛使用之西药的副作用不无关系），且用药稍有寒凉即腹泻不适。这与本原之浊毒多脾虚不运，不散精微，反浊淤壅滞，由浊致毒之病理机制类同。当然，天津地处我国北方，但此次疫情中心之武汉的大多数患者中医证候以寒湿明显亦为学者共识，均未离湿浊之邪为主。

三、内生浊毒与"新冠"秽毒源虽异而性相近

本次疫毒临床上以恶心呕吐、腹泻纳呆等湿浊困脾或脾虚浊淤证多见，其毒源虽尚未明确，但是大概率上与气候、环境因素及滥食野生动物相关，这也促使国家紧急出台了有关禁食野生动物的法令。就滥食引发疫毒之病机而论，

与内毒病之浊毒多"厚味措毒"具有病理相关性。其所异者，疫毒外感急发，转相易染，流毒天下，从口鼻而入，直趋中道而伏郁中焦，继而流布三焦，甚则浊毒闭肺，或逆传心包；本原之浊毒则由内而生，因"正谷不化反浊秽为毒"，且多潜伏渐发，浊淤血分、蕴酿致毒而为病沉疴胶痼。两者源虽异，然机制不离升清降浊失司、浊腐化毒这一核心环节，故临证治毒病，亦当破内、外之藩篱而圆通之。

如疫情期间曾治某患者，男，60岁，2020年3月20日诊。新型冠状病毒感染患者，入院1周仍低热，身微恶风，咳嗽咽干，纳呆乏力，便溏日3次，情绪低落，舌苔微黄，脉细弱。病发于外感疫毒，然余诊时外邪大势已去，余毒未净乃系于脾肺两虚，其热已转为阴火，故其症如李杲所述："不欲食，食不消，兼见肺病，洒淅恶寒，惨惨不乐，面色恶而不和，乃阳气不伸故也。"治"当升阳益气，名之曰升阳益胃汤。"此亦为余治内毒之常用法方，今投四剂而安。其验之一，如《灵枢·动输》谓："胃为五脏六腑之海，其清气上注于肺，肺气从太阴而行之。"此患始于肺火盗伤母气，继则土不养金，证属"肺之脾虚"；二者，其外毒之温热已转内毒之"阴火"，故以升阳益胃汤培土清金泻阴火。其治始于疫毒，收于阴火，是基于脾虚浊秽之共性而获效。

可见，临床上内、外毒病于某些阶段其病性、病位可交叉或转化，病机具有相关性，故辨治亦同。不仅新型冠状病毒感染，自古而始的"下疳梅疮毒"和现代之艾滋病、病毒性肝炎等，亦均可从浊毒治效。辩证而论，辨证施治，藩篱可通。

第四节 "浊毒"——内毒本质研究之突破口

致病因素的不同取决于其独特的本质及作用，因而对一种特定致病因素之病理机制的深入研究，必须基于其本质的独立性。从古至今，对于毒邪的认识基本限定于邪盛为毒和他邪积甚为毒，故相关研究和应用亦多局限于急危重症范畴。这种附生之毒的病理机制中，其原邪与转化邪毒间的界线模糊，毒邪本质的独立性亦不强。而"浊毒"因其"浊"与"毒"本质上存在前述之特异关系，决定其作为邪气具有独立的本原性，而且自古"疫毒浊秽"观以及"逐秽解毒"法有效防治毒病之诸多古今证据，均为研究毒邪本质提供了可能的突破口。

一、具有毒邪本质之独立性

"正气存内，邪不可干"，《内经》这一经典论断人皆奉为圭臬，却大多忽略了其后"避其毒气"之要点。原文为何不言避其"邪气"？若为文言避复，又为何不说痰、湿等？因其所论者乃"五疫之至"，致疫者"毒"也！故知此文中之"毒气"是专指具体的"毒"邪。即"正气存内，邪不可干，避其毒气"之论中，前之"邪"者，广义之邪也，而后之"毒"者，狭义之邪气。再者，此"毒"为患"皆相染易，无问大小"，又知其非六淫所化之常毒，而是特殊之疫毒，当属本原之"毒"。

周慎斋所谓"气血凝滞，毒之所由发也。"仍是强调邪甚为毒和积蓄为毒之旨，多指他邪所附生转化之毒，而非本原之毒。而若欲探初始邪气之毒，究本原毒之实质，最近其性者当属"浊毒"，因其"毒"由"浊"酿之特异性病因病理规律与当今人类生活环境和生活方式变化的密切关系，故而于现代慢性病的成因发展中起着愈加重要之作用。浊毒之邪的病理独立性亦始为学界所关注，特别是一些以化浊解毒疗法方药显著提高了许多慢性病证之疗效的临床实践及相关基础研究取得进展，为其本质研究的深化奠定了基础。

二、与肠源性内毒素的密切相关性

中医浊毒的病理特性决定了其与饮食失调的特殊关系。"正谷不化反浊秽为毒"这一观点实源于《内经》"数食甘美而多肥也……其气上溢，转为消渴，治之以兰，除陈气也"之论。此"陈气"即是浊气，故以佩兰之属芳香逐之。一旦脾失健运，升清降浊失司，则食谷不化精微而反生淤浊，壅滞腐化则成浊秽毒。浊毒的这一生变机制与现代病理学之内毒素特别是肠源性内毒——脂多糖（LPS）的产生和作用具有几近相同之病理基础。

内毒素是指革兰阴性菌菌体内的毒性物质，广泛存在于菌细胞外壁结构中。作为内毒素核心物质的LPS，其毒性和生物活性的主要成分为类脂A，具有在低浓度时启动体内免疫系统反应，高浓度时触发全身炎症反应导致内毒素性休克、多脏器功能衰竭等双重性作用。严重感染、化药等都可导致革兰阴性病原菌大量死亡，释放出大量的LPS进入血液循环，刺激LPS的胞膜受体TLR_4信号，引起剧烈的炎症反应（风暴）并侵入肠道以外的组织，如肠系膜淋巴结、门静脉及其他远端脏器系统，亦称为"肠源性细菌/内毒素易位"。

健康人体肠道的屏障作用保证了只有极少量的LPS通过肠壁进入血液循环，从而避免其造成损害。而当今随着环境污染、人类生活方式改变，内毒素介导的低度炎症反应和血管内皮细胞损伤等微循环障碍成为慢性疾病流行的主要原因之一。

过度的脂肪摄入被认为是血液中LPS增高的启动因素，能使厚壁革兰阴性菌的数量和死亡增加，持续产生肠源性LPS在体内堆积和进入血液，学者们将这种现象称为"代谢性内毒素血症"。此类LPS产生虽非量大、浓度高，但研究表明持续低浓度的肠源性LPS通过血液循环至脂肪组织和肝脏，亦能产生大量的促炎性因子，如TNF-α、IL-6等，导致身体处于一种"亚临床炎症状态"。而长期暴露于这种炎性因子水平升高的环境，加之能够抑制其毒性的碱性磷酸酶（ALP）作用的减弱，就可能引起如肥胖、动脉粥样硬化、糖尿病、代谢综合征、非酒精性脂肪肝、炎症性肠病及周围神经病变等多种慢性疾病。而且近些年的研究亦证实，代谢疾病作为一种慢性轻度炎症性疾病，往往伴有内毒素水平的升高；这种炎症亦是动脉粥样硬化发生发展过程中重要的驱动因素，如在硬化初始阶段所引发的内膜下炎症反应，会激发多种炎症因子通过刺激胶原蛋白增生等途径，引起脂质坏死核心的增加，最终导致心血管损害。

三、与肠道菌群失调的密切相关性

肠道菌群失调可引起腹泻、腹痛等肠胃病变，但近些年来因其所致肠道微生态环境的变化和定位转移引起机体感染、代谢异常及其在糖尿病、肝炎、脂肪肝等原发性疾病中的作用而日益为人们所关注。肠道菌群失调的主要因素包括饮食、药物、年龄、肠道动力异常及免疫功能障碍等。研究证实高脂饮食可以通过影响肠道菌群，改变肠道微生物结构而损伤肠黏膜屏障，引发内毒素血症。

正常人肠道细菌种类和数量丰富，以革兰阳性厚壁菌门和革兰阴性拟杆菌门为主，占肠道细菌总数的 90% 以上。作为"微生物器官"，肠道菌群通过动态变化构成维护人体健康的重要系统，发挥消化吸收、天然屏障及调节免疫等功能。这种菌群的动态平衡一旦因饮食结构、用药等破坏而失调，则成为重要的级联因素，调节环境与宿主自身的变化来影响疾病的发生。研究表明，肠道菌群失调、移位，菌群结构、数量的变化，可改变肠道黏膜的通透性，造成内毒素入血。如使双歧杆菌等抑制 LPS 的益生菌减少、死亡而肠杆菌科等有害菌量增多，当体内肠杆菌过量时会生成大量内毒素，并释放攻击性炎症信号，容易导致肥胖及代谢综合征等。高脂肪摄入亦能促使肠道上皮细胞大量合成新乳糜颗粒，加速 LPS 的吸收和转运入血，并输送至靶组织而诱发"代谢性内毒素血症"。

LPS 的生物学活性十分广泛，众多研究表明其不仅是重要的炎性细胞因子，还可诱导增加前列腺癌细胞、肝癌细胞、结肠癌细胞等的迁移和侵袭；通过刺激外周免疫细胞或（和）小胶质细胞产生的炎性因子对神经元产生毒性作用来参与帕金森病的发生发展；改变肠道菌群结构、数量可引发溃疡性结肠炎，诱导小鼠骨质疏松症，还在阿尔茨海默病的病理过程中发挥了重要作用。

四、肠源性内毒素与肠道菌群失调是浊毒研究的契合点

上述西医学之"过度（高）脂肪摄入"与中医学的"数食甘美而多肥也"

无异；"肠道黏膜屏障受损、肠道菌群失调"与"脾虚不运，升清降浊失司"类同；肠源性 LPS 大量进入血液循环，诱发"代谢性内毒素血症"，与"浊淤酿毒"继而"浊毒内蕴"血分如出一辙；LPS 引起"炎症反应并侵入肠道以外的组织、脂质坏死"与"浊毒蚀损脏腑百骸"等相近。

有学者研究发现，黄连素可降低血浆内毒素水平，下调肝脏内毒素信号分子 TLR 和炎症因子 INF-a 的 mRNA 及蛋白的表达，改善肝脏胰岛素抵抗；马齿苋多糖可以显著改善溃疡性结肠炎患者肠道菌群失调状态。我们的一系列研究亦证实，化浊解毒中药治疗糖尿病脂毒性导致的 IR 后，双歧杆菌、乳酸杆菌的数量明显上升，肠杆菌、肠球菌的数量明显下降，可间接影响血内毒素含量的下降。

总之，内毒素特别是肠源性 LPS 作为引发炎症毒性反应的重要因素，其病因病理与中医"浊毒"高度契合。现代毒理的研究基础与方法能在一定程度上为中医学阐释浊毒之本质提供有效途径，只是应辩证处理好两者的关系。将内毒素及炎症反应之内涵和病理机制有机地融入中医学理论体系，不仅可裨益中医内毒之客观化研究，使其更科学地指导中医的临床实践，亦将促进中医内毒理论及解毒疗法于更多慢性疾病特别是疑难杂症诊疗中的创新和应用。

第五节　无形之毒的研究是深化发展内毒病学之效途

一、无形之毒日渐是疾病发展之客观规律

所谓有形者，外现能被人的眼、耳等感觉器官感知之物变；无形者，不见物变而现其用。中医将邪气大多分有形、无形，是"形而上者谓之道，形而下者谓之器"之思维方式的体现，识毒邪亦然。余霖谓"疫乃无形之毒"，此虽谓外感之毒，然同为毒邪之内毒亦具此性。

内毒为病及辨治，确切地说起始于仲景阴阳毒论治说，并渐为后世所拓展。对内毒病证的认识丰富于明清之外科学的发展，但其重于外表和局部"器

变"之思维，限制了内毒病学的进一步发展。以疮疖、肿痛、痈疡或斑疹等局部有形病灶为毒病辨证之依据，或以外现之象推其内毒之变的理法，至今虽仍举足轻重，然而于无形之毒日渐之今天，已现"古方新病不相能"之困。

无形内毒之义古今少有所及，论亦多浅尝辄止，无经可循，纲目缺如。如此薄论既有古人认识条件之因素，亦缘于古代疾病的成因特征。疾病之发生发展特别是致病规律必然是随时代发展而演变的，尤其是在现代人类生存环境发生重大变化，致病原因中各种人为因素愈加繁杂的今天。无形之毒渐成内毒病证因机之主体，这既是自然界事物之"变"的客观规律，更是疾病发展的时代特征，亦可称之为病性之时代特征。因此，重视无形之毒的研究不仅是学术发展之需，更是现代临床诊疗实践的客观要求。

二、重视无形之毒是学术研究与临床诊疗之需

分内毒为有形与无形，是内毒实质认识的深化。从重有形之毒向重无形之毒的转变，是中医象思维对毒内涵的延伸。毒之无形观曾促进了中医温病学理论体系的形成和不断完善，亦使内毒之学不再囿于疔疮肿疡等局部之变，毒邪本质的研究得以拓宽和深入。如今将内毒病之辨治广泛实践于外感和传染病之外的其他领域，可谓是毒病学的一次突破和发展。

中医象思维之非实体性是相对和非排他的，毒之无形亦是相对的，虽外无其状，然内有其害，无形之象必有其内在变化之物质基础。中医象思维的整体把握性在客观阐释内在具体的病理机制，特别是诊识无症（象）可辨的疾病或阶段时，存在一定局限性，而西医的毒性因素与中医内毒在一些内毒病变中存在着相关性。如内毒素、各种毒性因子等在一程度上可助阐释中医无形之毒的病理机制，此亦解毒中药能降低相应毒性指标的内在基础。两者学理虽异，但毒性则一，故于学术研究中可事互补。

这类毒性因素的物质基础可分为两大类，一是特异的毒性指标，如内毒素LPS、FFA、单钠尿酸盐、尿素氮、血肌酐、乙型肝炎病毒、毒性氧自由基，以及各种神经毒素等；二是具有间接毒性的指标，如 TNF-α、IL-1、白三烯

等各种炎症因子，抗原抗体复合物，升高之血糖、甲状腺激素、甲状旁腺素、肾上腺激素、C-反应蛋白、同型半胱氨酸、花生四烯酸、胱抑素、一氧化氮、凝血及纤溶产物、儿茶酚胺类物质，以及甘油三酯等。从广义角度而言，所有异常的病理指标于中医辨毒均有不同的参考价值。但如果将西医学的病理产物与中医无形之毒画等号，囿于毒之物的层面，亦不利于中医内毒理论与诊疗思维方式的自主健康发展，应辩证处理两者之关系，取彼之长补我之短。

在现阶段可借助科学的理论方法和技术手段，研究将上述内毒素与毒性因子等病理指标融入中医内毒的证素中，这样不仅利于中医从微观上对疾病的认识更为超前，亦能促进中医内毒学之病因病机、药效机制等方面研究的进一步深化，也为指导治疗及疗效评价提供客观依据。同时，应注重于临证中总结不同毒性指标与中医毒证、症的相关性和变化规律，以及与解毒中药的特异性对应关系，使其更具靶向性，从而提高内毒病辨证论治的综合效率，以图创新和完善现代中医内毒病学之理论体系。

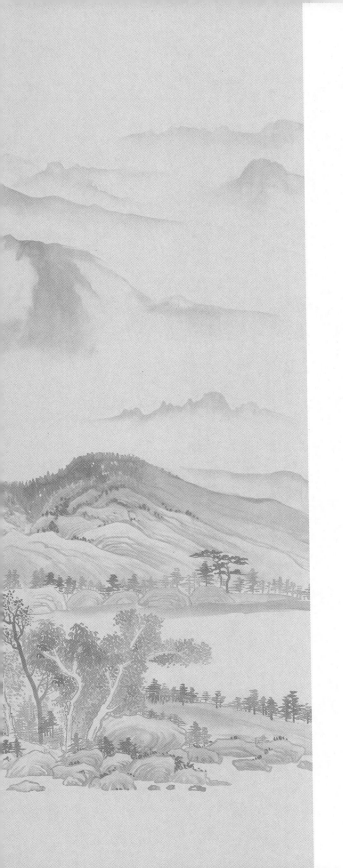

中　篇

内毒论治

第七章　内毒理论临证运用概要

"古方新病不相能也"，随着时代的发展变化，疾病谱及传统病证之病理机制都不同程度地产生了时代特征，新疾奇病层出。作为现代中医应与时俱进，守正创新病机理论及疗法方药。我们于临床中将内毒理论与西医学诊断方式协调互补，辨治各种病症积累了较丰富之经验，并于实践中总结出化浊解毒法、健脾化浊解毒法、化湿和中解毒法、清肝舒郁解毒法、清胃泻心解毒法、清心益肾解毒法、柔肝滋阴解毒法、温阳化浊解毒法等多种疗法，创制了十味白术散、渗浊运脾汤、化浊解毒饮、柴胡解毒饮、十妙解毒饮、和阳败毒饮、败毒散结方、养阴解毒平亢方、利湿解毒饮等自拟方，辨治各种现代病证获得满意的疗效。足示临证循仲景"思求经旨，以演其所知"，守古法方之意，拓古法方之用，则能于新病难证有所作为。

第一节　治内毒"五要"

内毒之临床辨治，绝非以苦寒药泻火直祛其毒那么简单，正如仲学辂撰《本草崇原集说》谓："惟士宗先用桂枝汤化太阳之气，气化则毒不留。又有桂枝汤加金银花、紫草等法。"此虽为论方之言，然内寓深厚之法理，如能会通于言外，则解毒之法自能逾流感、肺炎等感染性疾病之囿，广施于内科杂病而发挥其效。笔者多年索求，总结出"气－血－脉络"辨证论治体系及"随性顺势"解毒之基本大法。然内毒病多根深复杂多变，还须临证辨思飘逸，治法别出机杼。如余之治内毒"五要"即为实践中所悟，可与他法圆通而解难病之毒，概要如下：

一、断毒之源，整体调本

气化则毒难生，故治本原之毒，先化浊理气，或化浊健脾，芳化浊邪于未然，毒源自断而难腐秽酿毒。如余以健脾化浊防治糖尿病糖毒性、脂毒性之未成；对尚未成痛风亦无外症之高尿酸血症，则以芳化渗浊或健脾化浊行滞，降尿酸而截断其转为痛风之径；附生之毒则当先祛其所附之邪，或使其两分，亦是断毒之源。治本者，调其脏腑，毒治其内，亦是整体观矣。

二、适时解毒，融于常法

毒证当解无疑，然临证许多病内毒常潜伏作祟，或现或匿，或非重笃却难治，则解毒须正当时。如吴安庆治血崩亡阳内有火毒案，患妇因烧伤初愈劳作而血崩不止，虽有面色㿠白，肤冷汗淋，语声低怯，但服大剂归脾汤却呕不能纳，几欲虚脱。吴氏据其渴喜冷饮，舌苔白燥无津，质无血色，脉浮细而数，断其火毒内隔，性复上炎，故下药吐而不受。此素有伏火，因血失过多，抵抗力弱，蕴伏之火化毒驰横为害矣。处方以附子、干姜回阳敛汗；川连、子芩清火解毒，加减一剂即知。此即融解毒于常法之活用矣。

三、内外相兼，分消其毒

临证时有外毒、内毒相兼为病，或并病或合病。内、外之毒其源虽异，然其毒性则一，故祛毒为其同则。然治失其度，或外毒内陷，或内毒弥散，尤以外毒内陷，聚而毒甚者易危。故内毒、外毒合病或并病时，大法当先解其外，外解乃可攻里。然亦有内毒、外毒合病俱急者，表散则内毒泛溢，攻里则外毒内陷，此当分消内外，宣外与清解兼施，避毒内聚为要。

四、扶正祛毒，把握机宜

积毒去则正气自伸，故毒病已成，急则祛毒、缓则调脏为常理。然亦有症急需先挽正，缓后祛毒，即"气化则毒不留"。如徐大椿治缩脚肠痈案，病情毒势虽急危，然徐氏先以养血通气方合护心丸以复本元之气化，提高机体适应性而使痛减势缓，再进消瘀逐毒之丸散，终使危证得挽，体现的是整体把握毒势，运筹帷幄，辩证处理正邪、时机等关系。

五、无形之毒，指标辨治

对外无毒象而内有毒损，以及经治后外症退尽而内毒未净者，若仍以"诸症皆失即为病愈"之传统理念评价，已然缺乏客观性或贻害无穷。而明确的西医诊断及相关指标的检测可助分析病情，配合中医辩证则能透过其有形无形之象来掌握内毒实质，以协调后续之治策。

总之，内毒之治解毒固然为核心，但仍须权衡正邪、内外等诸多相关因素，综合施治方收全功。如周某内外合毒案，男，40岁。登记号：373587659。2020年4月9日初诊。患者2月底发痛风，于他医服非布司他后症状消失。3月再发，其时以足跟红肿热痛为主，再服非布司他好转，现减至每天1片。前日又现右额部带状疱疹灼痛，伴右足跟仍疼痛不适而来就诊。刻诊：右额部带状疱疹色红成串，患处灼热胀痛，同侧目亦赤糊，右足跟肿痛，局部微红；舌红，苔白，脉沉小滑。血尿酸仍高。此属内外合毒，然值外毒未散，欲由气分传血分阶段。上感风毒外束，下蕴湿毒下注，且有毒邪蔓延之势。治当上下分消，疏外清内，祛湿解毒。以上中下通用痛风方化裁。

处方：白芷15g，桂枝15g，北柴胡12g，黄芩片15g，胆南星12g，关黄柏10g，麸炒苍术15g，秦皮30g（后下），川芎15g，炒桃仁20g，龙胆草12g，土茯苓50g，威灵仙15g，红花10g，炒栀子10g，车前草30g，当归15g，生地黄30g。14剂，日1剂，水煎，分2次服。

2020年4月27日二诊：诉带状疱疹大消，目糊亦清。此逐秽宣窍，投之中肯而收效亦捷。仍足跟略痛，自测血尿酸下降至 345μmol/L。查右额部带状疱疹已消退，少量结痂，色亦变浅，足跟色正不肿，舌暗红，苔白略浊，脉沉细。浊毒未净，仍须清络化腐，以前方合十妙解毒饮化裁。

处方：关黄柏 10g，牛膝 20g，薏苡仁 30g，炒僵蚕 10g（后下），车前草 25g，土茯苓 50g，龙胆草 10g，百合 25g，北败酱 25g，虎杖 15g，胆南星 10g，金钱草 25g，白芷 15g，三七粉 1.5g(冲服)，蚕砂 30g，独活 30g。14 剂。

5 月 11 日三诊：诸症俱缓，已效图进，原方化裁以净其浊。

6 月 1 日四诊：带状疱疹痊愈，自诉长期困扰的湿疹亦愈，久患之头皮屑多亦消失。自觉病已痊愈，复查血尿酸微升：420μmol/L。诸症虽消，然化验指标仍示血浊尚滞。浊必壅气，故方以十味白术散化裁，健脾运化以化浊防腐，亦扶正以善后。

第二节　临床常用解毒法和用方

治内毒方药，既有苦酢解毒，亦有虽非苦寒却能防毒于未然，或气化或调血脉而制毒之变，不同者，法尔。如《医学真传》云："夫银花之藤，乃宣通经脉之药也……通经脉而调气血，何病不宜，岂必痈毒而后用之哉。"药用如此，组方亦然，有解毒为主之役，亦有辅佐之用，其理则一，内涵亦深厚。余多年来运用内毒理论辨证组方治疗多系统病，如内分泌代谢病、风湿免疫病、胃肠道病、泌尿系统病及皮肤病等，常取得良好疗效。弟子们先后从中整理出 30 余种解毒疗法及常用方药，或古方新用，或创制新方，以充实内毒之辨证论治体系，现汇总如下。

一、运脾化浊防毒法

1. 主治：脾虚浊淤诸证。

2. 主方：十味白术散（自拟方）或渗浊运脾汤（自拟方，见第十四章）

加减。

3. 用药：佩兰、枳壳、葛根、太子参、白术、茯苓、甘草、五味子、丹参、柴胡、知母、蒲公英、蚕砂等。

4. 应用经验：运脾化浊法为笔者多年经验之总结，所用芳化运脾之方则化裁于钱氏七味白术散。本方能运脾散精、行滞化浊，虽非主以解毒之药，然能截断浊毒化生之源，未毒先防。常用于疲劳综合征、糖尿病前期和早期、脾胃病、高脂血症、高尿酸血症等证属脾虚失运者，为扶正御毒之效方。

二、化浊解毒法

1. 主治：浊毒内蕴诸证。

2. 主方：化浊解毒饮（自拟方）化裁。

3. 用药：黄连、佩兰、柴胡、黄芩、赤芍、枳壳、熟大黄、姜黄、炒僵蚕、生地黄、蒲公英、丹参、桑枝等。

4. 应用经验：本法据余多年临床总结的由浊致毒之内毒病机观所制，本方主由黄连、佩兰化浊解毒，入升降散与大柴胡汤化裁而来。升降散升清降浊，祛杂病流毒；大柴胡汤清利肝胆，兼和解内外，合则复气机之升降出入，浊毒自化。故常用于糖尿病、痛风、脂代谢紊乱、肥胖、高胰岛素血症、慢性肝炎、胆囊炎、脂肪肝、库欣综合征、垂体病、多囊卵巢综合征等病，为化浊解毒之代表方。

三、化湿浊解毒法

1. 主治：湿毒内蕴，偏于湿浊壅滞诸证。

2. 主方：甘露消毒丹化裁。

3. 用药：茵陈、滑石、黄芩、木通、连翘、薄荷、贝母、白豆蔻、石菖蒲、广藿香、蚕砂、蝉蜕、地肤子、白鲜皮、猪苓、薏苡仁等。

4. 应用经验：本法主方以化湿浊为主，兼以解毒，亦为余常用之方。湿浊欲化内毒阶段用该方最为适宜，因其防湿浊化毒而能断毒之源，故广泛应用于诸多湿浊或内毒疾患，常用于治疗痛风、糖尿病、肥胖、脂肪肝、甲亢、肾衰、心肌炎、血液病、风湿热、结节性红斑、疮疡、湿疹、下肢丹毒等，堪称防治内毒之经方。

四、清利湿热解毒法

1. 主治：湿热蕴毒下注诸证。

2. 主方：十妙解毒饮（自拟）化裁。

3. 用药：苍术、黄柏、怀牛膝、萆薢、薏苡仁、鸡矢藤、车前草、土茯苓、秦皮、龙胆草、百合、败酱草、蚕砂、金钱草。

4. 应用经验：本方具有清利湿热、泻火解毒之功而善治湿热毒痹。方由清代张秉成之《成方便读》中的四妙散化裁而来，主要用于痛风、风湿热、各种关节炎、糖尿病足坏疽、尿路感染、疮疡、湿疹、下肢丹毒、肾衰竭等。

五、利水祛（渗）湿解毒法

1. 主治：水湿热毒蕴结下焦诸证。

2. 主方：利湿解毒饮（自拟）化裁。

3. 用药：土茯苓、木通、大黄、白茅根、猪苓、石韦、萹蓄、滑石、益母草、生薏苡仁、山药、白花蛇舌草、乌药、马鞭草等。

4. 应用经验：此法方常用于治疗尿路感染、肾炎、疮疡、盆腔炎、痛风、下肢丹毒、肾功能衰竭等。尤其适用于糖尿病合并复发性尿路感染急性期，以及其他妇科附件感染等。

六、祛湿解毒通络法

1. 主治：湿毒瘀热互结诸证。

2. 主方：当归拈痛汤化裁，或上中下通用痛风方。

3. 用药：①当归拈痛汤化裁：当归、羌活、防风、猪苓、金钱草、茵陈、黄芩、葛根、炒苍术、炒白术、苦参、知母、甘草、忍冬藤、穿山龙、土茯苓等。②上中下通用痛风方：黄柏、苍术、姜制南星、威灵仙、萆薢、防己、神曲、桂枝、桃仁、红花、龙胆草、羌活、白芷、川芎、鸡矢藤等。

4. 应用经验：当归拈痛汤功善利湿清热、疏风活血，余常化裁以治疗湿毒流注之皮肌炎、痛风发作、下肢丹毒、臁疮、类风湿关节炎、膝关节劳损性滑膜炎、糖尿病周围神经病变、肋间神经痛等湿热毒瘀互结之病证；上中下通用痛风方功善清热解毒、利湿祛痰、消肿散结、通络止痛，临床常用于痛风、肌筋膜炎、系统性红斑狼疮、干燥综合征、类风湿关节炎、肩周炎、坐骨神经痛、荨麻疹等与中医痰瘀毒痹关系密切之病证。

七、舒郁清肝解毒法

1. 主治：肝郁气滞，淤浊成毒诸证。

2. 主方：清肝解毒平亢方（自拟）化裁，或清肝洁面方（自拟）。

3. 用药：①清肝解毒平亢方：当归、白芍、北柴胡、茯苓、牡丹皮、炒栀子、玄参、炒白术、黄芩片、地锦草、夏枯草、连翘、川芎、土贝母、醋香附、柏子仁等。②清肝洁面方：牡丹皮、栀子、当归、白芍、柴胡、茯苓、炒白术、生甘草、薄荷、丹参、葛根、白芷、鱼腥草、蜜枇杷叶、白薇、白蔹。

4. 应用经验：两方均从丹栀逍遥散化裁而来。前者为治肝郁热毒阳亢之方，用地锦草、柏子仁解毒定悸、宁心安神。常用此法治疗肝郁热毒阳亢之甲状腺功能亢进等，针对甲亢患者心悸、烦热等特点，用连翘、玄参清解热毒；夏枯草、土贝母解毒兼消甲状腺肿大。后方常用于治疗面部痤疮或色斑、月经不调，或见口苦、心烦、胁痛、情志忿恚等症者。方中白芍、白蔹、白芷取自李仲南《永类钤方》之"七白散"，既可解毒，亦兼以白应白而去其面皯，可达美白之效。

八、养阴解毒平亢法

1. 主治：阴虚热毒诸证。

2. 主方：养阴解毒平亢方（自拟）化裁。

3.用药：生地黄、玄参、麦冬、赤芍、酒五味子、土贝母、地锦草、夏枯草、地骨皮、桑白皮、黄药子、首乌藤等。

4.应用经验：此为解阴虚阳亢热毒之方，化裁于郑梅涧之养阴清肺方。余常以此治疗阴虚热毒阳亢的甲状腺功能亢进，尤以土贝母、黄药子凉血解毒散结，夏枯草清肝散结败毒，地锦草燥湿解毒宁心，为治各种甲亢之基础方之一，亦可用于高血压、高脂血症、失眠及其他神经内分泌代谢紊乱。

九、健脾益肾解毒法

1.主治：脾肾两虚之内毒诸证。

2.主方：双雄汤（自拟）化裁。

3.用药：太子参、生黄芪、熟地黄、酒萸肉、山药、牡丹皮、茯苓、泽泻、鹿角霜、鹿衔草、鬼箭羽、半边莲、土茯苓、丹参、石莲子。

4.应用经验：此为治脾肾两虚兼内毒之方，常以此治疗虚劳诸证，特别是糖尿病肾病、慢性肾炎之蛋白尿、心衰等，症见面浮身肿、按之凹陷、畏寒肢冷、头晕目眩、少气懒言、腹泻便溏等。全方以益肾健脾、扶正气化为主，加鬼箭羽、半边莲、土茯苓化浊除湿解毒，为虚实兼顾之方。

十、益气摄血解毒法

1.主治：毒损肾络、气不摄血之证。

2.主方：益气摄血方（自拟）化裁。

3.用药：阿胶珠、生地黄、熟地黄、血余炭、生黄芪、仙鹤草、茜草、地榆、蒲黄炭、侧柏炭、炙甘草、土茯苓、白花蛇舌草、马鞭草等。

4.应用经验：本法主方主治毒损脾肾之络、气不摄血证，余临证常以之治疗各种肾脏病变，特别是糖尿病肾病以血尿为主者。用益气之药基础上，以土茯苓、白花蛇舌草、马鞭草清解内毒而不伤正；仙鹤草功擅止血，又能合黄芪益气解毒而愈劳伤脱力。

十一、升清降浊解毒法

1. 主治：三焦气机阻滞，升清降浊失司诸证。

2. 主方：升降散化裁。

3. 用药：白僵蚕（酒炒）、全蝉蜕（去土）、姜黄（去皮）、大黄（熟）等。

4. 应用经验：本法为笔者喜用之道。现代研究发现升降散主要有抗炎、抗病毒、抗惊厥、降脂、抗肿瘤、抗凝等作用，并对心、肝、脾、肺、肾等脏腑及多系统均有调节作用，故临床常用于气机滞涩、升清降浊失司之多种病证，如脑供血不足、脂代谢紊乱、血管性痴呆、胃下垂、腹胀胁痛、痛经、肾小球肾炎、糖尿病、肝硬化、乳腺增生等，还可用于突发性耳聋、急性扁桃体炎、咳嗽、支气管哮喘、急性胰腺炎、关节炎、荨麻疹、痤疮、神经性皮炎等多种病证。临证化裁得当则常效如桴鼓，实精方矣。

十二、益气解毒通便法

1. 主治：气虚不运，浊阴不降之便秘。

2. 主方：润魄汤（自拟方）化裁。

3. 用药：当归、炒莱菔子、郁李仁、火麻仁、桔梗、熟大黄、首乌、生白术、桃仁、升麻、太子参、紫菀、锁阳、酒苁蓉等。

4. 应用经验：本法常用于虚实夹杂或以气阴不足为主的各种便秘，特别是老年顽固性便秘。本方为余多年总结所出，用药以益气润通为主，尤其兼以首乌之润，配桔梗与熟大黄以清解上、下之浊毒，力求其本而非图一时之快。

十三、凉血解毒法

1. 主治：营血热毒诸证。

2. 主方：清营汤或犀角地黄汤化裁。

3. 用药：①清营汤化裁：水牛角、生地黄、牡丹皮、玄参、麦冬、金银花、连翘、黄连、淡竹叶、丹参。②犀角地黄汤化裁：水牛角、生地黄、赤芍、牡丹皮、玄参等。

4.应用经验：本方为解营血热毒之经典方，余常以此治疗热毒蓄蕴营血诸证，如血液病、系统性红斑狼疮、高血压、糖尿病、病毒性心肌炎、银屑病、荨麻疹、丹毒、带状疱疹、痤疮等，祛邪而不易伤正是其长。水牛角配玄参为余临床解血分热毒之效验用药。

十四、活血解毒法

1.主治：瘀毒阻络诸证。

2.主方：解毒活血汤化裁。

3.用药：葛根、桃仁、红花、连翘、熟大黄、何首乌、黄连、生地黄、丹参、佩兰、牡丹皮、赤芍、生甘草、水蛭等。

4.应用经验：自恩师张琪先生开以此法方治慢性肾功能衰竭之先河，广为后世传用，治疗各种肾病所致肾功能衰竭确有卓效，临证化裁对面色晦暗等瘀毒内蓄之血肌酐升高者尤验。余常于原方基础上加土茯苓、积雪草、蒲公英以清利内毒；且以煅牡蛎燥湿毒，以加强降肌酐之力。辨证化裁还可用于慢性盆腔炎、前列腺炎、痔疮、带状疱疹后遗神经痛等，实为治肾衰之良方。

十五、益气升阳散火解毒法

1.主治：阴火化毒，清阳不升，浊阴不降诸证。

2.主方：升阳益胃汤或升阳散火汤化裁。

3.用药：太子参、炒白术、生黄芪、黄连、陈皮、茯苓、泽泻、防风、羌活、独活、柴胡、白芍、干姜、半夏、葛根、升麻、蒲公英、黄芩、肉桂等。

4.应用经验：本法主"肺之脾胃虚"证，能清降阴火。主治因脾胃气虚，生湿浊下流于肾，化阴火上冲损肺诸证。常用于各种慢性肾炎、糖尿病肾病、甲状腺功能减退症、肾上腺皮质功能减退症、咳喘、慢性胃炎、泻痢、自主神经病变、疲劳综合征等，属虚实夹杂、土败金伤兼湿热蕴毒之病证。

十六、和阳败毒法

1. 主治：阴毒血虚，湿蕴脉络诸证。

2. 主方：和阳败毒饮（自拟）化裁。

3. 用药：熟地黄、生黄芪、蛇床子、连翘、蜜麻黄、白鲜皮、赤芍、白豆蔻、白及、肉桂、姜炭、甘草、薏苡仁、茯苓等。

4. 应用经验：本方化裁于阳和汤合薏苡竹叶散、麻杏薏甘汤，主外有湿热郁于经络，内有寒毒血虚之证。该证辛温表散、苦寒清利皆在所忌，治当和阳益血以托其毒，辛淡渗湿散其表。本方可辨治痤疮、疱疹、湿疹、银屑病、白塞病、干燥综合征、皮肌炎等各种皮损，或伴有皮损之病证。辨证加用鸡矢藤、豨莶草、土茯苓、徐长卿等性平解毒通络之品，亦可辨治脉管炎、结节性多动脉炎、糖尿病足、重度静脉曲张等自身免疫和结缔组织病及各种痈疽等属阴毒之寒热错杂病证。

十七、清胆和胃解毒法

1. 主治：胆胃湿毒诸证。

2. 主方：蒿芩清胆汤或芩连二陈汤化裁。

3. 用药：苍术、厚朴、陈皮、生甘草、青蒿、黄芩、黄连、枳壳、竹茹、半夏、茯苓、碧玉散等。

4. 应用经验：本法疏利少阳，善清胆胃之浊毒，祛膈中之烦热，常用于急慢性胆囊炎、肝炎、胃肠炎、脂肪肝等，或伴肝、胆、胰相关指标异常之病证。

十八、清脾解毒法

1. 主治：热毒伏脾诸证。

2. 主方：泻黄散化裁。

3. 用药：藿香、生石膏、炒栀子、防风、生甘草、黄连、肉桂、蒲公英等。

4.应用经验：本法善灭脾经伏郁之毒火。余常以此治疗热毒伏脾所致之顽固性口腔溃疡，或无名唇舌肿痛、口臭、脘腹痛、痢毒等。

十九、清热泻火解毒法

1.主治：胃火炽盛化毒诸证。

2.主方：黄连解毒汤或清胃散化裁。

3.用药：炒栀子、石膏、生甘草、黄连、黄芩、黄柏、升麻、生地黄、当归、连翘等。

4.应用经验：此方主解中焦内盛之热毒，尤祛胃热毒盛所致口疮、牙痛、牙龈肿痛之症。现更多用于颈动脉斑块、高血压、缺血性中风、急性感染性心内膜炎、慢性肾衰竭、幽门螺旋杆菌阳性胃溃疡、重症肛周脓肿、急性盆腔炎、湿疹、下肢丹毒等，但以火邪充斥、津液未伤者为宜。余于原方基础上常加鱼腥草、红藤、蒲公英以增其效；佐肉桂下行其火；或加葛根升散火毒，兼护其胃。

二十、柴胡解毒法

1.主治：少阳失和蕴毒诸证。

2.主方：小柴胡汤合五苓散、龙胆泻肝汤化裁。

3.用药：柴胡、黄芩、太子参、半夏、生甘草、干姜、白术、龙胆草、炒栀子、板蓝根、天花粉、茯苓、黄药子、猪苓、桂枝等。

4.应用经验：余常以小柴胡汤加龙胆草、炒栀子、板蓝根、黄药子等以和解少阳内蕴之热毒；或合五苓散理脾化浊。治疗甲亢、甲状腺炎发热、支气管炎、胆囊炎、肝炎、慢性胃炎、肾盂肾炎、脂肪肝、月经不调、产后发热等效佳；热毒兼湿浊重者则选龙胆泻肝汤化裁，亦常用于治疗失眠、带状疱疹、中耳炎等属肝经湿热蕴毒诸证，或见口苦、胁痛、目赤、耳鸣、苔腻等症者，在原方基础上加忍冬藤、败酱草、鱼腥草常能增强清解湿热内毒之功。

二十一、败毒散结法

1. 主治：痰毒内结积聚诸证。

2. 主方：败毒散结方（自拟）化裁。

3. 用药：玄参、夏枯草、猫爪草、醋鳖甲、炒芥子、北柴胡、醋香附、浙贝母、荔枝核、穿山龙、重楼、合欢花、醋莪术、皂角刺、威灵仙、徐长卿等。

4. 应用经验：本方祛解互结之痰毒，余以此化裁治甲状腺结节、甲状腺肿、慢性甲状腺炎、垂体瘤、肾上腺结节等积聚类病证，尤多用于瘿瘤诸疾，为治甲状腺腺瘤之常用方。方中遣玄参、浙贝母、猫爪草、醋鳖甲等功善解毒散结；重楼、徐长卿增强解毒消肿之效，以求败其毒而结自散。

二十二、泻心清肠解毒法

1. 主治：中上二焦热毒炽盛诸证。

2. 主方：凉膈散化裁。

3. 用药：连翘、栀子、黄芩、薄荷、大黄、芒硝、淡竹叶、生甘草等。

4. 应用经验：本方主中上二焦热毒炽盛之胸膈如焚，心烦口渴，面赤唇焦，口舌生疮，或胃胀热痛，或咽痛吐衄，便秘溲赤等症。临证化裁可用于治疗胃食管反流病、胆道感染、急性黄疸型肝炎、甲亢性心脏病、咽炎、口腔炎、急性扁桃体炎等属上中二焦火化炎毒者，可加蒲公英、鱼腥草等助清泄上炽之热毒。

二十三、疏风清热解毒法

1. 主治：风热之毒上攻诸证。

2. 主方：普济消毒饮化裁。

3. 用药：黄芩、牛蒡子、生甘草、桔梗、板蓝根、马勃、连翘、玄参、升麻、柴胡、陈皮、薄荷、炒僵蚕、鱼腥草等。

4.应用经验：本方偏重于疏风解毒，对头面风毒者尤宜。本方除用于腮腺炎、头面丹毒、急性咽喉炎、眼睑带状疱疹等传统的头面之火疾外，余更多辨用于亚急性甲状腺炎、病毒性心肌炎、血管神经性头痛、痤疮、脱发、银屑病、系统性红斑狼疮、花粉过敏、过敏性紫癜、多形性日光疹、风湿热性关节炎等证属中医热毒内蕴之诸多病证，为解上焦头面热毒之常用良方。

二十四、燥湿泻火解毒法

1.主治：湿热毒炽盛于上之诸证。

2.主方：如金解毒散化裁。

3.用药：黄连、黄芩、黄柏、炒栀子、桔梗、生甘草、炒僵蚕等。

4.应用经验：本方功善清降解毒，尤适用于面生痤痱、过敏、疖肿、酒糟鼻等多种湿热浊毒上壅之病证，是以桔梗引药上行者也。余除以此方化裁治疗热毒炽盛之疮疡肿毒或消渴病坏疽、臁疮等外，亦常化裁辨治库欣综合征、甲状腺功能亢进、亚急性甲状腺炎、糖尿病等内分泌代谢失常类疾病获效。

二十五、清瘟解毒法

1.主治：血分热毒炽盛诸证。

2.主方：清瘟败毒饮化裁。

3.用药：生石膏、炒栀子、黄芩、黄连、生地黄、淡竹叶、玄参、水牛角、连翘、赤芍、知母、桔梗、生甘草、地锦草、牡丹皮等。

4.应用经验：此方临床主要用以治疗无名肿毒、丹毒、高热昏迷等内毒之重症，余亦常用于治疗亚急性甲状腺炎、系统性红斑狼疮、脂肪肝、白血病、红皮病型银屑病，以及肺炎等属热毒燔血之多系统急慢性病证。

二十六、清胃泻心益肾解毒法

1.主治：心胃蕴热，脾肾两虚，由浊致毒诸证。

2.主方：白茯苓丸化裁。

3.用药：茯苓、覆盆子、蛇床子、鸡内金、太子参、玄参、天花粉、萆薢、黄连、熟地黄、煅磁石、石斛等。

4.应用经验：本方善清胃热、固肾精，胃肾同调是其长。余临床常以此治疗胃火消烁肾脂的肾消病，即肾炎、糖尿病肾病等以蛋白尿、血尿之变为主者，临床表现为两腿渐细、腰脚无力、尿混浊多泡沫等症者，尤其适宜本方所治，疗效颇佳。

二十七、益气养阴、利湿解毒法

1.主治：气阴两虚，心肾不交，兼湿热蕴毒诸证。

2.主方：清心莲子饮加味。

3.用药：黄芪、党参、石莲子、地骨皮、柴胡、茯苓、麦冬、车前子、黄芩、白花蛇舌草、蒲公英、猪苓、白茅根、生甘草等。

4.应用经验：本方尤以交通心肾为其长。余常以此治疗各种肾炎、糖尿病肾病蛋白尿、泌尿系感染、失眠、心悸等，主症为咽干口苦、气短乏力、心悸不寐、腰酸、尿浊多沫等心火上炎、肾精不固之证。临证常于此方基础上加益母草、半边莲、土茯苓等清解之品，以祛损伤肾络之毒。

二十八、养血润燥、祛风解毒法

1.主治：血虚风热，燥湿相兼为毒。

2.主方：当归饮子加味。

3.用药：当归、白芍、川芎、生地黄、荆芥穗、防风、白蒺藜、生甘草、何首乌、白鲜皮、地肤子、牡丹皮、丹参、蝉蜕、苦参等。

4.应用经验：此方功善祛风养血，祛风毒而不伤阴是其长。余常以此治疗糖尿病末梢神经病变之瘙痒、老年性皮肤瘙痒症及其他皮肤疾患，表现以皮肤瘙痒、干燥脱屑、蚁行感、夜卧或受风则瘙痒加重等症状为主，即中医"血燥"为本而兼风毒或兼湿者。

二十九、清燥解毒法

1. 主治：燥毒外束，灼伤肺津诸证。

2. 主方：清燥救肺汤加味。

3. 用药：桑叶、石膏、麦冬、阿胶、胡麻仁、杏仁、枇杷叶、太子参、生甘草、丹参、玄参、当归、蝉蜕、北沙参、白鲜皮、地肤子等。

4. 应用经验：本方除治秋燥之毒外，亦常用以治疗消渴、皮肤病、咳喘、口舌生疮等内毒日久耗伤津液而生燥毒者，常见口鼻干燥、灼热、咽燥而痒、干咳等症状。可于原方基础上加炙桑白皮、白薇清透热毒；加首乌清解其燥毒，为清润解毒之法。

三十、温经散寒解毒法

1. 主治：寒毒凝滞经脉之证，此法为寒温并用。

2. 主方：当归四逆汤或乌头桂枝汤或阳和汤化裁。

3. 用药：①当归四逆汤化裁：当归、桂枝、白芍、细辛、小通草、生甘草、大枣、薏苡仁、败酱草等。②乌头桂枝汤化裁：制川乌、制草乌、桂枝、白芍、生姜、生甘草、大枣、土茯苓、虎杖等。③阳和汤化裁：熟地黄、蜜麻黄、鹿角胶、白芥子、肉桂、生甘草、炮姜炭、败酱草、蒲公英、蛇床子等。

4. 应用经验：当归四逆汤化裁可散寒解毒，常用以治疗风湿病、糖尿病周围神经病变等虚寒之痹；乌头桂枝汤较当归四逆汤兴阳散寒之力更为峻猛，乌头为大辛大热之品，善解阴疽之毒，对凝寒痼冷则能以毒攻毒，尤擅治疗寒凝经脉之痛性神经血管病变及多种痛证；阳和汤补血助阳，散寒通滞，常用于疮毒日久耗伤气血，致阳虚寒凝为毒者，或阳气郁闭不通，致寒凝毒结发为阴疽之证，临床表现为疮口漫肿不红、皮色晦暗、久不收口等。三方亦常用于糖尿病周围神经病变、前列腺增生、下肢动脉硬化闭塞症、桥本氏病等属中医虚寒阴毒之证者。余于临证时常在三方基础上选加土茯苓、徐长卿、薏苡仁、薤白、鹿角胶、鸡矢藤、豨莶草等辛温、甘淡类解毒通络之品，以助祛内毒并复被其束缚之元气，其功更著。

三十一、祛风胜湿（清热）解毒法

1. 主治：风热湿毒诸证。

2. 主方：搜风解毒饮化裁。

3. 用药：土茯苓、白鲜皮、金银花、炒薏苡仁、皂角刺、木瓜、防风、川木通等。

4. 应用经验：搜风解毒饮能兼顾风、湿、毒三邪，尤善剔络中之风毒，常用以治疗诸如风湿性关节炎、痛风、神经性皮炎、牛皮癣、盆腔炎、慢性前列腺炎等属中医风湿热毒郁结之病证，尤其以伴瘙痒者为宜。余于临证还多用于解除痤疮疖肿、痒疹疱癣，以及紫癜、皮肌炎等体表之毒，常能应手。

第三节　解毒药之承古出新及临床常用药对

解毒药，即能消除毒素对人体之毒性损害的药物，于中医学则特指解除毒邪之药。古有先贤定解毒法，制解毒药，且屈指可数。然因随时代及疾病谱之变化而毒病恶证与日渐增，后人亦不断探索发现解毒新药或新用，集成解毒专药之大类（参见附篇），其不止于数量之倍，作用分类亦呈多样，促进了临床应用的精准化。

中药学之传承发扬有赖于去粗取精，但也难免佚失其中之精蕴者，于此当发幽掘隐，出新而扬。解毒药之用，投之中肯，多收效亦速，而难取近功者则须护其气化。且同为解毒药，其力、其性自是有别，有单行即效者，亦有相使配伍而取功增效者，临床当辨证和合运用之。

一、《神农本草经》解毒药之古法新用

《神农本草经》（后简称《本经》）论解毒之药，既有如犀角，直言其"主

百毒虫注，邪鬼瘴气"，更多则如败酱"主暴热火疮，赤气，疥瘙，痈痔"等，借所主病或病机以示其解毒之功。其描述虽谓较详，但多散述而未成体系，味数有限又有部分解毒功能为后世淡化或佚失。如葛根，《本经》谓其能"起阴气，解百毒"，今则主发表解肌、升阳益津，只遗葛花解酒毒；《本经》谓徐长卿主"鬼物百精，蛊毒疫疾，邪恶气"，而今则主祛风止痛；升麻亦由主"解百毒，杀百精，老物殃鬼，辟温疫"，变为今之主升阳举陷；更有如猪苓解毒之功，今则摒弃或佚失而全无。如此识变，不离中医毒理学之时代性演变及其各家争鸣等，而今应纠偏匡弊，演经旨以合现代毒病之理，师其法而不拘于一端，临证出新活用则功自卓然，今选其枝叶以示之。

1. 夏枯草

《本经》曰："主寒热，瘰疬，鼠瘘，头疮，破癥，散瘿结气，脚肿湿痹，轻身。"今本列入"清热明目"药类，主以清肝火、散郁结、平肝阳，然若能承经而扬其用，则远不止于此。该药除《本经》中所解"瘘疮"之毒，凡肝胆之火毒皆可清之，尤擅清解内分泌之毒，用于治疗甲状腺功能亢进、亚急性甲状腺炎、高功能性甲状腺瘤及肾上腺功能亢进等腺毒症，常获著效。

2. 葛根

《本经》曰："主消渴，身大热，呕吐，诸痹，起阴气，解诸毒"。今本列入"疏散风热"药类，主以发表解肌。余临证变通于阳明热毒郁于头面颈项者，如痤疮、疖肿、砍头疮、颈肩僵硬痛及阳明热毒下利等，取效不可或缺。

3. 龙胆

《本经》曰："主骨间寒热，惊痫邪气，续绝伤，定五脏，杀虫毒"。今本龙胆草主燥泄肝胆之湿热，而广其祛毒之功则更主火炎化毒诸证，如肝炎、胆囊炎、带状疱疹、尿路感染等属火毒、湿热蕴毒诸证者。

4. 川芎

《本经》曰："主中风入脑头痛，寒痹，筋挛缓解，金疮，妇人血闭无子……除蛊毒鬼疰，去三虫。"今本列入"活血化瘀"药类，而经谓其"除蛊毒鬼疰"，则示其用不止于痈疽、臁疮等气壅血溃之患，亦可用治如糖尿病周围血管、神经病变及各种炎症属于血瘀兼蓄内毒之胶痼诸证，因其擅行血中之气而更能防瘀结化毒。

5. 萆薢

《本经》曰："主腰背痛强，骨节风寒湿周痹，恶疮不瘳，热气。"今本主利湿浊、祛风湿，然经谓主"恶疮不瘳"，则示其擅长解各种疮毒。临证当广"疮毒"之义，如现今各种肾炎、痛风等免疫及代谢性炎症，又非此为何？

6. 紫菀

《本经》曰："主咳逆上气，胸中寒热结气，去蛊毒，痿蹶，安五脏。"今本为止咳化痰之常品，而痰浊积久于窠自成蛊毒，故久咳顽痰可酌大剂解之。前贤以之通顽秘，亦是祛便结之毒。

7. 石膏

《本经》曰："主中风寒热，心下逆气惊喘，口干舌焦，不能息，腹中坚痛，除邪鬼，产乳，金疮。"石膏"除邪鬼，疗金疮"今本未载，然后世玉女煎、清胃散主"口疮吐衄及牙宣"等，非大剂生石膏清泄中焦而不解，凡此皆赖石膏擅祛无形之火毒矣。

8. 猪苓

《本经》曰："主痎疟，解毒，蛊疰不祥，利水道。"今本主清热利水，人皆知其又能护阴，然不知其能"解毒除蛊疰"者众。余谓其擅解膀胱、肾经之湿热毒，变通亦能解肝经浊毒，如降肝病转氨酶异常升高等，是善祛浊道之毒。

9. 白及

《本经》曰："主痈肿，恶疮，败疽，伤阴死肌，胃中邪气，贼风鬼击，痱缓不收。"今本多以其性甘涩而主失血诸症及敛疮生肌。古贤则主治痈疽恶疮，是尽其解毒之役。余体会其解毒确为良品，除痈疽久溃不收外，常验于伴有血症之内毒尿血、浊毒内蕴之胃肠溃疡便血等。

10. 鹿茸

《本经》曰："角，主恶疮痈肿，逐邪恶气，留血在阴中。"今本入温阳益精之列，是依《本经》"益气强志，生齿不老"说，此系鹿茸之功。同为角，幼年带茸毛未角质化者为鹿茸，成年骨化之老角称之角。前者益髓而偏温补气血，后者质硬偏温兼祛瘀毒，鹿角胶则兼而有之，此即阳和汤以鹿角胶温阳补血兼解毒之意，实寓祛邪复正，气化而毒自去矣。

11. 鳖甲

《本经》曰："主心腹癥瘕坚积寒热，去否，息肉，阴蚀，痔，恶肉。"能祛蚀、痔、恶肉者，是强于散结毒，然今本只载潜阳息风而软坚散结，佚其解毒之功。如广《本经》治毒之用，则既能散在外之肿毒、恶瘤，亦可解肝阳化风之毒，如高血压、甲亢、肝炎等火毒内盛又兼阴伤者尤宜。

12. 薤（白）

《本经》曰："主金疮疮败，轻身不饥耐老。"今本主通阳导滞，然其与葱蒜同类，可知其自具解毒之功，且因辛温之性而多主寒毒为患。

13. 瓜蒂

《本经》曰："主大水，身面四支（肢）肿，下水，杀蛊毒，咳逆上气。"今本主吐风痰宿食，泻水湿停饮，而佚"杀蛊毒"之能。瓜蒂所主"蛊毒"者当为痰饮凝结之毒，病如卒中痰迷、涎痰壅盛等。

14. 代赭

《本经》曰："主痉，风，蛊毒，杀精物恶鬼，腹中邪气，女子赤沃漏下。"今本主潜阳、降逆、止血，治阳化风动之变。然其色虽赤，性则苦寒，除能折上逆之风阳，亦能解阳盛火化之毒，如顽重之高血压火毒，可与黄连解毒汤相伍为用，亦主胃中浊毒之呕恶、呃逆等。

15. 附子

《本经》曰："主风寒咳逆邪气，温中，金疮，破癥坚积，血瘕。"《本经》中乌头虽未载治金疮，然既为同物则属性多近，故后有东垣谓其破诸积冷毒，《僧深方》谓其主痈疽肿毒，然其大辛猛热兼破癥积之性，当以寒凝结毒者最为所宜。

可见，无论解毒药的应用历史如何变化，从古贤强调解毒药所主"蛊、毒、鬼、疰"等病性之恶及"百精、百毒"等种类之繁而论，与当今毒病之重笃、疑难和痼瘤之性相通，则是变中之未变，善格其物则古方新病自相能矣（文中"百精"之"精"字，实为与"毒"避复之用，或可理解为"某物成精"之意，应指毒病多根深难解之性）。

二、临床常用解毒药对总结

笔者于长期从内毒辨治疾病过程中，积累了一些用药经验，尤其对解毒相关药物的灵活运用颇有感悟，于此将常用解毒药对之体会概述如下。

1. 佩兰、苍术

两味药皆属芳香醒运之品。虽非传统意义上的解毒药，然内毒病特别是浊毒为患，因脏腑内伤，脾胃运化失常而生淤浊为毒之基原，故临床中常于解毒方中加此二药，醒运脾胃、芳化其浊以绝生毒之源。苍术燥湿健脾，佩兰芳化淤浊，两者合之堪当健脾化浊之任。然苍术偏燥湿，佩兰偏化浊，临证当识机择配。

2. 黄芩、黄连

芩、连善清上、中二焦之火毒，黄连入胃而黄芩入肺，合用则功倍。尤其以黄连兼泻火解毒与燥湿之能，然解毒之效取决于其剂量。余体会黄连小量健胃，中量清热，大剂解毒。当临证圆通，有需要则重用大剂，如治消渴病之浊毒内蕴，余常以芩连大剂相合获功；忌其苦寒，只需与佩兰、干姜配伍，便可制之。

3. 黄柏、栀子

均为泻火解毒常用之品，黄柏长于泻肾之湿毒，栀子则泄三焦诸脏之火毒。然下焦之毒火上冲，如"阴火得以冲乘其土位"，难免波及中上二焦，故下焦湿热毒火当以黄柏泻之，而配栀子泄火毒、清利三焦，则有"先安未受邪之地"之意。

4. 黄药子、山慈菇

均以解毒消瘿为长。然黄药子善于凉血降火，山慈菇以化痰散结为长，两者相伍即凉血降火解毒力增，且能助山慈菇消阴分之痰而散诸结节。

5. 土贝母、猫爪草

两药均有化痰散结解毒之用。然土贝母性微寒而猫爪草微温，两者相合则性转近平，而解毒散结之力倍增。故临证常以此两药配用，据病性而协调其量，辨治如甲状腺肿、甲状腺结节、瘰疬、痰核、癥瘤等属痰毒互结者。

6. 鱼腥草、蒲公英

两者均为清热解毒佳品，均具亦食亦药之性，化毒而不伤正是其之长。鱼腥草入肺而善清肺热之毒，蒲公英入胃而长于清中焦之浊毒，又均非性味苦寒，故五脏六腑虚实之毒皆可助解之，实为解毒常备佳品。

7. 贯众、重楼

两者均具较强的解毒之力。贯众解毒兼能止血，杀虫消炎；重楼解毒又善消肿镇痛，解毒而护心，尤善祛癌毒。内毒伴有肿痛，或伴有出血等动血损心体之症者，两者合用尤佳。

8. 白花蛇舌草、鸡骨草

两者药性甘凉，清热解毒利湿而不易伤正，可用于各种疮疡肿毒、内科杂症属内毒兼湿热者。前者散结利尿而长于解泌尿系病之毒；鸡骨草善入肝经散瘀止痛，临证多用于慢性肝炎、乳腺炎等，因能降升高之肝酶而尤宜于甲亢伴有肝功损害者。

9. 水牛角、玄参

二药皆兼具清热凉血、解毒散结之效。然水牛角可定惊，玄参兼益阴之长，两者合之则可强力解毒凉血，散结节且不伤其血。临床常合此二药治疗各种皮肤疮疡、内科杂症属血分热毒诸证，甚或伤神烦躁，或结节痛肿者。

10. 败酱草、生薏苡仁

二药相伍，既具清热解毒功效，又兼化湿排脓之长，此亦仲景组薏苡附子败酱散之意。前者善于散瘀通经，后者长于化浊燥湿，临证合之可治疗各种气血壅滞、湿浊内淤之热痹、浊痹，或生痈疡肿痛诸证。临床常用于高脂血症、高尿酸血症，以及各种化脓性、渗出性炎症等疾患。

11. 忍冬藤、大血藤

两者均有清热解毒、化瘀消痈之功，以藤类之性善入经络是其长。两者共入血分，忍冬藤偏清热，大血藤偏散瘀，故热痹、肠痈、痈疽肿毒等热毒兼瘀者均可用之。

12. 徐长卿、虎杖

二者皆具祛风湿、通经络兼解毒之功。前者长于祛风镇痛，后者兼能化痰止咳，余于临证常用此二药治疗内毒损伤脉络兼风痰之患。余尤喜用徐长卿解湿毒、镇痛之长，治如风湿性关节痛、痛风性关节炎、糖尿病周围神经病变等内毒损络而伴痛甚者。

13. 积雪草、半边莲

两者均功擅清热解毒祛湿，常用于湿热蕴毒之证。积雪草善于入肾解毒、补肾化瘀，半边莲则长于利尿消肿，余临证常使其合而清热利湿、解毒散瘀，用于慢性肾炎、肾功能不全等内有瘀湿热毒之病证而应手。

14. 皂角、槐花

两者均能除湿毒。前者能祛风痰，后者善凉血止血，两者相伍则能和其辛凉而祛痰毒、凉血止血，尤适用于胃热吐血、肠风下血、痔疮出血等。

15. 板蓝根、大青叶、青黛

三者同源于一类植物，皆具清热解毒之功，均长于入肝经清解热毒，而板蓝根长于和咽，大青叶长于化斑，青黛长于定惊，合则力增。现代药理研究亦发现三者具有消炎、降肝酶之作用，除治疗肝炎、胆囊炎等病外，亦能控制链球菌感染引起的肾炎等，于治疗甲状腺疾病、高脂血症、痛风或脂肪肝等其他疾病伴肝损伤者更为适宜。

16. 大黄、僵蚕

两者均有解毒之用。大黄下行攻积、泻下浊毒，僵蚕上行散结以祛风解毒，合之升清降浊，荡涤内毒，又能升降相因，平衡解毒，此亦升降散能使"杂气流毒顿消矣"之机关所在。

17. 升麻、桔梗

两者均性味辛苦寒而解风热之毒。升麻解百毒，辛寒能解在表之毒；桔梗辛而上升开宣肺气，苦而祛痰排脓。合之善解在表在上之热毒，尤长于解痤疮、口疮、头风毒、腮腺炎、甲状腺毒等偏上焦头面之毒。

18. 土茯苓、生薏苡仁

两者均味甘淡性平，解毒不伤正是其长。土茯苓既可淡渗利湿，又能解毒、利关节，古人常以此药治疗梅疮毒，多年临床观察发现其善于清解浊毒且止其痛痒，如搜风解毒饮即以其为主药，治疗各种湿毒之皮肤疾患；生薏苡仁善于清热排脓、健脾止泻。两者相合则既淡渗湿浊之毒，又益脾护正，尤长于清解各种湿浊之痹毒；或配伍虎杖、熟大黄、威灵仙降尿酸，治疗痛风、各种肾炎、尿毒症等。

19. 金钱草、秦皮

二者均能清热解毒。前者善清利水湿之毒，除黄消肿排石；后者上能清目中之风毒，下能利肠中之热毒。两药合之则功擅清利下焦之湿热毒，余于临床常用于高尿酸血症，特别是痛风伴结石者，以及急慢性肾炎蛋白尿等。

20. 地锦草、甘草

二者均具清热解毒之性能，尤其是均可缓心之悸。甘草偏于补益，而地锦草偏能活血，二者互补增效。余在临床应用中发现地锦草对毒热内扰之心悸具有显著疗效，遂常以此药治疗甲状腺毒症心悸的患者，既可解甲状腺的热毒瘀血，又有清心定悸之用，与甘草相伍可谓标本兼顾。

21. 黄芪、仙鹤草

两者均为常用补益之药。仙鹤草不仅能收敛止血，更能疗劳伤脱力而称为"脱力草"，兼有解毒敛疮之功。与黄芪相伍其托毒之力益增，尤适于气虚毒恋之证，是中药中难得之扶正而气化解毒佳品。

22. 木蝴蝶、射干

二者皆为清热解毒药，专事入咽喉。故临证常用此二药治疗热毒壅滞咽喉之咽痛、喉痹、喑哑等病症。射干入肺清火，木蝴蝶入肝清热，合之肝肺兼清，对木火刑金之咽喉肿毒尤宜。

23. 益母草、马鞭草

两者均能活血利水、清热解毒，故常用于中下二焦之瘀毒水肿诸证。前者入心、肝、膀胱经，善治妇科瘀证及水肿伴血尿，且因其入心经而擅解疮疡肿毒；后者味苦辛，性微寒，入肝、脾、膀胱经，活血消癥、利水退肿，善祛肝肾之"瘀结化水"。两者合之则尤长于祛下焦之瘀毒、水毒。

24. 鸡矢藤、豨莶草

两者均主祛风除湿，解毒活血止痛。前者味微苦，性平，因其亦药亦食之性能，可治风湿痹毒，祛邪而不伤正，尤长于治疗各种内外之痛证；后者味苦性寒，入肝、肾二经，为祛风湿、强筋骨兼活血之要药，尤长于舒筋活络，《外科正宗》"七星剑汤"以之治疗疔疮、痈疡，故朱良春老先生谓之有"解毒活血"之功。两者相伍，则善祛瘀毒而治疗各种痛性顽痹重证及虚实夹杂之久痹。

"存诚慎药性"，对于内毒病证的治疗，无论是苦寒以解毒，还是"以毒攻毒"，其药用多效捷，同时又性猛峻烈而易伤正气，尤当"谨守病机，各司其所"，直折其毒，亦气化解毒，方能"令其条达，而致和平"。

第八章 气分辨治案例

第一节 糖尿病

一、脾瘅（糖耐量减低）二则

案一（脾气虚陷）：董某，男，82岁，登记号：807108。2018年5月22日初诊。

患者半月前如厕时无明显诱因突发晕厥倒地，四肢无力伴麻木，大汗淋漓，但意识尚清，症状持续约30分钟，家人发现后将其缓慢扶至坐位，并立刻服用速效救心丸，测血压155/93mmHg，约1小时后症状略缓即就诊于我院急诊。急查颅脑MR示：未见新发梗死灶，考虑短暂性脑缺血？颈椎病？收入我院针灸科住院治疗。常规检查除血糖偏高外未见其他异常，入院空腹血糖（FBG）10mmol/L，HbAlc 8.8%，住院期间予常规治疗后自动出院，后因怀疑晕厥症状可能与低血糖有关而转我科就诊。患者既往10年前行直肠癌手术及造瘘术；高血压病史9年余，间断服药控制在140/85mmHg左右。现患者神清，精神弱，觉下肢软弱，身体疲乏，余无明显不适。近日在家自测空腹血糖（FBG）8～12mmol/L，餐后两小时血糖（2hPBG）10～12mmol/L；舌淡，苔白浊微黄，脉弦滑。

西医诊断：糖尿病早期。中医诊断：消渴病晕厥。辨证：脾虚浊淤，清阳不升。治法：运脾化浊升清。主方以十味白术散化裁。

处方：佩兰20g，炒枳壳20g，粉葛15g，太子参20g，茯苓20g，炒白术20g，甘草片10g，丹参20g，酒五味12g，柴胡10g，知母25g，炒苍术15g。

14 剂，日 1 剂，水煎早晚 2 次分服。嘱规律饮食，起居有节，适当运动。

2018 年 6 月 5 日二诊：患者药后自觉下肢力渐增，身体困倦感若失，血糖亦较前降低，昨日自测血糖，FBG 7.5mmol/L，2hPBG 9.5mmol/L，舌淡苔白仍浊，脉弦滑。苔浊不去，知其已内蕴，加蒲公英 20g 清化以防其酿毒。

2018 年 6 月 19 日三诊：上方续服 1 个月，诸症消失，自测血糖 FBG 5 ~ 7mmol/L，2hPBG 8 ~ 10mmol/L，浊苔已转淡，脉弦滑。仍效不更方，以固其效。

再诊状态良好，嘱停药，指导生活方式管理。年余后随访稳定。

案二（脾虚浊淤）：杨某，男，48 岁。2003 年 8 月 7 日初诊。

患者 1 年前出现口干、乏力、嗜睡，未予重视。半年前查体发现 FBG 6.7mmol/L，查葡萄糖耐量＋胰岛素释放试验诊断为糖耐量减低（IGT）。被建议暂不服药，加强锻炼，控制饮食。自诉近两个月来 FBG 5.6 ~ 6.6mmol/L，2hPBG 7 ~ 10.2mmol/L，餐后仍不稳定。患者体略胖，近半月出现口干或时甜，经常乏力，尤以下肢乏力明显，失眠，大便偏干；舌暗红，苔白浊腻，脉略滑数。查 FBG 6.5mmol/L，2hPBG 9.2mmol/L。尿常规示正常，肝、肾功能正常。患者不愿服西药而求中医治疗。

中医诊断：脾瘅。辨证：脾不散精，浊滞内淤。治法：健脾散精，行滞化浊。方以七味白术散化裁。

处方：白术、茯苓、人参各 20g，木香、藿香（后下）各 10g，葛根 15g，蒲公英 20g，生甘草 6g，香附 10g，桑枝 30g。7 剂，日 1 剂，水煎分 2 次服用。

2003 年 8 月 14 日二诊：口干甜、乏力较前缓解，但仍感下肢软弱，寐欠安，舌暗红，苔薄腻而干，脉弦。FBG 6.1mmol/L，2hPBG 8.1mmol/L，尿常规示正常。守法不更，前方加夜交藤 30g、川牛膝 20g，加强安神通络之作用。7 剂。

2003 年 8 月 27 日三诊：双下肢乏力，失眠较前明显缓解，大便仍偏干，舌红苔薄腻，脉弦。FBG 6.1mmol/L，2hPBG 7.3mmol/L。继守前法，上方加何首乌 20g，以加强养血润肠之功。

2003 年 9 月 3 日四诊：诸症均见明显缓解，舌红、苔薄腻，脉弦。FBG 5.2mmol/L，2hPBG 7.3mmol /L，尿常规示尿糖阴性。效不更方，再服 14 剂。

2003 年 9 月 12 日五诊：患者已无明显不适。复查 FBG 5.3mmol/L，2hPBG 7.6mmol/L，尿常规示正常，肝肾功能正常。运动、饮食控制同前，患者状态如常，血糖平稳，遂告已愈。

三年后诊遇，知其血糖维持平稳。

按： 案一虽糖尿病确诊无疑，但仍属于早期胰岛素分泌失调阶段，即血中淤浊，故辨为消渴病脾虚浊淤证。病发晕厥系患者高龄罹疾，加之因直肠癌手术及造瘘而后天损虚，如厕努便后清气突然下陷而浊气上蒙所致。治既要升清举陷，对其上蒙之浊还"当用省头草芳香辛散以逐之则退"，故法以运脾升清化浊，方选十味白术散化裁。此方以钱氏七味白术散化裁，其中四君子补中益气，佩兰易藿香、配柴胡以助化浊行滞，加五味子、知母固精养阴，丹参通其血脉，蒲公英清化以防浊蕴毒。合方使脾复运化而浊降清升，清窍自得充煦濡养而安。

案二患者为 IGT，属糖尿病前期。患者未曾服西药，据病情遂其愿予纯中医治疗。其表现如《温热论》所述"舌上白苔黏腻，吐出浊厚涎沫，口必甜味也"。此系脾气不散精，致水谷不化反生浊气上泛所致。方选用十味白术散化裁，在健脾基础上加藿香、木香芳香沁脾，桑枝行气化浊，葛根升清气、散阴火，蒲公英清湿毒，香附理气解郁、调畅气机。药后诸症得消，随访两年血糖平稳。此案充分体现了化浊健脾法于糖尿病前期干预之优势。正如喻昌所谓，防疫毒须"未病前，预饮芳香正气药，则邪不能入，此为上也。邪即入，急以逐秽为第一义。"亦中医之"治未病"也。

观此两案，病情有异而机理几近，均属浊淤气分阶段，故异病同治，兼以防淤浊酿毒而成消渴病。

二、消渴（血糖变异性糖尿病）

胡某，女，73 岁，登记号：3794712。2019 年 4 月 18 日首诊。

患者糖尿病史多年，近来肩部僵疼，时手指麻木，FBG 6.3 ～ 9mmol/L，2hPBG 5.5 ～ 19.7mmol/L，血糖波动较大，易饥汗出，汗后身冷，动则心悸气短。现降糖用皮下注射胰岛素门冬 30R，早晚各 20IU，服盐酸二甲双胍肠溶胶囊 0.25g Qn；舌淡尖红，脉小弦。

此为变异性糖尿病（脆性），属中医脾虚气机升降失司证，治以十味白术散化裁。

处方：佩兰 20g，炒枳壳 20g，粉葛 15g，太子参 20g，茯苓 20g，炒白术 20g，甘草片 6g，丹参 20g，酒五味 15g，柴胡 12g，知母 20g，赤芍 20g，桑枝 25g。14 剂，日 1 剂，水煎分 2 次服。西药同前。

2019 年 5 月 2 日二诊：汗症显缓，脉小弦滑，舌淡少苔，大便欠畅。血糖渐平稳。治以前方加黄连 6g 清胃。

2019 年 5 月 16 日三诊：诸症显缓，血糖平稳，FBG 6mmol/L 左右，2hPBG 7mmol/L 左右，已无饥饿感，体力显增，血压亦平，大便畅；舌淡红，苔白，脉小弦。仍守前方化裁。

处方：佩兰 20g，炒枳壳 20g，粉葛 15g，太子参 20g，茯苓 20g，炒白术 20g，甘草片 6g，丹参 20g，酒五味 12g，柴胡 10g，知母 25g，赤芍 20g，黄连 6g，炒莱菔子 25g。14 剂，日 1 剂，水煎分 2 次服。

按：变异性糖尿病之血糖大幅起落波动易造成脑神经和血管内皮细胞的损伤，从而增加心脑血管疾病的风险，对老年人危害尤甚。本病当属脾虚升清降浊失司，上不能输精微于肺而失朝百脉则易低血糖，不能降浊气而上逆则升高血糖，致清浊相干而病逆乱。故治当从脾，施以健脾益气、升清降浊。方予十味白术散化裁，以柴胡、葛根升清气，枳壳、佩兰下气以降浊，赤芍入血和肝，合之升降有序，气调血和。患者大便欠畅，加黄连以防浊化毒入胃，莱菔子消食降气，助肠运行。全方综合调节而至适应性平衡，血糖自然平稳而安。

三、消渴病（糖尿病，浊热瘀结）

石某，男，52岁，登记号：22192497。2018年1月25日首诊。

患者确诊糖尿病近1年，发现糖尿病后不久行胰岛素控制，血糖平稳。现停胰岛素治疗半年，时服用中药，自诉血糖稳定。刻下见五心烦热，双足心尤甚，不能覆被，汗多，饮食或活动则大汗出，下肢困重伴右下肢疼痛，大便溏稀，口时苦时甜；舌淡，苔浊黄厚腻，舌面可见白涎线（脾虚淤浊特有之征），脉沉濡。

诊为消渴病，证属浊热淤结，困阻经络。浊已化热，恐其酿毒，先行理气健脾、清化浊热，兼以解毒。方以甘露消毒丹合黄芩滑石汤化裁。

处方：白豆蔻10g，佩兰25g，茵陈30g，滑石20g，木通10g，石菖蒲15g，黄芩15g，连翘20g，浙贝母20g，射干10g，薄荷6g（后下），茯苓30g，猪苓20g，大腹皮15g，炒栀子10g。14剂，日1剂，水煎，分2次服。

2018年3月15日复诊：诸症大缓，舌苔较前变薄。仍守前方月余，后随诊诸症消失，生活如常。

按：石某虽为新发消渴病，然浊淤则滞内阻外，日久化热而成浊热蕴结证。浊热初结，若速治以清利则不至酿生浊毒，故方选甘露消毒丹为主。此方以广藿香、白豆蔻、石菖蒲芳香化浊，黄芩、连翘、炒栀子清热解毒，茵陈、滑石、木通利湿浊从小便而出，射干、贝母清肺散结、宣散毒热。黄芩滑石汤功善清利困阻经络之湿热，两方合之则化浊清热解毒，畅通经络，正合个中机转，是以能药到病除，即中医之"截断扭转"矣。

第二节　甲状腺疾病

一、瘿病（桥本甲亢伴皮肤过敏）

贾某，女，35岁，登记号：4441634。2019年9月19日初诊。

患者手颤、汗出严重而就诊他院，曾于 2019 年 9 月 14 日查甲状腺功能，结果：游离三碘甲状腺原氨酸（FT3）34.37pmol/L（3.1～6.8），游离甲状腺素（FT4）82.25pmol/L（12～22），促甲状腺素（TSH）＜0.005mIU/L（0.27～4.2），抗甲状腺球蛋白抗体（Anti–TG）411.8IU/mL（0～115），抗甲状腺过氧化物酶抗体（Anti–TPO）375.9IU/mL（0～34）；超声提示甲状腺弥漫性病变，甲亢；心电图示：窦性心律伴短 PR 间期，心动过速。患者因服西药后皮肤严重过敏，白细胞亦明显降低而停用，不得已转求中医治疗。刻诊见烦热阵作，汗后微冷，心下悸，口苦；舌淡略暗，苔白微腻，脉弦小滑。皮肤散在红疹，甲状腺略肿大。

中医诊断：瘿病。辨证：瘿气化毒，内郁少阳，外溢肌肤。治法：疏利少阳，化浊解毒。方以柴胡解毒饮化裁。

处方：柴胡 15g，黄芩 15g，夏枯草 25g，法半夏 12g，甘草 10g，干姜 7g，泽泻 15g，茯苓 25g，猪苓 20g，地锦草 25g，黄药子 20g，天花粉 20g，麸炒苍术 15g，山慈菇 10g，佛手 10g，茵陈 35g。7 剂，日 1 剂，水煎分 2 次服。

2019 年 9 月 26 日二诊：诸症缓，心悸时作，晨起尤著，仍汗出甚，后背凉，舌淡，苔白，脉细。药证相合，守原方增敛心液之品。

处方：柴胡 15g，黄芩 15g，夏枯草 25g，法半夏 12g，甘草 10g，干姜 7g，泽泻 15g，茯苓 25g，猪苓 20g，地锦草 25g，黄药子 20g，浮小麦 50g，麸炒苍术 15g，山慈菇 15g，佛手 10g，茵陈 35g。14 剂。

2019 年 10 月 10 日三诊：心慌缓解，心率 80 次 / 分，汗出大减，尚觉肌肉时有颤抖，腿酸软无力，二便可，舌淡，苔薄白，脉沉数。续以前方化裁。

处方：柴胡 15g，黄芩 15g，夏枯草 25g，法半夏 12g，甘草 10g，干姜 7g，泽泻 15g，茯苓 25g，猪苓 20g，地锦草 30g，黄药子 20g，浮小麦 35g，麸炒苍术 15g，天花粉 15g，佛手 10g，茵陈 35g。14 剂。

2019 年 10 月 24 日四诊：已无明显不适感，下肢出现局部湿疹，轻度瘙痒。既效图进，仍以前方化裁，去佛手、浮小麦，加地肤子 15g、白鲜皮 15g。

2019 年 11 月 6 日五诊：诸症已消，唯活动量大时略感心悸，体力如常。复查甲功三项示：FT3 13.55pg/mL（ 1.71 ～ 3.71 ），FT4 2.81ng/dL（ 0.70 ～ 1.48 ），TSH ＜ 0.007mIU/L（ 0.35 ～ 4.94 ）。血常规阴性，舌红，苔白，脉细略数。异常升高之指标显著下降，恢复可期。治以前方去地肤子、白鲜皮，加青蒿 20g。

按：本案辨病属瘿病，病机为瘿气化毒加药毒外损肌肤，且因桥本甲亢并过敏体质而无法继续使用抗甲亢的西药，故以纯中医药治疗。综其外象，辨循"但见一症便是"，治施柴胡解毒法而收功。

柴胡解毒饮为余治甲状腺病之经验方，是在小柴胡汤合五苓散之基础上加解毒散结药化裁而成。小柴胡汤入肝、胆经，疏畅气机，使枢机转条达；五苓散化气行水，升清降浊以运土壅。方中桂枝配白术健脾化气，合柴胡和解太阳、少阳之邪，再加玄参、天花粉以滋阴降火解毒，山慈菇、夏枯草、黄药子以解毒消瘿散结。

甲亢、亚急性甲状腺炎多属肝胆气血之变，柴胡解毒饮尤适宜于肝强脾弱者，对于甲亢伴肝损伤、白细胞低下及皮肤损伤等患者更是首选。小柴胡汤主肝胆，五苓散入脾胃，合以达木运土。现代研究发现两方均有治肝损伤之作用，其机制可能与减轻过氧化反应、减少炎性细胞因子的产生和调节机体免疫功能等有关。

二、瘿病（肝功能异常型难治性甲亢）

韩某，女，38 岁，登记号：04533769。2021 年 1 月 28 日首诊。

患者 2021 年 1 月 25 日因心烦、心悸于当地医院就诊，相关检查示：T3 2.3mg/mL ↑（ 0.66 ～ 1.61 ），T4 15.3ug/dL ↑（ 5.44 ～ 11.85 ），TSH 0.0001mIU/L ↓（ 0.49 ～ 4.9 ），FT3 10.76pmol/L ↑（ 3.28 ～ 6.47 ），FT4 12.50pmol/L（ 7.64 ～ 16.03 ）；生化全项示：ALT 109.9U/L ↑（ 7 ～ 40 ），AST 48.9U/L ↑（ 13 ～ 35 ）；血常规：白细胞：$4.1×10^9$/L，中性粒细胞绝对值：$1.74×10^9$/L ↓（ 1.80 ～ 6.30 ）。因西医谓其肝脏损害，不宜用抗甲亢药而求治

于中医。自诉近期压力较大，作息不规律。现症：心慌尤甚，大汗出，周身乏力，烦热焦虑，手抖寐差，多食易饥，大便每日 1～2 次；舌红，苔白腻，脉略滑数。心率 100 次 / 分。

西医诊断：甲状腺功能亢进；肝功能异常。中医诊断：瘿病。辨证：木郁土壅，火化内毒。治法：疏肝理脾，清火解毒。主方：柴胡解毒饮化裁。

处方：法半夏 12g，黄芩片 15g，太子参 15g，黄药子 20g，茵陈 20g，佛手 10g，夏枯草 30g，山慈菇 10g，麸炒苍术 15g，桂枝 15g，猪苓 20g，泽泻 15g，干姜 7g，甘草片 10g，北柴胡 16g，地锦草 30g，蓼大青叶 20g，板蓝根 20g，枸杞子 20g，炒白术 20g。14 剂，日 1 剂，水煎分 2 次服。

2021 年 3 月 4 日二诊：复查甲功示：TSH ＜ 0.005mIU/L ↓（0.49～4.9），TgAb 5.9IU/mL ↑（0～4）；TRAb 5.36IU/L ↑（0～1.5）；肝功能：ALT 49U/L ↑（7～40），AST 40U/L ↑（13～35）。心率 70 次 / 分，律齐。诸症均缓，舌淡苔白，脉小弦。前方去地锦草、板蓝根、枸杞子、炒白术、地骨皮，14 剂。西药配合小量甲巯咪唑片 10mg Qd。

2021 年 3 月 25 日三诊：诸症近消，舌淡苔白，脉小弦。维持原方剂量，再投 14 剂。

2021 年 4 月 29 日四诊：复查甲功示：TSH 0.59mIU/L（0.49～4.9），T4 5.00ug/dL（5.44～11.85），FT4 0.53 pmol/L（0.59～1.25），TgAb 7.1IU/mL ↑（0～4），TRAb 3.36IU/L ↑（0～1.5）。心率 72 次 / 分，舌淡苔白，脉沉细缓。患者诉难服汤剂而停中药，甲巯咪唑片再减至 5mg Qd，继续观察。

2021 年 7 月 1 日五诊：复查 TRAb 2.77 ↑（0～1.5）；甲功：TgAb 8.0IU/mL ↑（0～4），余（–）；血常规：中性粒细胞百分比 45.7 ↓（50%～70%），余正常；肝功能（–）。诸症已经消，舌淡苔白，脉缓。再减甲巯咪唑片至 5mg Qd，继续观察。

按：此患者为肝功能异常型难治性甲亢，西药使用困难。患者素体脾弱蓄湿，此番病发气郁化热则与湿相壅，继酿浊毒而内损脏腑。故投柴胡解毒饮清肝胆而利枢机，方中以苍术、白术同用，崇土以燥湿；加板蓝根、地锦草、大青叶等清火化浊解毒，免使热毒蔓延，全方辛通苦泄而诸恙皆释。

三、瘿痛、瘿痈（甲状腺炎二则）

案一（桥本甲状腺炎，亚临床甲减）： 许某，女，51 岁，已婚。2011 年 6 月 5 日初诊。

诉甲状腺肿大 2 年，发病时伴颈前两侧疼痛，神疲乏力，善太息，口干咽燥，声音略哑，时身烦热；舌暗红，苔薄黄微腻，脉弦细。甲状腺彩超示：甲状腺双叶及峡部弥漫性肿大伴低回声结节，回声不均。查甲状腺功能：T3、T4、FT3、FT4 正常，TSH 4.9μIU/mL；Anti-TG 753IU/mL，Anti-TPO 133IU/mL，抗体异常升高。

西医诊断：桥本甲状腺炎，亚临床甲减。中医诊断：瘿痛。辨证：火郁热结化毒。治法：清热解毒、散结消肿。方用普济消毒饮化裁。

处方：黄芩 15g，连翘 20g，牛蒡子 20g，黄连 10g，玄参 20g，板蓝根 20g，升麻 10g，柴胡 20g，马勃 15g，天花粉 20g，陈皮 12g，川芎 15g，肉桂 6g，荔枝核 15g。7 剂，每日 1 剂，水煎分服。

再诊：前症均缓，随证加减，间断治疗 6 个月。

2012 年 6 月 26 日复诊：复查 TSH 正常，甲状腺肿大明显减小，颈部不适显著缓解，低回声结节及余症消失，甲状腺抗体水平亦大幅下降。

案二（亚急性甲状腺炎）： 韩某，女，45 岁，登记号：4495250。2019 年 10 月 29 日首诊。

患者 1 个月前洗澡时觉甲状腺处有触痛，渐肿，后转发热及颈部疼痛而就诊。诊断为亚急性甲状腺炎，查甲功尚正常，摄碘率降低。自诉服洛索洛芬钠片后缓解，但仍每逢午后低热，现甲状腺右侧压痛；舌淡，苔白，脉细略弦数。

此为瘿痈，治取少阳，方予柴胡解毒饮化裁。

处方：柴胡 15g，黄芩 15g，夏枯草 25g，法半夏 12g，甘草 10g，猫爪草 15g，桂枝 15g，茯苓 20g，太子参 10g，醋延胡索 25g，马勃 15g，大青叶

15g，麸炒苍术 15g，山慈菇 10g，佛手 10g，茵陈 10g。14 剂，日 1 剂，水煎分 2 次服。

2019 年 11 月 14 日二诊：诸症均消，已停西药，偶心悸，舌淡苔白，脉小弦。既效图进，予前方化裁。

处方：柴胡 15g，黄芩 15g，夏枯草 25g，法半夏 12g，甘草 10g，猫爪草 15g，桂枝 15g，茯苓 20g，太子参 10g，醋延胡索 25g，大枣 3 枚，地锦草 25g，麸炒苍术 15g，佛手 10g，玄参 15g。14 剂，以善其后。

按：以上甲状腺炎两案均从内毒辨治。案一为桥本甲状腺炎，亚临床甲减，其病在气分，但瘿气热盛化毒炎上，故方取普济消毒饮化裁，既有循王冰"凡火所居，其有结聚敛伏者，不宜蔽遏，故当因其势而解之、散之、升之、扬之，如开其窗，如揭其被"之法，也体现了刘完素"一切怫热郁结者，不必只以辛甘热药"之思路。但本证浊淤热结已酿成毒，故不仅要开通郁闭，宣畅气机，更须祛其"火炎"之毒，免其伏留内损。

案二为亚急性甲状腺炎，此患为病在少阳，毒蕴损肝。其症见午后低热，且发作有时，故辨亦从"但见一症便是"。施以柴胡解毒法，二诊即近愈，获效可谓芒捷。

此两案中医辨病同属瘿病之属（甲状腺炎），机制共为瘿气化毒。异者，不只西医病理有别，中医病机更是各有千秋，故其施治亦当"同毒异治"。

第三节　肾上腺疾病

虚劳（皮质醇增多症）

党某，女，49 岁，河南郑州人。2017 年 4 月 10 日首诊。

患者于两年前诊断为"皮质醇增多症"，曾服用激素并施以"左侧肾上腺摘除术"，术后皮质醇增多症消失。数月前复查肾脏超声，提示右侧肾上腺结节增生，建议外科手术治疗。患者惧怵再手术，希冀先用中药保守治疗，特来津延治。患者现症：身疲乏力，时有恶寒而后发热，面如满月，眼睑浮肿，颧面潮红并发散在痤疮，甚时躯干亦发，时有足肿，久立尤显，偶有头痛，食纳差，夜寐可，二便调；舌淡苔薄黄，脉沉细。

此病属虚劳无疑，治从调脾胃，兼以解毒。处方以升阳益胃汤化裁。

处方：太子参 20g，炒白术 20g，生黄芪 20g，川黄连 10g，陈皮 12g，茯苓 20g，泽泻 15g，黄芩片 10g，羌活 10g，独活 20g，北柴胡 15g，杭白芍 20g，干姜 10g，法半夏 15g，刺五加 30g，夏枯草 20g，土茯苓 30g。予 14 剂，每日 1 剂，水煎早晚分服。

2017 年 4 月 27 日二诊：患者诉药后体力渐增，舌淡苔薄，脉沉细。效不更法，原方稍作化裁。

处方：太子参 20g，炒白术 20g，生黄芪 20g，川黄连 10g，陈皮 12g，茯苓 20g，泽泻 15g，黄芩片 10g，羌活 10g，独活 20g，北柴胡 15g，杭白芍 20g，干姜 10g，法半夏 15g，刺五加 30g，夏枯草 20g，土茯苓 30g，丹参 20g，生甘草 10g。继投 14 剂，每日 1 剂，早晚分服。

2017 年 8 月 3 日三诊：患者诉因药尽路远，交通不便，遂于当地按原方抓药（4 月 27 日方）续服至今。药后诸症皆缓，体力大增，浮肿、恶寒症状亦基本消失，患者大为欢愉。遂效不更方，原方化裁续投 14 剂，并嘱患者药尽后再复查肾脏彩超。

按：皮质醇增多症亦称库欣综合征（Cushing syndrome，CS），中医古代无此病名，当属中医之虚劳、水肿等病范畴。升阳益胃汤为李杲治"肺之脾胃虚方"，主"脾胃虚则怠惰嗜卧……洒淅恶寒"之证。本方具健脾升阳益胃、清热利湿泄阴火，兼以补肺固表之长，与本案可谓证同机合，一言蔽之"乃阳气不伸故也"而日久蕴毒。遂投以此方，以干姜易生姜，以壮温阳之力；增刺五加其功有二：一者强体，二者行水；夏枯草软坚散结，以消肾上腺之结节，兼行其清热败毒之用。二诊、三诊于原方加丹参 20g，以凉血活血；甘草生用是偏取其解毒之役，亦伍生黄芪扶正化毒；增黄芩助黄连苦酢清解湿蕴之毒。纵观全方升阳益胃清解，中焦阳气一转，则脾胃运化得行，华盖之气宣发，病自能愈。尤以方中加土茯苓解毒除湿不伤正，与芩、连、枯、草合和则尽剿残邪余毒，虽是辅助，其功仍不可小觑。

第四节 泌尿系统疾病

一、痛淋顽证（糖尿病神经源性膀胱）

刘某，女，68岁。2009年3月11日首诊。

患者诉自2008年9月出现尿频，尿痛，排尿不畅，伴下腹部、会阴部及尿道口拘挛疼痛，并牵扯双大腿内侧肌肉抽搐疼痛，遇冷则剧，发则难忍，痛不欲生，用盐酸布桂嗪片方能止痛。曾在天津某大学附院就诊，膀胱镜、腰椎CT、盆腔CT均示正常，泌尿B超示正常，尿常规（－）。初步诊断为糖尿病自主神经病变，神经源性膀胱，给予营养神经等治疗均未见明显缓解。2009年3月11日因着凉致疼痛难忍，故来我院就诊以求中医治疗，由我院内分泌科以糖尿病合并自主神经病变收入院。

入院时神清，表情痛苦，口干，多饮，尿频急，夜间排尿可达15～20次，尿痛伴灼热感，少腹、尿道口、双大腿内侧肌肉拘挛疼痛，排尿不畅，尿则不尽，遇寒疼痛加剧，烦躁不安，排气、排尿或排便后疼痛短暂减轻；舌淡红，苔白，脉沉细而弦。既往有2型糖尿病史2年，血糖控制稳定。否认高血压病史及冠心病史等，否认药物及食物过敏史。查体：体温正常，血压139/80mmHg，心率75次/分，神志清晰，精神反应可，营养尚佳，查体合作，心肺未见异常，双肾叩诊（－）。住院检查：尿常规（－），生化全项：肌酐、尿素氮均在正常范围。

根据患者现状，病虽诊为痛淋，但渐甚而久治不效，已属难治之证。辨证属寒热虚实夹杂，阴寒之邪夹瘀毒阻滞于厥阴，兼损少阴。急治以疏肝理气、温阳化瘀兼清热解毒之法。予四磨汤合少腹逐瘀汤加减。

处方：乌药12g，沉香7g（后下），炒槟榔10g，陈皮10g，白芍30g，小茴香 7g，肉桂 5g，炮姜 10g，赤芍 25g，甘草 10g，白花蛇舌草 20g，重楼 20g，竹叶 10g，败酱草 30g，生薏苡仁 20g。4 剂，水煎日 2 次分服。

服用 4 剂后，患者诉其尿道灼热痛好转，少腹、尿道口、双大腿内侧肌肉时发拘挛疼痛，但次数较前减少，发作时间亦较前缩短，夜尿次数减至 8～10 次。在上方基础上白芍增量为 50g，甘草增量为 20g，加知母 20g、葛根 15g。

服用 5 剂后，未诉尿痛灼热及双大腿内侧肌肉拘挛，偶有少腹、尿道口抽搐，夜尿次数为 5～6 次。效不更方。

再服药 3 剂时因不慎着凉，病情再次加重。考虑患者湿热下注已减，寒凝气滞为本，上方减去白花蛇舌草、重楼、竹叶，加附子 10g。

服药 7 剂后，患者症状明显好转，未再出现少腹及尿道口抽搐疼痛，夜尿次数 2～3 次，偶有尿不尽。在上方基础上加益母草 30g、王不留行 25g、路路通 10g。

服药 7 剂后，不适症状已缓解，夜尿 0～1 次。续图巩固，酌增熟地黄、山茱萸等充实少阴之品。再服 14 剂，症状俱缓而出院。

按：糖尿病神经源性膀胱，相当于消渴病继发之淋证、癃闭。本患病久延及厥少二阴。刻证以气滞寒凝血瘀为本，下焦湿热蕴毒为标。"下焦如渎，非气莫导"，故其治首要疏肝理气，寒温并用，活血解毒兼顾，方以四磨汤合少腹逐瘀汤加减。严用和以四磨汤治七情所伤，气逆不降诸证，尤以沉香、乌药、槟榔皆辛温而疏厥阴、利三焦，行水止痛；少腹逐瘀汤兴阳以散少阴之寒凝，活血化瘀以振下焦之气化；配合芍药甘草汤缓急止痛；加白花蛇舌草、重楼、竹叶等淡寒之品，清热利湿解毒而不伤正，专治其标。

药后诸症好转，然其间因不慎感寒而反复，下部抽搐痛甚，是以湿热得清而寒毒犹结，故去苦寒之品而加用附子，乃取薏苡附子败酱散之意以祛寒解毒，达气血畅行之功，药后诸症显缓。加用益母草、王不留行、路路通，用其活血解毒利水；熟地黄、山茱萸充少阴之资以固本。

本案为西医难效之疑难杂症，中医获效在于辨证论治，抓住其病机中气滞、寒瘀、热毒间之序贯规律，据证进退，宣通苦泄兼施，使三焦膜原之道路顺畅而缓。

二、漏微（糖尿病肾病合并感染）

于某，女，61 岁，登记号：3647947。2018 年 12 月 13 日初诊。

患者有糖尿病病史 10 余年，现皮下注射诺和锐 30R：早 26IU/ 晚 26IU，口服盐酸二甲双胍片 0.5g Tid，格列齐特缓释片 120mg Bid，血糖控制尚可，空腹血糖 6 ～ 7mmol/L。患者诉多年来反复泌尿系感染，因 1 周前复现小便涩痛，伴腰酸沉，面垢便黏，尿沥不尽、浑浊色黄而来求诊。查尿常规：BLD（+），PRO（+），WBC（+++），WBC 计数 1300 个 /uL；舌红，苔黄，脉弦滑。治以白茯苓丸化裁。

处方：茯苓 20g，覆盆子 15g，蛇床子 10g，鸡内金 12g，太子参 13g，玄参 20g，天花粉 30g，粉草薢 30g，黄连 7g，熟地黄 20g，石斛 12g，石莲子 30g，煅磁石 20g，延胡索 15g，土茯苓 30g，白花蛇舌草 30g。14 剂，日 1 剂，早晚 2 次分服。

2018 年 12 月 27 日二诊：前方服用 2 周，小便赤色热痛症状消失。复查尿常规：BLD（+），PRO（-），WBC（++），WBC 计数 130 个 /uL。原方化裁。

处方：茯苓 20g，覆盆子 15g，蛇床子 10g，鸡内金 12g，太子参 13g，玄参 20g，天花粉 30g，粉草薢 30g，黄连 7g，熟地黄 20g，石斛 12g，煅磁石 20g，延胡索 15g，土茯苓 30g，白花蛇舌草 30g，肉桂 6g。14 剂。

2019 年 1 月 10 日三诊：上方续服 2 周，除时腰酸软而沉，余无不适。复查尿常规：BLD（+），PRO（-），WBC（++），WBC 计数 80 个 /uL。予济生肾气丸化裁。

处方：熟地黄 45g，山药片 20g，酒萸肉 20g，茯苓 50g，泽泻 30g，牡丹皮 15g，益母草 50g，黑顺片 7g，怀牛膝 20g，肉桂 10g，法半夏 15g，车前子 20g（包煎），干姜 10g，猪苓 20g，草果 10g，半枝莲 15g。14 剂，日 1 剂，早晚 2 次水煎分服。

按： 临床中糖尿病患者常伴有反复难愈之泌尿系感染，尤以中老年女性多见。本案亦辨为"胃热入肾，消烁肾脂"之证，以白茯苓丸化裁，加石莲子助固其精；其面垢便黏为浊毒之象，故以草果配半枝莲化浊解毒；肉桂暖肾，共奏清胃热、滋肾水、化浊毒、秘精微而著效。续以济生肾气丸善后，是强基固本矣。

三、漏微（糖尿病肾病、高血压）

戴某，女，33 岁，登记号：663323。2018 年 12 月 20 日首诊。

主诉发现血糖升高半年，蛋白尿 1 周。患者现皮下注射利拉鲁肽，口服阿卡波糖片，血糖控制尚可，FBG 6 ～ 7mmol/L，糖化血红蛋白 6.0%。患者 1 周前查尿微量白蛋白 300mg/L，24 小时尿蛋白定量 1.0g/24h。诉时困倦疲乏，小便多泡沫，饮食可，大便溏，睡眠差，近常觉口干、口渴。既往有高血压病病史 5 年，现口服坎地沙坦酯片 8mg Qd，血压控制尚可；舌淡红，苔白浊，脉弦细略数。

西医诊断：糖尿病肾病。中医诊断：消渴病漏微。辨证：气阴两虚，浊毒内蕴证。治法：益气养阴解毒。主方以清心莲子饮化裁。

处方：石莲子 30g，生黄芪 20g，茯苓 30g，太子参 15g，车前子 10g（包煎），北柴胡 12g，地骨皮 15g，麦冬 20g，黄芩 15g，生甘草 10g，蝉蜕 5g（后下），半枝莲 15g，土茯苓 30g，海螵蛸 10g，丹参 20g。14 剂，日 1 剂，水煎，分 2 次服。

2019 年 1 月 17 日复诊：前方加减续服 1 个月，今日复查尿微量白蛋白 80.7mg/L，24 小时尿蛋白定量 0.23g/24h，诸症皆缓，体力渐增，余无不适。效不更方，以资巩固。

按：人知蛋白尿多脾肾不固，不知心火灼肾、化毒损络亦可漏微。治当使坎上离下，则两脏皆安，故治用清心莲子饮化裁。此方出自《太平惠民和剂局方》，主治气阴两虚之"小便白浊，夜暮走泄"，能交通心肾而切合本病之机。方中参芪益气；麦冬养阴；柴胡、地骨皮、黄芩清虚热之毒；茯苓、车前子泄肾浊；石莲子既可清心安肾，又可收敛以固精微；蝉蜕质轻升清而善祛肾风；

尿泡沫多者常伏浊毒，故加半枝莲、土茯苓辅以清解湿毒。本方剿扶兼施，亦固利相兼法矣。

第五节　痛　风

浊毒痹（痛风）

张某，男，52 岁，登记号：4434182。2019 年 9 月 16 日首诊。

患者于 2018 年 7 月因双下肢水肿，化验发现肾功能异常，蛋白尿，肌酐升高，尿酸升高。2019 年 9 月 5 日化验提示：尿酸 611.0μmol/L（208.0～428.0），肌酐 581μmol/L（59.0～104.0），同型半胱氨酸 19.8μmol/L（0.0～10.0）。现服析清胶囊 12 粒 Tid，百令胶囊 4 粒 Tid，非布司他 40mg Qd，间断用小苏打，并注射促红素 2 次 / 周。现症：面色晦暗，眼睑略浮肿，夜尿 3 次；舌淡，苔白，脉沉细迟。既往糖尿病史多年，近血糖平稳。

西医诊断：高尿酸血症、肾功能异常。中医诊断：浊毒痹，肾衰病。证属浊毒内蕴。治法：清热燥湿，化浊解毒。方用十妙解毒饮加减。

处方：黄柏 10g，牛膝 20g，薏苡仁 30g，炒苍术 15g，车前草 25g，土茯苓 50g，龙胆草 12g，百合 25g，蚕砂 25g，虎杖 15g，熟大黄 7g，金钱草 30g，酒黄精 30g。7 剂，日 1 剂，水煎分 2 次服。嘱患者药后若无不良反应，可自行再抓 7 剂。

2019 年 9 月 30 日二诊：14 剂后，睑肿略缓，微汗出，患者自述已很久未汗出。仍下肢无力，大便成形，舌淡，苔白，脉小弦。既效守方，略作化裁，前方熟大黄由 7g 增至 10g，加积雪草 50g，再服 14 剂。

2019 年 10 月 14 日三诊：2019 年 10 月 11 日化验复查示：尿酸降至 369.6μmol/L（208.0～428.0），肌酐降至 469.3μmol/L（59.0～104.0），二氧化碳结合力 21mmol/L（22～29）。患者面色由晦垢变至稍泛红色，自觉体力仍欠佳，舌淡，苔白，脉小弦。转用扶元解毒方化裁。

处方：土茯苓 50g，黄芪 50g，黄精 50g，熟大黄 12g，覆盆子 15g，积雪草 50g，草果仁 6g，槟榔 6g，金钱草 30g，马鞭草 30g，水红花子 15g，煅牡蛎 25g。14 剂。

按：患者血尿酸、肌酐、同型半胱氨酸等毒性因子水平显著升高，均属中医之内毒，故辨证为浊毒内蕴。浊毒再损脾肾，甚则有陷关格之虞，故本案虽现脾肾虚衰之象，首诊仍抓尿酸、肌酐等浊毒内蕴升高之核心，治以燥湿化浊解毒为主，用自拟之十妙解毒饮化裁，只一味黄精养血护脏。

二诊小效，故守前法，大黄增量，以强祛浊泄毒之力；加积雪草增利湿解毒之效。三诊化验复查尿酸大幅下降至正常范围，肌酐亦有所下降，患者大喜，并自述面色由原青绿色变至微泛红光，可知浊毒祛大半而脾肾不足矣，故三诊转用扶肾解毒方兼顾之，以期脾肾得补，浊毒续出，邪去正安。

第六节　心血管疾病

一、眩晕（高血压）

韩某，女，70 岁，登记号：5052314。2021 年 2 月 8 日首诊。

患者有高血压病史多年，虽服降压药但血压仍时有波动。近头昏脑涨，时伴头痛，口黏无恶心，腿略肿，脸肿；舌淡，苔黄厚腻，脉沉小弦。BP 170～180/90～100mmHg。既往有糖尿病史，服药控制尚平。降压现服硝苯地平缓释片（Ⅱ）20mg Qd、厄贝沙坦片 75mg Bid。

此患以风痰化热上扰之眩晕伴头痛辨治，一、二诊先后以半夏白术天麻汤、芩连二陈汤化裁，但仍感头胀时痛，目昏，大便干结，口黏，舌淡略暗，苔仍黄腻，舌根部厚。查 BP 170/90mmHg。脉沉滑缓。TG 2.04mmol/L，FBG 8mmol/L。

2021 年 3 月 8 日三诊：虽经化痰祛风、清热利湿法方迭进，症缓不著，血压仍居高不下，时烦难寐，尤以苔腻根厚。此火邪蕴结为毒兼痰，更方以黄连解毒汤合涤痰汤化裁。

处方：黄连 10g，黄柏 10g，黄芩 15g，炒栀子 12g，法半夏 20g，胆南星 10g，炒枳实 6g，化橘红 10g，茯苓 30g，石菖蒲 25g，竹茹 10g，干姜 8g，太子参 15g，生甘草 8g，钩藤 25g（后下），怀牛膝 20g。14 剂，日 1 剂，水煎分服。

2021 年 3 月 22 日四诊：前症大缓，BP 150/90mmHg，尚觉胃脘痞满嘈杂，舌淡，苔微黄腻，脉滑。

前方去黄柏、甘草，加淡豆豉 20g、柴胡 15g，取栀子豉汤意。遂血压平而诸症均释。

按：本案前二诊后仍头胀时痛，血压不降，其辨治未必方不符证，然疗效不著，是如尤在泾析之"此邪气蕴结不解之谓也"。疾久火毒根深藏而上斥清窍，治非苦酢解毒及沉阴下降之品不可，故以黄连解毒汤苦寒清泄，直降解毒，清肠化腐。本方最早见于《肘后备急方》卷二，葛氏以之治头痛、烦呕不得眠，与本证火毒之机同，化裁以胆南星合半夏直捣痰热之窠臼；牛膝助三黄下泄其炎上之火毒；栀子豉汤除烦热，淡豆豉配柴胡亦宣郁解毒；菖蒲、橘红以逐秽清窍；稍佐太子参、茯苓健脾安正。合方则与证殊为切合而移解此疾。

二、胸痹（心绞痛）

陈某，女，61 岁，登记号：3656803。2019 年 5 月 9 日首诊。

胸闷，憋气时作，冷汗出，足心热，咽痒时咳、局部暗红，时时腹胀，时有登圊之感，然大便不净；舌淡，苔白腻，脉沉细。诉既往查心电图示心肌缺血。

中医诊断：胸痹。辨证：血瘀气滞，浊毒内蕴。治法：升清降浊，解毒活血行气。予升降散合丹参饮化裁。

处方：熟大黄 5g，蝉蜕 7g（后下），片姜黄 20g，炒僵蚕 8g，丹参 20g，檀香 4g（后下），砂仁 5g（后下），桔梗 15g，薤白 15g，姜厚朴 10g，柴胡 15g，黄芩 12g。14 剂，日 1 剂，水煎早晚分服。

2019 年 5 月 23 日二诊：前症明显缓解，纳寐均可，尚有足背灼麻感，触痛，咽暗红，舌淡，苔白腻，脉略弦。气始升降，湿热蕴毒残存。治以清热利湿解毒，予四妙勇安汤合三妙丸化裁。

金银花 15g，当归 15g，玄参 25g，甘草 10g，关黄柏 10g，炒苍术 15g，炒薏苡仁 20g，怀牛膝 20g，木瓜 25g，土茯苓 30g。14 剂。

再诊，诸症皆平。

按： 此案辨为胸痹无疑，虽有气滞血瘀，然其症结仍以气失升降而逆为主，故主以升降散化裁。本方为调表里三焦气机升降兼祛浊毒之经方，方中白僵蚕辛咸性平，轻浮而升阳，能解郁清毒；蝉蜕甘寒，其气清，能开肺窍，凉透郁热，解痉定惊；姜黄辛苦温，能行郁破血通络；大黄苦寒，泻火解毒。四药相须则寒温斡旋，如杨栗山谓"一升一降，内外通和，而杂气之流毒顿消矣。"再合丹参饮活血降气，则前述主症迎刃而解。二诊气能升降，瘀滞得去，而残存之湿毒外现，故以四妙勇安汤合三妙丸清热利湿解毒而安。

三、心悸（心肌缺血伴高胰岛素血症）

孙某，女，81 岁。2011 年 9 月 28 日初诊。

患者近 1 周余反复心悸、胸闷而来就诊，常于餐后 3 ～ 4 小时多发，每服扩冠药无显效，但进食可缓解，曾于发作时测血糖 2.8mmol/L，遂就诊于我院。查葡萄糖耐量试验：FBG 6.1mmol/L，30 分钟血糖 9.2mmol/L，60 分钟血糖 12.3mmol/L，120 分钟血糖 12.7mmol/L，180 分钟血糖 6.7mmol/L；胰岛素兴奋试验：空腹 21.4uU/mL，30 分钟 88.5uU/mL，60 分钟 230.1uU/mL，120 分钟 379uU/mL，180 分钟 141.2uU/mL。既往有心肌缺血病史。诊断为重度高胰岛素血症，糖尿病前期，心肌缺血。现患者每日进食 6 顿，如不加餐即现心悸汗出，胸闷伴肢体颤抖，眩晕，时有饥饿感；舌淡，苔白腻，脉沉细。即刻心电图示：下壁心肌缺血。

结合患者化验结果分析，刻下以高胰岛素血症更为严重，故辨病与辨证相结合而辨为浊毒内蕴证，予以化浊解毒饮加减。

处方：枳壳 20g，黄连 20g，黄芩 20g，佩兰 20g，干姜 10g，柴胡 20g，白芍 30g，丹参 20g，半夏 15g，马齿苋 30g，蒲公英 30g，姜黄 20g，僵蚕 10g，太子参 20g，麦冬 20g，五味子 12g，何首乌 30g。7 剂，日 1 剂，水煎，分 2 次服。嘱服药 3 剂后逐渐减少进餐次数及饭量，以观疗效。

7 日后患者复诊，前症大缓，且逐渐减餐后心悸、胸闷和饥饿感亦未再发作。效不更方，继服 14 剂。复查心电图示：下壁心肌缺血明显改善。随访 3 个月，状态平稳。

按：此案为辨病特别是辨指标论治而效之例。部分糖尿病前期患者常因大量胰岛素蓄积体内，不时爆发性作用引起严重低血糖，从而对心、脑等重要器官产生严重损害。本患者心悸、胸闷但服改善心肌血供药无显效，即是因高胰岛素血症致患者频繁低血糖发作，进而累及心脏所致。该患舌淡、苔白腻等虽示病在气分，然升高之胰岛素则为血中淤浊之毒，为当时病变之本，故即取化浊解毒饮化裁。方以升降散合大柴胡汤化裁，升清降浊，推陈致新，尤以大剂黄连、佩兰、马齿苋、蒲公英清化浊毒，降高胰岛素血症，治"本"而终解心脏之患。

第七节　高脂血症

血浊（高脂血症、糖尿病）

苏某，男性，53 岁，登记号：3863877。2018 年 7 月 9 日首诊。

刻诊：时有乏力，肢体困重，形体偏胖，胃脘满闷，纳呆，大便溏，1～2 次 / 日，寐尚可；舌淡，苔薄白，脉沉滑。血脂四项：TC 5.8mmol/L，TG 3.6mmol/L，HDL–C 1.33mmol/L，LDL–C 3.07mmol/L。既往有 2 型糖尿病史，今日检测 FBG 8.03mmol/L，2hPBG 15.4mmol/L。

西医诊断：高脂血症，糖尿病，代谢综合征。中医诊断：血浊。辨证：脾虚淤浊。治法：运脾化浊。方药：十味白术散化裁。

处方：佩兰 20g，枳壳 20g，葛根 15g，太子参 20g，茯苓 20g，炒白术 20g，甘草 10g，丹参 20g，五味子 12g，柴胡 13g，知母 25g，苍术 15g，牛膝 25g。14 剂，日 1 剂，水煎早晚分服。

2018 年 7 月 23 日二诊：患者复查 FBG 6.03mmol/L，2hPBG 11.6mmol/L，体力稍增，脘闷稍减，大便黏滞，1 次 / 日，舌淡，苔薄白，脉沉滑。予原方化裁：减量佩兰为 15g，甘草为 6g，五味子为 10g；苍术加量为 20g；加红曲 15g。14 剂，日 1 剂，早晚分服。

2018 年 8 月 6 日三诊：诸症皆缓，舌淡苔薄白，脉沉细。效不更法，以十味白术散为基础方加减。连续服用 3 个月后复查血脂四项：TC 4.1mmol/L，TG 1.7mmol/L，HDL–C 1.37mmol/L，LDL–C 2.45mmol/L；血糖系列：FBG 5.7mmol/L，2hPBG 9.9mmol/L，糖化血红蛋白 5.9%。患者自觉无明显不适感，嘱定期监测。

按： 患者步入中年，脏腑气化始衰，加之嗜食膏粱厚味，致脾不散精微，反生浊淤于内，留滞血脉而成血浊病，气涩血浊则脂代谢异常而生脂毒。治取自拟十味白术散化裁以健脾运浊，方中四逆散调畅枢机，舒达郁阳，使气畅血行。合方则通补兼施、升降并投而运化已生之淤浊，使紊乱之脂代谢复常，同时血糖亦得平稳，亦示本方具脂、糖同调之功。

第八节　肥　胖

肥胖伴发疖肿（肥胖伴砍头疮）

桑某，男，24 岁，登记号：3933587。2018 年 8 月 28 日首诊。

患者近 3 年余后发际处反复生疖疮，食用辛辣发物后尤甚，疼痛伴有瘙痒。望诊可见后发际多处散在较大红色疖疮，色红，顶有白尖，触之根盘硬结。患者素体肥胖，后颈发际处多生赘肉，可见褶皱条条。其自诉为一公司业务人员，职业原因多酒桌应酬，饮食肥甘厚味，素周身困重，尤觉疲乏，大便黏滞，饮食、小便、睡眠尚可。既往有高血压、高脂血症病史，均未用药治疗。舌质紫暗，苔浊厚，脉沉滑。

西医诊断：多发性毛囊炎。中医诊断：砍头疮。中医辨证：热毒炽盛。治法：清热解毒。方以普济消毒饮化裁。

处方：黄连 10g，黄芩 20g，牛蒡子 20g，生甘草 10g，桔梗 12g，板蓝根 20g，连翘 20g，玄参 20g，升麻 15g，北柴胡 15g，陈皮 12g，薄荷 12g（后下），炒僵蚕 10g，浙贝母 20g。14 剂，日 1 剂，水煎，分 2 次服。

2018 年 10 月 28 日复诊：患者系外地人氏，路途不便而未能常规复诊。其间于当地照方服用两月，诉后发际疗疮已完全消失，复查血脂复常，体重减约 5kg，身体困倦亦较前缓解。

按：患者素体肥胖、喜嗜烟酒等，观其头后发际处赘肉丛生。"高粱之变，足生大丁（疗）"，而疗之源则为浊毒内蕴，外溢而生，加之发际处赘肉褶皱深，常为发根、衣领刺激而易引内毒。热毒壅于上焦阳络，既能发于面、目、腮，亦可及后头颈项。故毒发部位虽异，清解内毒则同。此案选用普济消毒饮化裁，原方虽为治疗大头瘟毒方，因能上行清头面之毒，"砍头"之疮亦不在话下。

第九节　免疫系统疾病

一、红斑狼疮（肝经湿蕴化毒）

李某，女，60 岁，登记号：3182785。2017 年 5 月 15 日首诊。

患者诉有红斑狼疮病史多年，后因面部皮疹辗转求治于天津各大医院，又诊断为"日光性皮炎""湿疹"等不一，药治以内服外用，多予抗炎治疗，疗效时好时坏。又自行服用各类保健品误治，致面部皮疹反复发作 10 余年，渐至面色紫红，自诉常面如"茄子色"。近日因面部皮疹加重，且血糖控制亦欠佳而求助于余之门诊。刻诊见：颧部片状皮疹色紫红，伴瘙痒，部分起脓包，触破后流黄水，口干甚，烦躁；舌红，苔浊，脉弦滑。

西医诊断：狼疮性皮炎？中医诊断：蝶斑疮，湿疹。辨证：湿毒上壅阳络。治法：清热燥湿解毒。方取龙胆泻肝汤泻湿热毒，兼以祛风。

处方：龙胆草15g，黄芩15g，炒栀子15g，小通草10g，泽泻30g，车前子20g（包煎），柴胡15g，当归12g，生地黄20g，地肤子20g，白鲜皮20g，海桐皮15g，防风12g，丹参20g，葛根15g。14剂，日1剂，水煎，分2次服。

2017年6月1日二诊：小效。续前方化裁，去车前子，加苦参15g，14剂。

2017年6月15日三诊：双腿膝下略肿。前方化裁，加冬瓜皮40g，14剂。

2017年7月10日四诊：舌由红转暗红。前方化裁，去防风、小通草，加玄参30g、连翘20g，丹参增至30g，14剂。

2017年8月7日五诊：自行加服14剂，前症近消。续服前方，以资巩固。

按：红斑狼疮之自身免疫性皮损表现复杂且顽固难消。该患者面部免疫性皮损已反复发作10余年，然刻诊时面部症状仍足示其湿毒之壅盛，辨为肝胆湿热化毒上扰，非苦寒燥剂不能为。故首方用龙胆泻肝汤清肝泄热燥湿，加地肤子、白鲜皮祛风利湿、解毒止痒；防风、海桐皮祛风除湿通络；而面如"茄子色"、脉出弦象则是瘀毒之症，故加丹参凉血活血；葛根合升麻质轻载药上行，直达病所解毒。药后面部症状显缓，矢已中的，然病重药轻，故续以苦参、冬瓜皮加强清利排脓之力；连翘解毒散结；丹参增量，合玄参取其凉血解毒化瘀之功。共计服药84剂后，皮疹近消，面由"茄子色"逐渐转白润，多年顽固之狼疮皮损终告愈。两年后患者因他病复诊，得见皮肤状态良好。

二、阴毒痹（成人 Still 病）

张某，女，39岁，登记号：5040766。2021年3月3日初诊。

患者因发热、关节疼痛、淋巴结肿大、周身皮疹，于上海某大学附属医院风湿科住院治疗，确诊为"成人 Still 病"，给予西药（具体不详）治疗后发热、皮疹等症状缓解。返津后继续服药治疗，仍时有不适，近日觉症状反复而来诊。刻诊：周身关节疼痛，皮肤多发疮疹伴局部色斑，面色晦暗，寐差，情绪低落，乏力，纳尚可，二便调，左颈侧淋巴结略肿大；舌淡红，苔白略浊，脉缓弱。

西医诊断：成人 Still 病。中医诊断：阴毒痹。辨证：阳虚血少，浊毒痹阻。治法：扶阳补血，解毒通滞。处以和阳败毒饮（自拟方）化裁。

处方：熟地黄 30g，连翘 20g，桑白皮 15g，黄芩片 10g，白鲜皮 15g，地肤子 15g，赤芍 25g，蝉蜕 6g（后下），荆芥穗 10g，防风 15g，肉桂 6g，姜炭 7g，甘草片 10g，炒薏苡仁 60g，蓼大青叶 15g。14 剂，日 1 剂，水煎，分 2 次服。

2021 年 3 月 29 日二诊：前症均缓而尚有间作，唯面部疮疹不减，情绪低落，大便偏干，舌淡红，苔白，脉弦细。治以清肝疏郁，解毒消疮。方予清肝洁面方（自拟方）化裁。

处方：牡丹皮 20g，炒栀子 15g，当归 12g，白芍 30g，北柴胡 20g，茯苓 30g，炒白术 20g，甘草片 10g，薄荷 10g（后下），丹参 20g，粉葛根 15g，白芷 15g，鱼腥草 30g，蜜枇杷叶 15g，白薇 10g，白蔹 15g。14 剂。

2021 年 5 月 13 日三诊：面部疮疹减少，仍入寐难，时腹胀，大便干，食凉则溏，舌淡红，苔白，脉沉细。气阳心血不足，当养心实脾，方予归脾汤合定志丸化裁。

处方：太子参 20g，炒白术 20g，黄芪 20g，当归 20g，茯苓 20g，制远志 10g，百合 30g，木香 10g，龙眼肉 20g，石菖蒲 15g，净砂仁 6g（后下），首乌藤 30g，桂枝 15g。14 剂。

2021 年 6 月 7 日四诊：精神、睡眠显著改善，体力渐佳，面色晦暗亦减，颊部有散在疮疹、色斑，关节尚有小痛，伴晨僵感。复以和阳败毒饮化裁。

处方：生地黄 15g，熟地黄 15g，连翘 15g，桑白皮 15g，黄芩片 10g，白鲜皮 10g，地肤子 10g，赤芍 25g，蝉蜕 6g（后下），土茯苓 50g，新疆紫草 15g，肉桂 6g，姜炭 5g，甘草片 15g，炒薏苡仁 60g，蓼大青叶 15g。14 剂。

此后院中偶遇，诉药后因效自行再服 2 周，诸症近消，现已停药且状态良好。嘱其调摄以巩固之。

按：成人 Still 病是以发热、一过性多形性皮疹、关节痛为主要临床表现，查血象有周围白细胞总数升高，并出现肝、脾及淋巴结肿大等系统性受累的临床综合征。其病因未明，应属中医之"痹证""内伤发热"等范畴。本患以关节疼痛、面色晦暗、皮肤多发疮疹为主症，辨证当法仲景"阴毒之为病，面目青，身痛如被杖"之理，以扶阳解毒应对。

方先投和阳败毒饮，是取熟地黄、肉桂、炮姜、甘草等辛温甘养之品以扶阳益血，配连翘、黄芩、白鲜皮、荆芥穗等苦寒辛散之物以清解阴凝之浊毒。二诊、三诊患者病势得减，然抑郁、睡眠问题凸显，此乃喻昌于《寓意草·辨黄鸿轩臂生痈疖之症并治验》中所言疮疡因机之"郁怒横决之火毒"，故予疏肝泻火、健脾宁心而得缓。四诊患者肝疏脾运然余毒未尽，复予和阳败毒饮化裁，加土茯苓以除湿毒、利关节，加紫草以透疹消斑而尽祛其毒。

三、口燥顽症（干燥综合征、脑梗死后遗症）

刘某，女，62 岁。2016 年 8 月 22 日首诊。

患者因顽固口燥不解而来就诊。自诉平素口干眼涩，曾于西医院诊断为干燥综合征，因症较轻而未系统治疗。自去年 8 月脑中风（右基底节梗死）后出现口燥甚，且伴甘味，方药迭进仍口燥不解，纳呆，甚时恶心，夜晚则口甘有异味，虽无痛痒之苦，亦严重影响生活质量。既往血糖升高 4 年，现尚平稳。刻诊：时时呛咳，语言略欠畅。疑属中风后遗症作祟，故先期予地黄饮子加减以滋肾温阳、开窍豁痰，然获效甚微而复诊。

2016 年 8 月 29 日二诊：呛咳略减，仍口燥而甘，大便可，余症同前；舌淡，苔薄现白涎线，脉缓小滑。前以地黄饮子化裁而效不著，且脉转小滑，可知其证非肾虚痰滞之变，当系浊淤热结、始蕴酿毒所为。处以甘露消毒丹合泻黄散化裁。

处方：白豆蔻 15g，藿香 10g，茵陈 20g，滑石粉 20g，川木通 12g，石菖蒲 15g，黄芩 15g，连翘 20g，浙贝母 20g，白芍 6g，生石膏 30g，炒栀子 15g，防风 12g，甘草 10g。14 剂，日 1 剂，水煎，分 2 次服。

2016 年 9 月 12 日三诊：前症始缓，二便可，异味减轻，舌淡，有齿痕，苔薄白略浊，脉略弦。病根撼动，守方而用，唯加龙胆草一味以清泻湿热，以苦胜甘也。

处方：白豆蔻 15g，藿香 10g，茵陈 20g，滑石粉 20g，川木通 12g，石菖蒲 15g，黄芩 15g，连翘 20g，浙贝母 20g，白芍 6g，生石膏 30g，炒栀子 15g，防风 12g，甘草 10g，龙胆草 10g。14 剂。

2016 年 9 月 26 日四诊：夜晚口已不燥甘，目涩亦缓，但三餐后仍口甘，舌淡有齿痕，苔薄白，脉细。询知药后大便 2 次，先硬后溏，知其脾运无力，浊热阻滞。病机有变，临证圆通，运脾以开泄浊滞，方以枳实导滞丸化裁。

处方：厚朴 10g，枳壳 12g，黄芩 15g，黄连 10g，神曲 10g，茯苓 30g，泽泻 20g，白术 20g，大黄 7g，佩兰 30g，龙胆草 10g，生芪 20g，川木通 10g，竹叶 10g。14 剂。

2016 年 10 月 10 日五诊：前症续缓，异味已失，现乏力，大便可，舌淡，苔白，脉细小濡。浊毒趋消，始露脾虚之本，当资其气化，故以资生汤化裁。

处方：炒白术 15g，茯苓 20g，柴胡 15g，北沙参 20g，生薏苡仁 30g，白豆蔻 12g，广藿香 12g，桔梗 12g，太子参 30g，龙胆草 12g，黄连 10g，关黄柏 10g，黄芩 15g，丹参 20g。14 剂。

2016 年 10 月 24 日六诊：口燥且甘症得除，余症续缓近愈，舌淡，苔薄白，脉细。效不更方，以善其后。

处方：炒白术 15g，茯苓 20g，柴胡 15g，北沙参 20g，生薏米 30g，白豆蔻 12g，广藿香 12g，桔梗 12g，太子参 30g，龙胆草 12g，黄连 10g，关黄柏 10g，黄芩 15g，丹参 20g。

守方而用，资行巩固，以防病复。

按：本患干燥综合征于脑梗后加重，口燥且甘甚而服地黄饮子无效。思其纳呆泛恶、口中异味为正谷不化反浊秽为毒，津不上承则燥，逼脾味外泄而甘，是如叶天士门人邵新甫所释："此甘，非甘美之甘，瘅即热之谓也。"故二诊治以甘露消毒丹合泻黄散芳香淡渗，泄脾中伏热，化浊解毒。三诊、四诊病机乃内毒始解而浊滞尚存，故临证圆通，以枳实导滞丸化裁之。五诊时浊泄毒去，而脾虚之本始露，故以资生汤化裁，运脾为胃行其液而收功。整个过程不离脾胃，燥润相兼，序贯得法而愈。

第十节　消化系统疾病

一、嘈杂重症（反流性食管炎，糜烂性胃炎）

章某，女，43 岁，登记号：628218。2016 年 7 月 13 日首诊。

患者诉于 2016 年 1 月 19 日因"胃中有凉感"就诊于某医科大学附属医院，诊断为"胃炎"，予雷贝拉唑加法莫替丁，剂量不详。经治周余不效后，于 2016 年 2 月 24 日改诊他院脾胃科，行胃镜检查，诊断为"反流性食管炎，糜烂性胃炎"，予雷贝拉唑钠肠溶胶囊 10mg Qd 早餐前服，胃康胶囊 4 粒 Tid 三餐后治疗，治疗 3 周后仍未见明显效果。后历经多医迭治罔效，故 2016 年 5 月 9 日又于某院住院治疗 3 周，主以抑酸、保护胃黏膜，病症仍不见明显好转。已出院月余，复于他处服汤药治疗，症状有加，遂转余处求诊。

刻诊：正值壮年，形体偏单薄。自诉胃脘膈部灼热甚、嘈杂，呃逆，不泛酸，每至夜须将床头垫高（用三块砖）方可入睡，否则胸脘膈部灼热难耐而无法入眠，痛苦不堪；舌淡，苔薄白微黄，脉细小滑，大便不畅。

此属嘈杂重症，法取清降，处以旋覆代赭汤加栀子豉汤。

处方：生赭石 20g，法半夏 15g，太子参 15g，干姜 7g，赤芍 20g，甘草 10g，旋覆花 15g（包煎），炒栀子 15g，淡豆豉 10g，龙胆草 10g，六一散 20g，生石膏 30g，石决明 20g，煅瓦楞子 15g，炒枳壳 20g，黄连 7g。7 剂，日 1 剂，水煎，分 2 次服。

2016 年 7 月 21 日二诊：症状同前，不泛酸，但嘈杂更剧，入夜尤甚，二便可，纳食尚佳。处方以半夏泻心汤化裁。

处方：法半夏 15g，黄连 10g，黄芩 15g，太子参 20g，干姜 10g，炒枳壳 20g，姜厚朴 10g，甘草 10g，黑顺片 7g，炒栀子 15g，淡豆豉 20g，丹参 30g，生蒲黄 15g，五灵脂 15g。14 剂。

2016 年 8 月 17 日三诊：症状同前，仍脘膈烧灼致难以入寐，左侧卧位较舒，不泛酸，诉时有尿灼痛，舌淡，苔白略浊，脉小滑细，尺弱。苦降辛开无效，试从阴火化毒辨治，合清胃散、导赤散、麦门冬汤三方化裁。

处方：升麻 10g，黄连 10g，当归 15g，生地黄 30g，牡丹皮 20g，生石膏 30g，川木通 10g，甘草 10g，淡竹叶 15g，莲子心 10g，蒲公英 35g，麦冬 25g，法半夏 15g，炒栀子 15g，肉桂 5g，丹参 20g。14 剂。

2016 年 8 月 31 日四诊：前症显缓，但出现心下痞满，纳时欠馨，舌淡苔薄白，脉弦细。处以前方化裁，减木通、肉桂，加枇杷叶降逆除胃热；加吴茱萸与方中黄连合为左金丸，以助金平木；加牛膝引热下行，顺降逆之性。

处方：牛膝 15g，黄连 20g，当归 15g，生地黄 30g，牡丹皮 20g，生石膏 60g，枇杷叶 15g，甘草 10g，淡竹叶 15g，莲子心 10g，蒲公英 30g，麦冬 25g，法半夏 15g，炒栀子 15g，吴茱萸 15g，丹参 20g。14 剂。

2016 年 9 月 19 日五诊：脘膈灼烧如焚感消失，仍时嘈杂，须左侧卧位，舌淡暗，苔薄白，脉细。"床头砖"已去一块，余两块亦能入睡。处以前方化裁。

处方：牛膝 15g，黄连 20g，当归 15g，生地黄 30g，牡丹皮 20g，生石膏 100g，枇杷叶 15g，甘草 10g，淡竹叶 15g，莲子心 10g，海螵蛸 15g，麦冬 25g，法半夏 15g，炒栀子 15g，吴茱萸 15g，丹参 20g，旋覆花 10g（包煎），蒲公英 25g。14 剂。

前方效增，火毒始减，可见石膏 100g 之用实为胸有定见。加旋覆花以蠲痰消散痞结。

2016年10月6日六诊：病已大缓，晚已不需服铝碳酸镁片，雷贝拉唑钠肠溶胶囊用量亦减半，略有冲气感，舌略暗，苔薄白，脉细。谓其床头所垫之砖只剩一块。仍以前方化裁。

处方：牛膝15g，黄连20g，当归15g，生地黄30g，牡丹皮20g，生石膏60g，枇杷叶15g，甘草10g，淡竹叶15g，莲子心10g，海螵蛸15g，麦冬25g，法半夏15g，炒栀子15g，吴茱萸15g，丹参20g，旋覆花10g（包煎），蒲公英20g。14剂。

七诊：略有冲气感，为浮气不敛，加用生赭石敛浮降逆而安。

按：此案辨治颇多波折。初始亦循前贤所言吞酸多以"中虚饮逆，湿热肝郁"之病机论治，以旋覆代赭汤合栀子豉汤、半夏泻心汤合栀子豉汤与失笑散等，然迭用降逆、辛开苦降等法均罔效。

患者偶诉近期常伴小便灼痛，顿悟此乃李杲所谓："脾胃气虚，则下流于肾，阴火得以剩其土位"，阴火携胃气上逆则嘈杂、呃逆；蕴积化毒，炎灼胸膈，耗损胃阴，则胸脘膈部灼热难耐而无法入眠。遂更治法，以润燥相兼、清降火毒为主。处以清胃散化解胃中热毒，佐以导赤散利水泻小肠湿热而除淋痛，合麦门冬汤益胃液降阴火。方中以升麻、炒栀子降泄其火毒；大剂黄连与蒲公英相伍则更能清解内蓄之火毒；石膏一度加大至100g，不仅取其泻火除烦，亦可助清火毒。依孔伯华老先生之经验，石膏性凉而微寒，凡内伤外感，病确属热，投无不宜。该患之上逆诸症，实乃因虚气逆，用石膏甘寒质重清热平逆气，又助全方解热毒，润养胃阴，虚实兼顾而顽症终释。

二、痞满（糖尿病合并胃轻瘫，高脂血症）

郭某，男，48岁，河北唐山人，登记号：1925151。2014年10月23日初诊。

患者半年前出现胃脘胀痛、嗳气，尤以餐后明显。辗转于当地各大医院检查治疗，胃镜检查示：未见食道及胃、十二指肠器质性病变；食道、胃X线钡餐示：胃收缩无力，蠕动减弱，伴食物胃潴留。诊断为糖尿病胃轻瘫。先后服用红霉素、多潘立酮片等药物，服药初期有效，1～2周后即效减如初，故专程来津求治。刻诊：神疲乏力，胃脘胀痛，嗳气频作，时有恶心，纳差，腹胀，大便时干时溏；舌淡暗，边缘有散状瘀斑，苔白腻，脉细弱。既往史：高血压病史10年，控制尚可；糖尿病史8年，现胰岛素及口服降糖药控制，血糖尚可。家族史：父患有糖尿病。血糖：FBG 7mmol/L，2hPBG 10mmol/L；血脂四项：TG 2.37mmol/L，TC 6.85mmol/L，HDL-C 1.21mmol/L，LDL-C 2.75mmol/L。

西医诊断：糖尿病合并胃轻瘫，高脂血症。中医诊断：痞满。辨证：脾虚浊淤，斡旋失司。治法：健脾理气，芳香化浊。处方以七味白术散化裁。

处方：佩兰45g，白术15g，太子参15g，木香6g，茯苓15g，干姜6g，陈皮10g，半夏10g，竹茹15g，鸡内金15g，莱菔子15g，赤芍10g，丹参15g，炒薏苡仁20g，生甘草6g。7剂，日1剂，水煎分2次服。

2014年10月30日二诊：服药7剂后，患者自述胃脘疼痛感明显减轻，嗳气有所减少，体力亦有所恢复，饮食尚可。然胃胀依旧，排便时仍感不畅。查FBG 5.7mmol/L，2hPBG 8.1mmol/L。遂在原方基础上加槟榔15g，再进14剂。

2014年11月13日三诊：患者服药14剂后，胃脘胀痛感消失，排便舒畅。2014年11月10日于当地医院复查钡餐示：胃内未见潴留。

随诊数月，病情稳定，未见复发，其间复测血脂四项：TG 1.54mmol/L，TC 5.72mmol/L，HDL-C 1.87mmol/L，LDL-C 2.33mmol/L。

按：糖尿病胃轻瘫属糖尿病自主神经病变。本患消渴日久，致脾弱不运，升降斡旋失常为本，气滞浊淤血瘀为标，故以运脾化浊为论治主线。方以佩兰合七味白术散化裁。方中佩兰化浊，加陈皮行气，薏苡仁渗湿，脾运则浊化而气能升降，胃脘胀满自减；半夏降逆，配干姜辛开则痞消散；炒莱菔子行气导滞，使肠腑气得通而腹胀亦消；患者舌有瘀斑暗点，故加用赤芍、丹参以活血化瘀。其中甘草生用是偏取其解毒之功，更助薏苡仁、佩兰防浊酿毒入胃，寓未毒先防之意矣。

三、泄泻（肠易激综合征）

刘某，女，52岁，天津人，登记号：1763641。2014年7月8日初诊。

患者近1年来大便极不规律，便质时溏时泻，夹有黏液，大便一日数次至数十次不等，体力渐弱不支，消瘦明显。一般进餐后即泻，常因天气寒冷或食用凉性类水果致泻，食后腹胀。就诊于天津各大医院，诊断为肠易激综合征，给予对症治疗，然效欠佳。刻诊：颜面萎黄无泽，神疲乏力，纳差，腹胀，腹泻，黏液便，里急后重；舌淡，舌体胖有齿痕，舌苔白腻，脉滑。既往史：高脂血症、糖尿病病史10余年，现胰岛素及口服降糖药控制，血糖尚欠稳。血糖：FBG 5mmol/L，2hPBG 10mmol/L；血脂四项：TG 2.72mmol/L，TC 5.28mmol/L，HDL-C 0.96mmol/L，LDL-C 2.21mmol/L。

西医诊断：肠易激综合征。中医诊断：泄泻。辨证：脾虚浊淤。治法：升清降浊，芳香健脾。处方以七味白术散化裁。

处方：佩兰45g，炒白术15g，太子参15g，木香6g，茯苓15g，山药15g，葛根10g，升麻6g，柴胡6g，陈皮10g，半夏10g，厚朴10g，炒薏苡仁20g，白扁豆20g，甘草6g。7剂，水煎分服。

2014年7月15日二诊：服药7剂后，乏力好转，食饮稍馨，大便黏液减少，然食后腹胀、腹痛、腹泻依旧。原方基础上加大腹皮10g、马齿苋25g、徐长卿15g，再进14剂。

2014年7月29日三诊：患者颜面稍显光泽，体力转充沛，自述食欲大增，腹胀消失，腹泻次数明显减少，且无里急后重之感，已能少量食用西瓜等祛暑类水果。患者欲将上方制成丸药，以长期巩固。遂随其愿，并告诫其久病初愈宜慎寒凉。

2014年9月8日四诊：患者以丸药间断服用至今，自诉状态良好，且若觉腹中稍有不适，即服用此丸药，数天即能控制腹泻等症状发作，此次就诊是为求得下一步治疗方案。告知其可以停药，病若反复随时诊疗。本欲复测其生化指标，然患者告知不久前已全身体检，血糖控制尚可，血脂较前也有所下降。

按：患者有肠易激综合征年余，加消渴病多年，可知其脾胃已虚，致清阳不升，浊阴不降。浊性腐秽黏滞，阻塞气机，清浊相干而下利。故治以大剂佩兰，芳香醒脾化浊，为君；辅以七味白术散健脾化浊；柴胡合葛根升阳止泻；陈皮、厚朴、大腹皮燥湿行气宽中；薏苡仁淡渗利湿，使湿浊下渗小便而出，亦"利小水以实大便"矣；升麻解毒但药单力弱，故取徐长卿、马齿苋祛肠风、解瘀毒而镇其痛。本方集健脾升清、理气化浊、解毒利湿为一身，虽药性平和但配伍严谨，紧扣病机而获著效。

第十一节　肝胆系统疾病

顽固胁痛（胆囊炎）

马某，女，46岁，辽宁人，登记号：6106185。2023年2月23日初诊。

因右上腹持续疼痛就诊，患者约26年前因右上腹疼痛伴后背酸胀，消化不良，厌油腻而于当地医院诊断为胆囊炎，多年来经中西医迭治，疏肝理气、活血通络尽施，虽时有所缓，但始终未解其苦，近因病痛渐甚而专程前来求诊。刻下症：右胁肋部持续性疼痛，呈针刺样时轻时重，尤以进食鸡蛋后痛甚，常伴后背酸胀，消化不良且厌油腻，泛酸嘈杂，口干苦而气臭，手足心热，失眠烦躁；舌淡红，苔薄黄略浊而干，脉滑。来津前于当地医院再行全面检查，诊断同前。

西医诊断：胆囊炎。中医诊断：胁痛。辨证：胆胃郁热，浊毒内蕴。治法：清胆和胃，化浊解毒。主方：蒿芩清胆汤、二陈汤、栀子豉汤合方化裁。

处方：青蒿20g，黄芩15g，醋香附15g，枳壳20g，柴胡15g，醋延胡索20g，炒栀子10g，淡豆豉20g，碧玉散20g，郁金20g，法半夏15g，茯苓20g，陈皮12g，佩兰15g，干姜6g，小茴香10g。14剂，日1剂，水煎，分2次服。

2023年3月9日二诊：患者复诊甚悦，诉仅服二周即诸症显缓，现唯右胁及肩隐痛，时时口干苦，流泪；舌淡，苔薄黄而干，脉小滑。既著效则守法不更，去干姜、半夏之辛燥，增玉竹、当归清热养血。

处方：青蒿20g，黄芩15g，醋香附15g，枳壳20g，柴胡15g，醋延胡索20g，炒栀子10g，淡豆豉20g，碧玉散20g，郁金20g，玉竹10g，茯苓20g，陈皮12g佩兰15g，当归15g，小茴香10g。14剂，日1剂，水煎，分2次服。

2023年3月23日三诊：右肩痛消，右胁微闷，手足心仍热且赤，入夜尤甚，寐欠实；舌淡红，苔薄白，脉弦小滑，肝阴不足，络失所养，血不舍魂，当甘酸以济之。

处方：酸枣仁25g，川芎15g，知母20g，生甘草10g，茯苓30g，青蒿20g，醋鳖甲15g，生地黄30g，牡丹皮20g，肉桂6g，地骨皮20g，丹参20g。14剂，日1剂，水煎，分2次服。

2023年4月27日四诊：自行加服二周，诸症皆平，唯手心尚略热，诉已能食鸡蛋亦胁肋不再作痛，口干；舌淡，苔白，脉小弦。患者坦言自己都没想到病去如此之捷，感激再三。虑其久病难免伤阴，故末方以一贯煎化裁养肝利胆，理气和胃以善后，并嘱药后更以食养尽之。

按：本案病非罕见但其病程之长是为少见，亦可知其非癌疾类变，然久治未已必有其故。究其症结在于木火犯中，浊被火蒸，则胶滞难化，进而蕴蓄酿毒所致，而每食鸡蛋痛甚则示其患起甲木，治当清胆和胃，解其浊毒。组方以蒿芩清胆汤、二陈汤、栀子豉汤化裁，以疏利少阳，清胆胃之浊毒，祛膈中之烦热，用药如矢中的，久病痼疾竟短时得以化解，亦是情理之中。

第十二节　神经系统疾病

一、唇上燥甚（格林巴利综合征后遗症）案

李某，男，69岁，登记号：3639934。2018年7月12日初诊。

患者年前因格林巴利综合征住院治疗，出院后经持续用药病已近愈。此番就诊诉：自出院后时时觉鼻下唇上一处干燥难耐，患者以手指划，大致为唇上人中穴为中心，古之"髭须"之处，诉虽无痛不痒，但总觉干燥甚而烦扰不安，服诸药无效。半年前患者曾于余处因头晕汗出诊治得愈，遂复来延治。现烦热汗出，头汗尤甚，饮食睡眠可，二便调；舌质暗，苔黄厚浊，脉弦滑。"髭须"处望诊无任何异常。患者有糖尿病病史，现规律服药物治疗，血糖控制尚好，FBG 6mmol/L 左右。治以如金解毒散合白虎加人参汤化裁。

处方：黄连 15g，黄芩 15g，关黄柏 15g，炒栀子 12g，桔梗 15g，生石膏 50g，知母 30g，山药 20g，太子参 15g，甘草片 10g。14 剂，日 1 剂，早晚 2 次水煎分服。

2018 年 7 月 26 日二诊：前方服用两周，觉干燥面积已趋减小，补诉咽干喜饮。舌质暗，苔黄浊厚，脉弦滑。治以如金解毒散合泻黄散化裁。

处方：广藿香 10g，生石膏 30g，炒栀子 15g，防风 12g，北沙参 50g，生地黄 30g，玉竹 10g，麦冬 20g，黄芩 15g，黄连 15g，关黄柏 15g，桔梗 15g，丹参 20g，生甘草 10g。14 剂。

2018 年 8 月 9 日三诊：上方续服两周，病灶面积以人中穴为中心已明显缩小，口干亦稍缓。舌质暗，苔已转淡，脉弦滑。毒祛阴伤，化裁以养阴稍佐引气火下行之品。

处方：广藿香 10g，生石膏 30g，炒栀子 15g，防风 12g，北沙参 50g，生地黄 30g，玉竹 10g，麦冬 20g，黄芩 15g，黄连 15g，关黄柏 15g，桔梗 15g，丹参 20g，生甘草 10g，净砂仁 4g（后下），肉桂 6g。14 剂，水煎服，日 1 剂，早晚 2 次分服。

2018 年 9 月 13 日四诊：上方续服 1 月余，今日患者欣然复诊，告诸症若失。

按：此为疑难少见之杂症。人中髭须之处正是阳明二经循行之处，气血汇聚之所，亦是内毒易结之地也。患者曾感外毒致热痹，虽已近愈，但局部皮肤顽燥、舌苔黄厚浊而药之无效，乃前期之残余浊毒深入经络而未尽去，并借病后气虚而发。浊淤毒热循经攻冲而从其合于局部，耗伤津液为病。治当急解阳明之热毒，以"如金解毒散"上行解毒为基本方，先合白虎汤走阳明"吹灰灭薪"发散郁热，使热、毒分解；继配以泻黄散泄伏脾之浊热。三诊毒去大半，伤阴之症外现，故辅以北沙参、生地黄、玉竹之属，有沙参麦冬汤之意，顾护津液；肉桂引火下行，砂仁引气下走，顾其病位也；丹参走心入血，凉血清热，除烦安神。全方药少而精专，从毒去解而效如桴鼓。

本案看似小疾，仍不可小觑。患者末诊时痛陈前后为斯证所扰三四月余，虽不及损命，但病症缠绵难耐。本以为治愈无望，曾几于烦躁甚时有寻短见之念，倾诉间颇为激动，几度哽咽，可见其所苦之切。小疾若锢，非烛洞其微则难有所为，当为医者所鉴。

二、失眠

薄某，女，44 岁。2014 年 4 月 14 日初诊。

患者失眠 1 年半余。近 1 周因情绪不畅而自觉咽部有堵塞感，更致夜寐不酣，易惊醒，醒后再难入睡，尿赤。平素情绪多躁，心神不安，伴心前区不适，难以言状，口易生疮，常汗出；舌紫暗红，苔薄白，脉弦细。

中医诊断：失眠。辨证：肝胆郁热，上扰心神。治法：清肝利胆，潜阳安神，兼养心脾。方予柴胡加龙骨牡蛎汤化裁治疗。

处方：柴胡 20g，黄芩 15g，干姜 10g，太子参 20g，桂枝 20g，茯苓 20g，熟大黄 6g，煅磁石 30g，生牡蛎 30g，生龙骨 30g，半夏 15g，丹参 20g，夜交藤 30g，酸枣仁 30g。14 剂，日 1 剂，水煎，分 2 次服。

2014 年 4 月 28 日复诊：患者诉汗出及心前区不适缓解，寐略转佳。守方不更，原方加菖蒲 15g、龙齿 20g，继服 10 剂。

2014 年 5 月 12 日三诊：患者诉寐复欠佳，详询得之，患者原睡前长期自服艾司唑仑片 2mg，否则难寐，药后好转而自行停药，故现反复并伴有阵发性心慌，但也只持续 1 天自止。舌淡，苔薄白干，脉弦细。原方去桂枝，加地锦草 30g、黄连 7g、柏子仁 30g，继进 14 剂。嘱睡前续服艾司唑仑片一片，见好后递减。

2014年5月26日四诊：患者诉寐复转佳，逐渐停用艾司唑仑片，诸症皆缓，无明显症状。效不更方，14剂，以巩固疗效。

按：本案失眠一年半余，每日须服2片安定。从咽堵闷后不寐加重，且易惊醒而论，证属肝失藏血舍魂，上扰心神之病机明矣。忆曾侍诊恩师张琪先生时，先生善于以柴胡加龙骨牡蛎汤治疗失眠甚效。本案虽未具"胸满烦惊、小便不利"，但咽堵闷、易惊醒、尿赤三症，与仲景原文肝胆郁热扰魂之实质相同，故以此化裁之。药后疗效显著，只是因停安定过急而间现小复，并伴心悸，参考其平素易生口疮，此不仅肝火上扰心神，亦有化毒之势，故加黄连、地锦草清解心经热毒，佐柏子仁养心安神而收全功。

第十三节 肿 瘤

癌毒（结肠癌化疗中）

张某，女，55岁，登记号：4278948。2019年5月16日首诊。

因肠癌术后化疗中出现恶心、呕吐、神倦、乏力而就诊。刻诊见形略瘦弱，舌略灰暗，苔老而白，脉小滑，大便时干。查血象示白细胞数低下。正虚毒损，胃气渐失。治急挽胃气，方选枳实消痞汤合保和散化裁。

处方：麸炒枳壳20g，太子参20g，茯苓20g，炒白术20g，生甘草6g，炒六神曲20g，炒麦芽15g，姜厚朴10g，蜜枇杷叶15g，法半夏10g，甘松15g，净砂仁6g（后下）。14剂，日1剂，水煎，分2次服。

2019年5月30日二诊：诸症缓解，呕吐已止，仍时恶心，舌淡略暗，苔白，脉小滑，大便欠畅。予前方化裁，加蒲公英25g、重楼10g、预知子20g，14剂。

2019年6月10日三诊：恶心亦消，时痞满，肠鸣，大便偏干；舌淡红，苔薄黄干，脉沉小弦。方取苓桂术甘汤合异功散化裁。

处方：茯苓 30g，桂枝 20g，炒白术 20g，石斛 15g，太子参 20g，陈皮 15g，柴胡 15g，麸炒枳壳 20g，竹茹 10g，蜜枇杷叶 15g，预知子 15g，甘松 15g，法半夏 10g。14 剂。

2019 年 6 月 24 日四诊：诸症近消，纳馨，白细胞数亦较前恢复性上升（化疗后），舌淡，苔白，脉弦细。效不更方，以资胃气。

按：化疗药毒在杀癌毒的同时亦损元气，常引起不良反应，尤以恶心、呕吐、乏力等胃肠道症状为多发。此为瘤毒与药毒相夹内袭，更伤元气，致使脾胃失和而不能散精，无力助正抗邪。故首诊选枳实消痞汤合保和丸化裁，以健脾和胃、理气消滞为主，加蜜枇杷叶降气止呕，甘松以醒脾和胃，砂仁芳香化浊。二诊诸症皆缓示元气来复，故于原方加蒲公英、重楼、预知子以解毒活血、助祛癌毒。三诊用苓桂术甘汤合异功散化裁，以强脾气化，行滞化浊；加柴胡、枳壳以达木运土；加石斛以清热滋阴，以防辛散太过。四诊患者诉症消而纳馨，化疗期间亦持续服中药，不良反应显著减轻，且白细胞数亦较前转佳，故效不更方。

本案以健脾复元为大法，兼气化祛癌毒，虽难除毒根，但能促体之适应性平衡而安。

第十四节　皮肤病

一、湿毒下注（外阴瘙痒伴带下）

张某，女，48 岁，登记号：1655530。2018 年 11 月 12 日首诊。

患者近 1 月来无明显诱因出现皮肤瘙痒，夜间尤甚，尤以外阴瘙痒为剧，白带量多，夜寐差，入睡难且多梦易醒，偶有胃脘不适，饮食二便尚可。既往发现高脂血症 2 个月，现口服瑞舒伐他汀片 5mg Qn，血脂未复查；舌质暗，苔黄浊，脉弦滑。外阴瘙痒症兼带下为患，治以利湿解毒饮化裁。

处方：土茯苓 40g，粉草薢 30g，白茅根 20g，白花蛇舌草 30g，萹蓄

10g，川木通 10g，淡竹叶 10g，益母草 30g，山药片 20g，生薏苡仁 30g，贯众 15g，滑石粉 20g，地肤子 15g，白鲜皮 15g，乌药 10g，蛇床子 12g。14 剂，日 1 剂，水煎早晚 2 次分服。

2018 年 12 月 3 日二诊：诉服药 3 天瘙痒即完全消失，白带量减少，胃脘不适缓解，睡眠亦随之转佳。舌质暗，苔黄浊，脉弦滑。原方化裁。

处方：土茯苓 40g，粉萆薢 30g，白茅根 20g，白花蛇舌草 30g，萹蓄 10g，川木通 10g，淡竹叶 10g，益母草 30g，山药片 20g，生薏苡仁 30g，贯众 15g，滑石粉 20g，地肤子 15g，白鲜皮 15g，乌药 10g，蛇床子 12g。14 剂。

按：患者病主外阴，伴带下色黄而量多，示其湿热蕴脾，土壅木郁，继酿湿毒下注肝经，扰及外阴。此患非苦寒沉降之品不能直捣其窠臼，故方选利湿解毒饮化裁，萆薢、萹蓄、木通、白茅根、淡竹叶、滑石粉清利湿热，合土茯苓、白花蛇舌草、贯众泻火解毒；益母草活血祛瘀，利尿解毒，亦能分解瘀毒；蛇床子、地肤子、白鲜皮祛风止痒杀虫毒；乌药行气，引药入经；方中生薏苡仁合山药健脾化浊以断毒源，亦助复正。全方湿毒分消，清利为主，祛风解毒为辅。

二、风毒顽痒（糖尿病皮肤瘙痒）

赵某，女，56 岁，登记号：3303190。2018 年 11 月 29 日首诊。

患者有糖尿病病史 15 年，现皮下注射胰岛素配合口服格列美脲片 2mg Qd，血糖控制在 FBG 5 ～ 7mmol/L。患者近 1 月来周身瘙痒走窜，夜间尤甚，查皮肤未见皮疹，但出现干燥，散在抓破处血痂，时有反酸，恶心，食欲不佳，二便可，睡眠差，需口服安眠药方可入睡。患者既往有高血压病史 3 年，现口服厄贝沙坦片 150mg Qd，苯磺酸氨氯地平片 5mg Qd，琥珀酸美托洛尔缓释片 47.5mg qQd，血压控制在 145/80mmHg 左右；有冠心病病史 22 年，现口服硫酸氢氯吡格雷片 75mg qd，单硝酸异山梨酯缓释片 60mg Qd，阿司匹林肠溶片 0.1g qQd，仍时有胸闷憋气。舌质暗红，苔黄厚浊，脉弦滑。治以搜风解毒饮化裁。

处方：土茯苓 40g，白鲜皮 20g，地肤子 15g，生薏苡仁 30g，皂角刺 12g，木瓜 20g，野菊花 15g，防风 13g，川木通 10g，法半夏 15g，茯苓 20g，干姜 10g，苦参 15g，丹参 20g。14 剂，日 1 剂，水煎早晚 2 次分服。

2018 年 12 月 12 日：前方服用两周，皮肤瘙痒基本缓解。仍时有反酸，偶胸闷憋气。舌质暗，苔黄厚浊，脉弦滑。

辨证化裁以善其后。

按：此患者糖尿病多年，来诊主症为皮肤瘙痒、泛酸恶心，病系消渴病浊毒作祟。然现苦于瘙痒走窜、皮肤干燥，见挠破之血痂，知其刻下主以风毒窜扰为甚。治之法当急以祛风、解毒，兼以化浊利湿，故方用搜风解毒饮化裁而愈。此方出自《本草纲目》，主治"杨梅结毒，初起结肿，筋骨疼痛"之梅毒病，余常师其意化裁辨治皮肤瘙痒等病证。原方中土茯苓、薏苡仁解毒除湿浊；金银花解毒疏风热；防风、白鲜皮、皂角刺祛风解毒杀虫；木瓜、木通利湿通络。此方擅长祛风毒兼以清化，活法圆机则能祛以风为主之内外诸毒。

三、腋下痈毒案（化脓性汗腺炎）

李某，男，27 岁，登记号：3933584。2018 年 8 月 28 日首诊。

患者近 2 年来反复发腋下痈肿，发病之初腋下先生硬结，渐增大至化脓破溃，致大面积红肿渗脓。2 年中先后多次就诊于当地医院，考虑"化脓性汗腺炎"，并数次行手术切开引流，后伤口渗液难以愈合，每次前后迁延两三个月，极为所苦。一个月前再次腋下手术切开后疮口不愈合，时有脓液流出，今日自行触摸腋下复见硬结，自觉外治之法乃权宜之计，遂经人引荐来余处就诊。追问病史，患者为一公司财务处外事人员，平时应酬颇多，多饮食厚重肥甘。刻诊：患者腋下可见一横行手术切口，尚未愈合，有少量渗出液，触诊腋下疮口旁可及一花生豆大硬结，无压痛，素易倦乏，大便黏稠；舌质暗，舌体胖大伴齿痕，苔黄浊，脉弦滑。

西医诊断：化脓性汗腺炎。中医诊断：腋痈。辨证：湿热蕴毒。治法：化湿解毒。主方：甘露消毒丹化裁。

处方：白豆蔻 12g，佩兰 15g，茵陈 20g，滑石粉 20g，川木通 10g，石菖蒲 15g，黄芩片 15g，连翘 20g，浙贝母 20g，土贝母 30g，荔枝核 15g，玄参 30g，忍冬藤 30g，蒲公英 50g，炒芥子 15g，醋乳香 15g，北柴胡 15g。14 剂，日 1 剂，水煎，分 2 次服。

2018 年 10 月 27 日复诊：患者因居外地，来诊不便，故于当地照原方抓药，沿用至今。自诉服药两周后创口已渐愈合，现腋下疖肿已自行消失，无新发疖肿出现。既效图进，原方化裁以巩固疗效。

按：化脓性汗腺炎为一种腋下细菌感染性疾病，属中医学痈病范畴，亦名"腋痈"。本证为湿热蕴毒壅于腋下肝经，治当解毒无疑。然该患平时嗜厚重肥甘，知其素有湿浊困脾，故以解毒与化湿浊并重，方用甘露消毒丹化裁。加土贝母、荔枝核、炒芥子以化痰散结；忍冬藤、蒲公英加强败痈解毒之力；醋乳香活血通络生肌；北柴胡既可透热表散，又引药入肝经，实一举两得。

第十五节　妇科疾病

顽固痛经

靳某，女，36 岁，登记号：2108278。2021 年 3 月 15 日初诊。

患者持续经前小腹疼痛史 7 年余，每于月经前 10 天始发小腹冷痛，尤以第 1 天冷痛剧烈难忍，须服用大剂止痛药且得温方缓，渐至经净亦时隐痛，常持续周余而止，伴大汗出，周身乏力甚。自诉儿时贪凉，冬日在家中亦常赤足，平素易上火起痘，时腹泻。现纳寐尚可。舌淡，苔白，脉沉小弦。近年辗转诸医乏效，观前医之方大抵温经散寒、行气破血等法。虽值年青，但久病延虚，血海受寒，又药过辛燥伤血，气色已有晦象。治当先理气温阳、养血调经，方予大温经汤合八珍汤化裁。

处方：当归 20g，赤芍 20g，川芎 15g，熟地黄 30g，太子参 20g，炒白术 20g，茯苓 20g，甘草 7g，醋香附 15g，陈皮 12g，盐小茴香 7g，肉桂 10g，制吴茱萸 10g，醋延胡索 25g。14 剂，日 1 剂，水煎，分 2 次服。

二、三诊大法未变，前方化裁，俟其正气随治渐充。

2021 年 4 月 24 日四诊：经前 1 周腹痛已减轻，时腹胀呃逆，腰以下冷，乏力，舌红，苔薄白干。予大补肝汤合生化汤。

处方：干姜 6g，肉桂 12g，山药 20g，淡竹叶 10g，酒五味子 10g，当归 20g，川芎 15g，桃仁 20g，甘草 10g，益母草 30g，乌药 15g，怀牛膝 20g。14 剂。

2021 年 5 月 22 日六诊：经前腹痛虽减，仍间作，早晨、夜晚尤甚，舌淡暗，苔薄白，脉小弦紧。予前方化裁，增附子、制川乌以助驱散阴霾、温经止痛。

处方：干姜 15g，白芍 30g，当归 20g，川芎 15g，桃仁 20g，甘草 10g，益母草 30g，乌药 15g，牛膝 20g，制吴茱萸 15g，木香 10g，木蝴蝶 15g，制川乌 7g（先煎），黑顺片 10g，醋元胡 30g，盐荔枝核 15g。14 剂。

2021 年 6 月 6 日七诊：值月经方净，行经前偶有腹痛，疼痛较前大减，月经后腹痛亦未作，疲劳乏力有缓，汗出；舌暗红，苔薄白，脉弦细。治以前方增制川乌量至 15g（先煎），14 剂。

2021 年 6 月 19 日八诊：月经后 2 周，诉腰冷续减，现小腹略有拘挛，口周散发痤疮，略干渴。舌红，苔薄白，脉小弦滑。予前方化裁。

处方：干姜 15g，白芍 30g，当归 20g，川芎 15g，醋三棱 15g，甘草 10g，益母草 50g，乌药 15g，牛膝 30g，制吴茱萸 15g，木香 10g，黄芩 15g，制川乌 20g（先煎），醋元胡 30g，盐荔枝核 15g，醋莪术 15g。14 剂。

2021 年 7 月 3 日九诊：已连续 2 个月经前腹痛未作，经量较前略少，舌暗红。自述间断有下肢不适感及不自主抖动多年，近日较为明显，双腿乏力。治予前方化裁，渐减攻毒之品。

处方：干姜 15g，白芍 30g，当归 20g，川芎 15g，醋三棱 15g，甘草 10g，益母草 50g，乌药 15g，牛膝 30g，制吴茱萸 15g，制川乌 15g（先煎），黄芩 15g，醋元胡 30g，盐荔枝核 15g，黑顺片 7g，木瓜 40g。14 剂。

2021 年 7 月 31 日十诊：已连续 3 个月未发痛经，经量色如常。

按：痛经一病大抵虚实两端：经前痛、经后缓多属瘀；经后痛或不减多主虚。该患病延七年，每作冷痛剧烈，且久治罔效，是病标于胞宫而本于肝经，温散无功示病已陈寒痼结成毒。观前医之法、药拘于经前痛多瘀，专以大队虫蚁消癥、破血通经，徒耗气血，而寒毒不祛则气结而瘀血难化，亦非常温能解。患者周身疲乏、自汗甚，为气血已亏，无力祛邪。故初治前三诊既参《济阴纲目》"因冷而积，因积而痛，宜大温经汤"，更融八珍法填补气血，是因女子以肝为本，体阴而用阳，先强肝血之体，以复正气之基。四诊见腹胀、呃逆，为肝阳本虚而胃失和降，故以大补肝汤暖肝理中，以振其用，合生化汤温经止痛、养血祛瘀，共助肝气调冲脉之血、畅通胞宫。至六诊经前腹痛虽缓尚作，且晨、夜有加，是阳气馁甚，痼寒难去，为病重药轻。故予前方加川乌、附子温通十二经，且取其性烈力雄，以"热毒"攻"寒毒"，加乌药、吴茱萸、元胡、荔枝核、木香以温肝经、理气、止痛。此番药后诸症大减，继续调方增量，逐其穷寇。至十诊时已经三个月未再发，可谓竟全功矣。

第十六节　疑难杂病

一、灼口综合征（BMS）

冯某，男，43 岁，公司职员。2013 年 8 月 14 日就诊。

自述口中时常出现烧灼样疼痛，似被开水或热食烫烙之感，口中伴有异（铜）味，时酸时咸。就诊于多家西医医院，诊断为"灼口综合征"，服用谷维素、维生素 B1、维生素 E 以及对症治疗，均罔效。近因上述症状逐渐加重，且发作较前频繁，苦不堪言而来就诊。刻诊：患者自述平素工作压力大，急躁易怒，小便黄赤，纳呆，寐差；舌红，苔薄黄，脉弦滑。既往有慢性胆囊炎病史 3 年余。辨其证当属肝胆湿热，兼化内毒之象，故方以龙胆泻肝汤化裁。

处方：龙胆草 12g，黄芩 20g，炒栀子 10g，甘草 10g，泽泻 30g，车前子 15g（包煎），柴胡 12g，当归 12g，生地黄 20g，黄连 10g，肉桂 6g，丹参 20g。7 剂，日 1 剂，水煎早晚分服。并嘱患者避食辛辣及刺激性食物，缓解精神压力，保持规律作息。

2013 年 8 月 21 日复诊：患者自述药后口中铜味已然消失，烧灼感亦明显减轻，但口中仍有咸味。上方中龙胆草、柴胡均加量至 20g，去黄连、丹参，加女贞子 20g、墨旱莲 20g、茵陈 20g，续服用 14 剂。后诸症皆消。

按：灼口综合征发生在口腔黏膜，常不伴有明显之外在损害体征，亦缺乏特征性的组织学改变，多见于中老年女性。BMS 病因尚不明确，目前仍缺乏特异之治疗方法。本案辨证为肝胆湿热蕴结，壅滞于脾，湿热化毒，上蒸灼于口，故治以龙胆泻肝汤入肝胆经泄其实火、利其湿热；加黄连不只为清热燥湿，更伍黄芩、栀子以泻火解毒；合肉桂以引火下行，且能交泰以助眠；另加丹参以凉血、除烦安神。复诊时患者病已减大半，症状虽显著缓解，仍有浊毒残余，故加大龙胆草、柴胡剂量，增茵陈助力尽清肝胆湿热，以防其再酿火毒；再加二至丸滋阴养血、补益肝肾，亦防苦寒伤阴。合方投之中的而应手。

二、内已伏阴

郝某，女，55 岁。2018 年 12 月 18 日首诊。

患者诉恶冷食，食则胃部不适，已数年余。近又觉咽、胃部向上颚冒凉气，甚则上颚冰冷难耐，但又口干，素喜热饮，乏力气短，矢气多，小便频；舌淡，苔白，脉小弦。此病西医无法诊断，但患者深为其苦，屡治难效，故从新疆专程来求诊。辨证属"内已伏阴"，治法为回阳祛寒健中，以附子理中汤合小建中汤化裁。

处方：黑顺片 10g，太子参 20g，炒白术 20g，干姜 10g，炙甘草 10g，桂枝 20g，白芍 20g，大枣 3 枚。共 7 剂，日 1 剂，早晚 2 次分服。

2018 年 12 月 25 日二诊：患者诉咽、胃部冒凉气缓解，身体亦较前轻松，舌淡，苔白，脉沉细。方证相应，续以前方化裁。

黑顺片 10g，太子参 20g，炒白术 20g，干姜 10g，炙甘草 10g，桂枝 20g，白芍 20g，大枣 3 枚，蛇床子 12g，肉桂 6g。共 14 剂。

2019 年 1 月 8 日三诊：患者诉前症大缓，手足冷缓解，矢气亦减，唯上颚冷感虽减尚存；舌淡，苔白，脉细。阴寒痼冷，非峻阳不能逐之，治取以毒攻毒，用前方加制川乌。

处方：黑顺片 10g，太子参 20g，炒白术 20g，干姜 10g，炙甘草 10g，桂枝 20g，白芍 20g，大枣 3 枚，蛇床子 12g，肉桂 6g，制川乌 7g。共 14 剂，日 1 剂，早晚 2 次煎服，每次煎 1 小时。

末诊：多年痼疾终得以祛，嘱其平素顾护脾胃，以防复发。

按：此案上颚冰冷难耐多年不治却查难明病，又耻为人不屑，患者之苦为医者当深予体恤。其病在脾胃无疑，然常法难解，足见其中必有玄机。再三思之，王好古有谓"阴证毒为尤惨，阳则易辨易治，阴则难辨难治。"此即《阴证略例》之"内已伏阴"证，且有三阴阳虚当"首重太阴"之训，并明示以"已寒丸"温之。虑此患病久已虚，须健中以充阳，故循其法而变其方，取附子理中汤合小建中汤七剂试之小效，续前后化裁三周病势显缓。然宿根难除是缘其寒已成毒，故加以阳毒攻阴毒之川乌，藉解其凝结之寒毒；蛇床子助祛寒毒并温元阳。药后颚冷痼恙终释，好古之论不我欺也。

三、湿热蕴毒发热案（传染性单核细胞增多症）

杨某，女，32 岁，登记号：1216055。2018 年 12 月 27 日初诊。

患者 2 周前因发热就诊于天津某大学附属医院，做相关检查，诊断"传染性单核细胞增多症"而住院治疗。虽好转出院，然仍遗留发热，体温多在 37.5℃左右，午后热彰至 38℃，伴头身如裹且紧痛，晨起面垢；舌质暗，苔浊腻，脉弦滑。

西医诊断：传染性单核细胞增多症。中医诊断：发热。辨证：湿热蕴毒证。治法：利湿清热解毒。主方：当归拈痛汤合升降散化裁。

处方：当归 12g，羌活 15g，升麻 10g，猪苓 10g，泽泻 15g，茵陈 20g，黄芩 15g，粉葛 15g，炒苍术 10g，炒白术 15g，苦参 10g，知母 20g，生甘草

10g，熟大黄 5g，蝉蜕 5g，片姜黄 20g，炒僵蚕 5g，土茯苓 30g。先行 7 剂，日 1 剂，水煎，分 2 次服。

2019 年 1 月 3 日二诊：前方服用 1 周，现体温降至 37℃以下，抗核抗体转阴，血沉略高，头痛身痛若失，尚遗身略紧。改用柴葛解肌汤化裁。

处方：北柴胡 20g，粉葛 20g，黄芩 15g，白芍 20g，桔梗 15g，羌活 15g，生石膏 40g，生甘草 10g，白芷 15g，大枣 3 枚，太子参 15g，法半夏 10g，玄参 20g，水牛角 15g（先煎），土茯苓 30g。7 剂。

2019 年 1 月 10 日三诊：上方续服 1 周，体温已经正常。后随访知痊愈如常。

按： 此为外毒转内毒案。从内毒论治难治性发热效验颇多，大凡热势不高、病程缠绵、午后潮热者多属湿浊为患，清利不去可从湿热蕴毒论治。该患者出院后遗留发热不愈，显示湿热稽留之特点，是外毒内聚为毒，且患者面垢、苔浊为内有浊毒之象，而头身如裹紧痛则因湿热浊毒相搏于肢节肌腠所致。故方用当归拈痛汤合升降散化裁，前者清热利湿、宣通经络，后者升清降浊，亦宣发郁毒，加土茯苓 30g 解毒除湿利关节。复诊湿毒已去，郁热仍存，故以柴葛解肌汤解肌化毒，透达余热而痊愈。

四、缩阳症

王某，男，47 岁，登记号：1643598。2014 年 4 月 29 日初诊。

主诉近期阴茎渐缩，心境愁郁，时时心痛，胸闷气短，嗜睡眼干，视物模糊，口苦，牙疼齿落。既往史：冠心病、糖尿病 3 年，现口服扩冠药和降糖药，盐酸二甲双胍片 0.5g Bid，罗格列酮钠片 4mg Qd，沙格列汀片 5mg Qd。FBG 8mmol/L，2hPBG 15mmol/L。舌红，苔黄腻，脉沉。治宜先解致其缩阳之毒，中药予化浊解毒饮化裁。

处方：柴胡 20g，枳壳 20g，熟大黄 10g，佩兰 20g，黄芩 15g，麸炒僵蚕 10g，白芍 30g，铁线草 30g，姜黄 20g，生甘草 10g，黄连 20g，法半夏 15g，丹参 30g，白蒺藜 15g，怀牛膝 20g，杜仲 30g。14 剂，日 1 剂，水煎，分 2

次服。

2014 年 5 月 12 日二诊：药后前症缓解，阴茎萎缩好转，口苦眼干减轻，下肢略肿；舌红，苔黄腻，脉细。空腹血糖亦趋达标，餐后略高。仍予原方化裁。

处方：柴胡 20g，枳壳 20g，熟大黄 10g，佩兰 20g，黄芩 15g，龙胆草 12g，白芍 30g，铁线草 30g，姜黄 20g，生甘草 10g，黄连 20g，法半夏 15g，丹参 30g，蒺藜 15g，怀牛膝 20g，杜仲 30g。14 剂。

2014 年 6 月 23 日三诊：FBG 6mmol/L，2hPBG 13.5mmol/L；因诸症显缓而自行停中药近月余，现双踝肿；舌淡，苔薄白，脉细。中药予防己黄芪汤化裁，其余降糖方案不变。

处方：防己 15g，生黄芪 30g，炒白术 10g，茯苓皮 15g，党参 10g，泽泻 30g，桂枝 20g，猪苓 20g，葶苈子 30g（包煎），桑白皮 30g，半夏 10g，益母草 30g，厚朴 10g，怀牛膝 20g，川芎 10g，泽兰 20g。14 剂。

2014 年 7 月 7 日四诊：肢肿已消，然视物模糊，眼干、口苦，后脑勺反复起疖子，舌淡紫，苔复黄厚腻，脉细。内毒未净，因补气助湿余毒，蕴结肝胆，蚀其经络。治急以龙胆泻肝汤清解肝胆湿毒。

处方：龙胆草 18g，黄芩 15g，炒栀子 10g，川木通 12g，泽泻 30g，生甘草 10g，柴胡 12g，当归 12g，生地黄 20g，乌药 10g，香附 15g，伸筋草 20g，牛膝 20g，络石藤 20g，葛根 30g，赤芍 30g。14 剂。

2014 年 7 月 28 日五诊：缩阴、疖肿、口苦等根本问题已近消除；舌红，苔薄尚腻，脉弦细。予原方减泽泻，加茵陈 30g。

处方：龙胆草 18g，黄芩 15g，炒栀子 10g，川木通 12g，茵陈 30g，生甘草 10g，柴胡 12g，当归 12g，生地黄 20g，乌药 10g，香附 15g，伸筋草 20g，牛膝 20g，地龙 20g，葛根 30g，赤芍 30g。嘱 7 剂后可停药，食饮调之。

按：此案阴茎萎缩，实糖尿病之并发症。其病机乃肝失疏泄，湿浊毒邪内蕴其经，下窜于络隧之间，至宗筋软短、阳根失濡而萎缩。治取化浊解毒饮化裁，除方中大柴胡汤清泻肝胆结热外，更以升降散斡旋气机，决其湿浊，逐其内毒而效。后以防己黄芪汤益气健脾、祛风利水以消肿，亦健脾复正。四诊正复水去，然络隧浊毒尚存滞留，故再拟龙胆泻肝汤化裁，深入肝经燥湿化浊，以湿去则毒自孤也。

五、浊肿（淋巴回流障碍）

孟某，男，66岁，登记号：3761893。2017年11月30日首诊。

患者前列腺癌术后出现右侧下肢水肿1年，近期加重而就诊。刻诊：见右下肢浮肿，晨起稍减，午后加重，按之凹陷疼痛，活动屈伸自如，纳寐可，口臭；舌红，苔黄腻。之前就诊于天津某大学附属医院，考虑淋巴回流障碍。他医对症处理及清热利水效微，药稍苦寒则又腹泻不止。既往有糖尿病史20余年，血糖控制尚佳。

中医诊断：浊肿病。证属浊热淤结酿毒。处方以甘露消毒丹加减化裁。

处方：白豆蔻15g，藿香10g，茵陈20g，滑石20g，木通7g，石菖蒲15g，黄芩10g，连翘20g，浙贝母20g，土茯苓50g，败酱草30g，茯苓40g，车前草30g，益母草30g，牛膝20g，薏苡仁30g。14剂，日1剂，水煎，分2次服。

2017年12月14日二诊：右腿水肿显缓，足腨胀痛，皮肤色暗干硬，按之疼痛，口臭减轻，纳寐可，二便调；舌红，苔黄，脉滑数。肿退痛现，辨为痹病，证属阳毒损络。临证圆通，治以上中下通用痛风方化裁。

处方：胆南星10g，黄柏10g，苍术15g，炒神曲15g，川芎15g，桃仁20g，白芷15g，龙胆草12g，防己20g，大血藤30g，威灵仙25g，桂枝20g，红花10g，乳香10g，牛膝20g，木瓜30g。14剂。

药后电话随诊，患者自行守方取药2次，服用后诸症消失，未再反复。

按：该患初诊时唯有右侧下肢肿，但其病情复杂。与水湿类肿不同，其肿始于前列腺癌术后且利水无效。究其因机，病起于气机升降失常，淤浊流注于下，继而化热酿毒成癌。虽经手术病灶得去，然成因未除，即脾虚浊瘀与热互结，下注经隧，壅阻为肿。证属浊热淤结，且有酿毒之势，施以甘露消毒丹加减，以泄利浊热。二诊药后经隧通利而肿消，然右下肢仍皮肤色暗、干硬胀痛，此乃阳毒痹蚀经脉，当随机变法，以痛风方化裁，选牛膝为引渗浊于下，加大血藤助龙胆草清热解毒、活血通络，合方则辛通苦泄其浊毒而诸恙皆释。

六、体弱反复感毒

朱某，女，38岁，登记号：3261553。2018年5月10日首诊。

患者1周前因伤风着凉后出现咳嗽、咽痛，鼻音重浊且不通，查咽部充血，扁桃体Ⅱ度肿大。既往有糖尿病病史，现用胰岛素降糖治疗，血糖控制尚可。患者诉自罹患糖尿病后，一有风吹草动即感冒咽痛，反复频发，常为其苦。现饮食可，二便调，睡眠可；舌淡红，苔薄黄浊，脉浮弦。此为体虚外感，先以荆防败毒散化裁。

处方：荆芥15g，太子参20g，茯苓20g，川芎15g，羌活15g，牛蒡子30g，北柴胡15g，白芍15g，前胡15g，桔梗15g，蔓荆子15g，薄荷6g（后下），甘草片10g。7剂，日1剂，早晚2次分服。

2018年5月17日二诊：前方服至1周时外感症状基本消失，咳嗽咽痛若失，唯遗睑肿面浮，时有头晕，仍体力欠支，舌淡苔薄白。以益气聪明汤合壮督汤化裁。

处方：太子参30g，黄芪20g，炙甘草10g，粉葛15g，关黄柏6g，白芍20g，蔓荆子15g，升麻10g，盐杜仲30g，烫狗脊30g，槲寄生30g，怀牛膝20g，补骨脂25g，红曲15g，肉桂7g，刺五加30g。14剂，日1剂，早晚2次分服。不上火可多服时日。

后因糖尿病定时复诊，谓已多时未再感冒。

按：患者久病消渴，今外触风邪，化热引内伏之毒上壅肺喉，故见咽赤喉肿之征。此本外感常见之证，然案之关键则如患者所诉："自罹患糖尿病后，一有风吹草动即感冒咽痛，反复频发，甚为其苦。"此乃久病消渴，元气已虚，难御外毒，又不制内毒所招。治本之道当循"正气存内，邪不可干，避其毒气"，故治先用荆防败毒散治其标，后以益气聪明汤合壮督汤化裁扶元气，兼以黄芪、蔓荆子、升麻托解余毒。全过程先祛其外毒，后扶其正以复气化，强生生之气乃御毒之根本。

第九章　血分辨治案例

第一节　糖尿病（浊毒内蕴三则）

一、浊毒内蕴（严重肥胖型糖尿病）

赵某，女，55 岁，住院号：1805202。2009 年 7 月 28 日首诊。

患者 6 年前因口干多饮于外院查 FBG 17.9mmol/L，诊断为 2 型糖尿病，予口服降糖药治疗。5 年前因血糖控制不佳，遂用胰岛素治疗，但 FBG 仍在 10.0mmol/L 以上。曾多次住院治疗，近期住院采用胰岛素 "1+3" 方案：三餐前注射速效胰岛素（早 24IU、中 12IU、晚 24IU），临睡前注射长效胰岛素 20IU；口服阿卡波糖片 100mg Tid，盐酸二甲双胍片 0.5g Tid，外加临睡口服 0.5g；口服联合增敏剂马来酸罗格列酮片 4mg qd（后因双下肢水肿停用），但效果仍不理想。近 1 周来患者头昏乏力加重而于我科就诊。查 FBG 15.3mmol/L，2hPBG 19.1mmol/L；尿常规示：Glu（++++），Pro（+），KET（+），遂由门诊收住院并延余查房。入院时症见：多饮、多食易饥，口干苦，头昏沉，乏力气短，偶感心悸，两腋下皮肤瘙痒，下肢沉胀，寐欠安，小便多沫，大便干；舌暗红、苔黄厚黏腻，脉滑略数。既往有高脂血症，重度脂肪肝。查体可见患者重度肥胖，肩背散在红肿疔疖，两腋下皮肤布满褐色瘀斑，双下肢轻度水肿；BMI 39.1kg/m^2，腰围 130cm，臀围 136cm，腰臀比 0.96。

中医诊断：消渴病重证，肥胖。辨证：浊毒内蕴。治法：化浊解毒。方用化浊解毒饮加味。

处方：黄连 25g，佩兰 15g，黄芩 25g，僵蚕 10g，玄参 30g，丹参 20g，

苍术 12g，牡丹皮 20g，生黄芪 15g，生地黄 30g，知母 20g，天花粉 20g，鬼箭羽 20g，大黄 10g，益母草 20g，武靴藤 15g。7 剂，日 1 剂，水煎早晚分服；西药原治疗方案不变。

2009 年 8 月 4 日二诊：患者诸症明显减轻，多食易饥感消失；舌红、苔黄稍腻，脉弦滑。FBG 降至 10.4mmol/L，2hPBG 15.7mmol/L。守原方，黄连、黄芩均加至 30g，佩兰加至 20g，再服 11 剂。

2009 年 8 月 15 日三诊：患者 FBG 控制在 6.5 ～ 7.0mmol/L，早、午餐后血糖在 6.0 ～ 7.0mmol/L，晚餐后血糖 4.7mmol/L，故晚餐前速效胰岛素减至 20IU，阿卡波糖片减为每次 50mg。

患者共住院 18 天，出院时再予上方加减 7 剂。1 周后患者复诊，自述晚餐后出现低血糖一次，自行将三餐前胰岛素调整为早 20IU、中 10IU、晚 16IU。查 FBG 6.3mmol/L，2hPBG 7.9mmol/L；尿常规：Glu(–)，Pro(±)，KET(–)；肝肾功能未见异常。

近 3 个月来患者定期门诊复查，血糖、血脂控制较好，诉体重亦减约 5kg，并停服阿卡波糖片，将二甲双胍片减量至 0.25g Tid。

按：此案属难治性糖尿病伴重度肥胖，胰岛素日用量大，联用口服降糖药众多，血糖仍居高不下，可知其 IR 程度严重。患者虽多食，然谷不化精微反生淤浊，由浊致毒。其苔黄厚腻、肩背红肿疔疖、腋下褐色瘀斑等，乃一派浊秽热腐酿毒之象，故施以化浊解毒饮化裁。加知母、天花粉强化清热泻火生津之力；酌增加大黄剂量，以泻热解毒通便；鬼箭羽活血散瘀解毒而祛其疔肿瘀斑；益母草以活血解毒、利水消肿。服药七剂后患者诸症均减，但验其脉证仍示浊毒未净，加之形体肥胖、高血脂，故二诊时增大黄连、黄芩、佩兰之量，以溃邪之痼势，终使糖毒之重症得解而安（此医案曾由余主管该患的研究生整理并发表于当时的《中国中医药报》上，此为节选）。

二、浊毒内蕴（糖尿病前期伴重度 IR）

李某，女，74 岁。2008 年 11 月 17 日首诊。

　　患者于 1 个月前体检时发现血糖升高，于某医院查 OGTT 及胰岛素兴奋试验，结果提示糖耐量受损、高胰岛素血症。胰岛素兴奋试验结果：0min 61.3，30min 138.5，60min 168.7，120min 224.0，180min 201.9（单位 uU/mL），示 IR 严重。诊断为"高胰岛素血症、糖耐量降低"，予二甲双胍肠溶片 0.25g Tid，但因药后胃肠不适而停用，为求中药调理而寻诊于余。刻症见：口干苦黏，小便量多而混浊，纳呆乏力，大便不爽；舌紫、苔黄燥，脉弦略数。查 BMI 32.5kg/m²，腰围 107cm，臀围 102cm，WHR 1.05；查 FBG 6.5mmol/L，2hPBG 10.8mmol/L；尿常规未见明显异常。

　　西医诊断：2 型糖尿病前期（IR）。中医诊断：脾瘅。辨证责之浊毒内蕴。治法：化浊解毒。方予化浊解毒饮化裁。

　　处方：黄连 15g，佩兰 15g，生黄芪 15g，玄参 20g，枳壳 20g，蚕砂 15g，丹参 20g，苍术 10g，赤芍 20g，生地黄 20g，知母 25g，桑叶 15g。7 剂，水煎早晚分服。

　　2008 年 11 月 24 日二诊：服化浊解毒药后诸症均好转，该患之高胰岛素血症乃血中浊毒无疑；舌红、苔薄黄，脉弦。测 FBG 5.6mmol/L，2hPBG 9.2mmol/L。效不更方，再予原方 14 剂。

　　三诊时已无明显不适，查 FBG 5.3mmol/L，2hPBG 8.1mmol/L。此后患者间断就诊，仍以化浊解毒饮为主方加减。于 2009 年 10 月 12 日复查 OGTT 及胰岛素兴奋试验，结果五个时段胰岛素分泌水平分别为 27.3、69.0、82.2、71.6、43.5（单位 uU/mL），与治疗前相比浓度已明显下降，提示糖耐量复常，胰岛功能明显趋好转，亦示 IR 明显减轻。

　　按：本案虽诊为糖尿病前期，但患者体态丰腴，平素嗜食肥甘厚味，致"阴之五宫，伤于五味"，服二甲双胍肠溶片亦因脾胃不受而停药，特别是患者已现严重 IR 之高胰岛素血症，而过高浓度的胰岛素已由保护因子转变为毒性因子，从中医病程而论已病及血分，此乃脾虚胃弱，运化失司，血浊内淤，酿毒为害。化气分之浊、解血分之毒势在必行，故虽处前期，仍施以化浊解毒饮。药后不仅血糖复常，IR 显著减轻，INS 分泌功能亦趋好转，此即毒解则正复。

综上两案：糖尿病目前仍是终身疾病，以控制血糖为基础目标。但有些病人血糖极为顽固难降（如案一），而中西医互补协调则能明显提高难治性患者之临床疗效；有些前期或早期的患者难用西药，而中医则具调与治合二为一之优势（如案二）。而对于并发症，中医辨证论治则具有较明显之优势，如降脂、减肥同调等（如案一）。两案病变虽处糖尿病的不同阶段，但其浊毒内蕴之核心病机相同，故论治亦须抓住这一关键环节，以化浊解毒为主线，据患者不同之状态及体质，辨证化裁而获效。尤其是化浊解毒法及用方，其糖、脂、肥同调之特点，可谓充分体现了中医药整体防治糖尿病之独特优势。

三、消渴热痹（糖尿病周围神经病变）

吉某，男，52 岁，2010 年 6 月 28 日首诊。

13 年前体检时发现血糖升高，复检确诊为 2 型糖尿病。初发时无明显症状，FBG 波动在 7.0 ～ 9.0mmol/L，医生建议其调整饮食和加强运动以控制血糖，未予降糖药物治疗。2 年前出现口干多饮、乏力等症，FBG 最高升至 22.0mmol/L 左右，自服磺脲类和双胍类药物控制血糖，但血糖未系统检测。2 个月前出现双下肢疼痛伴局部皮肤灼热感，并可见局部红色皮疹，曾求治于某专科医院，考虑为糖尿病合并周围神经病变。其间予以胰岛素皮下注射控制血糖，并用改善循环及营养神经药物治疗，出院时 FBG 控制在 8.0mmol/L 左右，但肢体疼痛症状仍持续加重。刻下症见四肢皮肤灼热疼痛，疼痛面积较初发时扩大，严重之处甚至不能接触衣被，触之痛如刀割，四肢及躯干部皮肤可见散在红色皮疹，伴有瘙痒感，腰部酸重疼痛，双踝部水肿，口干口苦，纳差；舌暗红，苔黄腻，脉弦略滑。

中医诊断：消渴热痹。辨证：湿热阻滞，化毒伤血。治法：利湿清热，祛风和血，兼以解毒。方以当归拈痛汤化裁。

处方：当归 12g，羌活 15g，防风 12g，猪苓 20g，泽泻 20g，茵陈 30g，葛根 20g，黄芩 15g，姜黄 20g，茯苓 20g，党参 20g，苍术 15g，徐长卿 30g，

土茯苓 50g，秦皮 20g。7 剂，日 1 剂，水煎，分 2 次服。嘱继续使用胰岛素控制血糖。

7 日后复诊，诉服药后四肢皮肤灼热感明显减轻，脚踝肿胀、腰部沉重、口苦状态亦有减轻，周身皮疹消退大半，食欲增加，唯肢体疼痛缓解不著。大便两日一行，黏滞不爽；舌暗红，苔黄腻略干，脉弦滑。原方去防风、猪苓、泽泻，加桃仁 20g、穿山龙 25g 以及胆南星、制川乌、黄柏各 10g，加姜枣同煎，继服 14 剂。

用此方后患者诉肢体皮肤灼热感及疼痛症状均大缓，周身皮疹、脚踝肿胀及腰部沉重疼痛感消失。服药期间曾汗出较多，后渐转常，纳佳。整体感觉良好，喜悦之情溢于言表。察其舌暗红，苔薄黄，脉弦细。

嘱上方继进 14 剂以巩固疗效，随诊 1 年未再复发。

按：此案为湿热浸渍于皮下肌腠，酿热毒弥散并下注足胫所致，属湿热毒痹。而肢体皮肤之散在红色皮疹，则是湿热化毒伤及血分。方选《医学启源》之当归拈痛汤加减，清代张璐盛赞之"此湿热疼肿之胜方"。该方"以苦燥之，以淡泄之"，再加土茯苓甘淡解毒、除湿利关节，徐长卿善于镇痛解毒、利水消肿，且两药与黄芩配伍能增其泻火解毒之功，故服药 7 剂即灼热肿势立减。

二诊仍痛甚，故加入桃仁、穿山龙以增强活血通络止痛之力；以制川乌攻散湿结、消肿解毒而祛痼痛，兼防他药苦寒留瘀，此反佐之意；黄柏清湿热、泻火毒，又可制川乌辛热之性；胆南星有祛解风痰阴毒之功；以当归和血，加入姜枣同煎护胃，并防川乌等毒性。观全方以燥湿清热为主，宣通经脉诸节，兼以和血解毒、剔络镇痛，故能"疮疡湿热服皆应"。

四、消渴血痹（糖尿病周围神经病变）

廖某，女，60 岁，住院患者。

有糖尿病病史 3 年，长期服用盐酸二甲双胍 0.5g Qd，格列奎酮片 30mg Tid、阿卡波糖片 50mg Tid。6 个月前改用盐酸二甲双胍 0.5g Tid。监测 FBG 波动于 6 ～ 8mmol/L，2hPBG 7 ～ 10mmol/L。主因"口干、多饮，双下肢麻木、疼痛 1 周"收入院。入院时症见：口干多饮，健忘，视物模糊，阵发性头晕汗出，四肢冰冷，双下肢麻木疼痛伴略细瘦，纳寐尚可，二便调；舌淡，苔白，脉沉细。入院查糖化血红蛋白 6.0%。肌电图示：双腓浅神经感觉传导未引出电位，双腓总神经运动传导速度减慢。

西医诊断：糖尿病周围神经病变。中医诊断：消渴血痹。辨证：血虚寒滞。治法：温经散寒，养血荣脉。处方以当归四逆汤合黄芪桂枝五物汤化裁。

处方：当归 20g，白芍 30g，赤芍 20g，桂枝 30g，细辛 6g，通草 10g，生甘草 10g，大枣 3 枚，炙黄芪 60g，陈皮 15g，怀牛膝 20g，穿山龙 30g，威灵仙 20g，鸡血藤 50g，地龙 20g。7 剂，水煎早晚分服，并用上方药渣煮水放温后泡脚。常规控制血糖，住院期间配合针灸治疗。

服上方 7 剂后，四肢怕凉症状明显改善，仍有疼痛麻木感。守原方，炙黄芪加至 90g，当归加至 30g，鸡血藤加至 50g，另加土鳖虫 10g，再服 7 剂。

服药后患者麻木感减轻，又觉疼痛加剧，肢冷。故予原方加炙川乌 5g，7 剂。

药后疼痛稍减仍痼，再增炙草乌 5g、生甘草 20g 以祛寒毒。

服药后诸症显缓，出院后嘱其继服原方 7 剂，以巩固疗效。2 周后门诊随访，患者诉双下肢疼痛麻木基本缓解。

按：痹者属寒居多，兼血虚者亦不少，血虚不荣则木。《景岳全书·血证》谓："凡形质之所在，无非血之用也"，然消渴痹证麻木者尤痼难祛，是血虚寒凝之故。笔者临证常以当归四逆汤合黄芪桂枝五物汤化裁，方中当归配黄芪必不可缺，且黄芪和鸡血藤须大剂量使用，否则难效。许多患者麻木减轻后，有时疼痛反甚，此或为感觉功能恢复之故。此类病证多因虚而滞、寒凝结毒使然，治先徐徐复正，后祛邪为主。如本案药后麻缓而痛甚即属此类，故先益气以化，续以川乌、草乌祛内结之寒毒而收功。

第二节　甲状腺疾病

一、瘿病（甲状腺功能亢进症）

刘某，女，41 岁，登记号：4025949。2018 年 11 月 15 日首诊。

近因心悸、汗多、目胀、易饥、消瘦而就医，诊断为甲状腺功能亢进。查甲功：T3 5.76（0.8 ～ 2.4）pmol/L，T4 244.4（6.2 ～ 15）pmol/L，FT3 32.3（2.6 ～ 5.7）pmol/L，FT4 41.65（9 ～ 19）pmol/L，TSH < 0.0001mIU/L，TPO–Ab 1623IU/mL，TR–Ab 22.3IU/mL，并始服西药治疗，但因血象中白细胞数偏低而只能减服甲巯咪唑片 5mg Qd，酒石酸美托洛尔片 25mg Tid。刻下症：乏力，下肢抖，心区不适，口干燥；舌暗红，少苔，脉细数。眼凸发亮，查甲状腺略肿大。

西医诊断：毒性弥漫性甲状腺肿型甲亢。中医诊断：瘿病。辨证：阴虚毒蕴，治法：泻火养阴，解毒平亢。方以养阴解毒平亢方（自拟）化裁。

处方：生地黄 25g，玄参 20g，麦冬 15g，赤芍 20g，酒五味子 13g，土贝母 20g，地锦草 20g，夏枯草 30g，地骨皮 20g，蜜桑白皮 10g，黄药子 10g，柏子仁 15g。7 剂，日 1 剂，水煎，分 2 次服。

2018 年 11 月 26 日二诊：诸症显缓，时有烦热，口鼻干燥时痛，舌淡苔白，脉弦细。予前方化裁。

地黄 25g，玄参 20g，麦冬 15g，赤芍 20g，酒五味子 13g，土贝母 20g，地锦草 20g，夏枯草 30g，木贼 15g，地骨皮 20g，蜜桑白皮 10g，黄药子 15g，生黄芪 20g，柏子仁 15g。天花粉 15g，14 剂，水煎，分 2 次服。

2018 年 12 月 13 日三诊：前症续缓，心率 60 次 / 分，律齐；舌淡，苔白，脉细。将酒石酸美托洛尔片减为 25mg Qd；中药前方去柏子仁，加牡丹皮 25g、丹参 20g，14 剂。

2019 年 1 月 3 日四诊：诸症皆平；复查甲功三项：TSH 0.01mIU/L，余均正常；舌淡苔白，脉小弦。续以前方化裁，以资巩固。

处方：生地黄25g，玄参20g，麦冬15g，赤芍20g，酒五味子13g，土贝母20g，地锦草20g，夏枯草30g，地骨皮20g，蜜桑白皮10g，黄药子15g，黄芪20g，牡丹皮25g，丹参20g。14剂。

2019年2月28日复查甲功：FT3 2.5pmol/L（2.63～5.7），FT4 10.12pmol/L（9.01～19.05），TSH 4.8uIU/mL（0.35～4.94）。停服甲巯咪唑片，改用中成药巩固治疗，予加味逍遥丸6g Bid。

按：该患之甲亢属难治之"格雷夫斯病"，且西医因其血象中白细胞总数过低而仅用小量抗甲亢药应对不济。来诊时甲亢控制不良，表现为腺毒症较重，眼凸发亮，即"鹘眼凝睛"，此属火毒炎上，不得泄下，且甲状腺激素水平甚高，其甲状腺素受体抗体（TR-Ab）高达22.3IU/mL，足见内毒素之积甚。辨病辨证结合，明其病机为阴虚蕴毒，治以养阴解毒平亢方化裁。此方以郑梅涧治白喉之养阴清肺汤化裁而来，既能养阴平亢，亦取其专解疫毒之长，合土贝母、地锦草、夏枯草、黄药子泄其火毒；二诊加生黄芪扶正托毒且防阴凝，剿扶兼施；其中地锦草尤适于治疗甲亢浊毒内蕴之心悸者，以其融清热解毒与安神定悸于一体矣。

二、瘿病损肝（格雷夫斯病伴肝功能损伤）

刘某，男，58岁。2018年12月11日首诊。

患者诉近日心慌、汗出、胸闷，烦躁，夜间时咳黄痰。查甲状腺彩超示：甲状腺增大伴弥漫性病变。查甲功示：FT3 36.89pmol/L，FT4 > 100pmol/L，T3 5.62ng/mL，T4 194.8ng/mL，TSH 0.006uIU/mL，TR-Ab 10.9IU/L，TG-Ab 2781IU/mL；查肝功能示：ALT 81U/L，AST 45U/L，AST/ALT 0.56。诊为格雷夫斯病伴肝功能损伤，因无法用西药而转求中医治疗。刻诊见：舌淡少津，苔白而干，脉沉弦而数。

中医诊断：瘿病损肝。辨证：肝经热毒伤血。治取柴胡解毒法。处方以柴胡解毒饮化裁。

处方：柴胡 20g，黄芩 15g，法半夏 12g，太子参 15g，生甘草 10g，干姜 10g，板蓝根 15g，茯苓 20g，猪苓 12g，泽泻 15g，炒白术 20g，桂枝 15g，山慈菇 15g，天花粉 15g，玄参 15g，夏枯草 15g。共 14 剂，日 1 剂，2 次分服。

2018 年 12 月 25 日二诊：诉心慌、胸闷、汗出等症消失，精神可，时烦或哕；舌淡，苔白，脉滑略数，体重稳定。效不更法。

处方：柴胡 20g，黄芩 15g，法半夏 12g，太子参 15g，甘草 10g，干姜 10g，板蓝根 15g，茯苓 20g，猪苓 12g，泽泻 15g，炒白术 20g，桂枝 15g，山慈菇 15g，夏枯草 15g。共 14 剂，日 1 剂，2 次分服。

2019 年 1 月 8 日三诊：复查甲功示：FT3 14.48pmol/L，FT4 44.0pmol/L，T3 2.42ng/mL，T4 113.9ng/mL，TSH < 0.005uIU/mL，TR–Ab 6.22U/L，TG–Ab 1958IU/mL；查肝功能示：ALT 63.9U/L，AST 28.7U/L；查甲状腺彩超示：甲状腺实质弥漫性病变，对比初诊检查结果均现明显好转。续以效不更法。

处方：柴胡 20g，黄芩 15g，法半夏 12g，太子参 15g，当归 15g，生甘草 10g，干姜 10g，板蓝根 15g，茯苓 20g，猪苓 12g，炒白术 20g，桂枝 15g，山慈菇 15g，夏枯草 15g。共 14 剂。

按：格雷夫斯病伴有肝损害无疑是雪上加霜，一般因无法使用抗甲亢之西药而常以激素替代治疗，本患者因不愿服激素而求中医治疗。刻诊证属肝胃郁热，少阳枢机不利，且有刑金之势。故治以小柴胡汤和解少阳，清肝和胃；合五苓散则取其气化以助少阳枢机运转，并先实其脾；方中亦涵桂枝甘草汤之意，以缓心悸；三诊加太子参、当归、生甘草益气养血。然从辨证与辨病互补分析，此患免疫性毒症尤重，热毒伤肝蚀血则现肝损而转氨酶升高，须从内毒辨治，故用板蓝根、天花粉、山慈菇、夏枯草、生甘草清肝凉血解毒，并与柴芩相伍则力专肝经。合三方之力，不愁难病不解，称之柴胡解毒法也。

三、瘿瘤伴音喑（甲状腺结节）

谢某，男，56 岁。登记号：1924214。2016 年 6 月 20 日首诊。

该患者于例行体检时发现甲状腺结节，甲状腺彩超显示：左侧低回声结节，最大者直径为 0.44cm，右侧多发低回声结节及囊性结节，最大者为 1.1cm×0.92cm×1.1cm，中极可见一个结节，直径为 0.68cm，伴钙化点。近 1 年来患者为此服药未果，后因喉间有痰、咽痛顽固而就诊于多家医院，自称服用过市面上所有抗生素均无效，且渐现音哑。近日患者又前往口腔医院检查，结果显示菌群失调。刻诊：音哑，咽痛，颈部胀痛；舌淡有齿痕，苔薄。

病及阴分，诊断为喉痹。予六味地黄汤合麦门冬汤化裁，加知母、玄参、玉竹养阴生津；川芎、射干、木蝴蝶、海藻行气解毒散结。据证进退月余而音复如常。

按： 该患近 1 年来多处求诊服药，邪积药蓄生毒，且其治多用清热解毒之品，性多苦寒伤阴，致伏毒未解而肾阴已亏，煎熬津液成痰，故治取养阴解毒法。上取麦门冬汤养阴降气化痰；下用六味地黄汤益肾滋阴，以引阳入阴；加玄参、海藻养阴解毒散结；佐射干、木蝴蝶引药于上，利咽解毒。本案治疗一个月症状明显改善，治非一味苦寒泄毒，而是上下分清，融化毒于益阴中，为解毒法之活用，何愁病不得瘳？

四、瘿病伴喉痛（亚急性甲状腺炎合并桥本甲状腺炎）

张某，女，32 岁。2018 年 11 月 6 日首诊。

患者反复咽喉及口腔溃疡，前日于北京协和医院查甲功七项：FT3 7.94pg/mL，FT4 3.08ngl/DL，T3 3.02ng/mL，T4 20μg/DL，TSH＜0.008uIU/mL，A–Tg 192.70IU/mL，TPO–Ab 420.60IU/mL。后于天津某大学第二附属医院查甲状腺彩超示：甲状腺实质反射不均匀；查 ECT 示：甲状腺功能不均匀减低。初步考虑为亚急性甲状腺炎合并桥本甲状腺炎，现口服甲泼尼龙片每日 3 片。寐差，舌红，少苔，脉沉细。辨治以养阴解毒平亢方化裁。

处方：生地黄 25g，玄参 20g，麦冬 15g，赤芍 20g，酒五味子 10g，土贝母 30g，地锦草 30g，夏枯草 30g，地骨皮 30g，蜜桑白皮 10g，黄药子 10g，天花粉 20g，首乌藤 50g，鱼腥草 30g。共 7 剂，日 1 剂，水煎，分 2 次服。

2018 年 11 月 13 日二诊：药后口疮消失，大便两日一行，寐仍欠安；舌淡，苔白，脉小滑。处以前方加龙胆草。

处方：生地黄 25g，玄参 20g，麦冬 15g，赤芍 20g，酒五味子 10g，土贝母 30g，地锦草 30g，夏枯草 30g，地骨皮 30g，蜜桑白皮 10g，黄药子 15g，首乌藤 50g，鱼腥草 30g，龙胆草 10g。共 14 剂，日 1 剂，2 次分服。

2018 年 12 月 11 日三诊：诸症续缓，口腔内状况平稳；舌淡，苔白，脉沉。处以前方加山慈菇 15g 以解瘿毒。共 14 剂，2 次分服。

2018 年 12 月 25 日四诊：前症略有反复，舌淡，苔白，脉小沉。方以知柏地黄汤合封髓丹加减。

处方：知母 20g，黄柏 10g，熟地黄 20g，酒萸肉 20g，山药 20g，牡丹皮 20g，茯苓 20g，泽泻 15g，甘草 10g，净砂仁 6g（后下），肉桂 6g，连翘 20g，生地黄 20g，丹参 20g。共 14 剂，日 1 剂，2 次分服。

2019 年 1 月 8 日五诊：诸症皆安，复查甲功示 FT3、FT4、T3、T4、TSH 均恢复正常水平，Tg-Ab 53.10IU/mL，TPO-Ab 304.95IU/mL，状态平稳；舌淡，苔白，脉沉。予中成药治疗，用加味逍遥丸 6g Bid，用 14 天。

按：患者别无他症，唯反复咽喉及口腔溃疡，痛苦异常。用药无效而无奈进京寻诊，诊断为亚急性甲状腺炎合并桥本甲状腺炎，但仍无法确定溃疡之因，予甲泼尼龙片治疗喉症小效，但仍时发作而此起彼伏。既然现无法明确两者关系，不如据喉痛多有浊毒为患论治，与甲状腺炎之病机亦不相悖，故予养阴解毒平亢方合增液汤化裁。全方养阴增液以涵降内火，加土贝母、地锦草、夏枯草、黄药子、鱼腥草等大剂解毒散结之品斩关夺隘。服后毒热渐挫，效次递增。可见喉痛之毒与甲状腺炎之毒，位异而源同，故治后阴复火归，毒拔浊化而顽症告愈。

第三节　垂体、肾上腺疾病

一、虚劳（肾上腺皮质功能低下）

李某，女，62岁。2017年7月20日首诊。

患者畏寒多年，下肢怕冷尤甚，数年来症状渐进而甚，颇为所苦，且常需重衣厚履，双足稍有触寒着凉即感不适，甚则筋挛。曾于天津某大学附属医院诊断为"肾上腺皮质功能不全"，伴"慢性胃炎""甲状腺结节""骨质疏松"等病。数年来四处寻医，未见好转，遂延余诊治。刻诊：体态虚浮，面色萎黄无华，言语声怯低微，畏寒乏力，下肢尤怕凉，头常汗出如洗，食少纳呆，脘腹胀痛，饱食、遇冷遇热及夜间尤甚，大便燥结，夜寐尚可；舌淡，苔薄白，脉弦细。

中医诊断：虚劳。辨证：中焦虚寒，元气亏虚。治法：温中健脾，补益元气。予黄芪建中汤化裁。

处方：桂枝30g，白芍30g，干姜10g，大枣3枚，炙黄芪25g，肉桂7g，太子参30g，白术20g，甘松12g，柴胡15g，枳壳20g，炙甘草10g。予7剂，每日1剂，水煎早晚2次分服。

2017年7月31日二诊：诉药后胃脘胀痛有所缓解，畏寒肢冷仍作，汗出依旧，新见咳嗽咽痒，舌淡，苔薄，脉弦细。守原方稍作化裁。

处方：桂枝30g，白芍30g，干姜10g，大枣3枚，炙黄芪25g，肉桂7g，太子参30g，白术20g，甘松12g，柴胡15g，枳壳20g，炙甘草10g，玄参15g，牛蒡子15g。继投14剂。

2017年8月28日三诊：患者遵上方（7月31日方）续服至今，药后汗出有所缓解，唯足下欠温，夜间偶有胃脘胀痛或及少腹；舌淡，苔薄，脉弦细略滑。投以暖肝煎合理中汤化裁。

处方：肉桂12g，小茴香5g，当归10g，枸杞子20g，乌药10g，降香

15g，茯苓 20g，干姜 10g，太子参 20g，炒白术 20g，桂枝 20g，牛膝 20g。予 14 剂。

2017 年 9 月 11 日四诊：患者服上方后胃痛缓解，腹胀未减，足冷仍作，大便秘结，口生溃疡，舌淡尖红，苔转黄，脉弦细。处以大黄附子汤化裁。

处方：生大黄 6g（后下），黑顺片 10g，姜厚朴 20g，炒枳壳 20g，怀牛膝 20g，黄芩片 10g，法半夏 15g，炒莱菔子 25g。予 7 剂。

2017 年 9 月 18 日五诊：患者足冷、口疮始缓，仍脘腹胀，大便干燥，咽干鼻干，咽痒稍咳，乏力汗出；舌淡尖红，苔黄，脉弦细。投以通脉四逆汤化裁。

处方：黑顺片 15g，甘草片 10g，干姜 15g，生大黄 7g（后下），姜厚朴 10g，炒枳壳 20g。予 7 剂。

2017 年 9 月 25 日六诊：患者欣然来诊，诉此番药后诸症大减，肢凉腹胀近消，频有矢气，汗出已少。唯近期外染风寒，鼻流清涕，略咳，喉中有痰，近日痰涕转黄，黏稠难出，舌边尖略红，苔薄黄，脉弦细。处以原方加大青龙汤化裁。

2017 年 10 月 3 日七诊：诸恙皆平。

按：患者陈年痼冷，病本为脾胃阳虚而失运化，标为寒气内结肠胃，是以脘腹胀痛，食少便结；阴阳不相顺接，阳浮于上，头乃汗出。凡此般诸症，皆由寒化且渐及厥阴，治唯蠲此内寒无虞。前三诊投以建中汤、理中汤、暖肝煎之属而小效，乃建中兴阳以祛中下焦之痼寒。虽病重药轻，但有投石试水之用。

四诊时突现"口舌生疮"，虽是一小症，但细揣此中机要，确有耐人寻味之处。疮生口舌，必有或热或寒之内毒作祟，然患者大寒之体，况投之者皆是温阳之品，奈何四肢未温，反独生这般火热延于上窍？此大寒痼结为毒，虽投之温散，但邪重药轻，如两军交锋，势均力敌，尚有兵刃之机，众寡悬殊，无外以卵击石。此案纵有破竹之势，温热之药投之不足，未能下驱痼寒，反似"穷寇"畏强鼠窜，夹内伏之毒延于上窍，口疮乃生。

是故治之大法不变，当重以辛温，且予"伏邪之出路"。是以五诊、六诊附子、大黄并投，通脉四逆与大黄、附子同用，兴真阳以荡痼寒，开邪路以泄热毒，诸症宛如冰释，随之而瘳。

二、男子乳泣（垂体瘤术后高泌乳素血症）

田某，男，40 岁，门诊登记号：2595287。2016 年 6 月 29 日首诊。

患者 2012 年于天津医科大学总医院做垂体瘤部分切除术，术前泌乳素（PRL）水平在 300ng/mL 左右，术后 PRL 有降，但仍高于正常水平，予口服甲磺酸溴隐亭片治疗 2 年，泌乳素仍维持于 80ng/mL 左右，遂停药。2016 年 1 月 4 日复查 PRL 为 95.74ng/mL（3.46～19.40），睾酮为 1.33ng/mL（1.42～9.23）。刻诊：时有泌乳，体胖身重不减，纳可，口略苦，大便正常，舌淡略紫，苔薄白，脉沉细小弦。

西医诊断：高泌乳素血症。此属中医学"乳泣"范畴，首见于《妇人大全良方》。男子乳泣则前无古论，其主因不外肝脾之变，治以柴胡解毒法，用柴苓汤化裁。

处方：北柴胡 20g，黄芩 15g，法半夏 15g，太子参 15g，生甘草 10g，干姜 10g，土茯苓 30g，益母草 30g，蒲公英 25g，泽泻 25g，炒白术 20g，桂枝 20g，炒苍术 20g，姜厚朴 15g，陈皮 15g。14 剂，日 1 剂，水煎，分 2 次服。

2016 年 7 月 12 日二诊：泌乳已止，舌淡，苔薄白，脉细，状态同前。查 PRL 72.39ng/mL，睾酮 1.24ng/mL。前方去太子参，加丝瓜络 20g，14 剂。

2018 年 11 月 5 日三诊：患者服前方后未再现泌乳，自查 PRL 36.1ng/mL，体重亦减近 5kg，自行停药至今。此番因近日感觉颜面左半侧麻木，时作时止，复查 PRL 39.74ng/mL，睾酮 1.74ng/mL，体重亦增，恐乳泣再发而求诊。舌淡，苔白，脉沉细。

此因外受风毒，或引内浊沉渣泛起，当急祛其杂气流毒，处以升降散合牵正散化裁。

处方：熟大黄 5g，蝉蜕 7g，片姜黄 8g，炒僵蚕 10g，制白附子 6g，全蝎

3g，葛根 15g，天麻 15g，川芎 15g，生甘草 6g。14 剂。

2019 年 3 月 7 日复诊：患者自行间断服用前方，近日复查 PRL 33.4ng/mL，睾酮 1.74ng/mL，ALT 67.9U/L（0 ～ 55），寐浅，舌淡，苔白，脉沉细，左面部麻木已明显减轻。调以前方合交泰丸，嘱 14 剂后停药。

2021 年初因他恙来诊，知其乳泣未再发作。

按：《济阴纲目·乳汁门》曰："大全云……有未产前乳汁自出者，谓之乳泣，生子多不育，经书未尝论及。"而关于乳汁，《女科撮要》有谓："夫经水者，阴血也，属冲任二脉所主，上则乳汁，下为血海，气血冲和，经乳则各行其道。"是指女子之生理；男子阴血，当上则为髯，下为精液，自无泌乳之生理。故男子乳泣其症罕见，其病非常，然深究其机，则责之肝、胆、脾、胃。肝、胆经行胸胁，若病少阳失和，木郁土壅，升清降浊失司，淤浊酿毒外溢，胃经之浊随厥阴气逆上窜，可自乳中穴而出。如此痼疾当以化浊解毒为不二之法。

本案辨治用柴苓汤和解少阳之热毒，渗利中焦之淤浊，加土茯苓、蒲公英、益母草祛湿瘀之毒，厚朴、陈皮强理气之效。二诊溢乳即止，加丝瓜络通经下乳，予浊毒以出路而善后。再诊以牵正散外祛风毒，亦不忘以升降散复气机之升降，解内毒贯穿其中，效捷亦于情理之中。

垂体瘤相关高泌乳素血症的溢乳为内分泌难治病证之一，且男性泌乳实难言之苦。该患因西医术后无后续之有效方法和药物而久延不绝，经余中医诊治疗效满意，至 2019 年病情大缓而停药，治虽经年，然渐次有进而终至和平。

第四节　泌尿系统疾病

一、漏微（糖尿病肾脏疾病）

孙某，女，33 岁，登记号：841075。2018 年 8 月 30 日初诊。

患者有糖尿病病史 10 年，现口服盐酸二甲双胍片 0.5g Tid，血糖未系统监测。2018 年 8 月 29 日于我院复查 FBG 12.5mmol/L，HbAlc 9.0%；血脂四项：CHO 5.78mmol/L，TG 3.44mmol/L；尿微量白蛋白 116mg/L。患者形体肥胖。刻诊：时困倦疲乏，下肢微肿，足跟酸痛，寐欠实，口干，二便可。舌边尖红，苔黄浊，脉弦滑。

当辨为气阴两虚、浊毒损络证，主方以清心莲子饮化裁。

处方：石莲子 30g，生黄芪 20g，茯苓 30g，太子参 15g，车前子 10g（包煎），北柴胡 20g，地骨皮 15g，麦冬 15g，黄芩 15g，生甘草 10g，怀牛膝 30g，半枝莲 15g。14 剂，日 1 剂，水煎早晚 2 次分服。西药调整降糖药物。

2018 年 10 月 11 日二诊：前方续服至今。2018 年 10 月 10 日于我院复查 FBG 6.34mmol/L；血脂四项：CHO 5.31mmol/L，TG 3.59mmol/L；尿微量白蛋白 88.02mg/L。身体困倦较前缓解，唯时有足跟痛，寐仍欠实；舌边尖红，苔黄浊，脉弦滑。效不更方。

2018 年 12 月 6 日四诊：三诊时上方稍作加减续服至今。近期 FBG 5～6mmol/L；昨日于我院复查血脂四项：CHO 4.51mmol/L（正常），TG 1.89mmol/L；尿微量白蛋白 44.98mg/L，HbAlc 6.1%；患者已无不适；舌边尖略红，苔黄浊渐退，脉小滑。继以原方化裁。

处方：石莲子 30g，生黄芪 20g，茯苓 30g，太子参 15g，车前子 10g（包煎），北柴胡 20g，地骨皮 15g，荠菜花 30g，黄芩 15g，生甘草 10g，怀牛膝 20g，半枝莲 15g，木瓜 20g，土茯苓 30g，金樱子 20g。14 剂。

按： 本案患者有消渴病 10 年，久病及肾入络且坎离失济而症现寐欠实、足跟痛等虚象，唯苔黄浊、脉弦滑为浊秽之征，此为气阴虚而留邪积久化毒。药用清心莲子饮化裁以清心益肾、益气养阴、利湿固精，方中生黄芪扶正驱毒，加土茯苓、半枝莲解络中之浊毒，合诸药则固利相兼而诸恙皆释。

二、漏微（慢性肾小球肾炎、糖尿病、高血压）

李某，男，65 岁，登记号：3063772。2018 年 10 月 22 日初诊。

患者有慢性肾小球肾炎病史 10 年，反复大量蛋白尿 2 年，半年前曾于我院住院治疗好转出院。现口服缬沙坦氢氯噻嗪片 92.5mg Qd，硝苯地平控释片 30mg Qd，2018 年 10 月 6 日测 24 小时尿蛋白定量 1492.4mg/24h，血肌酐正常。症见时有腰酸膝软，身体困倦，大便溏泄，下肢微肿，小便频、多泡沫，纳寐尚可。患者自诉经治诸症已有所缓解，唯尿蛋白量仍不见减，特延余诊治。既往有糖尿病病史，现皮下注射胰岛素控糖，近期 FBG 5 ～ 6mmol/L，2hPBG 10mmol/L 左右；舌淡紫、苔厚浊，脉弦滑。

西医诊断：慢性肾小球肾炎，糖尿病。中医诊断：漏微。辨证：脾肾两虚，浊毒内蕴兼瘀。治法：健脾益肾，化浊解毒，活血通络。主方：参芪地黄双雄汤化裁。

处方：太子参 20g，生黄芪 25g，熟地黄 20g，酒萸肉 20g，山药片 25g，牡丹皮 15g，茯苓 20g，泽泻 15g，鹿角霜 12g，鹿衔草 20g，鬼箭羽 15g，半边莲 15g，丹参 20g，石莲子 30g。14 剂，日 1 剂，早晚 2 次分服。

2018 年 11 月 8 日二诊：前方服用至今，昨日复查 24 小时尿蛋白 873.6mg/24h，下肢浮肿略消，小便泡沫略减。舌质淡，苔厚浊，脉弦滑。效不更方。

2018 年 11 月 22 日三诊：上方续服两周，复查 24 小时尿蛋白 706mg/24h，小便泡沫明显减少，下肢浮肿基本消退；舌质淡，苔厚浊，脉弦滑。原方化裁，加肉桂 6g。

按：本案患者表现以大量蛋白尿为主，病久漏微无疑。而其大便溏泄，小便频、多泡沫，示其脾失摄纳、肾不封藏，两脏皆虚甚矣，此非雄壮之力难以敛之。故治取余自拟之参芪地黄双雄汤，健脾强肾，精气双固。此方以参芪地黄汤加石莲子以补脾坚肾，秘精微，养气阴；加鹿角霜、鹿衔草温肾壮督而谓之"双雄"，实为"阴中求阳"而兼以化毒；丹参、鬼箭羽、半边莲既化浊解毒，亦通血脉，防瘀毒再蚀肾络。

三、血尿（糖尿病肾脏疾病）

蔡某，女，53 岁，登记号：3807367。2017 年 5 月 29 日首诊。

患者有糖尿病史多年，血糖控制尚可，近期复查尿常规示：蛋白（++），潜血（+++），酮体（+），葡萄糖（+），白细胞（+）。诊前曾延他医治疗，观其用方药多敛涩之品，虽有效，但因反复发作而特来就诊。刻诊：时有乏力，纳便尚可，小便色深；舌淡有齿痕，苔薄白微灰，脉弦细。治以益气摄血解毒方化裁。

处方：阿胶珠 10g，生地黄 20g，熟地黄 20g，血余炭 12g，茜草根 15g，蒲黄炭 15g，侧柏炭 20g，生黄芪 20g，炙甘草 10g，生地榆 30g，土茯苓 30g，白花蛇舌草 30g。14 剂，日 1 剂，水煎早晚 2 次分服。

2017 年 6 月 12 日二诊：前方服用两周，今日复查尿常规：蛋白（+），潜血（+++），酮体（±），葡萄糖（-），白细胞（+）。舌淡有齿痕，苔薄白，脉弦细。既效图进，原方化裁。

处方：阿胶珠 10g，生地黄 20g，三七粉 3g（冲服），血余炭 12g，茜草根 10g，生地榆 30g，蒲黄炭 15g，侧柏炭 20g，生黄芪 20g，炙甘草 10g，土茯苓 30g，白花蛇舌草 30g，绵马贯众 15g，马鞭草 15g。14 剂。

2017 年 6 月 26 日三诊：上方续服两周，今日复查尿常规：蛋白（±），潜血（-），酮体（-），葡萄糖（-），白细胞（-）；舌淡有齿痕，苔薄白，脉弦细。原方化裁，以资巩固。

处方：阿胶珠 10g，生地黄 20g，三七粉 3g（冲服），仙鹤草 30g，茜草根 15g，生地榆 30g，蒲黄炭 15g，侧柏炭 20g，生黄芪 20g，炙甘草 10g，土茯苓 30g，白花蛇舌草 30g。14 剂。

按：该患消渴病日久，渐现大量血尿，为消渴浊毒蚀损肾络，病及血分明矣。血症之因或实或虚，此患久病漏微，脾肾两伤，尤以脾气耗伤为甚，统血无力而反复血尿不愈。前医治以固涩，虽不失其法，却不知其积毒蚀损肾络，用药虽验，然未尽之毒隐于虚中，时时扰络而复。故以先师张琪之益气摄血法为基，融解毒于大法中，即益气摄血解毒。方中生黄芪、生地黄、熟地黄、阿胶珠益气养血；血余炭、生地榆、侧柏炭收敛止血；三七粉、茜草根、蒲黄炭止血不留瘀；土茯苓、白花蛇舌草、绵马贯众、马鞭草清热解毒，利下焦渎道之浊；后加仙鹤草配生黄芪，尤善扶正托毒。合方投之中肯，收效亦著。

第五节 痛 风

浊毒痹（痛风）

赵某，男，35 岁。登记号：3807367/3809883。2018 年 5 月 21 日初诊。

患者 1 周前猝发右足外踝周围红肿热痛，行走因痛受限，就诊于当地医院，查血尿酸升高（具体数值不详），考虑"痛风性关节炎"。患者为余之老病人，遂前来就诊，既往有慢性风湿性关节炎。患者诉此次发病前曾大量饮酒，现精神可，可见右足外踝周围红肿㿠热，诉灼痛难耐，夜间尤甚，大便黏滞，纳寐欠佳；舌质暗红，苔黄厚浊，脉弦滑。

西医诊断：风湿性关节炎、急性痛风性关节炎。中医诊断：浊毒痹。辨证：浊热蕴毒，壅蚀经络。治法：化浊清热，解毒通络。主方：当归拈痛汤化裁。

处方：当归 12g，羌活 15g，威灵仙 25g，穿山龙 30g，茯苓 30g，土茯苓 50g，金钱草 30g，黄芩 15g，粉葛 15g，炒苍术 15g，炒白术 20g，苦参 10g，知母 20g，醋乳香 10g，桂枝 10g，秦皮 20g，生甘草 10g。14 剂，日 1 剂，水煎，分 2 次服。嘱复查血尿酸，执行痛风饮食。

2018 年 6 月 4 日二诊：诉前方服至 1 周时红肿已基本消失，现唯行走时稍感疼痛，血尿酸化验回报 547μmol/L；舌暗红，苔黄厚浊，脉弦滑。既效图进，原方化裁。

2018 年 7 月 5 日三诊：上方续服 1 个月，踝关节肿痛若失，亦无其他不适，正常上班；舌质略暗，苔已见淡，脉略弦滑。嘱原方续服半月以巩固。

按：痛风余辨为"浊毒痹"。本次急性发病虽以痛风为主，然其有风湿病史，素有湿浊内伏可知。此番大量饮酒为引，酒助湿热，酝酿成毒，故局部红肿㿠热疼痛，血尿酸明显增高，为湿、浊、毒相搏于肢节肌腠而成浊毒痹病。

故治以化浊解毒，利湿通络。方用当归拈痛汤化裁以苦寒燥湿、清热解毒，宣通肌腠关节。本案又加威灵仙、穿山龙、秦皮、乳香活血通络止痛，桂枝和营卫，槐花凉血解毒，合方则表里分消而著效。尤以大剂土茯苓解毒除浊利关节，能直捣窠臼，化浊毒而不伤正，为疗痛风不可或缺之品。

第六节　心血管疾病

一、胸痹（冠心病）

张某，女，68 岁，登记号：0003986878。2019 年 3 月 14 日首诊。

患者后背沉重难耐，入夜时胸闷尤甚，口干，手指时木，纳呆，大便干；舌暗红，苔白浊，脉弦细。既往有冠心病、糖尿病史多年，间断服药维持。心电图示心肌缺血；FBG 6.4mmol/L，2hPBG 8.4mmol/L，基本平稳。

西医诊断：冠心病，糖尿病。中医诊断：胸痹，消渴病。辨证：瘀毒阻滞。治法：活血解毒，理气导滞。方予升降散合丹参饮化裁。

处方：熟大黄 5g，蝉蜕 7g，片姜黄 15g，炒僵蚕 7g，丹参 20g，檀香 5g（后下），砂仁 6g（后下），当归 20g，炒山楂 15g，炒麦芽 15g，炒莱菔子 20g，炒六神曲 15g。14 剂，每日 1 剂，水煎，分 2 次服。

2019 年 3 月 28 日二诊：后背酸重、夜间胸闷感均消失，纳馨，仍时手麻、口干，目眵多；舌暗红少津，脉弦细。证属肝阴不足，气滞难行。当滋阴疏肝理气，更方予一贯煎化裁。

处方：北沙参 20g，麦冬 20g，生地黄 30g，枸杞子 15g，当归 20g，川楝子 10g，丹参 20g，炒六神曲 15g，黄连 5g，青蒿 20g（后下），盐蒺藜 15g，知母 25g，赤芍 25g，桑叶 20g。14 剂。

按：该患冠心病多年，今症属胸痹无疑，且入夜尤甚示其瘀血已著，当活血化瘀。然其发则身重难耐且伴苔浊纳呆，则是浊毒瘀血壅混而失升清降浊之象，与西医冠脉粥样硬化之炎症的机制类似。患者虽兼口干、舌红等阴伤之症，然刻下以瘀毒浊滞未解、脾失升降为急，故急以升降散升清阳、降浊毒；合三仙、砂仁醒脾和胃，培其根以断毒之源；配丹参饮活血行气祛其瘀。药进即后背酸重、夜间胸闷感若失。二诊时瘀毒得化而阴虚气滞之本毕现，故以一贯煎滋阴疏肝理气而善其后。

二、浊瘀毒滞心络（冠心病）

张某，女，55 岁。登记号：1409802。2018 年 2 月 26 日首诊。

患者之前因夜间胸痛，面积扩大，伴汗出、入寐难而服中药治疗，一度缓解而暂停用药。近日感觉时时先两胁发热，继则胸痛，颈部发僵，面布暗斑，头汗多，腿沉滞；舌紫略青，苔薄白，脉沉细。治以柴胡加龙骨牡蛎汤化裁。

处方：北柴胡 20g，黄芩片 15g，干姜 10g，太子参 20g，桂枝 20g，茯苓 20g，熟大黄 5g，牡蛎 30g（先煎），煅磁石 20g（先煎），清半夏 15g，龙骨 30g（先煎），大枣 3 枚，粉葛 25g，丹参 25g。14 剂，日 1 剂，水煎，分 2 次服。

2018 年 3 月 12 日二诊：前症显缓，仍每于夜 10 ～ 12 时胸痛身热；舌淡，苔白，脉沉细小弦。以小陷胸汤合复元活血汤化裁。

处方：黄连片 10g，法半夏 15g，瓜蒌 25g，醋延胡索 20g，北柴胡 15g，天花粉 30g，当归 15g，炒桃仁 25g，红花 10g，熟大黄 5g，甘草片 7g，丹参 25g，连翘 15g，玄参 25g。14 剂。

2018 年 3 月 26 日三诊：前症显缓，暗斑色减，下肢沉重而弱；舌淡，苔薄白，脉沉细。以人参养荣汤化裁。

处方：太子参 30g，炒白术 20g，茯苓 30g，甘草片 10g，生地黄 20g，当归 20g，白芍 30g，陈皮 6g，生黄芪 15g，酒五味子 10g，制远志 10g，肉桂 6g，青蒿 20g（后下）。14 剂。

2018 年 4 月 9 日四诊：下肢力虽小增，但又胸前疼痛，改发于凌晨 2 ～ 3 时，且解小便则痛缓，心下拘紧发硬如拳头大，略有胀感；舌淡暗，苔白，脉沉细数。考虑此或为补非其时所致，更方以猪苓汤合血府逐瘀汤化裁。

处方：猪苓 25g，茯苓 15g，泽泻 15g，滑石粉 15g，生地黄 20g，炒桃仁 20g，水红花子 10g，当归 12g，麸炒枳壳 20g，益母草 30g，北柴胡 12g，川芎 10g，桔梗 12g，丹参 20g，甘草片 10g。14 剂。

2018 年 4 月 23 日五诊：前症大缓，时微烦热汗出，小便略涩；舌暗红，苔薄白，脉沉细略弱。邪去阴伤，治以天王补心丹。

再诊：已安。

按：患者两胁发热后胸痛、不寐、头汗等症为邪犯少阳之柴胡加龙骨牡蛎汤证，而面布暗褐斑及舌紫青则是内兼瘀毒，故方中加丹参活血祛瘀、行气止痛，以黄芩片、葛根、大黄清泄三焦瘀热之毒。三诊时诸症已缓，唯下肢沉弱，虑其毒热耗损营卫所致，故用人参养荣汤益气补血、充营行卫。

然四诊时患者再发夜间疼痛，此或补非其时，然解小便则痛缓，却着实令人费解。细思之，悟其因内伏之浊毒随溺而下，下部浊道通则上焦心热得以导下，肺气得宣，故能痛势暂缓。当遵叶氏"通阳不在温，而在利小便"之法，因势利导，予邪以出路。用猪苓汤清热利尿泻浊，合血府逐瘀汤加水红花子、益母草顺势逐瘀毒，免其蔓延驻留。

延五诊时大缓而时微烦热汗多，小便略涩，是邪去正伤、阴虚血少之故，以天王补心丹滋阴清热、养血安神而善后。

三、怔忡（甲亢性心脏病、冠心病）

姜某，女，46 岁，登记号：3856944。2018 年 7 月 10 日首诊。

患者近半年来时觉心中悸动，3 月份单位体检时发现甲状腺功能异常，后就诊于天津某大学附属医院，诊断为"毒性弥漫性甲状腺肿"，予甲巯咪唑片 10mg Bid。近日复查 FT3 46pmol/L ↑（2.63 ～ 5.7），FT4 50pmol/L ↑（9.01 ～ 19.05），TSH < 0.004uIU/mL ↓（0.35 ～ 4.94），TR-Ab（+）。既往有冠心病史。患者因服药后 3 个月心悸仍未明显好转，遂来余处求治。现患者诉时时发心中悸动，描述如"心脏跳到喉咙"感，偶有气短胸闷，乏力，多汗，手颤明显，纳寐可，二便调；舌红少苔，脉弦细。

西医诊断：毒性弥漫性甲状腺肿、冠心病。中医诊断：怔忡。辨证：浊毒内蕴，耗伤阴血。治法：养阴安神，化浊解毒。主方以天王补心丹化裁。

处方：酒五味子10g，柏子仁30g，当归12g，天冬20g，刺五加20g，党参15g，丹参20g，玄参20g，茯苓20g，制远志10g，桔梗12g，生地黄20g，地锦草25g。14剂，日1剂，水煎，分2次服。嘱甲巯咪唑片原剂量继续服用。

2018年8月7日二诊：前方续服1个月，现心悸基本消失，手颤亦较前明显减轻。患者三天前于其他医院复查甲功：FT3 4.03pmol/L，FT4 10.89pmol/L，TSH＜0.004uIU/mL↓。既效则不更法，前方基础上加蒲公英20g、夏枯草20g，以增强解毒散结之力。嘱甲巯咪唑片减半服用。

2018年9月11日三诊：患者服用前方后，心悸、手颤等症完全消失，唯时有身热感。1周前复查甲功：FT3 2.94pmol/L，FT4 9.55pmol/L，TSH＜0.004uIU/mL↓。效不更方，原方巩固治疗。

按：患者因"毒性弥漫性甲状腺肿"服抗甲状腺药物治疗，但复查甲功仍处于亢进状态，自觉心中悸动难耐而来就诊。西医谓之甲状腺毒症，即中医之内毒病，本证属热毒扰心，耗伤阴血，心自难安。药用天王补心丹化裁，以生地黄、五味子、柏子仁、党参、丹参之属养心阴、益心气，而玄参加地锦草、蒲公英、夏枯草则能清化解毒、平肝安魂。合方养阴血以涵心火，解热毒以安心神，使阴回而阳有所寓。

第七节　高脂血症

血浊（高脂血症、重度脂肪肝）

越某，男，42岁。2012年10月6日初诊。

患者向心性肥胖，体检时发现血脂、血糖升高，TG 13.1mmol/L，FBG 7.9mmol/L，糖化血红蛋白7.1%，腹部彩超示重度脂肪肝。既往有较长的血脂异常史，间断服用降脂药。刻诊：周身乏力，晨起觉口干、口苦黏腻，头蒙不清，多饮，多食，大便黏腻不爽，小便黄，体态腹围超标；舌暗红，苔黄腻，脉弦滑。

四诊合参，中医诊断为血浊、消渴病，证属浊毒内蕴。治以化浊解毒，方选化浊解毒饮化裁。

处方：北柴胡20g，黄芩15g，枳壳20g，黄连20g，清半夏15g，白芍30g，干姜10g，熟大黄6g，僵蚕10g，玄参20g，丹参20g，赤芍20g，佩兰30g。7剂，日1剂，水煎，分2次服。

2012年10月14日二诊：患者诉药后诸症好转，尤觉神清气爽，大便通畅。查FBG 5.6mmol/L；舌红，苔黄，脉弦。诸症均缓，然考虑患者血脂过高，故上方加红曲25g、荷叶15g以降脂，继服14剂。

2012年10月29日三诊：患者诸症皆无，其间自行监测FBG 5.3～6.0mmol/L，TG 2.2mmol/L。上方加鬼箭羽15g以稳定之，继服14剂。嘱患者注意控制饮食，加强运动，如无不适可停药观察。

一年后适因感冒难愈而来诊，询知其血脂、血糖维持尚稳，腹胖亦减，且脂肪肝转为轻度。

按：此患者体胖、高脂血症，伴重度脂肪肝，新诊糖尿病，其脂代谢异常是为祸首，诸症所示亦浊毒内蕴，故方选化浊解毒饮。其中大柴胡汤通腑泻浊，推陈致新；升降散升清降浊，化浊解毒，恢复肝胆气机之运；加丹参、赤芍活血化瘀；复诊加红曲、荷叶活血降脂。本案脂、肥、糖同调，再显中医药综合调平之长。

第八节　免疫系统疾病

劳损（系统性红斑狼疮）

郑某，女，39岁，登记号：3516362。2018年7月26日首诊。

患系统性红斑狼疮多年，既往ANA（+），A-33-A（+），ACA（+），现仍以少量激素维持治疗。今冬春季反复咳嗽，现面色暗紫，乏力寐浅，晨起有痰，肠胃不适，纳呆便溏；舌淡，苔薄白，脉弦细。患者为部门经理，自诉体倦虚极，已难以应付日常工作。刻下以消化道损害为主，属李杲所谓"肺之脾胃虚"证，治当健脾化浊培金，以升阳益胃汤化裁。

处方：太子参20g，炒白术20g，生黄芪15g，黄连6g，陈皮12g，茯苓10g，泽泻15g，丹参20g，鹿衔草15g，独活15g，柴胡12g，白芍20g，干姜10g，清半夏12g，刺五加30g，土茯苓30g。14剂，日1剂，水煎，分2次服。

2018年8月9日二诊：药后诸症均缓，大便可；舌淡，苔薄白，脉小弦。前方化裁，去泽泻，加益母草30g，14剂。

2018年8月30日三诊：近来头痛持续，是神经损害为主，伴略咳，夜寐浅，乏力；舌淡红，苔白，脉弦。证属中气尚弱，清阳为毒所束难升所致，仍治以健脾升清，兼祛瘀毒。以益气聪明汤合散偏汤化裁。

处方：太子参20g，生黄芪20g，生甘草10g，葛根15g，黄芩10g，白芍30g，炒蔓荆子15g，升麻10g，柴胡15g，川芎30g，醋香附12g，白芷15g，炒芥子10g，郁李仁30g，炒苦杏仁10g，徐长卿30g，炙甘草6g。14剂。

2018年11月1日四诊：前方间断服用，现头目转清，咳基本消失，颧赤微热，咽干夜著；舌淡略红，苔薄白，脉小弦。血分为宿毒余热所扰，治当清营解毒、凉血化瘀。更方以清营汤化裁。

处方：水牛角15g（先煎），生地黄20g，牡丹皮15g，玄参20g，麦冬20g，金银花15g，连翘10g，黄连10g，淡竹叶10g，北沙参20g，生黄芪20g，射干10g。14剂。

再诊：诸症皆安，续以调理善后。

随诊知其康复如常，面色亦转白净，事业得心应手。

按：患者初诊时狼疮病情处于正虚邪恋之相持阶段，狼疮之毒损伤肠胃及肺，清气有下陷之势。故治当升发阳气为先，以东垣升阳益胃汤益气健脾生金，升阳除湿，兼以疏肝防侮；加鹿衔草、刺五加壮肾胜湿，以资后天；加土茯苓助黄连、黄芪祛除（狼）疮毒；配丹参凉血活血。加减化裁近月而诸症显缓，后又现头痛一症，实为系统病变之神经损害。此脾虚之根未充，内毒夹瘀上束所致，故治以益气聪明汤合散偏汤益气升清、祛风止痛，加徐长卿助蔓荆子、升麻解毒止痛，14 剂后病去大半。

刻诊见舌质较前略红，颧赤咽干而夜著，此正气来复，与余毒相争于血分。故末诊针对狼疮病血管炎之根本病机，以清营汤清营解毒、泄热育阴。方中以水牛角代替犀角解毒散结；增黄芪、北沙参气阴双补，扶正托毒；加射干清咽解毒，止其宿咳而安。

纵观前后之治，随证变方，识机用药，虽三方化裁，各有所指，然扶正解毒大法一以贯之，即"气化则毒解"矣。

第九节　消化系统疾病

阴虚浊毒（萎缩性胃炎）

常某，女，56 岁，2009 年 6 月 27 日首诊。

患者一年多来反复胃脘隐痛，服诸多治胃之药皆暂缓一时，不久即复。刻诊：口干苦，夜间尤甚，但饮水而不欲咽，寐差梦多，纳可易饥，大便偏干；舌红，苔薄黄略腻，脉沉而小滑。患者体态中等，胃脘按之有不适感。此证属脾胃之阴已虚，浊毒内蕴。治当润燥相济，养阴解毒。方以麦门冬汤合交泰丸化裁。

处方：麦门冬 30g，法半夏 15g，太子参 15g，大枣 3 枚，生甘草 7g，山药 20g，黄连 5g，肉桂 6g，蒲公英 30g，连翘 15g，忍冬藤 20g，佩兰 15g，丹参 20g。14 剂，日 1 剂，水煎，分 2 次服。

2009 年 7 月 12 日二诊：诉前述症状明显缓解，寐差转佳，尚觉不实，时小有烦躁，口微苦，怒则胁腹仍略胀痛。土壅木郁，渐有化火之象。当清肝和胃，养阴解毒。方以一贯煎化裁。

处方：麦门冬 20g，北沙参 25g，枸杞子 15g，当归 15g，川楝子 10g，生地黄 25g，丹参 25g，玄参 20g，青蒿 20g（后下），板蓝根 15g，青黛 6g，公英 25g，珍珠母 25g。14 剂。

2009 年 7 月 26 日三诊：诸症近失，停药调养。

　　按：此案之病机如王纶所言："胃火益旺，脾阴愈伤，清纯中和之气变为燥热，胃脘干枯，大肠燥结，脾脏渐绝，"其屡治不愈或如缪希雍谓："世人徒知香燥温补为治脾虚之法，而不知甘凉滋润益阴之益于脾也。"而久病又难免蕴毒，故养阴解毒，切中肯綮。

第十节　肝胆系统疾病

浊毒内蕴（慢性乙型病毒性肝炎，脂肪肝）

刘某，男，54 岁，住院号：N027552。入院日期：2017 年 4 月 27 日。

主因"胸闷、上腹部胀满不适 3 天"，于 2017 年 4 月 27 日入院。入院时患者精神弱，上腹胀满，膈中有烧灼感，胸闷憋气，右胁肋连及后背、肩胛疼痛，咳嗽、咯黄痰，双眼视物模糊，双下肢麻木，纳少，寐欠安，大便不畅，夜尿频，一夜 7 ～ 8 次。询既往史得知其经常阵发性从右胁下章门穴处向左胁下气窜胀痛，再窜至脘中后向上冲至胸咽，堵闷异常，病已七年余。既往有乙型肝炎、高血压、糖尿病史，素喜饮酒且量大。查体：双肺（－），HR71 次 / 分，律齐，BP166/110mmHg，双下肢水肿（＋），肝区轻压痛，双足背动脉搏动减弱；舌暗红，苔黄腻，脉弦滑。

诊断：慢性乙型病毒性肝炎，脂肪肝，糖尿病，高血压。

2017 年 4 月 28 日首次查房：症状体征同前。查体：双肺（－）；HR：72 次 / 分，律齐；BP150/70mmHg；双下肢水肿（＋），肝区轻压痛，双足背动脉搏动减弱；舌暗红，苔黄腻，脉弦滑。血脂四项：高密度脂蛋白胆固醇 0.72mmol/L，甘油三酯 2.56mmol/L。肝功能全项：总蛋白 63.40g/L，总胆红素 19.70μmol/L，转氨酶异常。风湿四项：血沉 24.0mm/h，C 反应蛋白（CRP）

28.2mg/L。尿白蛋白排泄率：尿微量白蛋白 9.84mg/L，ACR 27.98mg/g。

证属肝胆郁火，横逆犯胃，肠腑瘀毒。治法：疏利少阳，泻下热毒，破血行气。方以大柴胡汤化裁。

处方：柴胡 20g，熟大黄 7g，麸炒枳壳 20g，黄芩片 15g，法半夏 15g，赤芍 25g，大枣 3 枚，干姜 7g，太子参 20g，醋三棱 10g，醋莪术 10g，丹参 30g，桔梗 15g，桂枝 20g，生赭石 25g，蜜枇杷叶 15g，旋覆花 15g（包煎），生槟榔 10g。共 3 剂，日 1 剂，水煎，分 2 次服。

2017 年 5 月 7 日二次查房：精神尚可，原上腹胀满、胸闷、膈中烧灼感诸症均明显减轻，大便仍欠畅，夜尿 2 次；舌淡红，苔薄白，脉弦。原方化裁，加决明子、莱菔子以增行气通腑之力。

处方：柴胡 20g，熟大黄 7g，麸炒枳壳 20g，黄芩片 15g，法半夏 15g，赤芍 25g，干姜 7g，太子参 20g，醋三棱 10g，醋莪术 10g，丹参 30g，桔梗 15g，桂枝 20g，生赭石 30g，蜜枇杷叶 15g，旋覆花 15g（包煎），生槟榔 15g，炒莱菔子 30g，炒决明子 15g。共 3 剂。

2017 年 5 月 10 日第三次查房：精神佳，原诉症状、体征均消失；舌淡红，苔薄白，脉弦。考虑患者病情明显好转，拟于次日出院。予出院带药前方 7 剂，嘱慎酒食，定期复查肝功能。

出院月余来门诊复诊：又因饮酒过量致病情复发，但程度较轻。主诉腹胀明显，伴胁腹疼痛，大便滞涩，口苦而黏，头昏蒙，鼻翼两侧充血，目赤而糊；舌红，苔浊腻而厚，脉弦滑。证属浊毒蕴结肝胆，治以化浊解毒、清肝利胆、升清降浊，方取化浊解毒饮化裁。

处方：北柴胡 20g，黄芩 15g，枳壳 20g，黄连 20g，清半夏 15g，白芍 30g，干姜 10g，熟大黄 6g，僵蚕 10g，玄参 20g，丹参 20g，赤芍 20g，佩兰 30g，蝉蜕 7g，红曲 20g。14 剂。

2017 年 6 月 25 日再诊：诸症均明显缓解，鼻头充血亦变淡，自诉大便畅快。毒浊得清，效不更方，继守 14 剂。

3 个月后复诊：状态良好，自诉单位体检乙肝五项定量复常，脂肪肝消失，血糖亦平稳。

按： 本案入院时证属肝胆热结，气滞血瘀，加之嗜酒助浊激发乙肝之毒。其每发由右胁下章门穴向左侧胁下气窜胀痛，攻撑冲咽，此乃肝胆火毒克损胃腑，又循经上犯。舌红、苔黄腻、脉弦滑则是浊瘀热蕴，非单一气滞为患。故先以大柴胡汤化裁，清肝利胆，祛瘀开结。方中黄芩、大黄清泄上下之浊毒，药证相投而收著效，出院时相关指标亦显著转佳。

然出院后不久因再度豪饮而致复发，前功损半，亦提示体内尚存未剿尽之浊毒，为酒毒所激而助纣为虐。故取化浊解毒方化裁。方中大柴胡汤之役同前，增升降散斡旋中焦气机，尤以方中佩兰配黄连化浊解毒，大黄合姜黄降泄其浊热瘀毒，蝉衣伍僵蚕以升清解毒。合方能除恶务尽，使"杂气流毒顿消矣"。

第十一节　神经系统疾病

一、痰毒蚀损脑络（老年痴呆）

孙某，女，86 岁，登记号：955734。2016 年 4 月 21 日首诊。

患者年逾八旬，渐现痴呆状，近因突发肌力减退致生活不能自理，寐差纳呆，且服奥氮平片无著效而来诊。刻诊：表情呆滞，言语含混不清，时有思维混乱，昼而不精，夜而不寐，尤夜易惊惕，偶二便失禁；舌苔水滑，脉沉细。

此乃痰饮为患。痰随气升降，周身内外皆至，五脏六腑俱及。该案现癫状、不寐等，诸般症状无不指向心虚胆怯、痰浊阻窍证，而服药无效则与痰凝郁久化毒有关。治法为化痰解毒，清胆和胃，醒神开窍。方以十味温胆汤化裁，加胆南星、天竺黄，既取其豁痰镇惊，亦兼剔除脑络痰毒之功。

处方：法半夏 15g，枳壳 20g，陈皮 12g，茯苓 20g，生甘草 12g，酸枣仁 20g，制远志 15g，五味子 12g，太子参 20g，天竺黄 15g，胆南星 7g，煅青礞石 15g（先煎），石菖蒲 15g，丹参 30g，生黄芪 15g。7 剂，日 1 剂，水煎，分

2次服。

2016年4月28日二诊：患者痴呆、寐差、纳呆等症于服上方后始缓，家属谓其体力略增，但仍后半夜3时方入睡，易惊；舌淡，苔白，脉沉细。此胆气稍复，仍神浮气散，夜不暝，昼不精，阴阳错乱而易惊，因此用柴胡加龙骨牡蛎汤化裁，以复少阳枢机，收敛神气，兼以镇静安神。方中龙骨、牡蛎、磁石、朱砂重镇，使神气不得浮越；柴胡、黄芩等疏利少阳，以复阴阳之枢机；尤取朱砂一味，既能清心定惊、安神解毒，又能合酒大黄清泄热毒。

处方：柴胡20g，黄芩15g，干姜10g，太子参20g，桂枝20g，茯苓30g，酒大黄6g，生牡蛎30g（先煎），煅磁石20g（先煎），法半夏25g，生龙骨30g（先煎），大枣3个，首乌藤50g，刺五加30g，石菖蒲15g，制远志15g，朱砂粉1g（后下）。14剂。

2016年5月12日三诊：家属诉患者夜寐略佳，腹馁不解，多食，勉为自制。刻见：寐差续缓，易饥多食，精神时弱时烦；舌淡，苔薄白，脉细。此胆蕴痰湿，胃中有热，甲木乘戊土。继以疏利少阳，清胆和胃，兼护脾气，用柴胡桂枝干姜汤合蒿芩清胆汤。考虑患者高龄，故加天竺黄配黄芩、碧玉散以轻祛痰毒。

处方：柴胡20g，桂枝20g，干姜10g，天花粉20g，黄芩15g，生牡蛎20g（先煎），甘草10g，青蒿10g，枳壳20g，茯苓20g，陈皮12g，清半夏20g，碧玉散20g，石菖蒲15g，远志15g，天竺黄10g。14剂。

2016年5月26日四诊：家属诉其寐虽仍昼夜颠倒，多食易饥，然可自制，与家人语言交流渐增，夜间惊惕亦减。刻见：舌淡，苔薄微黄干，脉沉细。周而复始，然病势大减，痰毒得解，年高体弱，须护正气，扶正祛邪兼施，以十味温胆汤化裁。

处方：法半夏20g，枳壳20g，陈皮12g，茯苓20g，生甘草6g，酸枣仁30g，制远志20g，五味子12g，太子参20g，珍珠母30g（先煎），煅磁石30g（先煎），煅紫石英20g（先煎），丹参20g，石菖蒲15g，首乌藤50g，百合20g。14剂。

五诊：夜寐续安，纳食有节，惊惕减，言语记忆续进，已无二便失禁。刻诊见：精神状态明显好转，能较自如地与余谈话交流；舌淡略暗，苔白，脉沉细。效不更方，仍以前方化裁。

处方：法半夏 15g，枳壳 20g，陈皮 12g，茯苓 20g，白果仁 15g，酸枣仁 30g，制远志 20g，五味子 12g，太子参 20g，珍珠母 30g（先煎），煅磁石 30g（先煎），煅紫石英 20g（先煎），丹参 20g，石菖蒲 15g，首乌藤 50g，百合 20g。14 剂。

渐治渐轻，守法如旧。

二、目偏视风牵（抽动秽语综合征）

匈牙利女童，4 岁。2018 年初春首诊。

近来始频繁眨眼，后渐不眨眼，但时时静止并两眼斜视上翻，白睛下露，每发短暂即意识复清，活动如常。家人即送当地医院检查，查脑电图、CT、静态脑电图均无异常，又就诊心理医生亦未能诊断，疑为抽动秽语综合征，然无药可用。症状日渐频繁，家人又急又怕，改寻求当地中医诊治，恰好求至余之大学同学处，因感疑难，故从国外将女童日常生活中发病状态及舌苔之影像网传于余，以藉共同诊治。观所传视频，女童面目动态甚是可爱，只是不自主频繁于活动中突然静止并斜视翻白眼，发时则眼神阴森，其态判若两人，片刻即止，言语如常。家人谓其病后性情甚为急躁易惊，大便干燥；舌色暗、苔白微浊干。经咨询院内儿科同事，建议于当地试针刺治疗，但患童父母担心孩子不能耐受针刺。后经了解当地具有用中药之条件，故余建议同学予中药治疗。

证属风毒上扰其目，热毒内灼其肝，故治以祛毒为先，方选羚羊角汤（《圣济总录》）化裁。

处方：水牛角（代羚羊角）、龙胆草、炒栀子、僵蚕、石菖蒲、当归、茺蔚子、防风各 10g，熟大黄 5g。7 剂，日 1 剂，水煎，分 2 次服。

3 日后同学发微信告知，3 剂后症状即明显好转，翻眼次数减少。家长治病心切，决定携女来津治疗。余建议其可先行于当地治疗观察再定。

二诊：前方化裁治疗 2 周，同学来信谓患童大体复常，唯易激动，脾气仍暴躁，舌质暗亦显著减轻。处方以丹栀逍遥散化裁，建议服 2 周。

三诊：其全家仍专程来津致谢并复诊，诉已停药数日，眼翻白斜视已止。余交谈时特意留心观察患童，确已不再发作。既已来院，便顺请儿科医师诊疗，以资巩固。

患者回国后月余，同学发微信谓其状态良好，不顺心时偶有小作，脾气大时常发嗯嗯之清嗓声音，大便稀，舌淡红。处方以柴胡加龙骨牡蛎汤化裁，去大黄加代赭石、钩藤、天麻、旋覆花。

经年余复询，同学谓患者已基本不发作，只是遇身体不适时偶有烦躁，并同时发来一段完整之视频，已能读书且精神状态良好，未见斜视上翻。

按： 患童目睛斜视上翻频作，西医疑为抽动秽语综合征，但无治疗手段。目属肝，目睛上吊斜视，且小小年纪却极易烦躁发怒，病起于肝无疑。目睛斜视上吊，《圣济总录》载谓"目偏视风牵"，多风毒窜扰为病。本案无既往病史，盖受时邪风毒内侵，化热入血、燔灼于肝而上窜于目，其状恰如陈实功《外科正宗·痈疽门》描述痈疽七恶所述："二恶腰身强，目睛斜视人，疮头流血水，惊悸是肝迍"，只是程度不同，且本案热毒为甚，有生风之兆。故治主清肝泻火毒，方只取羚羊角汤中之羚羊角、防风两味主药，以水牛角代羚羊角清肝明目、清热解毒；防风质润，祛风解痉；加龙胆、炒栀子泻火解毒；大黄下泄浊毒；茺蔚子入目化瘀毒，助君药共清血分热毒；石菖蒲、僵蚕开窍宁神，息风止痉；当归养血柔肝。方证殊合而三剂即效，两周已止。后虽有小复，随证调方，法不离疏达清利，养血和肝而愈。

第十二节　肿　瘤

癌病（霍奇金淋巴瘤）

张某，女，35 岁，登记号：0003192424。2019 年 4 月 8 日首诊。

患者于 2018 年 11 月无意中发现颈部肿物，质韧、无疼痛，活动度差，后于天津海河医院行颈部肿物切检，经天津肿瘤医院、北京友谊医院病理会诊，诊断为经典型霍奇金淋巴瘤，结节硬化型，Ⅲ级。于天津市第一中心医院行 PET-CT 示：双颈部、锁骨上、右侧腋窝、纵隔内、脾脏代谢增高。颈部可触及肿物。目前正化疗中，自觉神疲乏力，纳呆，手脚冰凉，脱发；舌淡略紫，苔色黑，脉沉细。

西医诊断：（颈部）霍奇金淋巴瘤／腋下、纵隔淋巴结、脾受累（3 级）。中医诊断：癌毒病。辨证：脾气亏虚，痰瘀结毒。治法：益气健脾，化痰散结，活血解毒。方药：资生汤化裁。

处方：炒白术 20g，茯苓 20g，生甘草 7g，山药 20g，薏苡仁 30g，豆蔻 12g，莲子 15g，当归 20g，桔梗 12g，太子参 20g，泽泻 15g，焦山楂 15g，炒芡实 15g，陈皮 15g，炒麦芽 20g，半枝莲 15g。7 剂试药。

2019 年 4 月 15 日二诊：诸症始缓，体力有增，精神转佳，脱发仍较甚；舌淡，黑苔已去，转白略腻。效不更法，前方去泽泻、炒麦芽，加侧柏叶 20g、仙鹤草 25g、首乌藤 20g，14 剂，日 1 剂，水煎，分 2 次服。

外用方：生侧柏 60g，白蒺藜 30g，附子 3g。三味药煎煮后，药液分多次涂于脱发处。

2019 年 4 月 29 日三诊：化疗 2 个疗程，配合服用中药汤剂后自觉转舒，体力恢复加快，手足转温，纳亦可；舌淡苔白，脉细弦。效不更方，前方侧柏叶由 20g 增至 30g，14 剂。

2019 年 5 月 13 日四诊：新一轮化疗中，脱发势缓，有干燥性鼻炎，偶出血；舌红，苔薄白，脉沉细。颈部仍可触及局部结节，状态尚可。治以化痰散结、凉血解毒，予败毒散结方化裁。

处方：川芎 25g，玄参 25g，夏枯草 30g，炒芥子 10g，柴胡 15g，醋香附 15g，土贝母 30g，穿山龙 30g，重楼 10g，醋莪术 20g，猫爪草 15g，皂角刺 12g。14 剂。

再诊：肿块减小，状态良好，发亦微生。续以前方进退。

按：（颈部）霍奇金淋巴瘤，中医学可归为癌病之范畴，其基本病机为痰瘀毒结于颈位。患者正处化疗中，化疗可杀癌细胞，亦耗正气。初诊时患者除颈部可触及肿块外，一派脾气亏虚之象，有毒随气陷之忧，故先以资生汤益气生化、健脾化浊为主，只加一味半枝莲助解癌毒，此扶正为主，稍辅解毒，亦缓兵之计。二诊、三诊患者回复化疗反应显著减轻，体力、精神恢复加快，脉症皆缓，故效不更法，只加仙鹤草益元托毒，侧柏叶、首乌藤养血固发。

至四诊，患者虽值新一轮化疗中，但舌质由淡转淡红，脉小滑，状态尚佳，偶鼻易出血，略有血热之象，足见其气血转旺而已能与毒相争。故调整思路，正面应对癌毒，疗以自拟之败毒散结方化裁，以化痰散结、凉血解毒，加猫爪草配重楼功专解癌毒，莪术、穿山龙理气活血通络。

癌毒之治须持久为功，此案之治先扶元气化，以实抗癌毒之基，致机体适应力大增，可冀远吉。

第十三节　血液系统疾病

血证（原发免疫性血小板减少症）

王某，女，26岁，登记号：4119990。2019年8月13日初诊。

患者于2019年7月25日至8月5日因"双下肢瘀血两月余"于天津第一中心医院免疫科住院治疗，诊断为：①原发免疫性血小板减少症；②结缔组织病；③白细胞减少；④间质性肺病；⑤干眼症。住院期间予大剂量激素治疗，血小板由始发病时23×109/L升至133×109/L后，改为口服激素治疗。2019年8月9日出院后首次复查血常规示血小板又降至118×109/L。现口服甲强龙32mg/d、免疫抑制剂环孢素及骨化三醇等，然下肢斑疹着肤不去，血小板不升反降，又恐激素副作用，心中甚为焦虑。因其为我院研究生，遂延余诊治。现症：双下肢散在出血点，密集，色鲜红。手足心热，口干，口苦，纳差，进食油腻则心下悸，二便可；舌红，苔白略浊，脉弦。

中医诊断为血证，证属热毒燔灼营阴。治法为清营凉血、解毒益阴，方以清营汤化裁。

处方：水牛角 15g（先煎），生地黄 30g，牡丹皮 15g，玄参 15g，麦冬 20g，金银花 10g，连翘 15g，黄连 7g，淡竹叶 10g，当归 15g，丹参 20g，生甘草 10g。7 剂，日 1 剂，水煎，分 2 次服。

2019 年 8 月 20 日二诊：8 月 15 日复查血常规：血小板 158×109/L，白细胞 13.04×109/L，余阴性；生化全项：丙氨酸氨基转移酶 49.0U/L，余阴性。甲强龙减为 28mg/d。原有出血点渐消，未再新发，体重已增加 3kg。足胫肿、面色红有灼热感、心下悸、口苦等症均较前缓解，自觉身体轻松，大便稀。痤疮满布于颜面，体小，略痒；舌淡，苔见白涎线，脉滑。证属浊热蕴毒。治以化浊清利、透达解毒，方以甘露消毒丹合四妙丸加味。

处方：白豆蔻 10g（后下），广藿香 10g，茵陈 35g，滑石 25g（包煎），川木通 7g，石菖蒲 15g，黄芩 15g，连翘 20g，浙贝母 20g，射干 10g，粉葛 15g，关黄柏 7g，炒苍术 15g，炒薏苡仁 30g。7 剂。

2019 年 8 月 27 日三诊：8 月 22 日复查血常规示：血小板 180×109/L，白细胞 10.98×109/L。甲强龙减为 24mg/d。诸症显缓，面部痤疮未再新发，已不红、不痒、无灼热感，心下悸、口苦亦消失；舌红，苔白，脉细。上方去射干，加茜草 15g，7 剂。

2019 年 9 月 17 日四诊：9 月 12 日复查血常规示：血小板 213×109/L，白细胞 10.9×109/L；肝功能、肾功能未见异常。诸症继减，尚余手足心发热，乏力；舌淡红，苔白，脉细。甲强龙减为 14mg/d；上方加酒黄精 15g、醋龟板 10g（先煎），7 剂。

后于本方略作加减，激素用量再减为 8mg/d，环孢素减至 25mg/d。诸症近消，已基本可以正常工作和学习。

2020 年 7 月 20 日因时有烦热汗出而来诊，状态良好，颜面已净，自诉体力充沛，已如常人。现用激素 3mg/d，嘱其停之。后知其痊愈并毕业参加工作。

按：本案属血证无疑，首诊已口服激素多时，然血小板不升反降，斑疹鲜红不去，系热毒入营，燔灼津液，迫血外出或渗泄肌肤。治当先清热解毒、凉血止血，故方取清营汤化裁。二诊诸症始缓，示血分热毒已减，然其舌苔由"白略浊"转为"舌见白涎线"，此为毒减而浊甚，为浊毒病之源，故临证圆通，予甘露消毒丹合四妙丸解其毒、化其浊、清其热。三诊时病已向愈，以茜草易射干是取其善入肌腠，助清皮肤痤疮毒。患者诸症显著缓解，信心大增，原方再进 3 周，服药期间规律复查血常规，血小板递次复升，激素用量续减，至四诊后减至 8mg/d，患者面部痤疮显著减轻色浅，纳馨，寐安，二便调。毒邪已祛而正气尚弱，当扶其元气，兼护阴血，于原方基础之上加黄精、醋龟板等滋阴血、补骨髓善后而愈。

第十四节　皮肤病

一、血热风毒瘙痒案

王某，男，79 岁，登记号：2791649。2017 年 11 月 23 日首诊。

患者近一个月来腹部皮肤瘙痒难耐，入夜尤甚，伴皮肤时有燥热，望诊见皮肤干燥，腹部皮肤可见散在抓破后血痂，无皮疹，口干喜饮夜甚，纳寐尚可，大便偏干；舌暗红，苔黄浊，脉弦数。既往有高血压病、糖尿病病史 14 年，现口服非洛地平缓释片 5mg Qd，血压控制在 140/80mmHg 左右，血糖用药控制平稳。

西医诊断：糖尿病瘙痒症。中医诊断：消渴病并风瘙痒。辨证：血热风毒证。治法：清热凉血，祛风解毒。主方：清营汤化裁。

处方：水牛角粉 20g，生地黄 20g，牡丹皮 15g，玄参 15g，麦冬 15g，金银花 15g，连翘 10g，黄连 10g，淡竹叶 10g，地肤子 15g，白鲜皮 15g，珍珠母 30g（先煎），蝉蜕 6g（后下），防风 12g，荆芥穗 15g，丹参 20g。14 剂，日 1 剂，水煎，分 2 次服。

2017年12月7日二诊：前方服用两周后皮肤燥热感消失，口渴亦缓，但瘙痒尚作；舌暗红，苔黄浊，脉弦数。以养血祛风为主，方用当归饮子化裁。

处方：当归12g，白芍30g，川芎15g，熟地黄20g，荆芥15g，防风18g，生黄芪15g，生甘草10g，盐蒺藜15g，地肤子15g，白鲜皮15g，苦参15g，何首乌15g，决明子15g。14剂。

2018年1月4日三诊：上方续服两周，皮肤瘙痒消失。此病基本告愈，转治他证。

按：此案瘙痒应与糖尿病周围神经病变相关，中医亦称"风瘙痒"，病机多主"诸痛痒疮，皆属于心（火）"。此患瘙痒夜甚是热毒入血，肤燥口干是火炎灼阴。当治以清营解毒、泄热凉血，方用清营汤化裁。二诊燥热消而痒仍甚，是热毒消解，然血虚生风，风毒入血，故改投当归饮子化裁，以养血祛风为主，加地肤子、白鲜皮之对药以祛风解毒止痒，珍珠母息风宁神止痒。前后两方相贯，血凉毒解、营血行而风灭痒止。

二、顽癣（牛皮癣）案

杨某，女，60岁。登记号：1733414。2017年10月12日首诊。

患者周身皮肤瘙痒20余年，面色无华，周身痒甚，可见多角形扁平丘疹，皮肤搔抓成痕，出血及瘀斑兼见，皮肤粗厚如象皮，其色暗黑，患处触按之干硬且痛，肢麻，咽痒，夜寐多梦；舌淡，苔薄白，脉细兼涩。诊断为牛皮癣。证属血虚伏毒，兼有痰瘀。予当归饮子合桂枝茯苓丸加减。

处方：当归12g，川芎15g，生地黄25g，荆芥15g，防风12g，生黄芪15g，制首乌20g，蒺藜15g，地肤子15g，白鲜皮15g，桂枝20g，茯苓20g，牡丹皮15g，桃仁12g，赤芍25g。14剂，日1剂，早晚2次分服。

2017年10月26日复诊：肤痒较前明显改善，夜寐梦多未减，喑哑；舌淡，苔薄白，脉沉细。前方去桃仁，加土茯苓50g，14剂。

随诊症状好转，牛皮癣控制稳定。

按：《外科正宗·顽癣》云："牛皮癣如牛项之皮，顽硬且坚，抓之如朽木。"本案初起因感召风湿热邪而成此病，然病程迁延 20 余载，迭治而缠绵不愈，邪气蓄蕴日久，伏变生毒，气血亦耗损大半；内生之毒阻滞于皮肤之间，气血失和，不能化生新血，导致肌肤失养，血行滞涩而成瘀变厚。毒、瘀、痰、浊、风热合邪搏结，致其顽癣更甚。故治取桂枝茯苓丸消皮肤痰瘀日久之"癥积"，合当归饮子养血熄风行其滞，加地肤子、白鲜皮燥湿解毒，更加土茯苓助解内脏之湿毒。本案病程长、病情痼痼，全方融活血消癥、养血祛风、化痰解毒于一体，是痼疾得憾动之基。

三、太少并病及营（严重皮疹）

杨某，女，85 岁。2011 年 6 月 30 日首诊。

患者自诉于 10 天前因受凉而出现恶寒发热，身痛，自测体温 38.8℃，就诊于天津市某医院，查血常规示正常，予激素、消炎药治疗（具体药名不详）后体温恢复正常。就诊前一日患者无明显诱因再出现寒战发热，自测体温 37.8℃。刻下患者仍时发热，身痛减但乏力，偶胸脘憋闷，周身大片红色皮疹，纳呆，大便干；舌红，苔薄略干，脉数。鉴于患者周身大片红色皮疹及舌红苔干，考虑邪入营分，化热毒伤阴，故方予当归饮子化裁。

处方：银柴胡 20g，生黄芪 15g，生地黄 30g，当归 20g，白芍 30g，白鲜皮 20g，茺蔚子 20g，川芎 12g，地肤子 20g，防风 12g，生甘草 20g，白蒺藜 20g，荆芥 15g，苦参 15g。7 剂，日 1 剂，水煎，分 2 次服。

2011 年 7 月 6 日二诊：患者诉周身皮疹明显减少，乏力亦缓，但仍觉发热（体温未测）微寒，伴胸脘憋闷，纳呆。顿悟此乃太少二阳并病，热及营血之证，予柴胡桂枝汤化裁。

处方：柴胡 20g，桂枝 30g，白芍 30g，黄芩 15g，半夏 15g，生石膏 30g，太子参 20g，细辛 6g，桔梗 15g，连翘 20g，玄参 20g。4 剂。

2011 年 7 月 11 日三诊：患者诉发热症状明显缓解，体温维持在 36.8～37.5℃，恶寒、乏力等症状均明显好转，胸闷憋气亦有减轻。宗原方继服 3 剂。

2011 年 7 月 16 日四诊：诸症皆消。

按：此案可谓柴胡解毒法之典型案例。鉴于患者 10 日前感受寒邪，刻诊有恶寒发热、肢节酸痛等表证，此低热当为外感之太阳表证未罢无疑。而发热微冷、纳呆及胸脘憋闷状则示邪始入少阳，与仲景所谓"发热微恶风寒，微呕，心下支结"大同小异，其周身大片红色皮疹为少阳未尽而毒入营血，是故初治单以清热凉血法难尽其病。二诊演仲景之法，取柴胡桂枝汤太少同治，兼融疗温热之法，加生石膏、桔梗、白鲜皮、连翘、玄参以清热凉血解毒，七剂著效。可见临证能圆机活法，则伤寒、温病无藩篱矣。

四、阴癣（股癣）

刘某，女，52 岁，登记号：3807367。2016 年 11 月 28 日首诊。

患者述 1 月前无明显诱因右侧大腿根处出现皮疹一块，瘙痒难耐，搔之有少量渗液，治之不去。患者避于男女不便，于家中以手机拍好患处照片，延余观诊。从照片上可见，患者大腿内侧近腹股沟处有皮疹一块，略凸于皮肤，约半手掌大，颜色淡红，表面不光滑，略有渗出物，饮食、睡眠、二便可。既往有消渴病史。舌红，苔厚腻，脉弦滑。治先以甘露消毒丹化裁。

处方：白豆蔻 10g，佩兰 10g，茵陈 20g，滑石 20g，川木通 12g，石菖蒲 15g，黄芩片 15g，连翘 20g，浙贝母 20g，射干 10g，首乌藤 30g，苦参 15g，龙胆草 10g，薏苡仁 30g。14 剂，日 1 剂，水煎早晚分服。

2016 年 12 月 12 日二诊：服上方后患处瘙痒有所减轻，观其复摄之照片，渗出明显减少。效不更方。

2016 年 12 月 22 日三诊：患者自述瘙痒继减，总体有所好转。守方加减。

处方：白豆蔻 10g，知母 20g，茵陈 20g，柴胡 20g，川木通 12g，当归 15g，黄芩片 15g，连翘 20g，浙贝母 20g，土茯苓 30g，首乌藤 30g，苦参 15g，龙胆草 10g，天花粉 50g，玄参 20g。14 剂。

2017 年 1 月 5 日四诊：患者欣然来诊，自述症状大减，舌略红。病已三去其二，更方以滋阴降火，以期收功。

处方：生地黄 40g，酒萸肉 20g，山药 20g，牡丹皮 20g，茯苓 20g，泽泻 15g，知母 20g，关黄柏 20g，苦参 15g，白鲜皮 15g，炒白术 20g，川芎 15g，土茯苓 30g，煅赤石脂 20g。14 剂。

按：此案因湿热毒邪循肝经下注使然，法当清热解毒利湿。不投龙胆泻肝类而先以甘露消毒丹加减，是其伴有渗液而湿浊尤甚可知。此方利湿清热两相兼顾，且以芳香行气悦脾，气行脾燥则湿浊化。湿浊既化当专事解毒，然厥阴为至深之脏，非苦寒沉降之品不能直捣症结，故加龙胆草入肝经燥湿，苦参下行以渗湿毒，合薏苡仁解毒排脓。二诊、三诊大法不变，入柴胡、茵陈疏泄以尽祛肝浊，连翘、浙贝母、玄参解毒散结而祛痼疾。著效后更方以知柏地黄汤化裁是润燥相兼，亦扶正以胜余毒矣。

第十五节　妇科疾病

外阴白色病变（阴疮痒痛）

孟某，女，58 岁，登记号：3349371。2021 年 3 月 25 日首诊。

患者有外阴白斑病史 20 年，久治未愈而时缓时甚，近期因病情渐重而来就诊。刻诊：患者面晦神倦，诉阴部剧烈瘙痒伴疼痛，入夜尤甚而难安寐，伴呃逆恶心，甚或呕吐，下肢略肿；舌淡暗，苔白，脉沉弦细。既往有高血压、糖尿病史 14 年，因属变异性糖尿病而多次于我院门诊及住院治疗，现胰岛素合口服药维持，近期血糖尚可；血脂偏高；尿常规：尿白细胞（±），余阴性。

西医诊断：糖尿病，外阴白斑。中医诊断：消渴，阴疮。辨证：浊毒内蕴血分。治法：解毒除湿止痒。处方：搜风解毒饮合十味柴胡饮化裁。

处方：北柴胡 20g，黄芩 15g，法半夏 15g，太子参 15g，生甘草 10g，炒栀子 12g，酒五味子 10g，防风 10g，土茯苓 30g，白鲜皮 15g，金银花 10g，炒薏苡仁 30g，木瓜 30g，炒冬瓜子 15g，炒紫苏子 12g，蜜枇杷叶 10g。14 剂，日 1 剂，水煎，分 2 次服。其他治疗维持同前。

2021 年 4 月 8 日二诊：近来血压、血糖控制尚可，白斑瘙痒明显减轻，但仍呃逆，恶心，甚则胃痛，夕时下肢肿，夜抽筋，寐差；舌淡，苔白，脉沉细弦。调以半夏延年汤理脾胃之本，亦断浊毒之源。

处方：法半夏 15g，槟榔 10g，制吴茱萸 10g，干姜 10g，醋鳖甲 15g（先煎），麸炒枳实 6g，桔梗 15g，紫花前胡 15g，丹参 20g，炒紫苏子 10g，草豆蔻 15g，蜜桑白皮 25g，牛膝 20g，大腹皮 30g。14 剂，日 1 剂，水煎，分 2 次服。

2021 年 4 月 22 日三诊：外阴白斑仍痒，余症略减仍间作，大便调；舌淡略暗，苔白，脉沉细。FBG 6.2 ～ 10.7mmol/L，早晚餐后血糖较前下降。以甘草泻心汤加减。

处方：法半夏 15g，黄连 10g，黄芩 15g，太子参 15g，干姜 10g，生甘草 15g，炒枳壳 20g，姜厚朴 10g，蜜枇杷叶 15g，炒紫苏子 10g，甘松 15g，旋覆花 15g（包煎），茯苓 30g。14 剂。

2021 年 5 月 6 日四诊：外阴白斑瘙痒近消，白斑处时微痛，时胃隐痛，夕时下肢肿甚，足踝抽筋，畏寒；舌略暗，苔白，脉弦细。治当疏肝温脾，处方以匀气散合芍甘瓜汤（自拟方）化裁。

处方：白芍 20g，赤芍 30g，生甘草 15g，木瓜 30g，牛膝 20g，益智仁 25g，草豆蔻 10g，橘叶 12g，干姜 10g，降香 10g（后下），太子参 20g，醋延胡索 25g，乌药 10g，桂枝 20g。14 剂。

2021 年 6 月 3 日五诊：外阴白斑疼痛、瘙痒症状消失，白变面积亦缩小，时微有不适；舌淡，苔白，脉沉。继以疏肝理脾巩固之。

按：外阴白斑为外阴上皮内非瘤样病变的妇科疾病，其确切病因尚不明，与外阴局部神经与血管营养障碍有关，病理分类常因年龄而异。本病虽大多治疗有效，但复发率很高，顽固难愈且具一定之恶变概率。本患已反复发作 20 年，又合并消渴之疾 14 年，可知其病已痼损血络且脾肾虚亏，不只脾失升清降浊，肾亦失分清别浊，致淤浊内蕴，且因其性秽腐而酿毒下注，二阴首当其冲。此毒蚀阴户，血失所养而发，故先以搜风解毒饮合十味柴胡饮化裁，前者清热解毒、搜风除浊，后者和肝脾、运枢机，且引药入肝经阴器，故而著效。三诊用加减甘草泻心汤是师仲景"蚀于阴为狐"之法而清理余毒。后施以疏肝理气、温运中焦，是崇土化湿，断毒之源。

此为痼疾，而病位厥阴又为至深之脏，非苦寒沉阴之品不能速溃其毒，亦自无脾肾可复之机。故本案之治以动态、序贯调节，使邪与正、脏腑气血间适应性递进，并贯穿达木运土，以促进机体自我修复而收功。

第十六节　疑难杂病

一、阴毒证

孙某，女，62岁，登记号：1874961。2015年1月14日首诊。

患者主症为多汗而恶寒，舌红瘦如豕肝，苔剥脱如镜，手足不温。对于无苔者，一般多责之脾胃气阴大伤，故初治亦试以滋养胃阴为主，然疗效不佳。思之再三，舌上之苔虽有赖于脾气为胃行其液，但若元阳不足，阳不化气，气不化津，胃液失于蒸腾，则亦无苔可生。此案伴四末不温，且不欲饮，其证当如郭雍所云："毒气并于阴，则阴盛而阳衰，阴经不能容其毒，必溢于阳，故为寒厥。"即阳为毒所束，故辨证为阴毒证。予四逆汤化裁，以大辛大热之品兴阳气，散寒凝之毒，气化以助胃生津。

处方：黑顺片20g，干姜10g，甘草片20g，酒五味子12g，丹参30g，醋延胡索30g，醋香附15g，桂枝45g，白芍45g，乌梅30g，徐长卿30g（后下），片姜黄30g。14剂，日1剂，水煎，分2次服。

2015年2月4日二诊：14剂药后果见舌红渐润，苔始生。患者汗出而恶寒减轻，四末不温亦缓，然胃中烦热而便溏，口鼻咽干，见寒热错杂之证。此为毒出少阴而入厥阴之征象，改予乌梅丸化裁。

处方：桂枝30g，乌梅50g，肉桂6g，太子参20g，椒目10g，黑顺片10g，关黄柏6g，当归20g，黄连10g，干姜10g，酒五味子20g，酒萸肉30g。

7剂。

随访：此7剂药后诸症得解。

按：此病在阴经，辨为阴毒。虽多汗亡阴，然久则阳亦随汗外脱而成王好古所谓"内已伏阴"之证。舌红口燥而不喜饮，为阳衰之红燥。伏阴本已难治，伏久凝毒则疴痼之。病初之证属阴毒伏于少阴，故以四逆汤化裁以驱散阴霾，加重剂徐长卿辛温解毒而缓其症。后期余毒传入厥阴，化火而出现热象，伴便溏而四肢不温，此寒热错杂，阴阳不相顺接，故更以乌梅丸化裁。用黄连、黄柏，一入心，一入肾，苦寒泄热解毒；附子、干姜辛热散寒，能温五脏六腑；桂枝通经；当归、人参益气养血。全方四气五味兼备，和气血，解寒热之毒，调和阴阳而愈。实乃谨守病机，又不拘泥于表象，求本而愈疴疾。

二、顽固燥热

刘某，男，73岁。登记号：759613。2014年3月13日首诊。

患者每日燥热难当，昼夜不分已多时，近发尤甚，伴盗汗，便干，服药不应；舌暗红，苔微灰燥。予当归六黄汤化裁。

处方：当归15g，黄连20g，黄芩15g，关黄柏10g，生地黄30g，生黄芪20g，丹参20g，牡丹皮30g，地骨皮30g，肉桂6g，炒白术20g，青蒿20g（后下）。7剂，日1剂，水煎，分2次服。

2014年3月19日二诊：药后罔然，泻火无效，是病在血分，热自阴来？更方以青蒿鳖甲汤化裁。

处方：青蒿20g（后下），醋鳖甲15g（先煎），知母20g，生地黄40g，牡丹皮20g，白芍30g，丹参20g，首乌藤45g，熟大黄10g，肉桂6g，关黄柏10g。7剂。

2014年3月27日三诊：药后似缓而不显，病在阴分无疑，然效微亦必有因。细思之，当是阴分伏热日久化毒，深蕴血分难撼，非凉血解毒不能清。于原方增水牛角以代犀牛角，合炒栀子清泄血分之热毒。

处方：青蒿20g（后下），醋鳖甲15g（先煎），知母20g，生地黄40g，牡丹皮 20g，白芍 30g，丹参 20g，首乌藤 45g，熟大黄 10g，水牛角粉 15g，肉桂 6g，关黄柏 10g，五味子 12g，炒栀子 15g。14 剂。

2014 年 5 月 7 日四诊：燥热明显缓解，又出现乏力，口干，痰多，尿频，便秘；舌淡红，苔白。燥热得减，然原本为毒象所掩之症纷现。大法不变，因症圆通，适增养阴之力，以资增效，即以玄参凉血解毒，何首乌养血解毒。

处方：生地黄 60g，肉桂 6g，制何首乌 30g，白芍 30g，天冬 30g，生龙骨 20g（先煎），生牡蛎 30g（先煎），龙齿 15g（先煎），玄参 30g，丹参 20g，川楝子 10g，煅磁石 30g，茵陈 30g，麦冬 20g，醋龟板 15g（先煎），生甘草 10g。14 剂。

2014 年 9 月 18 日五诊：自诉 5 月之病情药后曾痊愈，自行停药 4 个月状态平稳。近日因五志过极又出现燥热，此番发作先脚凉，后上身燥热，耳膜鼓胀如坐飞机，继则汗出，午后多发；口干渴，咯白色痰，额头现小粉刺，尿频，寐欠佳；舌暗苔白浊。足冷通过温汤泡沐可减缓。

同为燥热，然两次病机迥异。此番病由血分转出气分，乃火郁阳明，激发少阳相火，然其根源于脾气虚弱，故为"阴火"也。火郁气虚，火重于虚，治法当散火毒为主，补脾虚为辅，唯东垣之升阳散火汤能担当。

处方：粉葛 15g，升麻 10g，柴胡 12g，羌活 15g，独活 20g，黄芩 15g，肉桂 6g，防风 12g，太子参 20g，白芍 30g，丹参 20g，桂枝 30g，首乌藤 30g，煅磁石 20g。14 剂。

2014 年 10 月 8 日六诊：燥热程度及发作频率均有减轻。予原方去羌活，以免过于辛散，加杜仲 30g、天花粉 30g。

2014 年 10 月 30 日七诊：燥热消失，便秘缓，仍乏力，寐欠安，头皮仍长疖子。此位之疖实为升麻、黄芩、花粉苦寒清解，使内毒外泄之路径，当自发出而愈，此不必治。以养阴扶正为要，予虎潜丸加减。

处方：当归 30g，牛膝 20g，陈皮 12g，锁阳 20g，醋龟板 15g，干姜 10g，知母 20g，白芍 30g，关黄柏 6g，熟地黄 20g，紫草 20g，粉葛 15g，酒苁蓉 20g，白鲜皮 15g。14 剂。

八诊：上方服两周，效如预期。

按：本案论治分两个阶段，前半程热毒深伏阴分，治以养阴透络、清解热毒而愈；后半程则火郁阳明，脾虚不升，故治以升阳气、散火毒而取效。实属辨病机论治，亦中医同病异治之长也。

三、睁目喷液（急性青光眼，白内障）

齐某，女，71 岁，黑龙江省人，久居山东省。2016 年 3 月 11 日初诊。

患者 2016 年 2 月 1 日于故里感冒，并突发双眼失明，遂就诊于威海市立医院，诊断为"青光眼、白内障"，并住院治疗，予布林佐胺滴眼液 1 滴 Qid（外用）、甘露醇静脉点滴治疗。因无明显改善建议手术治疗，但患者拒绝手术欲转求中医治疗，特慕名前来就诊。结合患者病情，于 2016 年 3 月 11 日收住我院内分泌科。既往史：①糖尿病 18 年，入院前降糖方案为皮下注射优泌林 30R、早 15IU、晚 15IU，空腹血糖控制在 7～8mmol/L。②高血压病史 10 余年，血压最高达 170/100mmHg，平素口服厄贝沙坦片 150mg Qd，硝苯地平控释片 30mg Qd，血压控制在 140/80mmHg 左右。③室性早搏病史 8 年，未系统治疗。现症：神清，精神不宁，口干渴，双目失明，目珠疼痛，以左眼为甚，目不能睁，间断流泪，寐欠安，纳可，大便干，1～2 日一行；舌红，苔薄白，脉弦细。

入院诊断：青光眼；白内障；高血压 2 级（极高危）；糖尿病性周围神经病变，糖尿病性周围血管病；心律失常（室性早搏）。入院后完善相关检查，并请眼科会诊。会诊意见：急性青光眼。治疗建议：外用左氧氟沙星滴眼液 0.1 ml（外用）Qid，酒石酸溴莫尼定滴眼液 2 滴（外用）Tid，小牛血去蛋白提取物眼用凝胶 0.1g Tid，静脉滴注甘露醇注射液治疗。入院后更换胰岛素种类，血糖控制稳定，FBG 5～7mmol/L，2hPBG 7～10mmol/L。血压控制在 130～140/70～80mmHg。考虑患者眼部疼痛难忍，遵眼科会诊意见，于 2016 年 3 月 12 日和 2016 年 3 月 14 日分别静脉滴注甘露醇，但患者家属此后拒绝再次使用甘露醇。

2016 年 3 月 15 日首次查房：患者仍诉眼疼难以忍受，目不能睁。治从火毒，中药首方以二明汤（自拟）化裁。

处方：石决明 30g（先煎），炒决明子 20g，夜明砂 20g，乌梅 30g，蒲公英 30g，青葙子 15g，密蒙花 15g，茺蔚子 30g，泽泻 50g，熟大黄 10g，茯苓 60g，天麻 20g，夏枯草 30g，盐蒺藜 15g，生薏苡仁 30g，川牛膝 15g，酒女贞子 20g，墨旱莲 30g，肉桂 6g，粉葛 15g，法半夏 15g，醋龟甲 20g（先煎），醋鳖甲 20g（先煎），牡丹皮 20g。3 剂，日 1 剂，水煎，分 2 次服。

2016 年 3 月 18 日二诊：患者眼仍睁不开，伴间作疼痛，若睁开点眼药水即有泪液喷出。在上方基础上加芒硝 4g（冲服）、丹参 30g，再服用 4 剂。

2016 年 3 月 22 日三诊：患者眼睛偶尔能睁开，时有短暂光感，睁眼时仍有泪液喷出。病症如此罕见顽固，细思之，一者必有热毒内结，束缚元气；二则病久致虚实夹杂，正虚无力驱毒。忆《兰室秘藏》中有神效黄芪汤能治"两目紧急缩小，羞明隐涩难开……"故治以此方合羚羊钩藤汤化裁。

处方：炒蔓荆子 5g，水牛角粉 20g，关黄柏 3g，芒硝 3g（冲服），陈皮 15g，太子参 25g，炙甘草 30g，白芍 30g，生黄芪 60g，钩藤 15g（后下），桑叶 15g，川贝母 20g，生地黄 20g，野菊花 15g，茯苓 20g，甘草 10g，竹茹 15g。3 剂。

2016 年 3 月 25 日四诊：服上方两剂后，患者眼睛已能持续睁开，且再无泪液喷出，出现光感，眼胀痛明显改善。效不更方。

2016 年 3 月 28 日五诊：患者眼睛疼痛近消，已能看出人的轮廓。择日出院。

按：如此痼症之转折点，始现于因苦寒清热、清肝明目方药无效，更以益气升清、解毒清热之后，虽大法以益气潜阳息风为主，但方中以炒蔓荆子、水牛角粉、关黄柏、芒硝清解热积之毒，解脱被束缚之正气，使目得清气上奉，功不可没。

四、躁扰不宁（糖尿病自主神经病变）

袁某，女，61 岁，门诊登记号：353480。2018 年 11 月 15 日首诊。

躁扰不宁一月余。患者诉一个月前于南方出差返回后，即感从头到脚无一"适"处，躁扰不宁，夜间盗汗，牙龈与口腔肿痛，小便浑浊多泡沫，大便干燥难下，夜寐不安，纳尚可；舌质红，苔黄浊，脉弦细。既往有糖尿病 10 余年，血糖控制尚可。

西医诊断：糖尿病自主神经病变。中医诊断：消渴病合并躁扰不宁。辨证：阴虚热毒。治法：养阴清热解毒。主方：青蒿鳖甲汤合如金解毒散化裁。

处方：青蒿 20g（后下），醋鳖甲 20g（先煎），知母 20g，生地黄 30g，牡丹皮 20g，黄连 10g，黄芩 10g，关黄柏 7g，炒栀子 12g，桔梗 15g，生甘草 10g，肉桂 7g，淫羊藿 16g。14 剂，日 1 剂，早晚 2 次分服。

2018 年 11 月 29 日二诊：前方服用两周，患者今日来诊异常兴奋，诉服药后两日睡眠即安，第四天夜间盗汗始减，7 天后全止。服药第八剂时小便泡沫减少很多，第 10 天躁扰不宁及大便干燥消失，自觉遍身从未有过的舒适。现余偶尔潮热，热而无汗；舌质暗、苔微黄浊，脉弦滑。调方以升阳散火汤合如金解毒散化裁。

处方：粉葛 15g，升麻 10g，北柴胡 15g，羌活 10g，滑石粉 20g，黄芩 15g，肉桂 6g，甘草片 10g，独活 15g，白芍 15g，防风 12g，太子参 10g，黄连 6g，关黄柏 10g，炒栀子 10g，桔梗 15g。7 剂。

2019 年 1 月 7 日三诊：潮热亦消失，遂告痊愈。

按：患者自觉从头至足不适、躁扰不宁，缘于消渴病多年所耗致阴虚内热，化火窜扰；而口疮龈痛、小便多沫则是阴血伏毒而上炎下注。故治以养阴泻火解毒，方用青蒿鳖甲汤合如金解毒散化裁。青蒿鳖甲汤为阴虚发热常用方；如金解毒散为黄连解毒汤加桔梗甘草汤而成，主治热毒肺痈。然此方之妙在于桔梗、甘草二药，桔梗引药行于上焦，生甘草解毒缓其势，故余常以其治热毒炽炎于上焦诸证。此案两方合用，一则重滋阴清热，一则重凉血解毒，桔梗引诸药上行，加肉桂引虚火下归其元，淫羊藿燮理阴阳，共施调和。复诊诸症若失，唯余偶发潮热，苔微黄浊，脉弦滑，此为"阴火"，当升散之，非升阳散火汤莫属。

五、水气病（单纯面肿）

王某，女，68 岁，登记号：3730654。2018 年 3 月 21 日首诊。

患者面肿睑肿一年余，3 个月前曾于天津某大学附属医院住院治疗，其间相关检查未见明显异常。症见面浮睑肿，晨起尤甚，四肢躯干不肿，素畏寒肢冷，夜尿偏多；舌淡紫、边有齿痕、苔薄白水滑，脉弦滑。予茯苓导水汤加桂枝茯苓丸化裁。

处方：茯苓 60g，猪苓 30g，泽泻 30g，桂枝 30g，木香 50g，木瓜 20g，槟榔 10g，大腹皮 10g，炒白术 20g，桑白皮 20g，紫苏叶 15g，陈皮 12g，牡丹皮 15g，桃仁 20g，赤芍 20g，益母草 30g。14 剂，日 1 剂，水煎早晚 2 次分服。

2018 年 4 月 19 日二诊：前方加减续服近月，浮肿显著减轻，四肢已回暖，但诉近日胞睑红肿热痛伴瘙痒，伴局部肿胀，甚时颜面走形，晨起洗脸时稍触即痛，右侧偏甚，手指关节肿胀不适，脘腹亦时有胀满，咽肿龈肿，口苦口干；舌质暗、苔薄黄，脉弦滑。予普济消毒饮化裁。

处方：黄连 10g，黄芩 10g，牛蒡子 20g，生甘草 10g，桔梗 12g，板蓝根 20g，鱼腥草 20g，连翘 20g，玄参 20g，升麻 10g，柴胡 10g，陈皮 12g，僵蚕 8g，肉桂 20g，薄荷 12g（后下）。14 剂，日 1 剂，水煎，分 2 次服。

2018 年 5 月 3 日三诊：上方续服 2 周，胞睑肿痛消失，颜面复原。然 1 周前因触冒风邪，复染外毒，现仍余留目眦红赤，头皮瘙痒；舌质暗、苔薄黄，脉弦滑。急则治标，先祛表毒，故予荆防败毒散化裁。

处方：荆芥 15g，防风 15g，茯苓 20g，川芎 15g，羌活 12g，独活 15g，柴胡 15g，白芍 25g，前胡 15g，桔梗 15g，当归 15g，盐蒺藜 15g，生甘草 10g。7 剂。

再诊：尽瘥。

按：此案初诊据患者"面目肿大"之主症，断为水气病。证属阳不化气，水瘀互结，故方选茯苓导水汤合桂枝茯苓丸以化气利水、活血消癥同施，月余而渐愈。然此后病情生变，转为胞睑红肿热痛，伴瘙痒、触痛甚，此为残蓄阳络之饮蕴热化毒，又为外邪相煽所激发。故二诊时随机变法，急当清解头面阳络之热毒，方以普济消毒饮化裁，服用两周诸症尽失。后再因触冒风邪、复染外毒而现目眦红赤、头皮瘙痒等症，此风毒为患，故以荆防败毒散化裁圆通而终安。

六、面胀舌肿

王某，男，72 岁，登记号：4036490。2018 年 11 月 26 日首诊。

患者 1 年来无明显诱因出现发作性舌肿，诉发时舌体厚度是平时 2 倍，或左或右，皆单侧为甚，不疼不痒不麻而但见肿胀，甚时舌体吐出，口不能含，一般晨起肿甚，至中午自行消退，短则一两周，长则一两月发作一次。上次发作时伴面部肿胀游走，此消彼起，甚是诡异。曾就诊于天津市某口腔医院，然未予确诊，前后一年曾多处就诊，皆未名由。患者 17 年前曾因肿瘤行右肾摘除术；有糖尿病病史 20 年，血糖服药控制欠佳。刻诊时无明显不适，但忧虑又近病发之时；舌质红、苔黄浊，脉弦滑。主方以升降散合泻黄散化裁。

处方：熟大黄 4g，蝉蜕 10g（后下），片姜黄 20g，炒僵蚕 10g，广藿香 10g，炒栀子 15g，防风 12g，生石膏 30g，生甘草 10g，黄连 6g，炒枳壳 15g，生蒲黄 15g（包煎）。7 剂，日 1 剂，水煎，分 2 次服。二甲双胍片改为 0.5g Qid。

2018 年 12 月 3 日二诊：前方服用 1 周，舌肿尚未发作；舌质红、苔黄浊，脉弦滑。原方化裁。

处方：熟大黄 4g，蝉蜕 10g（后下），片姜黄 20g，炒僵蚕 10g，广藿香 10g，炒栀子 15g，防风 12g，生石膏 30g，生甘草 10g，黄连 6g，炒枳壳 15g，生蒲黄 15g（包煎），莲子心 7g。14 剂。

病仍未再发，调方巩固。

按：面部肿胀游走者，气失调达，升降失司；舌胀大者，浊毒蕴脾塞滞。升降散升降气机，祛游走之浊毒；泻黄散泻脾中伏湿，散舌中之瘀毒。二者分解湿浊之毒，既能各走其经，又因合而增效。二、三诊虽未发作，但最长周期尚未至，且患者后未再诊而颇感遗憾。幸好春节后遇其子来诊，询其父状，谓虽偶有小发，但周期已经明显延长且程度显著减轻，发时舌亦不至需吐出口外，因觉已无大碍且嫌药难服而自停诊。

七、脱汗

王某，男，57岁，登记号：3807367。2017年5月22日首诊。

汗证有年，几度延医效微，近期加重而就诊。患者数年来每日多汗，近期加重，甚至汗出淋漓，溻衣湿被，不分昼夜，以后项部为重，饭后尤甚，常常夜卧汗出而醒，并诉上半身时常燥热，下半身反冷畏寒，大便干燥；舌质暗红、苔薄黄，脉弦滑。患者有糖尿病病史20余年，血糖控制尚可。予当归六黄汤合白虎汤佐以甘温。

处方：当归12g，黄连20g，黄芩15g，关黄柏10g，生地黄30g，生黄芪20g，肉桂5g，生石膏50g，知母30g，生甘草10g，山药片20g，太子参20g，丹参30g，浮小麦60g。7剂，日1剂，水煎，分2次服。

2017年5月29日二诊：汗症十去其六，大便干燥亦解。既效图进，原方化裁。

处方：当归12g，黄连15g，黄芩15g，关黄柏10g，生地黄30g，生黄芪20g，肉桂5g，生石膏50g，知母30g，生甘草10g，山药片20g，太子参20g，丹参30g，浮小麦60g，益智仁18g，炒白术20g。14剂。

2017年6月12日三诊：上方续服两周，汗症十去其九，微有小汗，已不影响生活。嘱服金匮肾气丸二周，以资巩固。

按：本案之汗证，自汗、盗汗兼具，且大汗淋漓，恐伤血脱阳，当急敛固之。然患者上热下寒，乃阳隔于上；汗以后项部为重，饭后尤甚，乃阳明经热上蒸；其汗势汹涌者，乃消渴日久，内毒壅盛，化热熏蒸所致。病已至此，常法难效，救急之法当泄热存阴、解毒收汗。方以当归六黄汤清热解毒，合白虎加人参汤泄阳明之热毒，丹参凉血除烦，兼功同四物，且热毒去则阴血安而汗亦止。其间药用适佐甘温，以肉桂引火归原使浮阳得敛，是虑其阴不维阳，亦阳中求阴矣。

第十章　脉络辨治案例

第一节　糖尿病

一、寒毒痹络（痛性糖尿病周围神经病变、周围血管病变）

曹某，女，50岁，广东人。住院号：N100425，登记号：3836422。

主因"发现血糖升高6年，伴间断双下肢麻木疼痛，加剧4个月"，于2018年6月10日15时以"2型糖尿病、痛性糖尿病周围神经病变、周围血管病变"收入院。

入院时患者精神弱，双足有袜套样感，双足底及足趾麻木疼痛怕凉，双足背、踝部及双小腿处有对称性刺痛、蚁行感，坐位及站立位时疼痛明显，夜间加重，无法入睡，伴手指震颤，背部及臀部时发接触性、触电样剧痛，乏力消瘦，视物模糊，口干渴饮，胃脘部有瘙痒感，纳呆，大便干，2～4日一行；舌暗红，少苔，脉弦细。查体见下肢瘦削。辅助检查：血细胞分析、肝功能全项、肾功能提示正常，糖化血红蛋白6.70%。下肢动脉彩色多普勒检查：右下肢动脉硬化，斑块形成；左下肢动脉硬化，斑块形成。肌电图检查：周围神经检查（9根神经，3块肌肉）提示上下肢周围神经源性损害。

患者曾先后于外省各大医院辗转住院治疗，中西药物遍试，时有小效，停即复发，愈来愈重，痛不欲生。经外省同道介绍专程来津求治。

辨为白虎病之寒毒顽痹，证属寒邪凝结为毒，深结脉络。虽有正虚，然邪盛为急，非以毒攻毒难以撼动痼根。故治以大辛火热之品兴阳活血，剔除脉络深邃之寒毒，予乌头桂枝汤合黄芪桂枝五物汤化裁。

处方：制川乌 7g（先煎），桂枝 35g，赤芍 35g，炙甘草 15g，干姜 15g，川牛膝 20g，怀牛膝 20g，生黄芪 60g，陈皮 15g，木瓜 30g，烫水蛭 6g（后下），当归 30g，穿山龙 50g，醋乳香 15g，醋莪术 15g，北沙参 25g，刺五加 30g，烫狗脊 30g，盐杜仲 30g，天麻 15g。先行 1 剂，水煎日 4 次分服（餐后半小时），每次 75mL。如首剂无不适再继后服。

后以此方化裁，每三日一调方，渐增川乌之量至 45g。

2018 年 6 月 18 日查房：始有小效，痛势似减，夜可小睡片刻。再行化裁。

处方：制川乌 60g（先煎），桂枝 35g，赤芍 35g，炙甘草 15g，干姜 15g，川牛膝 20g，怀牛膝 20g，生黄芪 60g，陈皮 15g，木瓜 30g，烫水蛭 6g（后下），当归 30g，穿山龙 50g，醋乳香 15g，醋莪术 15g，北沙参 25g，刺五加 30g，烫狗脊 30g，盐杜仲 30g，天麻 15g，徐长卿 30g（后下），生地黄 60g，白芍 30g。2 剂，日 1 剂，水煎早晚分服（餐后半小时），每次 150mL。

2018 年 6 月 20 日查房：痛减至患处可稍触，诉夜间可连睡一小时，欣喜不已。再调方。

处方：制川乌 70g（先煎），桂枝 35g，赤芍 35g，炙甘草 20g，干姜 20g，川牛膝 40g，怀牛膝 20g，生黄芪 60g，陈皮 15g，鸡血藤 60g，烫水蛭 6g（后下），当归 30g，穿山龙 50g，醋乳香 15g，醋莪术 15g，北沙参 25g，刺五加 30g，烫狗脊 30g，盐杜仲 30g，天麻 15g，徐长卿 30g（后下），炒酸枣仁 50g，白芍 30g，黑顺片 20g（先煎），法半夏 30g。共 2 剂，日 1 剂，水煎早晚分服（餐后半小时），每次 150mL。

2018 年 6 月 22 日查诊：神清，精神可，双足套袜样感、双足底和足趾麻木疼痛及冷感始有减轻，夜间可连续入睡近 4 小时，纳少，大便干，1～2 日一行，小便调。前方加熟地黄 30g 以滋营血，共 2 剂，日 1 剂，水煎早晚分服（餐后半小时），每次 150mL。

2018 年 6 月 24 日查房：诸症续缓，续以前方加虫类药以剔络中之毒。

处方：桃仁 20g，红花 15g，当归 15g，赤芍 30g，牛膝 30g，川芎 20g，

地龙 15g（后下），羌活 15g，秦艽 15g，醋五灵脂 15g，醋乳香 15g，醋香附 15g，炙甘草 30g，生黄芪 60g，陈皮 15g，徐长卿 50g，醋延胡索 30g（后下），制川乌 50g（先煎），黑顺片 20g，全蝎 6g（后下），蜈蚣 2 条（后下），土鳖虫 10g（后下），炒僵蚕 10g（后下）。共 2 剂，日 1 剂，水煎早晚分服（餐后半小时），每次 150mL。

2018 年 6 月 26 日查房：诸症续缓，尤以双足背及双小腿处对称性刺痛、蚁行感缓解显著，复查肝肾功能均为正常。前方进退，加生地黄 60g。

2018 年 6 月 29 日查房：神清，精神可，双足套袜样感、怕冷、足底及足趾麻木疼痛症状均再减，坐位及站立位时疼痛夜甚以及背部及臀部接触性、触电样疼痛感已有较明显缓解，纳食可，昨夜寐尚可，大便已行，小便调，但近日自觉乏力。毒去正虚，调方治疗。

处方：太子参 30g，炙甘草 20g，细辛 9g，麦冬 20g，桂枝 30g，丹参 20g，干姜 15g，制远志 20g，制吴茱萸 10g，青椒 10g，制川乌 25g（先煎），黑顺片 10g，鸡血藤 70g，生黄芪 70g，木瓜 30g，白芍 60g，牛膝 30g，天麻 15g。共 5 剂。

上方化裁，扶正为主，仍每三日一调方，渐减川乌之量。

2018 年 7 月 11 日查房：神清，精神可，诸症得以续缓，前胸和后背皮疹亦消失，昨夜寐尚好。前方再减川乌之量，去天麻，加徐长卿 30g、干石斛 30g、赤芍 30g、川芎 25g、薏苡仁 30g、穿山龙 50g，共 2 剂。

2018 年 7 月 13 日查房：诸症再得显著缓解，然又现双下肢伸直时牵拉神经放射疼痛。属血不养筋，继以前方化裁，续减川乌剂量并加大剂当归养血。

2018 年 7 月 18 日查房：患者神清，精神可，虽尚有夜间轻痛，但已减轻至可连续睡眠，双下肢伸直牵拉神经放射痛亦明显缓解，背部及臀部接触性、触电样疼痛感消失，夜寐尚可，纳食可，大便畅。复查大生化仍正常，患者谓似重获新生并期出院。

出院带药以前方化裁，另用全蝎、炒僵蚕、烫水蛭、土鳖虫各等分研末冲服，每次 5g，每日两次。

按：本案为笔者诊治过的最严重之痹痛病证。如此重症，即《外台秘要》所立之"白虎病"，其因由"风寒暑湿之毒……或在四肢，肉色不变，其疾昼静而夜发……痛如虎之啮"。虎为兽中之王，以其冠名意其痛无他疾能比。其病性已非单纯"寒气入经则稽迟，泣而不行"，而是寒湿浊邪凝结为毒；下肢瘦削是阳气虚馁，不充灌四末使然。其临床特点常"大实有羸状，至虚有盛候"，此案则兼而有之，且邪甚积久为毒，正气大虚，常法难效！如仲景论曰："寒疝（凝）腹中痛，逆冷，手足不仁，若身疼痛，刺灸诸药不能治者，抵（祇）当乌头桂枝汤主之。"即为"灸刺诸药不能治"之难证，则非大辛大热之猛药无以驱散阴霾。故祛邪当以毒攻毒而散其寒凝，再以扶正而导阳气，通脉络以行气血。

此案辨治大致可分为两个阶段：前阶段以攻寒毒为主，主以乌头散寒消肿解毒，且始小剂而渐增其量，至80g时现转机而著效。后阶段则以扶正为主，递减乌头剂量，同时增用大剂黄芪，补虚衰之元气，复其帅血之能。值得特殊一提者，适时以大剂生地黄增水行舟，以助通血痹，并制全方辛燥之毒性。后续则以大剂酸枣仁味酸入肝，促其濡筋养脉、充灌四肢，同为润法而各济所偏。

本案因用大剂川乌，故三日一调量，且期间数查肝肾功能均维持正常。此案得益于大剂毒药攻邪，然切不可猛浪行事，赖临证详辨，断病识质，个体化调节，终克疴疾，满意回乡。

二、寒瘀浊毒损络转筋案（糖尿病周围神经病变）

郭某，女，71岁，登记号：406742。2017年6月26日首诊。

患者半年来反复发作双下肢挛急，诉常常半夜抽筋疼痛而醒，甚则瘛疭难忍，须他人用手牵拉、捋按良久方可缓解。半年来反复发作，现几乎日日发作，极为所苦。伴双下肢怕凉，饮食二便尚可；舌质紫暗，苔黄浊，脉弦滑。既往有高血压病病史20年，现口服苯磺酸氨氯地平片、缬沙坦胶囊（具体不详），血压控制在130/90mmHg左右；有糖尿病病史10余年，现口服瑞格列奈片 1mg Tid，血糖控制尚可。

西医诊断：糖尿病周围神经病变。中医诊断：消渴病痹证。辨证：寒凝血瘀，肝脉失养，浊毒损络。治法：散寒通络，养血柔肝，化浊解毒。主方以当归四逆汤合芍甘瓜汤（自拟方）化裁。

处方：当归 15g，桂枝 30g，白芍 30g，细辛 6g，小通草 10g，甘草片 10g，鸡血藤 30g，大枣 3 枚，赤芍 30g，木瓜 30g，怀牛膝 20g，徐长卿 30g（后下），土茯苓 40g，虎杖 15g。14 剂，日 1 剂，水煎，分 2 次服。

2017 年 7 月 10 日二诊：前方服用两周，欣告药后 1 周下肢抽筋即减，至两周未再发，然近日又肩周炎发作，疼痛伴活动不利；舌质紫暗，苔黄浊，脉弦滑。调整方向，以治肩凝为急，兼顾转筋。方用上痹汤（自拟）合芍甘瓜汤（自拟）化裁。

处方：桑枝 30g，桂枝 30g，海桐皮 15g，穿山龙 30g，片姜黄 30g，苏木 20g，桔梗 12g，薤白 20g，鹿衔草 20g，鹿角霜 15g，白芍 30g，赤芍 30g，生甘草 10g，木瓜 30g，怀牛膝 20g。14 剂。

按：本案患者高血压、糖尿病多年，正气已耗，易因虚生滞。此番主要表现以下肢转筋为主，发则瘼疭难耐，反复发作已半年，难免邪积为毒，渐致每日发作，常半夜挛痛而醒。究病机实质，寒凝血瘀、浊毒损络为其症结所在。故治以润燥相融，兼以解毒，方用当归四逆汤合芍甘瓜汤。芍甘瓜汤为余治疗经脉失养转筋之验方，加土茯苓、徐长卿、虎杖助解毒除湿利诸筋，不失为救急之效法验方。

三、脱疽（糖尿病下肢溃疡）

何某，男，67 岁。2011 年 8 月 22 日初诊。

患者两个月前因车祸而致左足跟部外伤，经外科止血、缝合治疗后出院，然至今伤口难以愈合，曾查下肢动脉彩超示双下肢动脉硬化闭塞症，遂求治于余。刻诊：神倦乏力，疮口处色灰白，麻木不知痛觉，并无明显脓水，疮口周围干燥，触之感冷，双下肢肿胀异常；舌淡暗，苔薄白，脉沉细。既往有糖尿病病史 20 余年，现以皮下注射胰岛素治疗（具体不详），血糖控制尚可。

西医诊断：糖尿病下肢溃疡。中医诊断：消渴病脱疽。证属阳虚寒凝，浊瘀内阻。治以温阳润通、托毒生肌之法，处以和阳败毒饮（自拟方）、当归四逆汤、内托生肌散合方化裁。

处方：炙麻黄 10g，白芥子 15g，生甘草 10g，熟地黄 45g，鹿角霜 20g，炮姜 10g，桂枝 30g，生黄芪 60g，赤芍 30g，当归 20g，牛膝 20g，鸡血藤 30g，水蛭 6g（后下），地龙 20g（后下），醋乳香 20g，败酱草 30g，土茯苓 50g。7 剂，每日 1 剂，水煎，分 2 次服。

2011 年 8 月 29 日二诊：诉服药后觉伤口处发热、微痒，神疲乏力感亦好转，下肢仍肿胀不消。以上方增量生黄芪至 120g、土茯苓 60g，加附子 10g、茯苓 20g、炒白术 20g、益母草 30g，继服 14 剂。

2011 年 9 月 12 日三诊：患者诉下肢皮温渐暖，触之已不似以前之冰冷，且有麻木疼痛之感，水肿亦较前显著减轻。观疮口缩小，皮色转红润，且有少许肉芽生出，并时觉发痒，已有愈合之象。药已中的，效不更方，上方继服 14 剂，以期痊愈。

按：患者疮口不愈，伴有麻木无觉等一派虚寒之象，此血虚寒盛、浊毒内蕴、血脉凝滞所致，即王洪绪所谓之"寒毒"。故方选和阳败毒饮等化裁。和阳败毒饮能补血助阳，散寒通滞解阴毒；当归四逆汤可温经散寒，养血通脉；内托生肌散重用生黄芪伍鹿角霜，以补气生血，托毒生肌，促进疮口血运而加快愈合。二诊时患者疮口有温热微痒之感，此乃阳气达表、络脉欲通之象。继师仲景真武汤、防己黄芪汤之意化裁，以温阳化浊行水，使阴霾散而水肿消；方中重用土茯苓以解毒除湿贯穿始终，后加益母草活血利水并助解瘀毒。此方补血与兴阳并用以复气化，消浊毒与通经络相伍以祛其痼邪，诸药相合则"温润通"兼解毒而奏全功。

四、毒损目络（糖尿病视网膜病变）

张某，女，61 岁，登记号：3390228。2018 年 5 月 3 日首诊。

患者有糖尿病病史 20 年，现皮下注射门冬胰岛素 30R 注射液，早 20IU/晚 10IU，午餐中口服阿卡波糖片 100mg，血糖控制在 FBG 5～7mmo/L，2hPBG 9～11mmol/L。患者近一个月来出现视物模糊，眼前有黑影，畏光羞明，饮食、二便、睡眠尚可。既往有高血压病史 1 年，现口服硝苯地平控释片 30mg Qd，未系统监测血压；有结节性痒疹病史，现仍全身散在疖肿。舌质暗、苔黄浊，脉弦滑。治以军荔汤（自拟方）化裁。

处方：熟大黄 7g，荔枝核 15g，生地黄 20g，威灵仙 15g，盐蒺藜 20g，夏枯草 20g，连翘 20g，茺蔚子 30g，菊花 15g，丹参 20g，知母 20g，天花粉 30g，炒苍术 15g，生薏苡仁 30g，川芎 15g，浙贝母 15g。14 剂，日 1 剂，水煎，分 2 次服。

2018 年 5 月 17 日二诊：前方服用两周，视物模糊已基本缓解，眼前黑影消失，但仍有畏光，羞明多泪；舌质暗、苔黄浊，脉弦滑。既效图进，效不更法。

处方：熟大黄 7g，荔枝核 15g，生地黄 20g，威灵仙 15g，盐蒺藜 20g，夏枯草 20g，连翘 20g，茺蔚子 30g，菊花 15g，丹参 20g，知母 20g，天花粉 30g，炒苍术 10g，生薏苡仁 30g，川芎 15g，浙贝母 15g，沙苑子 20g。14 剂。

2018 年 5 月 31 日三诊：上方续服两周，症状基本消失，患者准备外出，汤药不便，遂改予中成药以图善后，予散结明目胶囊 4 粒 Tid。

2018 年 8 月 7 日四诊：患者外出回津，诉眼症已经完全消失，未有复发，告愈。

按：本案为糖尿病相关性眼病无疑，属出血后吸收阶段。而结节性痒疹病史，及全身散在疖肿，则示其浊毒内蕴之病机。此番目症缘由内毒损伤目络，且是出血止后瘀结热毒未尽，故治以军荔汤化裁。方中熟大黄清热凉血、泄下浊毒；生地黄、牡丹皮、知母清热凉血、养阴生津；刺蒺藜、夏枯草清肝泻火而明目退翳；菊花引连翘、玄参、天花粉专清肝经目中之热毒，兼化瘀散结；威灵仙能化浊而通行十二经络，与荔枝核相伍可疏肝行气散结；苍术、生薏苡仁健脾利水渗湿；茺蔚子、川芎上行祛目中瘀毒。全方共奏化浊解毒、养阴清热、散结通络之功，尤善入目而效是本方之长。

第二节　甲状腺疾病

一、瘿瘤（甲状腺功能减退，甲状腺弥漫性肿大）

陈某，女，22 岁，登记号 3823566。2018 年 6 月 7 日首诊。

患者近期因自觉颈前部肿大，2018 年 5 月 20 日于天津市人民医院查甲状腺彩超示：甲状腺弥漫性肿大，回声不均；甲功七项示：TSH > 100.00μIU/mL，TT4 31.07nmol/L，FT3 2.35pmol/L，FT4 6.35pmol/L，A–TG 496.82IU/mL，A–TPO > 1000.00IU/mL。诊断为甲状腺功能减退，现口服左甲状腺素钠片 75μg Qd。甲状腺触诊：Ⅱ度肿大，质较硬；P 70 ～ 80 次 / 分；舌淡，苔白，脉细小弦。甲状腺肿大并质地较硬，则示其已痰瘀毒结于脉络，气滞而肿大。治以败毒散结方（自拟）。

处方：川芎 30g，玄参 25g，夏枯草 30g，炒芥子 15g，柴胡 15g，香附 15g，土贝母 30g，穿山龙 40g，黄芩 10g，莪术 20g，猫爪草 15g，皂角刺 15g。14 剂，每日 1 剂，早晚分服。

2018 年 6 月 21 日二诊：患者状态同前；舌尖红，苔薄白，脉沉小弦。前方化裁以强散结之力。

处方：川芎 30g，玄参 25g，夏枯草 30g，海藻 15g，柴胡 15g，香附 15g，土贝母 30g，穿山龙 40g，黄芩 10g，莪术 20g，猫爪草 15g，皂角刺 15g，炙鳖甲 15g（先煎）。14 剂。

2018 年 7 月 3 日三诊：患者症状体征平稳；舌淡，苔薄白，脉细。肿势略缩，质亦示软。前方化裁。

处方：玄参 25g，夏枯草 30g，木贼 15g，柴胡 15g，香附 15g，土贝母 30g，穿山龙 40g，黄芩 10g，莪术 20g，猫爪草 15g，皂角刺 15g，炙鳖甲 15g（先煎），鱼腥草 30g，蒲公英 30g，干姜 7g。14 剂。

2018 年 7 月 31 日四诊：复查甲功示：FT3、FT4 正常，TSH 9.501μIU/mL，ATG 1456.00IU/mL，ATA ＞ 1000IU/mL；甲状腺触诊：Ⅰ度肿大，质亦较软；舌尖红。有所获冀，成药续之，化核丸 1 袋 Bid，加味逍遥丸 1 袋 Bid；左甲状腺素钠片同前。

按：本案是甲状腺整体肿大，且质地已经较硬，示甲状腺之脉络已为痰毒凝结，远甚于气血瘀滞之证，亦非活血祛痰常法所能及，故以自拟败毒散结方化裁。方中重用川芎配玄参、土贝母、猫爪草、皂角刺解毒消肿；炙鳖甲软坚散结；白芥子、夏枯草化痰散结；大剂穿山龙通络化浊，以助剔除络中之毒；肝胆经均过颈及瘿，故以柴胡、黄芩疏利肝胆，引药入经；香附达郁疏滞利气机。全方合而能兼攻痰浊瘀毒诸邪，故四诊时肿体缩小，质亦变软。然攻毒之品衰其大半，续宜缓图，予中成药巩固以善后防复。

二、鹘眼凝睛（Graves 眼病）

本案为我们早年收治的一位专程从黑龙江省前来求医的 Graves 眼病住院患者。患者为 52 岁中年男性，患甲亢多年，伴发严重眼病。刻诊时见结膜严重充血，结膜水肿欲滴状，眼球外凸而睑不能闭，视物日渐模糊，因其身材高大，目赤突而人视骇之。于当地确诊治疗后甲功虽控制尚可，但凸眼不减，屡施激素冲击疗法、免疫抑制剂等治疗；中医药亦几易疏风清热、清肝泻火、祛湿化痰、活血祛瘀等法，均无显著疗效。患者诉病情常随情绪因素而加重，素易烦怒，伴头昏胀，口苦，大便干；舌质略绛紫，苔黄浊腻，脉弦兼滑数。

中医诊断为瘿病、鹘眼凝睛。辨证：肝郁化火，痰浊瘀毒蚀损目络。法取清肝泻火、渗湿化浊、解毒散结，方用自拟之军荔汤。

处方以熟大黄、荔枝核、生地黄、威灵仙、白蒺藜、夏枯草、连翘、芫蔚子、木贼、牡丹皮、知母、海藻、苍术、生薏苡仁、玄参、川芎、羚羊角粉化裁，水煎，分 2 次服。

该患经本方为主化裁治疗月余，症状及体征得以明显缓解，特别是结膜水肿与充血明显减轻，眼球凸出亦有所回缩，闭眼时虽尚有眼裂，但已大部能阖上。虽未至痊愈，然患者已相当满意，要求携药方返乡续服。出院带药以吴崑之清气化痰汤化裁。

处方以制胆星、橘红、枳实、瓜蒌、露蜂房、海藻、鳖甲、炒白芥子、荔枝核、玄参、川芎、皂角刺、猫爪草、木贼、三棱、合欢皮等化裁。

按： 患者就诊时已于当地明确诊断 Graves 眼病，并迭经中西医治疗而难效，其症结当如《审视瑶函·因毒症》所云："若病目在于病毒之时，治毒愈而目亦愈。"故方药以军荔汤加羚羊角，取其功擅内熄肝风而解毒明目，又能增全方散结之力。诸药配合则善入肝经目络，共奏清肝明目、化浊解毒、消肿散结之功。出院带药则以吴崑之清气化痰汤化裁，重祛痰行气以断毒之源，兼解毒散结以净余邪。

三、瘿瘤（甲状腺结节 TI-RADS 4a）

姚某，女，60 岁，登记号：3792821。2018 年 5 月 8 日首诊。

患者 2018 年 4 月 10 日于天津某大学附属医院查甲状腺彩超示：甲状腺多发结节，左叶较大者约 2.7cm×2.3cm×1.6cm，右叶较大者约 2.3cm×2.2cm×1.8cm，峡部较大者约 1.0cm×0.7cm；甲状腺左叶中部低回声结节（TI-RADS 4a 类，建议行 FNAB），大小约 1.5cm×1.1cm×0.9cm；甲状腺峡部低回声结节（TI-RADS 4a 类，建议行 FNAB），大小约 1.2cm×1.2cm×0.9cm。行甲状腺结节病理检查示：不典型增生。冀中医治疗而求诊于余。甲状腺触诊：Ⅱ度肿大，中等硬度。现口苦，时时焦虑，寐欠实；舌质略紫、苔略黄浊，脉沉滑。辨证：痰毒内蕴，瘀阻脉络。治先取化痰解毒散结之法，组方如下。

处方：柴胡 15g，川芎 25g，醋香附 15g，白芷 15g，赤芍 20g，海藻 25g，土贝母 30g，玄参 20g，皂角刺 15g，夏枯草 30g，急性子 15g，水红花子 15g，荔枝核 20g，威灵仙 30g，徐长卿 30g（后下），生甘草 8g。14 剂，日 1 剂，水煎，分 2 次服。

2018 年 5 月 22 日二诊：患者诉服药后前症显著减轻，但觉目干，晨起眼眵多；舌紫暗，苔薄白，脉沉。须清剿肝经之热毒，予败毒散结方化裁。

处方：川芎 30g，玄参 25g，夏枯草 30g，海藻 25g，柴胡 15g，醋香附 15g，土贝母 30g，穿山龙 40g，猫爪草 15g，醋莪术 20g，盐蒺藜 15g，皂角刺 15g，青葙子 10g，谷精草 10g。14 剂。

2018 年 6 月 5 日三诊：眵略减，仍目干且复夜寐欠安；舌质略红紫、苔稍黄腻，脉沉细。前方去谷精草，加首乌藤 40g、黄芩 10g，14 剂。

2018 年 6 月 19 日四诊：患者夜寐转安，目眵明显减轻，诉指甲紫暗亦变浅；舌淡，苔薄白，脉细。仍以前方进退之。

2018 年 7 月 3 日五诊：前症近消，但右侧甲状腺处时有疼痛和压痛；舌淡，苔白，脉滑。清气化痰汤化裁。

处方：胆南星 12g，橘红 20g，枳实 7g，瓜蒌 20g，川芎 20g，玄参 25g，夏枯草 25g，徐长卿 30g（后下），荔枝核 15g，醋香附 15g，醋鳖甲 20g（先煎），醋延胡索 30g，猫爪草 15g，醋莪术 20g，合欢花 15g，皂角刺 15g，莪术 10g，浙贝母 20g，黄芩 10g。14 剂。

2018 年 7 月 17 日六诊：甲状腺处疼痛与压痛感均消失；舌淡苔白，脉小滑。效不更方。

2018 年 7 月 31 日七诊：患者今日于我院复查甲状腺彩超示：甲状腺肿大伴双叶多发结节（TI-RADS 2 类），左叶最大结节大小 1.9cm×2.0cm×1.3cm，右叶最大结节大小 1.7cm×1.7cm×1.4cm；甲状腺左叶上极低回声结节（TI-RADS 3 类）。夜眠尚可；舌淡，苔薄白，脉细。予化核丸 3g Bid，连服 2 个月以固疗效。

按：本案为甲状腺多发结节，且因 TI-RADS 4a 类而施穿刺取病理检查，示不典型增生而引发患者焦虑。辨证结合指标，知其瘤为肝胆郁热而内蕴痰毒，而肿块质地较硬，示脉络已为痰瘀阻结，治先行化痰解毒并断毒之源。二诊药后目干，晨起眼眵多，是其痰浊得散外溢而瘤毒仍存，故更以败毒散结方，加盐蒺藜、青葙子助夏枯草清泄肝胆郁热。四诊夜寐转安，目眵显著减轻，此其肝经毒热得清，可专事攻其积瘤。五诊时甲状腺处疼痛，此乃药与阻络之宿痰瘀血相争使然，以吴崑之清气化痰汤化裁乘胜逐之。七诊时瘤体显著缩小，疼痛亦消，然毒结痼证恒难获效，尚须持久为功。

四、瘿瘤（甲状腺癌术后伴多发结节）

高某，女，37岁。2016年10月30日首诊。

患者于2016年因甲状腺癌行右侧甲状腺切除术，近日颈部左侧近甲状腺部位略肿，查甲状腺彩超示左叶多发结节，右颌下多发低回声肿大淋巴结影，最大2.6cm×0.9cm，考虑炎性。现服左甲状腺素钠片125μg Qd，近感食道灼热，生口疮；舌淡，苔白，脉沉。予败毒散结方化裁。

处方：川芎20g，玄参25g，夏枯草30g，炒芥子15g，柴胡15g，醋香附15g，穿山龙40g，肉桂7g，醋莪术20g，猫爪草15g，皂角刺15g，海藻25g，炙鳖甲15g。7剂，日1剂，水煎，分2次服。

2016年11月6日二诊：初服时便略溏，但食道灼热感消失，口疮痊愈；舌淡、苔白，脉沉细。以前方化裁。

处方：川芎30g，玄参25g，夏枯草30g，炒芥子15g，柴胡15g，醋香附15g，穿山龙40g，肉桂7g，醋莪术20g，猫爪草15g，皂角刺15g，地锦草25g。共14剂。

2016年11月27日三诊：前症消失，口中略咸；舌淡，苔薄白，脉细。仍以前方化裁。

处方：川芎30g，玄参25g，夏枯草30g，炒芥子15g，柴胡15g，醋香附15g，穿山龙40g，荔枝核20g，肉桂7g，醋莪术20g，猫爪草15g，皂角刺15g，地锦草25g，泽泻15g。共14剂。

2016年12月18日四诊：左耳后灼热感，仍口咸；舌淡，苔白，脉沉弦。以蒿芩清胆汤化裁。

处方：青蒿20g，黄芩15g，竹茹15g，炒枳壳20g，茯苓20g，陈皮12g，清半夏20g，碧玉散20g，土贝母25g，夏枯草30g。共14剂。

2017年1月15日五诊：诸症均消，复查甲状腺彩超示甲状腺结节变小，最大 0.7cm×0.5cm，右颌下肿大淋巴结消失；舌淡，苔白，脉沉。治有所获，前方消息之。

按：患者 2 年前因甲状腺癌行右侧甲状腺切除，近日余处再生多发结节，及颌下多发淋巴结炎性肿大。病由内及外，此变不只久病入络，亦有宿疾癌病之余毒内伏血分，伺机循脉络窜损周边。此非单纯散结或化瘀所能去，须合清郁热、解伏毒等方能拔其毒根，故以败毒散结方化裁而解之。

第三节　垂体、肾上腺疾病

一、虚劳，皮痹（垂体瘤术后病）

果某，男，57 岁，登记号：2920778。2019 年 9 月 19 日首诊。

2019 年 5 月患者因"视力下降"查颅脑 MRI 发现垂体瘤并行伽马刀切除，近因垂体瘤术后状态欠佳而来就诊。现症：头晕蒙，乏力肢软，身体肌表触碰即痛甚，卧床坐起时须忍痛静息片刻方缓，不敢随意变换体位。伴高血压，以替米沙坦片加苯磺酸左氨氯地平片维持治疗（具体量不详），大便干；舌淡红，苔根部微黄。

西医诊断：垂体瘤术后，高血压。中医诊断：虚劳，皮痹。辨证：脾虚失升，瘤毒阻络。治法：益气升清，解毒通络。主方以益气聪明汤化裁。

处方：太子参 20g，生黄芪 20g，生甘草 10g，葛根 15g，黄柏 6g，白芍 30g，蔓荆子 15g，升麻 10g，制何首乌 25g，酒苁蓉 20g，锁阳 20g，酒黄精 20g。7 剂，日 1 剂，水煎，分 2 次服。

2019 年 9 月 26 日二诊：表皮痛消失，余同前，加劳累则下肢酸痛。以前方化裁，黄芪增至 30g，生甘草减至 6g，白芍减至 20g，加川芎 12g、刺五加 30g，14 剂。

2019 年 10 月 10 日三诊：前症续缓，舌暗红，苔薄白，脉沉滑，大便不调，血压升至 140/90mmHg，伴头晕。方用益气聪明汤合独活寄生汤加减。

处方：太子参 20g，生黄芪 20g，生甘草 10g，葛根 15g，黄柏 6g，白芍 30g，蔓荆子 15g，升麻 10g，钩藤 20g（后下），桑寄生 20g，当归 15g，川芎 10g，茯苓 30g，熟地黄 20g，杜仲 30g，牛膝 20g。14 剂。

2019 年 10 月 24 日四诊：诸症大缓，仍时觉劳则乏力；舌淡红，脉沉小滑。方用益气聪明汤合左归丸加减。

处方：太子参 20g，生黄芪 20g，炙甘草 6g，葛根 15g，黄柏 6g，白芍 20g，蔓荆子 15g，升麻 10g，熟地黄 40g，山药 20g，酒萸肉 20g，枸杞子 20g，牛膝 20g，醋龟板 15g（先煎），刺五加 30g，菟丝子 20g。再服 14 剂，以资元气。

按： 患者垂体瘤术后出现头晕、乏力，然最为所苦者乃身体肌表触碰则痛甚这一顽症。肺主皮毛，脾主肌肉，触之痛甚其病本为脾肺气虚，标者乃瘤毒为患。此瘤体虽除而余毒未净，反乘脾肺气虚而窜扰，阻痹皮络致肌表触痛；困阻脾肺清气，失升则头晕乏力，下肢酸痛。故始以益气聪明汤益气升清为主，方中以蔓荆子、葛根、升麻散在表在皮之毒；黄芪、生甘草解在肌在腠之毒；何首乌、黄柏祛伏里蓄脏之毒。二诊药后诸症皆缓，尤为可喜的是肌表触痛已然消失，故效不更方，增黄芪之量，加刺五加，以助益气、强筋骨之力；加川芎行气活血止痛。三、四诊诸症显缓，唯乏力仍存，故合左归丸缓填肾精。全程扶脾与解毒并行，内脏与肌表兼顾而疗效可嘉。

二、少阴水毒入厥阴证（垂体功能低下）

吴某，女，46 岁。2006 年 10 月 6 日首诊。

主因疲乏无力，恶寒肢厥，精神萎靡而来就诊。曾于某医科大学附属医院诊断垂体功能低下，现以肾上腺皮质功能低下为主，长期服用激素维持，遇操劳则病易反复，时有低血糖和低血压出现，严重时曾因继发水中毒性昏迷而住院治疗。近来出现肢冷加重，伴身体重痛，极度乏力，担心再次水中毒，特寻求中医诊治。刻诊见：精神萎靡，面色㿠白虚浮，动则气促，恶寒肢厥，健忘迟钝，躁烦失眠，尿频夜甚量少，纳呆泛恶，便秘，努则不下，下肢水肿至大腿，遇寒则诸节酸痛尤甚，口干；舌淡胖嫩，苔黑焦燥，脉沉弱微数。

病为少阴寒厥证。证属下元阳气大虚，脾有寒湿，久积化毒，阻遏脉络，且阳损及阴。治当回阳敛阴，燥解湿毒。方选孙文垣之壮元丸化裁。

处方：山茱萸25g，盐杜仲30g，补骨脂20g，龟板15g（先煎），鹿角霜20g，菟丝子25g，制远志10g，蚕砂7g（炒），党参20g，茯苓50g，制附子7g，干姜10g，制首乌25g，土茯苓30g，徐长卿20g（后下），蛇床子10g。14剂，日1剂，水煎2次温分服。

2006年10月20日二诊：诉药后恶寒神疲、泛恶气促缓解，湿祛络畅则肿势大减，次均尿量增多而尿频显著减轻。见舌略红，舌体胖略减，黑苔渐浅。方证殊为切合，仍予壮元丸方化裁，再服2周。

三诊：诸症续缓，自诉口鼻干，示药性偏温，须阴中求阳。予桂附地黄汤三补三泻，扶阳护阴。

据证进退月余而安，改汤为丸，以资巩固。

按：孙文垣有谓："总由下焦元气壮盛，斯能升降变化，清阳升，浊阴降，即地天之交泰"。本案患者三焦之证俱现，其病机在于下焦元阳虚衰，清气不升，浊阴不降，浊腐为毒，属阴毒之证。"水渍在下，非气莫导"，于阴霾当兴阳驱之，四逆辈虽大辛大热而具此功，然又易辛热伤阴。此证阳损及阴，故借辛温以祛阴毒，还须兼顾其阴。壮元丸方以附子追复散失之元阳，兴奋其衰颓之精神，合姜之辛热，斩关而直入下焦，壮其气化；更用右归丸复肾中元气，意于阴中求阳；参、苓益气健脾；蚕砂、远志祛痰湿瘀血；加土茯苓、徐长卿、蛇床子祛风燥湿、通络止痛，更能散解凝结之阴毒；何首乌养血解毒，助护其阴。合方共奏"复三焦之气化以祛湿毒，和阴阳之枢纽而得交泰"之功。

第四节 泌尿系统疾病

一、水肿（高血压肾病）

赵某，男，60 岁。2013 年 5 月 21 日初诊。

主诉：双下肢水肿 3 年，加重 1 周。有高血压病史 30 年，2 型糖尿病病史 20 年，平素未系统诊治，血糖亦未监测。3 年前出现双下肢水肿，尿蛋白（＋），血肌酐升高（最高 285.0μmol/L）。目前血压控制尚可，诊断为高血压、2 型糖尿病、肾病 V 期、肾功能不全。经皮下注射胰岛素控制血糖，现 FBG 6.0mmol/L 左右，2hPBG 8.0mmol/L 左右。近 1 周双下肢水肿加重，为求中西医合治而就诊于我科。刻诊：面色晦暗，周身乏力，双下肢水肿色暗，偶有恶心，寐欠安，夜尿 2 次，大便黏滞或秘；舌暗有瘀斑，苔白腻，脉沉细。完善相关检查：尿微量白蛋白 1657.8mg/L，24 小时尿蛋白 5.51g/24h，血肌酐 176.6μmol/L，尿素 16.94mmol/L。

中医诊为肾消水肿，证属毒瘀水湿互结脉络，治以解毒活血、气化水湿，方以解毒活血汤化裁。

处方：葛根、连翘、赤芍、茵陈、蒲公英各 30g，桃仁、益母草、生地黄、牡丹皮各 20g，生黄芪 60g，熟大黄 15g，黄连、生甘草各 10g。7 剂，日 1 剂，水煎，分 2 次服。同时配合每日中药保留灌肠（生大黄、煅牡蛎、蒲公英、海藻、败酱草各 30g，枳实 20g），内外同治。

2013 年 5 月 28 日二诊：患者诉双下肢水肿显著减轻，周身乏力较前缓解，面露光泽，纳眠可，二便调。既效守方，14 剂，配中药灌肠每周 2 次。

1 个月后患者复诊：水肿全消，整体感觉良好；复查血肌酐 123.5μmol/L，尿素 10.6mmol/L，均较前显降；察其舌暗红，苔薄黄，脉弦细。嘱继进上方以巩固疗效，门诊随诊。

随诊 1 年，血肌酐、尿素均降至正常，尿蛋白亦较前明显下降。

按： 该患眩晕、消渴病久，面晦、肢肿、恶心并见，此脾肾已虚。脾胃升降失常则水湿内蓄，肠腑秽滞；久病及肾，失气化别浊则蕴毒积瘀（肌酐升高）；毒瘀互结而蚀损肾络，瘀滞三焦则失气化而肿。如此瘀毒之肿，治当主以解毒活血通络，毒解血活则湿自难蓄。故方以解毒活血汤化裁，兼清肠化腐；加茵陈、益母草以推陈致新、利窍逐秽，湿肿自消矣。

二、瘀毒互结肾衰（慢性肾功能不全）

杨某，男，62 岁，登记号：3779169。2018 年 5 月 3 日首诊。

患者有糖尿病病史 20 年，现皮下注射诺和锐 30R 胰岛素，血糖控制在 FBG 6～7mmo/L。两年前发现血肌酐升高（具体数值不详），未系统治疗。两个月前于天津市宝坻人民医院查 FBG 6.8mmol/L，HbAlc 6.0%，尿常规：Pro（+++），余阴性。肾功能：Cr 280μmol/L（59～104），尿微量白蛋白 1720mg/L（0～19）。刻下症：倦怠乏力，身困重，大便干燥，2～3 日一行；舌质暗伴瘀斑、苔秽浊，脉沉弦。

西医诊断：糖尿病肾脏疾病，慢性肾功能衰竭。中医诊断：肾衰病。辨证：毒瘀互结。治法：解毒活血。主方：解毒活血汤化裁。

处方：连翘 20g，燀桃仁 20g，熟大黄 10g，红花 10g，当归 15g，炒枳壳 20g，粉葛 15g，赤芍 20g，北柴胡 15g，生甘草 7g，生地黄 20g，半枝莲 15g，蒲公英 50g，积雪草 50g。7 剂，日 1 剂，水煎，分 2 次服。

因患者病情偏重，建议其住院治疗，患者考虑距家途远，拟回当地医院住院治疗。

2018 年 6 月 18 日二诊：患者上次就诊后即回当地医院住院治疗，诉住院期间肌酐未降反升，超过 300μmol/L，遂自行出院回家后按上次所开中药方续服月余，两天前复查肾功能：Cr 225.7μmol/L，尿微量白蛋白 1452.2mg/L，尿Pro（++）。患者诉体力较前有增，大便现每日一次，余无不适。

仍效不更法，嘱于前方加生黄芪 50g，再服 1 个月。

隔年复诊：诉间断复查血肌酐，若时有升高，即自行照此方抓药，每服多能下降而安，维持于 100 ～ 200μmol/L 之间。患者之举可谓是固守其方，每次用药均能获效。仍嘱其按时就医遵嘱。

按：毒瘀互结为肾衰之常见病机，解毒活血为其辨治大法。该患血肌酐超过 300umol/L，且病机虚实夹杂，其乏力身困，此脾肾亏虚，为本；舌暗斑伴苔秽浊，此湿浊瘀毒，为标。论治当急标缓本，但若病以标实为主且顽久难去，特别是血肌酐等毒素水平居高不下，则要坚守解毒之法方。本案即守解毒活血汤法不变，酌加半枝莲、蒲公英、积雪草恒以解毒而效。另外，此类"瘀""浊""毒"邪未尽者，切不可因尿蛋白量多而过早用温补固涩，以防关门留寇，死灰复燃。

三、虚劳（老年肾衰）

韩某，女，78 岁，登记号：20210260041。2021 年 2 月 26 日首诊。

患者有糖尿病肾脏疾病史多年，近 1 年来肌酐逐渐升高，平日血糖控制欠佳，FBG 7.6 ～ 10.8mmol/L，既往有痛风病史。2020 年 10 月于天津某大学附属医院行相关检查示：糖化血红蛋白 8.7% ↑（4% ～ 6%），后因肌酐、血尿酸升高曾服中药，但效欠佳，近来调整用药后血糖平稳。刻诊：患者面垢暗，虚乏神疲，左手背肿，纳欠馨，大便干燥，尿偏少；舌淡略紫、苔黄腻，脉沉滑。近期查生化：Cr 312μmol/L（57 ～ 111μmol/L），伴轻度贫血。

西医诊断：糖尿病肾脏疾病，痛风。中医诊断：肾衰病，浊毒痹。辨证：毒瘀互结，本元亏虚。治法：化浊解毒，益气养血。主方：当归补血汤合解毒活血汤化裁。

处方：连翘 20g，生大黄 10g（后下），当归 25g，麸炒枳壳 20g，粉葛 15g，川芎 25g，北柴胡 15g，甘草片 10g，生地黄 20g，生黄芪 80g，丹参 25g，车前草 25g（包煎），蜜桑白皮 20g。14 剂，日 1 剂，水煎，分 2 次服。

2021 年 6 月 7 日二诊：复查 Cr 213μmol/L，手背肿消，纳可，体力有增，大便尚欠畅；舌暗、苔微黄，脉沉滑。维持前方，生大黄增至 15g，28 剂。

2021 年 6 月 24 日三诊：复查生化全项，Cr 166.85μmol/L（44 ～ 124），肝

功正常，状态平稳；舌淡、苔白，脉细。继以前方化裁，生大黄增量至20g，车前草减至20g，去蜜桑白皮20g，28剂。

1个月后随访，Cr 125.85μmol/L，患者诸症皆缓，无其他不适。自行停药观察。

按：此患者年近八旬，阴气大半，又久罹肾病、痛风等延虚而劳。其症面垢、虚乏、肢肿、便燥乃脾胃虚弱，无力运化糟粕则肌酐、血尿酸等内毒居高不下。久患浊毒蓄积，毒损肾络而渐成沉疴，且虚实夹杂而治颇为棘手。但观其脉沉小滑，毒虽蚀损，然本元尚存，故用王清任之解毒活血汤祛毒活血为先，主以大黄泻下其浊毒。然毕竟年老体亏，故去原方之桃仁、红花、赤芍等凉血活血之品，加当归补血汤扶正，尤以大剂黄芪益气托毒，当归补血，生地黄养阴，以奏活血解毒扶元之功。二、三诊复查肌酐递次降而症减，然大便欠畅，舌尚暗，则知其病虽缓而余毒残血未净，故效不更方，只渐增大黄用量以剿扶并施而安。本案年高体弱又浊毒内蕴，虽"有故无殒，亦无殒也"，然生生之气乃祛毒之基，且气化则毒解，故扶元为不可或缺。

第五节　痛　风

浊毒痹（痛风性关节炎）

李某，女，50岁，登记号：2662369。2018年11月12日首诊。

主诉左手中指关节疼痛1个月。患者1个月前无明显诱因觉左手中指第二指间关节处疼痛，伴僵硬、活动不利，就诊于当地医院骨科门诊，经相关检查未见明显异常而对症处理未效。患者既往有高尿酸血症病史，遂复查血尿酸为527μmol/L，即来就诊。刻诊：左手中指指间关节疼痛，无红肿发热，遇冷加重，得温亦无明显减轻，饮食可，二便调；舌淡红，苔白浊，脉弦滑。

西医诊断：痛风性关节炎？中医诊断：浊毒痹。辨证：寒凝血瘀，浊毒损络。治法：活血散寒，解毒通络。主方：上中下通用痛风方化裁。

处方：胆南星 10g，关黄柏 10g，炒苍术 30g，龙胆 12g，川芎 15g，燀桃仁 20g，穿山龙 30g，六神曲 15g，防己 20g，羌活 15g，威灵仙 15g，桂枝 20g，红花 10g，制川乌 10g（先煎），生甘草 10g，蚕砂 30g，虎杖 15g。7 剂，日 1 剂，水煎，分 2 次服。

2018 年 11 月 19 日二诊：前方服用 1 周，关节疼痛僵硬基本缓解。效不更法，原方化裁，加金钱草 25g，制川乌增至 20g，14 剂，每日 1 剂，水煎共 600mL，每日分 4 次服。

2018 年 12 月 6 日三诊：前方续服两周症状消失，已无其他不适，复查血尿酸为 435μmol/L。原方化裁，递减川乌剂量，行巩固养后。

按： 本案西医诊断未明确，但据其血尿酸升高辨为"浊毒痹"。患者虽痛，但红肿热不显，且以指节疼痛伴僵硬活动不利为特点，此荣卫之行涩，寒湿阻络；而痛得温不减，脉弦中有滑，系寒湿外束、浊毒内蕴错杂。治当寒温并用，外祛寒湿，内清浊毒，方选上中下通用痛风汤化裁。方中威灵仙、桂枝、羌活、胆南星、炒苍术辛温散寒，燥湿通络止痛；穿山龙、关黄柏、龙胆、防己、金钱草苦寒清热，除湿解毒止痛，诸邪兼顾。然该患指节僵硬疼痛，遇寒尤甚，且常治不应，示其经络为毒凝结，又非健悍之剂难解，故方中加制川乌、虎杖、蚕砂攻散寒毒，终达脉通络畅而痛止之境。

第六节　心血管疾病

一、厥心痛（心肌缺血）

奚某，女，63 岁，登记号：1722642。2014 年 7 月 16 日首诊。

患者寒战两月余而就诊。诉于 2013 年 4 月 28 日旅游途中感寒，后出现寒战发热，体温最高至 42℃，伴咳嗽而予抗生素（具体药名不详）输液治疗，病情明显好转。2 天后又现午后低热，体温波动在 37.1～37.5℃之间，经予静滴喜炎平治疗体温恢复正常，但自此后遗留恶寒发热，发则厥冷、战栗，心中挛痛欲死，大汗淋漓，头部尤甚，心悸寐差，多于晨起如厕、更衣、洗浴时发作，以至不能独自洗浴，发时服速效救心丸可缓解。已反复发作年余，曾多处求诊，数度服中药汤剂均无效。曾查动、静脉彩超示大致正常，心电图示心肌缺血，甲功（－）。今由他人推荐而来求治。刻诊：患者怕冷，乏力，时值盛夏仍身穿长衣长裤；舌暗紫，苔白浊，脉沉细。

中医诊断：厥心痛。辨证为风毒寒厥，虚阳浮越。予乌梅汤化裁。

处方：细辛 9g，乌梅 30g，桂枝 30g，太子参 20g，川椒 10g，制附子 10g，黄柏 6g，当归 12g，黄连 10g，干姜 10g，炙甘草 10g，五味子 20g，香附 15g，红花 10g，柴胡 12g，麸炒枳壳 20g。7 剂，日 1 剂，水煎，分 2 次服。

2014 年 7 月 23 日二诊：患者诉服药后心拘挛痛欲死感缓解，畏寒、战栗亦较前减轻，仍时心悸，双目干涩，尚有表皮冷紧麻痛感；舌暗红，苔白浊，脉沉。诸症缓解，药已中的，上方去川椒、黄柏，细辛减至 6g，制附子加量至 15g，加柏子仁 30g，继服 7 剂。另嘱自备皂角刺 20g/d，沸水浸泡兑服。

2014 年 7 月 30 日三诊：诉心拘挛痛欲死感已明显减轻，寒战未作，肤紧渐松，然时因五志失和而间作。病虽去大半，仍情志欠畅，阳气尚虚而络存余毒，欲行气血，须先达肝，兼剔络中余毒，予桂枝汤合乌药顺气散化裁。

处方：桂枝 45g，白芍 30g，柏子仁 30g，干姜 12g，乌药 15g，川芎 15g，化橘红 15g，枳壳 20g，桔梗 12g，蜜麻黄 10g，白芷 15g，麸炒僵蚕 10g（后下），全蝎 5g（后下），炙甘草 10g，徐长卿 20g（后下），柴胡 20g，黄芩 15g。14 剂。

2014 年 8 月 13 日四诊：患者诉诸症大缓，发作频率明显减少，可持续洗浴 5 分钟，皮肤仍觉发冷，时心悸，寐欠佳；舌淡红，苔白浊，脉沉。效不更方，共 14 剂。

2014 年 8 月 27 日五诊：患者诉因昨晚遇风复身冷，肤起鸡皮疙瘩，心悸寐差；舌淡，苔薄白，脉细。此为风寒之毒大势已去，但阴阳气血已虚，当温中健脾为要，故予黄芪建中汤化裁。

处方：桂枝 45g，白芍 30g，干姜 10g，大枣 3 枚，炙甘草 10g，生黄芪

30g，丹参 20g，夜交藤 30g，鸡血藤 30g，石菖蒲 15g，制远志 15g，百合30g。水煎温分服，日 1 剂，共 14 剂。

2014 年 9 月 10 日六诊：患者诉症续缓，入秋凉时仍身冷，夜寐安；舌淡、苔薄白，脉细稍沉。大法不变而稍加温通，予原方化裁：去丹参、远志、百合、生黄芪，加炙黄芪 30g，薤白 20g，川芎 15g，麸炒苍术 15g，醋香附15g，桔梗 12g，炒六神曲 15g。水煎温分服，日 1 剂，共 14 剂。

2014 年 9 月 22 日七诊：诉诸症近消，已能自行洗浴如常，时有畏冷肢凉，易感冒，舌淡，苔薄白，脉细。予原方加肉桂 12g、五味子 12g，14 剂。

2014 年 10 月 13 日八诊：患者诸症已失，睡眠渐佳；舌淡，苔薄白。予金匮肾气丸、加味逍遥丸交替服用以巩固疗效。

按：此案自感寒甚发病，为太阳伏毒逆传厥阴，如《医门法律》卷二载："厥心痛，乃中寒发厥而心痛。"其症见属寒逆心包，然又值患者年高下元亏虚，致寒毒弥漫且格阳于上，故出现一派寒热错杂之象。故先予乌梅丸寒温并调，祛寒清热解毒，补虚安脏而缓其症。二诊时表皮冷紧麻痛感是风寒余毒留恋孙络，故加皂角刺沸水浸泡兑服，是只取其辛温走表搜风拔毒，而不用其消肿排脓，且避其透表过锐致虚。三诊时患者仍畏寒，每情绪波动则易复发。审证求因，此虽阳气已虚，然寒毒中卫滞营，气机阻逆为急。故随证变通，更予桂枝汤合乌药顺气散，以桂枝汤和营卫，乌药顺气散入肝调逆气，加徐长卿解毒镇痛，麸炒僵蚕、全蝎搜风剔络以尽去余毒。至五诊之时，患者诸症大缓，亦病后体虚，故予黄芪建中汤温中补虚，火用振而功能自复矣。

二、心悸（热毒内扰，络脉失充）

陈某，女，60 岁，登记号：3656803。2018 年 5 月 10 日首诊。

患者半年前无明显诱因出现阵发心悸，伴胸闷憋气，一月前曾就诊于天津市胸科医院并住院治疗。查冠脉造影、动态心电图，均未发现明显异常。予琥珀酸美托洛尔缓释片 23.75mg Qd，症状有所缓解，但心悸胸闷仍时有发生。后改中医治疗，曾服炙甘草汤、养心汤等罔效，遂就诊于余。既往有高血压病史多年，现规律口服硝苯地平控释片 30mg Qd，血压控制在 125/80mmHg 左右；糖尿病 2 年，血糖控制尚稳。现患者除心悸胸闷间作、时有汗出外，余无其他不适，饮食、睡眠、二便均可；舌质暗青、少苔而干，脉弦细。

西医诊断：（心脏）自主神经病变，高血压，糖尿病。中医诊断：心悸。辨证：气阴两虚，热毒内扰，络脉失充。治法：滋阴解毒，安神复脉。主方：复脉汤化裁。

处方：炙甘草 20g，生地黄 20g，太子参 20g，百合 25g，柏子仁 25g，麦冬 20g，桂枝 20g，生龙骨 20g（先煎），桔梗 15g，丹参 20g，玄参 20g，地锦草 25g。14 剂，日 1 剂，水煎，分 2 次服。

2018 年 5 月 24 日二诊：前方服用两周，心悸基本消失，汗出亦止，唯近日时有阵发头痛，脘腹胀满；舌质暗、苔薄黄，脉弦滑。更吴茱萸汤合四磨汤化裁。

处方：干姜 10g，太子参 20g，炒白术 20g，制吴茱萸 15g，大枣 3 枚，乌药 10g，槟榔 15g，沉香 3g（后下），大腹皮 15g，姜厚朴 10g，桂枝 20g，白芷 15g，茺蔚子 20g。14 剂。

再诊：诸症消失。

按：患者阵发心悸顽固，伴胸闷憋气，于他院查冠脉造影等均无异常，迭进中西药未效。究其根源，实患者眩晕、消渴病多年，气阴耗损，络脉失充，又虚热蕴久化毒，蚀损心络而发顽悸。故以复脉汤化裁养心阴、益心气、安神定悸，尤以方中地锦草擅解热毒、宁心悸，辅玄参清热养阴解毒，伍甘草清热缓急解毒，三者合之定心安神，为笔者治疗热毒内扰心悸之经验用药。药后热清毒解而脉静，心络得润而心神自安则悸动亦消，复以调厥阴理中焦而愈。

第七节　免疫系统疾病

一、痹证（类风湿性关节炎）

陈某，女，62 岁，登记号：1230250。2018 年 11 月 22 日首诊。

患者诉间断性上、下肢肢节肿胀疼痛，伴身浮肿，中西药迭进而仍时时发作。查见双手指节已经变形，下肢亦呈现 O 型弯曲，皮肤略肿色暗。既往类风湿性关节炎多年，甲状腺癌部分切除术后 4 年。刻诊诉下肢疼痛，尤以关节筋肌疼甚，伴晨僵感，动作迟缓，时燥热汗出，排便不畅；舌暗红，苔白，脉沉细。

中医诊断：痹病。辨证：久痹阴伤，血瘀化毒。处方：桂枝芍药知母汤化裁。

处方：桂枝 20g，白芍 30g，知母 20g，炙麻黄 10g，制川乌 7g（先煎），防风 12g，炒白术 20g，干姜 5g，北败酱 30g，薏苡仁 30g，牛膝 30g，穿山龙 30g，甘草 10g。14 剂，水煎，分 2 次服。

2018 年 12 月 6 日二诊：痛减，有上火感，大便欠畅；舌淡暗，苔白，脉沉小滑。处以前方化裁。

处方：桂枝 20g，白芍 30g，知母 20g，炙麻黄 10g，制川乌 12g（先煎），防风 12g，炒白术 20g，干姜 5g，北败酱 30g，薏苡仁 30g，牛膝 30g，穿山龙 30g，甘草 10g，火麻仁 20g，石斛 10g。14 剂。

2018 年 12 月 20 日三诊：疼痛续缓，晨僵亦减，时阵热汗出；舌淡，苔白，脉沉濡。续以前方化裁。

处方：桂枝 20g，白芍 30g，知母 20g，炙麻黄 10g，制川乌 15g（先煎），防风 12g，炒白术 20g，干姜 5g，北败酱 30g，薏苡仁 30g，牛膝 30g，穿山龙 30g，生甘草 10g，火麻仁 20g，石斛 10g，蒲公英 30g，青蒿 10g（后下）。14 剂。

2019年1月3日四诊：病情大体平稳，晨起活动后症状尤缓；舌淡红，苔薄白干，脉沉细少弦。处以前方加黄连7g。

2019年1月17日五诊：诸症趋退，舌淡红，苔白，脉小滑，大便欠畅。效不更方，14剂，症消续进以巩固之，并嘱慎起居。

按：病者患类风湿性关节炎（RA）已多年，就诊时双手指关节变形、疼痛伴晨僵，双膝关节亦变形疼痛，是痹阻经络之寒湿已凝结成毒，并化热伤阴，蚀损筋骨脉络。证属寒热相兼，虚实夹杂，治当温经散寒、解毒通络为主，兼以护阴清热，而能担此任者非桂枝芍药知母汤莫属。然其凝结之寒毒，又非大辛阳热不能驱，故加制川乌、败酱草、薏苡仁、蒲公英等，取仲景薏苡附子败酱散之意，温散寒凝，化浊解毒；青蒿助清湿热；石斛合知母益阴。本案虽病程长、症状重，然执其阴虚浊毒致痹之牛耳，燥润相兼，终有所为。

二、血痹（雷诺综合征）

陈某，女，43岁，登记号：217728。2016年11月21日首诊。

患者因双手指冷痛多年而曾于他院就诊，诊断为雷诺综合征。经中西医治疗病虽有缓，但常遇寒凉即易发，后自行中止用药，渐致面色暗，双颧潮红，恶风乏力，四末欠温，月事量行渐少。患者曾于2013年10月23日就诊于余，经辨治病情大缓，后间断用药持续数年状态平稳，此次因劳累后疾患复发且加重而来再医。刻诊：双手紫暗，触之冰冷，诉用凉水或冬季遇冷痛剧，周身畏寒乏力，病作时手指发白，足亦冷痛，但双颧潮红，微有热感，大便如常，情绪低落；舌淡紫，苔灰而润，脉伏欲绝。

中医诊断：血痹病。辨证：气阳大虚，伏寒化毒，虚阳上浮。治以峻补回阳，固敛元气为急。方以四逆汤合黄芪桂枝五物汤化裁。

处方：黑顺片15g（先煎），干姜15g，生黄芪60g，桂枝30g，白芍30g，甘草片6g，陈皮15g，黄芩片15g，当归20g，川芎15g，丝瓜络20g。14剂，日1剂，水煎，分2次服。

2016年12月26日二诊：手凉始缓，颧潮红亦减；舌淡、苔白浊，脉细略弦。前方黄芪由 60g 减至 35g，加黄柏 7g，14 剂。

2017 年 1 月 19 日三诊：诉唯遇凉则手指疼痛症状缓解不著。此"气血寒而毒凝"，徒温难去，当兼解毒剔络之法。前方当归由 20g 减至 15g，去小通草，加桑枝 30g、全蝎 6g、酒乌梢蛇 7g，14 剂。患者因效自行加服至 28 剂。

2018 年 1 月 11 日四诊：疼痛显著减轻，状态平稳而停药，但自入"三九"天后再发手指色白（遇凉后）欠温，伴凉麻感。滞寒余毒未尽，虚象已现，治当补血助阳兼祛余毒，方以阳和汤化裁。

处方：当归 15g，桂枝 30g，白芍 30g，细辛 6g（后下），小通草 10g，甘草片 10g，鸡血藤 30g，大枣 3 枚，熟地黄 30g，鹿角霜 20g，姜炭 10g，肉桂 6g，蜜麻黄 10g，炒芥子 15g，徐长卿 30g（后下）。14 剂，日 1 剂，水煎，分 2 次服。

2018 年 3 月 19 日五诊：因前方效著而自行续服至今，现状态尚平，肢末尚温，遇冷指色发白减轻；舌淡尖红，苔白干，脉弦细。改投当归四逆汤化裁。

处方：当归 12g，桂枝 25g，赤芍 20g，细辛 6g，小通草 10g，甘草片 10g，鸡血藤 30g，大枣 3 枚，佩兰 15g，净砂仁 5g（后下），川芎 15g，知母 20g，土茯苓 35g。14 剂。

2018 年 6 月 4 日六诊：上方共服用 42 剂，双手瘀暗变浅，略红，已不觉手凉；舌淡，苔白，脉沉小弦。前方当归由 12g 增至 20g，加生地黄 30g、桑枝 20g，14 剂。

2019 年 5 月 2 日因他症就诊：仍时有双手欠温感，但阵发性发白、疼痛未再现，舌淡苔白，脉沉细。

按：雷诺综合征分为特发性和继发性，常久治难愈。该患首诊已内有寒凝血瘀，治当祛其寒瘀无疑，但又病久体虚，尤以阳气虚甚且有上浮之势，徒祛邪则元气更损而无以为继。故先以黄芪桂枝五物汤益气温经、和血通痹，合四逆汤回救浮游之阳气而病势得缓。但手指仍疼痛发白，此寒凝结毒于脉络，气血失其煦濡所然，故以阳和汤助阳补血、散寒祛毒，乌梢蛇、全蝎、徐长卿、土茯苓祛风湿以镇痛，搜剔脉络伏毒，合方扶元阳而通脉道。本案虽诊次多、用药时间长，然权衡适度，识真寒浮热，治以扶正气化祛毒而终收全功。

第八节　消化系统疾病

噎膈（反流性食管炎）

戴某，男，74岁，登记号：3793078。2018年5月15日初诊。

患者近半年来出现喉中梗噎感，进食或吞咽唾液时明显。曾就诊于天津市公安医院耳鼻喉科，行喉镜检查提示：会厌囊肿？劈裂炎；消化科胃镜检查提示：反流性食管炎，未做特殊处理。患者诉近半年就诊多处，均未予明确诊断而疗效不遂，喉间稍有吞咽动作即如鲠在喉，甚为所苦，今特来求医。舌质暗、苔厚浊，脉弦滑。既往有甲状腺结节病史2年余，1年前（2017年6月）于市公安医院复查甲状腺彩超提示：双叶多发囊实性结节，左侧最大2.4cm×1.3cm，右侧最大3.0cm×1.6cm，复查甲状腺功能未见异常。

西医诊断：会厌囊肿？劈裂炎？中医诊断：噎嗝病。辨证：痰瘀毒结。治法：化痰活血，解毒散结。主方：败毒散结方化裁。

处方：川芎30g，玄参30g，夏枯草30g，白芥子15g，柴胡15g，醋香附15g，土贝母30g，穿山龙40g，莪术20g，皂角刺15g，猫爪草15g，桔梗15g。14剂，日1剂，水煎，分2次服。

2018年5月29日二诊：上方服用2周，诉梗塞感十去七八，不刻意关注已无感觉，但诉药后觉口鼻冒火。于原方基础上加清肺之品，加知母15g、黄芩15g，14剂。

2018年6月12日三诊：上方续服至今，梗噎感已失而畅然，口鼻冒火感亦显著减轻；舌质暗，苔较前转淡，脉弦滑。效不更方，续服半月，以资巩固。

2018年6月26日四诊：前方续服两周，现已无不适。遂换成药，以图缓固，予加味逍遥丸 6g，1 天两次；化核丸（院内制剂）3g，1 天两次。

按：此患者以吞咽梗塞感为苦且久治未效，西医具体诊断不甚明确，中医可从"噎嗝"辨治。观前医多主气机郁滞、痰瘀互结而治，大法无谬，缘何无效？此症结在痰瘀积久化毒，致其愈加胶痼，治当兼化痰活血、解毒散结诸法并进，分而破之。方以自拟败毒散结方化裁，以莪术行气破瘀，皂角刺化痰散结，猫爪草解毒散结，此三药为组方大义之缩影，一味桔梗入咽喉为引经药。此"难病可从毒去解"之又一效案矣。

第九节　肝胆系统疾病

一、黄疸（自身免疫性肝炎急性发作）

任某，女，65 岁，登记号：20210424116。2021 年 4 月 24 日首诊。

患者有肝硬化、胆囊炎史多年，近因突发黄疸及胁痛、腹胀等症状而就诊于天津某中心医院，确诊为自身免疫性肝炎并接受激素等治疗，因效不著而延治于余。刻下：时发低热，后背冷，神倦乏力，胁痛腹胀，纳呆恶心，饥则尤甚，下肢无力，面有蜘蛛痣，目睛发黄，排便不畅，时有黑便，时齿衄；舌紫暗、苔黄腻，脉弦滑。既往有肺纤维化史。查上腹部彩超示：肝硬化，肝囊肿，胆囊壁欠光滑。肝功能：ALT 731U/L（< 40），AST 125U/L（< 35），m-AST 16U/L（< 15），GGT 66U/L（7 ～ 45），ALP 211U/L（45 ～ 125），总胆红素 53.2μmol/L（< 20.5），游离胆红素 31.7μmol/L（< 17.3），结合胆红素 48μmol/L（< 7.4）。

西医诊断：自身免疫性肝炎（活动期），肝囊肿，胆囊炎，肺纤维化。中医诊断：黄疸。辨证：湿热蕴毒。治法：清热利湿解毒。处方：大柴胡汤加茵陈五苓散化裁。

柴胡 20g，黄芩 15g，白芍 25g，姜半夏 15g，炒枳实 6g，熟大黄 6g，茯苓 30g，泽泻 15g，炒白术 20g，桂枝 15g，茵陈 30g，丹参 30g，大青叶 20g，

板蓝根 20g，垂盆草 30g，鸡骨草 30g。14 剂，日 1 剂，水煎，分 2 次服。

2021 年 5 月 8 日二诊：状态好转，低热、恶心已止，胁痛脘胀显著减轻，目黄亦淡，微喘，午后下肢浮肿，时抽筋；舌淡略紫、苔白微黄，脉沉细数。湿毒去半，仍须清热燥湿，方以栀子柏皮汤合芍甘瓜汤化裁。

炒栀子 10g，黄柏 10g，生甘草 10g，白芍 25g，木瓜 30g，生白术 25g，青蒿 20g，赤小豆 20g，茯苓 30g，鸡骨草 30g。14 剂，日 1 剂，水煎，分 2 次服。

2021 年 6 月 2 日三诊：诸症续缓，纳食略馨。复查肝功能：TP 80.7g/L（65 ～ 85），ALB 36.7g/L（40 ～ 55），ALT 67U/L（9 ～ 50），AST 80U/L（15 ～ 40），m-AST 8U/L（＜ 15），GGT 28U/L（10-60），ALP 191U/L（45 ～ 125），总胆红素 52.1μmol/L（＜ 20.5），游离胆红素 38.5μmol/L（＜ 17.3），结合胆红素 13.6μmol/L（＜ 7.4）。仍予前方化裁。

2021 年 6 月 12 日四诊：家属诉 1 周前因过食小劳，又发热至 38.5℃，午后尤甚，并出现少量鼻衄或齿衄，有时意识朦胧，夜间不热，面、唇有出血瘀斑；舌紫红而干，脉小滑。病有复发且因其肝硬化等宿疾而加重，不及时控制有陷昏迷等肝性脑病之危。中医当辨为毒热复炽，内灼血脉，上炎清窍扰神，此为毒盛之危候，治应急予泄毒开窍救逆，方药以清瘟败毒饮化裁。

处方：生石膏 50g，玄参 20g，桔梗 15g，连翘 15g，黄连 10g，黄芩 15g，竹叶 12g，佩兰 15g，赤芍 15g，牡丹皮 20g，肉桂 7g，桂枝 15g，生甘草 10g，生地黄 30g，桔梗 12g，垂盆草 30g，鸡骨草 30g。7 剂。

2021 年 6 月 26 日五诊：诉本方 2 剂后即热止，两胁转舒，食纳有加，体力亦增，故自行再服 7 剂。现舌紫略红、苔薄白干，脉弦小滑。效不更法，药宜减其力而续其功。

处方：生地黄 30g，垂盆草 30g，玄参 20g，桔梗 15g，连翘 15g，黄连 10g，黄芩 15g，竹叶 12g，佩兰 15g，赤芍 15g，牡丹皮 20g，肉桂 7g，鸡骨草 30g，生甘草 10g，桔梗 12g。14 剂。

2021 年 7 月 10 日六诊：患者精神大悦，气色转润，目睛转白，诉血症已止，体力显增，纳馨，便畅色正常。复查肝功能：AST 44U/L（15 ～ 40），

ALP 180U/L（45 ～ 125），总胆红素 29.3μmol/L（＜20.5），游离胆红素 24μmol/L（＜17.3），结合胆红素 5.3μmol/L（＜7.4）。以上指标均递次改善显著，其他指标均已经复常。病入坦途，前方化裁运脾，以资巩固。

按：本案久苦于肝胆之疾，正气已耗蚀至损，此番黄疸之机当为因虚致实，是土壅木郁，甲乙木火犯中，浊被火蒸，胶滞化毒。欲和脾胃，必先平肝，治先以大柴胡汤与茵陈五苓散化裁，清利肝胆、运化脾湿而效。然四诊再发高热识糊，伴出血瘀斑，是重病初缓却食劳失宜，残余之浊毒乘势与阴火助纣为虐，炽盛动血扰神，且有弥漫三焦、充斥脏腑内外之势，若不速解将万劫不复。然至此已常法难为，非清瘟败毒饮之类重剂莫属。本方融犀角地黄汤、白虎汤、黄连解毒汤而成，取犀角地黄汤清热解毒、凉血养阴，白虎汤泄热生津，黄连解毒汤泻火解毒，三方合用则具强大的凉血解毒、清心救阴之功，能除欲陷之火毒。此方余霖用于疫毒之重证，而余临证延用于火炽成毒之患兼有阴血灼伤者尤有良效，特别于一些重症顽疾，更有救急起笃之功。

二、蛇串疮、胁痛（脂肪肝伴带状疱疹）

尹某，女，59 岁，登记号：368817。2018 年 10 月 9 日首诊。

主诉左侧胁肋及腰部疱疹伴疼痛 20 天。曾就诊于当地医院，诊断为带状疱疹，予口服抗病毒药物与局部药物贴敷，1 周后疱疹已行消退，但遗留神经痛，遂于今日就诊余处。现患者诉左胁肋痛，涉及右胁、腰部，时时阵作，痛如刀刺，寝食难安，并伴瘙痒。查体见左侧胁肋部及腰部疱疹已消退，可见结痂与色素沉着。患者既往有脂肪肝性炎症病史多年，间断服用保肝药，肝功时有波动并伴肝区不适感。大便干燥，小便调；舌质红、苔薄黄，脉弦滑。肝胆彩超示中度重脂肪肝。

西医诊断：带状疱疹后遗神经痛，脂肪肝。中医诊断：蛇串疮，胁痛。辨证：肝经热毒，瘀血阻络。治法：清肝泻火，解毒通络。主方：龙胆泻肝汤化裁。

处方：龙胆 15g，炒枳壳 20g，黄芩 15g，生甘草 20g，生地黄 15g，当归

20g，瓜蒌 30g，苏木 30g，大血藤 20g，醋乳香 12g，木香 12g，徐长卿 30g（后下），延胡索 30g，粉葛 30g，丹参 30g，茜草 30g，全蝎 6g，蜈蚣 2 条，乌梢蛇 7g，生大黄 7g（后下），干姜 7g，忍冬藤 50g，败酱草 30g，鱼腥草 30g。14 剂，日 1 剂，水煎，分 2 次服。

2018 年 11 月 15 日二诊：前方加减服用至今，疼痛已去大半，唯患处皮肤仍瘙痒，大便已畅。血中瘀毒未尽，以调理气机为主，兼祛瘀毒，改用升降散化裁。

处方：熟大黄 5g，蝉蜕 10g（后下），片姜黄 20g，炒僵蚕 10g（后下），土茯苓 40g，白鲜皮 20g，金银花 15g，炒薏苡仁 30g，皂角刺 15g，木瓜 30g。14 剂。

2018 年 11 月 29 日三诊：患处疼痛及瘙痒均已消失，既往之肝区不适感亦转畅然，已告痊愈。效不更方，巩固治疗。

按： 带状疱疹中医多称"蛇串疮"，发病后期常遗留神经痛。此案疱疹已退，然胁肋痛甚并见结痂与色素沉着。患者脂肪肝病史多年，炎症时有反复，系肝经浊毒内伏，此番又为外毒所伤，与余毒相杂化火，兼瘀血阻络。故治以清肝泻火、解毒通络为大法，选方以龙胆泻肝汤化裁。初诊加瓜蒌化痰理气，苏木、大血藤、醋乳香活血通络，丹参、茜草凉血化瘀，忍冬藤、败酱草、鱼腥草、金银花、土茯苓、薏苡仁等清热解毒化脂浊，全蝎、蜈蚣、乌梢蛇之虫类搜剔伏毒以通络。组方内含孙一奎瓜蒌甘红汤，为治疗蛇串疮神经痛特效方，合徐长卿、木香、元胡增理气解毒止痛之功。后予升降散化裁以升清降浊，运化杂毒，发散郁热，既善其后又防复于未然。

第十节　周围血管疾病

一、脉痹（血栓闭塞性脉管炎）

张某，男，45 岁。2016 年 4 月 7 日首诊。

患者因双侧胯部酸沉疼痛，伴双下肢乏力半年余并间断加重而就诊。近半月来出现右下肢间歇性跛行并伴静息痛，服用去痛片及针灸治疗均难效。查双下肢动脉彩超示：下肢动脉粥样硬化合并足背动脉不同程度狭窄，流速降低，右侧胫后动脉不全闭塞。刻诊：双侧胯部酸沉及下肢疼痛，伴乏力和拘急感，右下肢尤甚且微肿，皮肤色紫暗，间歇性跛行，静息痛，纳可，夜寐欠佳，大便干；舌质暗红、苔薄黄略腻，脉沉细涩。

西医诊断：血栓闭塞性脉管炎。中医诊断：脉痹。辨证：气虚血瘀兼浊毒。予五藤五草汤（自拟）合补阳还五汤加减。

处方：水蛭6g（后下），生黄芪120g，白芍30g，桃仁20g，红花15g，木瓜30g，桂枝30g，生甘草10g，鸡血藤50g，升麻12g，地龙15g（后下），海风藤20g，络石藤20g，青风藤20g，伸筋草20g，老鹳草20g，豨莶草20g，土茯苓50g，熟大黄7g，柴胡20g。14剂，日1剂，水煎，分2次服。

2016年4月21日二诊：下肢拘急乏力感缓解，间歇性跛行亦减轻，行走距离延长，时有静息痛，日轻夜重，下肢皮肤紫暗转浅，大便可；舌质红略青，苔薄，脉沉细涩。前方水蛭增至15g，生黄芪增至150g，加附子7g，五爪龙、穿山龙各30g。

2016年4月28日三诊：下肢拘急、乏力感已明显缓解，未发静息痛，肿消，尚偶发间歇性跛行，大便可；舌质红稍暗、苔薄，脉沉细。前方加牛膝20g巩固治疗。

按：五藤五草汤是笔者临床总结出的治疗湿浊痹之验方，是以藤入络，祛风除湿，养血通络，舒筋止痛，强筋健骨，化裁后善入脉络而祛邪扶正。本案用药之机杼者，视动脉硬化中沉积于血管内壁之斑块、粥样物质为中医之内毒，加升麻合土茯苓外散内渗，升麻善透热解毒，土茯苓下利湿毒；大剂量黄芪甘温益气，入中焦而托毒外出。三者相伍，直指内毒之肯綮而助全方收功。

二、脉疽（动脉硬化性闭塞症）

项某，男，79岁。2017年8月7日初诊。

主诉：右小腿内侧疼痛伴破溃 40 天。现症：双下肢皮色偏暗，右小腿内侧可见 2 处小破溃并开始结痂，色黑暗红，触痛，皮温较低，伴患肢冷痛，双侧足背动脉搏动消失，口干口苦，大便干；舌淡红，苔略黄腻，脉沉细。患者有糖尿病病史 19 年，现血糖控制尚可。

西医诊断：2 型糖尿病；下肢动脉硬化性闭塞症。中医诊断：脉疽，消渴病。辨证为阳毒损络，兼夹血虚寒凝。治以寒温并施，方予四妙勇安汤合当归四逆汤加减。

处方：金银花 15g，当归 10g，玄参 25g，生甘草 10g，桂枝 30g，白芍 30g，细辛 6g（后下），小通草 6g，鸡血藤 30g，败酱草 30g，川牛膝 20g，烫水蛭 5g（后下），醋乳香 10g，生黄芪 30g。14 剂，日 1 剂，水煎，分 2 次服。

2017 年 8 月 21 日二诊：诸症均缓，仍时冷痛，大便不畅，尿量减少；舌淡，苔薄白，脉细。上方加土鳖虫 10g、地龙 15g，均后下，14 剂。

2017 年 9 月 4 日三诊：诸症大缓，下肢仍时有凉痛感，皮温较前转暖。上方去地龙，加附子 10g、干姜 10g，再服 14 剂。

四诊：诸症已平，双侧足背动脉搏动微弱，疮口痂干而合，肿消，触痛亦失。此乃毒尽结痂，嘱患者勿揭而顺其自行脱落。

按：患者就诊时小腿内侧破溃处虽开始结痂，但周边肤色暗红，触痛甚伴局部皮温低及患肢冷痛。外痂内脓即"假性愈合"，是内有浊毒流注，外有寒瘀凝滞，合致脉络痹阻，成寒热错杂之阳毒。故治以化浊清热解毒与温经散寒化瘀并行。方以四妙勇安汤为主，当归四逆汤为辅。以前者加败酱草解毒消痈，共行清热解毒、化浊消瘀之役；后者加干姜、附子兴阳散寒定痛，合奏温经散寒、养血通脉之功。加鸡血藤补血行血，充其脉道；土鳖虫、地龙、水蛭等虫类药以破瘀剔络，使结毒得以消散。

三、脉痹（动脉硬化性闭塞症，下肢静脉炎）

句某，男，46 岁。2017 年 9 月 25 日首诊。

主诉：双下肢沉重、乏力 20 天。患者有下肢静脉炎病史 3 年余。现症：

胫前至足发片状脓肿，皮温尚可，无明显冷痛感，双足背动脉搏动减弱；舌红，苔黄腻，脉沉滑。

西医诊断：下肢动脉硬化性闭塞症，下肢静脉炎。中医诊断：脉痹。辨证：阳毒损络，湿热瘀浊互结。治法：解毒消痈，渗湿化浊。方予四妙勇安汤合甘露消毒丹加减。

处方：金银花25g，当归20g，玄参30g，生甘草10g，茵陈20g，滑石粉20g，关黄柏10g，石菖蒲15g，黄芩15g，连翘20g，土贝母25g，川牛膝20g，木瓜30g，生黄芪30g，败酱草50g，蒲公英50g。14剂，日1剂，水煎，分2次服。

二诊：下肢症状明显好转，脓肿近消，二便畅。上方加车前草30g，继服14剂而安。

按：本案为阳毒浸润蔓延及脉，胫前片状脓肿示其证属湿热毒瘀蕴结损络，治宜湿毒分消。故方合四妙勇安汤与甘露消毒丹，前者清热解毒消痈，后者化浊透热渗湿。方中滑石滑利道窍，使湿热从小便而去；石菖蒲芳香化浊醒脾，助连翘清热解毒消痈，散毒于外；大剂败酱草、蒲公英合川牛膝直捣病巢，消痈散瘀，败毒于内。全方既是清解，亦予邪以出路，冀速溃乃吉。

第十一节　神经系统疾病

一、痿证、虚劳（重症肌无力）

唐某，男，67岁，登记号：4054308。2018年11月29日初诊。

患者于7年前因"眼睑下垂，下肢软弱无力伴抽搐麻木"就诊于天津某大学附属医院，诊断为"重症肌无力"。其间予激素、甲氨蝶呤片治疗（具体不详），眼睑下垂明显改善，但下肢诸症未见缓解，虽多处延医，然病仍不遂。近因病情日甚而经他人介绍来诊。刻诊：患者神倦乏力，下肢萎细软弱，小腿麻木僵硬，夜间动辄抽筋而难安寐，伴脘腹胀满，大便溏；舌暗，苔白浊，脉沉滑。现服甲氨蝶呤片 5mg Bid，既往有类风湿关节炎病史。

西医诊断：重症肌无力。中医诊断：痿证，虚劳。辨证：浊毒阻络，脾虚失养。治法：化浊解毒，扶脾通络。处方以搜风解毒汤、升降散、四神煎化裁。

处方：熟大黄 4g，蝉蜕 6g，片姜黄 15g，炒僵蚕 6g，土茯苓 30g，生黄芪 30g，金银花 6g，麸炒薏苡仁 30g，麸炒枳实 5g，木瓜 30g，白芍 30g，赤芍 20g，甘草片 10g，怀牛膝 20g。7 剂，日 1 剂，水煎，分 2 次服。

2018 年 12 月 6 日二诊：患者自觉体力较前好转，下肢麻木与夜间抽筋亦稍减，腹胀；舌淡略紫，苔白干，脉沉小滑。予前方化裁，黄芪增至 60g，加预知子 20g、姜厚朴 6g，14 剂。

2019 年 1 月 3 日三诊：患者腹胀消，抽筋已明显见轻，小腿麻木间作，大便调；舌紫红，苔白，脉沉细。前方稍作化裁，去蝉蜕、姜厚朴，赤芍减至 20g，怀牛膝增至 30g，加佛手 12g、刺五加 30g，14 剂。

2019 年 1 月 24 日四诊：患者抽筋显著减少，体力大增，近日左腘窝有不适感；舌暗红，苔薄黄，脉沉。患者求试停汤药，改予荣筋片（院内制剂）5 片 Bid。

2019 年 3 月 4 日五诊：患者诸症已明显缓解，抽筋基本消失，时觉乏力，纳可，寐安；舌淡，苔白，脉沉。用药维持同前。

2019 年 10 月 17 日六诊：患者状态佳，精神体力复如常，偶有麻木感，时乏力，脉虚数，舌略暗红、苔白干，脉弦滑。改予补肾抗衰片（院内制剂）5 片 Bid，补肾健脾以固本善后。

患者 2021 年 7 月 16 日前来复诊，中医药治疗后 3 年病情总体稳定，状态尚佳，尤以抽筋未再发作。

按：重症肌无力病因尚不明确，为难治之病，属中医之"痿证、虚劳"范畴。本案久疾消耗及药毒蓄积，中气受损，不能化生气血则四肢肌肉皆无气以生；脾虚不运则湿浊内蕴酿毒并浸淫蚀腐脉络，终致"大筋緛短，小筋弛长"。如此病机，无论是补益脾肾还是滋补肝肾均非所宜，且从辨病而言，其病理为神经肌肉接头的突触后膜乙酰胆碱受体被自身抗体攻击所致，而这些攻击性抗体本身作为毒性因子亦与中医内毒同类，故治当以解毒通络为主，辅以健脾化浊，剿扶兼施。方中以搜风解毒饮清利湿热、化浊解毒，又可剔除络中风毒；升降散升清降浊，消"杂气之流毒"；四神煎解毒活血、通利关节，重用生黄芪扶正托毒；再加自拟之芍甘瓜汤舒筋解痉、益气阴。症兼脘腹胀满乃气机虚滞逆乱，故加预知子、姜厚朴以理气和中，促气血充灌四肢。全方共奏化浊、解毒、润筋、补气之效，用药别出机杼而难病得从毒去解。

二、痹痿相兼（脊髓脱髓鞘病变）

李某，女，63 岁，登记号：2760833。2018 年 11 月 19 日首诊。

主诉：双下肢活动障碍伴疼痛 2 年。患者 2 年前无明显诱因出现下肢疼痛无力，病情呈渐进性发展，疼痛剧烈致双下肢活动障碍。1 年前于天津某大学附属医院住院治疗，诊断为"脊髓脱髓鞘病变"，予甲钴胺片、牛痘疫苗接种家兔炎症皮肤提取物等药物治疗，但病情无明显好转。出院至今口服普瑞巴林胶囊 75mg Bid 疼痛可稍缓，但诉药效过后仍疼痛不止，今由其丈夫用轮椅推来就诊。刻下症：双下肢疼痛剧烈伴麻凉，右侧尤甚，坐位亦疼痛难忍，双下肢无力，活动受限，时有转筋，双手鱼际肌萎缩无力，纳便尚可，睡眠差。患者既往有糖尿病病史 2 年，现皮下注射门冬胰岛素，血糖控制平稳；有抑郁症病史 1 年，现口服神经类药物，病情尚稳定；舌暗红、苔薄白，脉弦滑。

西医诊断：脊髓脱髓鞘病变。中医诊断：痹证，痿证。辨证：阴毒损络。治法：兴阳散寒，解毒通络。主方：乌头桂枝汤合薏苡附子败酱散化裁。

处方：桂枝 20g，白芍 30g，干姜 10g，生甘草 10g，制川乌 7g（先煎），当归 20g，首乌藤 30g，鸡血藤 40g，徐长卿 30g（后下），败酱草 30g，炒薏苡仁 20g，怀牛膝 30g，木瓜 30g，络石藤 30g，酸枣仁 15g，丝瓜络 20g。7 剂，日 1 剂，水煎，分 2 次服。

2018 年 12 月 3 日二诊：前方服用两周，诉疼痛明显缓解，现坐位已无碍，并可下地步行百米，夜能安然入睡，怕冷亦随之缓解；舌质暗，苔薄白，脉弦滑。既效图进，守方续服。

2019年1月7日再诊：患者今日来诊，自行缓步入门诊，体力渐增，精神面貌较佳。续以前方消息之，嘱其谨慎养护，顽症难愈，随发随诊。

按：脊髓脱髓鞘病变是以脊髓髓鞘脱失为病理表现的神经系统疾病，其临床表现存在个体差异，常见肢体感觉、活动异常，如下肢无力或瘫痪，伴疼痛或麻木感等。病因多为基因免疫异常或病毒感染所致，引起各种抗体、免疫因子等毒性因子的病理损害，属中医内毒为患。本案疼痛剧烈、下肢活动障碍伴肌肉萎缩，为中医之"痹痿相兼"，系阳气虚馁，不能充灌四肢，反为寒毒蓄积痹阻之阴毒损络证。治当兴阳散寒、解毒通络，故方以乌头桂枝汤合薏苡附子败酱散化裁，加当归、鸡血藤、首乌藤、络石藤等藤类药入络养血、活血通经；怀牛膝、木瓜壮肾润筋以解其挛转；酸枣仁养血安神以实寐，亦取其味酸入肝缓筋急。其中薏苡附子败酱散笔者常用以治疗内毒为病之各种炎症反应，伍徐长卿、薏苡仁解毒镇痛则疗效显著。此疾痼瘤易复，难以根除且多预后欠佳，然改善症状以提高患者生存质量亦应为中医所谋。

三、中风脉痹（陈旧性脑梗死伴周围神经病变）

尹某，男，61岁，登记号：3299736。2018年5月21日首诊。

主诉：右足疼痛麻凉一月余。患者有脑梗死病史15年，遗留左侧肢体活动欠利，左下肢轻度水肿。1个月前无明显诱因出现右足疼痛伴麻凉，痛位以足跟为主，下床履地疼痛尤甚，夜间疼痛剧烈致难以入睡，诉着凉加重、遇热得缓，遂来余处诊治。查体：双下肢皮温正常，足背动脉搏动微弱，左侧尤甚。饮食可，寐欠佳，二便调；舌质暗、苔白浊，脉弦。

西医诊断：陈旧性脑梗死合并周围神经病变。中医诊断：中风脉痹。辨证：寒凝血瘀，浊毒损络。主方：乌头桂枝汤合黄芪桂枝五物汤化裁。

处方：生黄芪120g，制川乌10g（先煎），桂枝30g，干姜15g，生甘草15g，细辛6g（后下），当归20g，熟地黄40g，鸡血藤60g，宽筋藤30g，醋乳香15g，醋莪术15g，天麻20g，皂角刺15g，怀牛膝40g，烫水蛭10g（后下），炒芥子 15g，刺五加 30g，益母草 50g，冬瓜皮 40g，薏苡仁 50g，败酱草 30g。3 剂，日 1 剂，水煎分 4 次服。

2018 年 5 月 25 日二诊：患者服药 3 天，觉双足渐温，时时发热，疼痛较前减轻。效不更方，原方制川乌增至 30g，煎服法同前。

2018 年 5 月 29 日三诊：前方服用 3 天，足凉感消失，疼痛显著减轻，自诉已去大半，现夜已能寐。既效续进，制川乌增至 45g，煎服法同前。

2018 年 6 月 1 日四诊：前方再服 3 天，疼痛麻木续减，左下肢肿近消。效不更方，制川乌续增至 60g，煎服法同前。

2018 年 6 月 5 日五诊：前方续服 3 天，疼痛基本消失，唯偶感麻木，左下肢肿消。效不更方，递减川乌剂量以巩固疗效。

按：此患中风多年，渐冷痛夜剧，可知病性属寒、瘀、毒混杂，痹阻蚀损为甚；趺阳脉微及中风旧病均示其损在脉络，是阳气虚馁，不充灌四末。故治以"温润通"为法。温，即温经散寒、导阳通脉；"无水则舟不能行"，润，即复其气血以助脏经盈荣；通，即活血通络以行。方中剂量渐增至 60g 之川乌、起始 120g 之生黄芪、40g 之熟地黄，则是"非常之病，须非常之药"。全方药味虽多而能格物，紧扣"温、润、通"之大法，兼以毒攻毒，兴阳气、盈气血而充灌四末，终释其痼恙。

第十二节　血液系统疾病、肿瘤

内伤发热、虚劳（大颗粒淋巴细胞白血病）

文某，女，53 岁，登记号：202203150060。2021 年 5 月 29 日首诊。

患者因出现疲劳和反复发热、盗汗、体重减轻等症状，曾于某综合医院查出贫血、中性粒细胞减少及淋巴细胞增多，转至某血液病医院行全面检查，最终确诊为"大颗粒淋巴细胞白血病"。经免疫抑制等治疗病情好转，现仍服激素中。刻诊：患者形体瘦弱，诉极度虚弱，心难受，时时低热伴微恶风，自汗盗汗，面晦无华，纳呆便溏，足跟痛，情绪低落；舌质嫩，色暗青，苔薄黄微浊，脉软无力。复查血常规：WBC 2.58×10^9/L，RBC 2.80×10^{12}/L，Hb 89g/L，淋巴细胞百分比65.8%。自诉肝功能转氨酶亦略升高（具体值不详）。

西医诊断：大颗粒淋巴细胞白血病。中医诊断：内伤发热，虚劳。证属土败金伤，虚阳不升，兼浊淤酿毒。治应急升阳益胃，健脾化浊。方以升阳益胃汤化裁。

处方：黄芪30g，太子参20g，知母20g，独活15g，白芍20g，陈皮15g，泽泻15g，炒白术20g，柴胡15g，浮小麦50g，炒僵蚕10g，姜半夏10g，防风15g，羌活10g，茯神30g，仙鹤草20g。14剂，水煎日2次分服。

2021年6月12日二诊：诉药后体力有增，低热亦减，面暗略转淡，颧部微红，口干，大便黏滞；舌暗红少津，苔薄微黄，脉细略数。阳气得升而阴火未尽，所伤阴津难以速回，化裁用甘露饮。

处方：熟地黄20g，生地黄20g，茵陈25g，炒栀子10g，石斛20g，麦冬15g，生石膏50g，酒黄精20g，黄芩15g，蜜枇杷叶15g，炙甘草10g，天冬15g，太子参25g，丹参25g。14剂。

后以此两方交替化裁治疗半年有余，以渐促气复津回，阴火降而清阳升。虽用药偶有间断且渐减激素，然病情一直较平稳。

2022年3月15日再诊：体力如常，时有胸闷胁胀，局部皮肤出现少量暗红疹；舌淡散布点状青斑，苔略浊，脉沉。复查血常规：WBC 3.95×10^9/L，RBC 3.70×10^{12}/L，Hb 112g/L，淋巴细胞百分比46.7%。肝功能转正常。既然生生之气已能承药疾之争，则可事尽剿血络深痼之毒。

处方：黄芪30g，升麻10g，知母20g，蝉蜕6g，熟大黄5g，功劳叶15g，丹参30g，五加皮20g，柴胡15g，桔梗15g，炒僵蚕10g，姜黄20g，桂枝20g，天花粉30g，紫苏梗15g，北沙参20g。14剂。

2022年4月5日复诊：复查血常规：WBC 4.37×10^9/L，RBC 4.28×10^{12}/L，Hb 143g/L，淋巴细胞百分比35.3%。完全恢复正常，已自行停用激素且生活如常。

按："大颗粒淋巴细胞白血病"于 1985 年由 WHO 首次命名，确定为一种罕见的细胞毒性 T 淋巴细胞（CTL）和自然杀伤（NK）细胞的克隆性增生性癌症。其病理变化中被激活后异常克隆性扩增并抵抗灭活的大颗粒淋巴细胞，及其所造成的血液系统淋巴细胞增多、中性粒细胞减少、贫血、脾肿大及损伤骨髓等自身免疫性损害，与中医内毒病脉络期机制类同。既有内毒，当祛之无疑，然始诊时患者已病耗、药伤至损，蚀血腐络致劳，此时若行苦寒祛毒，则元气亦随之陷竭，故治当先固本而益其气血，元气得血载养，方能修其毒损、复其气化而托毒外出。故首诊以东垣之升阳益胃汤扶土升阳，俾土厚则火自敛，只加仙鹤草伍黄芪益气托毒、僵蚕剔络排毒而不伤正。二诊气复阳升，然阴火未息则津血难回，故更方以甘露饮润燥化浊兼降阴火，使气有所附而促生津血。如此调复半年有余，虽淋巴细胞尚高，但贫血得恢复，生生之气已能与血分伏毒一战。故组方予升降散调理三焦，升阳中之清阳、降阴中之浊阴，祛内闭于血络之流毒；升陷汤益气托毒于外，防其内陷；加丹参凉血化瘀，桂枝调和营卫，沙参益阴等。合方则各尽其能事。前后治疗近年，现状态良好。

第十三节　皮肤病

一、丹毒二则

案一：流火（急性网状淋巴管炎）

杨某，女，54 岁，登记号：3413709。2018 年 5 月 10 日首诊。

患者 1 年来双下肢胫骨内侧反复发作丹毒，发时双侧或单侧皮下红肿热痛，几近每月发作，病发时于当地诊所静脉输注抗生素可缓解，1 年来时起时愈，反反复复，极为所苦。患者素体尚健，既往有腰椎间盘突出病史，时有腰腿重痛，每发丹毒则甚。刻诊：双下肢内侧胫骨缘处肌肤红肿成片且皮温高，伴腰膝诸节疼痛，局部见紫暗之色素沉着，大便黏腻不爽；舌暗红、苔厚浊，脉弦滑。

西医诊断：急性网状淋巴管炎。中医诊断：流火。辨证：湿热蕴毒，瘀血阻络。治法：除湿解毒利关节，兼活血化瘀止痛。主方：当归拈痛汤化裁。

处方：当归 12g，羌活 15g，忍冬藤 30g，大血藤 30g，猪苓 20g，泽泻 15g，茵陈 20g，黄芩 15g，粉葛 15g，炒苍术 15g，炒白术 15g，苦参 15g，知母 20g，生甘草 10g，醋乳香 10g，醋三棱 30g。14 剂，日 1 剂，水煎，分 2 次服。

2018 年 5 月 24 日二诊：前方服用两周，患处红肿疼痛已经消失，唯腰腿疼痛时作。既效图进，原方化裁，加槲寄生 30g，14 剂。

2018 年 6 月 7 日三诊：上方续服两周，丹毒已失，未有复发，概已告愈。改弦更张，治转以腰腿为主，改用川芎肉桂汤化裁，并观其远效。

案二：丹毒（下肢静脉炎，急性网状淋巴管炎）

周某，男，46 岁，登记号：3441675。2017 年 9 月 25 日初诊。

主诉：右股骨内侧红肿热痛 2 周。患者有糖尿病病史 10 年，现皮下注射甘精胰岛素，血糖控制尚可，FBG 7mmol/L 左右。患者半月前外感发热后，无明显诱因出现右股骨内侧红肿微痛，伴瘙痒，查体可见股内侧一巴掌大小红肿，皮温稍高，双侧胫踝微肿，查足背动脉搏动减弱。大便黏滞，小便多泡沫；舌淡红、苔黄浊厚，脉弦滑。

西医诊断：下肢静脉炎，急性网状淋巴管炎。中医诊断：丹毒。辨证：浊热内蕴，阳毒损络。治法：化浊清热解毒。主方：甘露消毒丹合四妙勇安汤化裁。

处方：茵陈 20g，滑石粉 20g，关黄柏 10g，石菖蒲 15g，黄芩 15g，连翘 20g，土贝母 25g，金银花 25g，当归 20g，玄参 30g，生甘草 10g，川牛膝 20g，木瓜 30g，生黄芪 30g，败酱草 50g，蒲公英 50g。14 剂，日 1 剂，水煎，分 2 次服。

2017 年 10 月 9 日二诊：前方服用半月，下肢症状明显好转，局部红肿已消大半，瘙痒亦缓。效不更法，原方化裁，加车前子 30g（包煎），14 剂。

2017 年 10 月 23 日三诊：前方续服两周，肿、痛、瘙痒基本消失，舌苔亦较前薄淡。效不更方以巩固疗效，原方 14 剂，嘱药毕可停服继观。

按：丹毒是皮肤和黏膜网状淋巴管路的急性炎症，常为 A 组 β 溶血性链球菌感染所引起，中医学将下肢丹毒亦称为"流火"，乃火毒流注之意。既为火毒之病，泻火解毒当尽其能事。

案一因火毒流注致湿毒相搏于腰膝诸节络，故方用当归拈痛汤化裁，清解湿毒，上下分消，宣通经脉诸节，再加忍冬藤、大血藤、乳香、三棱以解毒活血、通络止痛而安。

案二症见大腿内侧红肿热痛，为热毒之象，然痛微、瘙痒伴舌苔浊厚、大便黏滞均提示浊淤湿滞。患者既往有消渴病多年，所酿内毒与湿浊相搏，灼损脉络而发此病。证属阳毒损络，然湿浊尤甚是其病机特点，故以甘露消毒丹化浊除湿、清热解毒为主；四妙勇安汤解毒护阴血，后世医家多用此方治疗臁疮。两方合用，共奏化浊除湿、清热解毒之效。此虽病同而方不同，效呈异曲同工之妙。

二、臁疮（下肢血管病变伴坏疽）

靳某，男，79 岁，登记号：3359894。2017 年 8 月 7 日首诊。

主诉：双下肢疼痛麻凉半年，右胫骨内侧髁上破溃 40 余天。患者有糖尿病病史 20 年，现口服降糖药物治疗，血糖控制不稳。半年前无明显诱因出现双侧下肢疼痛发凉，痛甚则夜不能寐。约 40 天前右胫骨内侧髁上部位出现破溃而就诊于社区医院，予对症清创处理，但创面久不愈合。查体可见右下肢皮色晦暗，踝上以纱布包扎，解开包扎物可见胫骨内侧直径 3cm×2cm 破溃创面两处，边缘略暗红，伴少量渗出物，足背动脉搏动减弱。诉口苦，纳尚可，大便偏干；舌暗红、苔浊腻，脉沉小滑。当下调整降糖药后血糖控制尚可。

西医诊断：糖尿病，下肢血管病变伴坏疽？中医诊断：消渴病臁疮。辨证：寒凝血瘀，阴毒损络。治法：温经散寒，解毒通络。主方：当归四逆汤合四妙勇安汤化裁。

处方：桂枝 30g，白芍 30g，细辛 6g，小通草 6g，鸡血藤 30g，玄参 15g，

金银花 15g，当归 10g，生甘草 10g，败酱草 30g，川牛膝 20g，烫水蛭 5g（后下），醋乳香 10g，生黄芪 30g。14 剂，日 1 剂，水煎，分 2 次服。

2017 年 9 月 11 日二诊：前方有效而自行续服一月余，双下肢疼痛麻凉明显缓解，夜可安卧，右侧内踝上破溃处已结痂；舌质暗、苔转淡，脉沉紧。既效图进，原方化裁，加黑顺片 10g、土鳖虫 10g、地龙 15g，兴阳以增通络之力，14 剂。

2017 年 9 月 25 日三诊：前方续服两周，下肢疼痛若失，唯偶觉发凉，破溃处结痂已趋痊愈。原方化裁以固之，前方去地龙，加干姜 10g，再强温经复阳之力。

按：此案为阴毒损络之典型病例，从发病部位归属中医"臁疮"范畴。患者消渴病久二十余载，阳气日虚而行涩，营血瘀滞脉络，致局部郁热成毒，然其整体又阳虚寒凝血瘀，故脉沉而小滑。治以整体温经散寒与局部清热解毒法并施，方以当归四逆散加附子散寒通脉，振奋体阳；四妙勇安汤配败酱草解毒排脓，直捣病所。合方亦涵"薏苡附子败酱散"兴阳解毒之意，再入牛膝引达病灶，烫水蛭、地龙、土鳖虫搜剔伏络之瘀毒，增黄芪以助行气血、托毒生肌。全方寒温并用而以兴阳为主，是师仲景重阳气之法而克难病。

三、蛇串疮（带状疱疹后遗神经疼痛）

李某，女，61 岁，登记号：3182785。2019 年 12 月 5 日首诊。

患者近发带状疱疹，经治好转，唯左胸胁仍疼痛间作，夜间尤甚，难眠并伴心慌心悸而不知所主；舌暗，苔黄腻，脉弦。

西医诊断：带状疱疹后遗神经痛。中医诊断：蛇串疮，怔忡。证属肝经湿热，瘀毒扰心。方用龙胆泻肝汤合瓜蒌甘红汤化裁。

处方：天花粉 30g，甘草片 10g，红花 10g，龙胆 12g，黄芩片 15g，炒栀子 10g，小通草 10g，泽泻 20g，盐车前子 15g（包煎），北柴胡 15g，当归 15g，生地黄 20g，醋延胡索 30g，茜草 10g。14 剂，日 1 剂，水煎，分 2 次服。

2019 年 12 月 30 日复诊，诸症趋平，疼痛消失，心悸时作，尿不净；舌暗、苔白，脉浮小滑。前方加地锦草 30g，14 剂。

再诊诸症皆通。

按： 此患"蛇串疮"愈后遗痛并心悸，舌苔黄腻，脉弦，属余邪作祟无疑，乃肝经湿热蕴毒，瘀阻脉络扰心所致。故治先以清肝泻火、解毒通络为大法，选方以龙胆泻肝汤合孙一奎之瓜蒌甘红汤化裁，前者清泻肝胆湿热，后者以天花粉清热解毒；红花活血通络；甘草清解缓急，伍延胡索以增活血止痛之力；茜草凉血化瘀，尤以善入肝经、肌腠为其之长，可增靶向之功。二诊仍时心悸，此余毒未尽扰心，再增一味地锦草与生甘草为伍，生甘草解毒而长于缓心之急，地锦草则善入血分而专定毒热扰心之悸，合则解毒化瘀、清心定惊而愈。

四、痰核疖肿

邓某，女，28 岁。2012 年 7 月 18 日首诊。

患者面部痤疮半年余，其间以中西药（药名不详）内服、外涂治疗小效，但反复发作，近来出现局部硬结成疖块。刻诊：面部痤疮暗红，局部硬结呈蚕豆大小疖块，下颌多发，虽微痒无痛，却视之骇人。素有痛经，白带量多而月经量少，四末不温，冬季尤甚，大便时溏，每天 2～3 次；舌淡暗、苔薄白，脉沉细。证属阴毒痰核凝络，治以温阳解毒、化痰通络，用阳和汤化裁。

处方：麻黄、白芥子、丹参各 15g，制何首乌、熟地黄、蒲公英各 30g，白芷、白鲜皮、生甘草、炮姜各 10g，鹿角霜、连翘、葛根、桂枝各 20g，肉桂 6g。7 剂，日 1 剂，水煎，分 2 次服。

2012 年 7 月 25 日二诊：硬结变软，痤疮色泽亦较前转淡，瘙痒感明显减轻，未见新发痤疮，白带量减少，大便每天 1～2 次，成形，自诉月经将至。症状好转，证药相符，此时增佐益气活血调经之品，化瘀通络并借行经促除旧生新。故原方减制何首乌、白鲜皮、生甘草，加益母草 20g，牡丹皮、川芎各 15g，7 剂。

2012 年 8 月 2 日三诊：自诉 7 月 29 日月经来潮，经前未现之前小腹冷痛及腰部坠痛感，月经量及颜色基本正常，四末渐温。面部硬结变小而软，痤疮减少大半，但遗留痘痕，大便日 1 行。考虑患者阳气渐复，脉络转畅，痰核随减。故原方减炮姜、连翘、川芎，加生黄芪 25g，白蔹 20g，白芷、白及、白薇各 10g，以消除痘痕，14 剂。

后以上方加减治疗月余，痤疮全部消失，痘痕亦消退。随访半年较为稳定。

按：痤疮病机多热毒，虽及肺胃者恒多，亦可见脾虚、阳虚为主者，故临证不可拘于一端。本案痤疮色暗成疖块，是内有痰毒凝络，又兼阳虚新血不生，肌肤失养，荣卫行涩凝络使然。阳和汤，原本即温阳与养血兼融之经方，与制何首乌、蒲公英、连翘、葛根等清热解毒益精之品为伍亦不相悖，与化瘀散结相辅相成。遗留痘痕者多络虚毒恋，故加黄芪、白蔹、白芷、白及、白薇补虚凉血透毒，全程遣药贯以"缓中补虚"，效若桴鼓亦于情理之中。

第十四节　妇科疾病

癥瘕（多囊卵巢综合征）

齐某，女，38 岁。2016 年 4 月 26 日首诊。

患者因近日查体发现"多囊卵巢综合征"而来就诊。刻诊：形体偏胖，多毛，面部皮肤粗糙，伴散在痤疮和色斑，头身困重，大便黏滞；舌暗红，苔白腻，脉沉小滑。近年来月经每每延后十余日，量少色黯，常有小血块。实验室检查：餐后 120 分钟胰岛素水平 257uU/mL。女性性激素检查：卵泡刺激素（FSH）6.82IU/L，促黄体生成素（LH）22.21IU/L，两者均明显升高；PRL 23.01ng/L；E_2 64.12ng/L；睾酮（T）2.87μg/L；LH/FSH 比值＞ 3；妇科彩超提示"双侧卵巢多囊改变，体积增大，子宫内膜 4mm"。

西医诊断：多囊卵巢综合征。中医诊断：癥瘕，月经延后。辨证：浊毒内蕴，瘀结脉络。治法：化浊解毒，祛瘀散结。选方先以化浊解毒饮化裁。

处方：黄连 15g，佩兰 20g，酒大黄 5g，黄芩 15g，柴胡 15g，枳壳 20g，半夏 15g，赤芍 20g，干姜 7g，僵蚕 10g（后下），姜黄 15g，蝉蜕 6g（后下），丹参 30g。14 剂，日 1 剂，水煎，分 2 次服。

2016 年 5 月 10 日二诊：头身困重感明显缓解，痤疮亦明显减少，便滞转畅；舌苔腻减，脉沉略细。效不更法，续予前方化裁。

2016 年 5 月 24 日三诊：面部皮肤粗糙略有改善，散在痤疮亦近消。复查餐后 120 分钟胰岛素水平明显下降至 89uU/mL。浊毒已去大半，可事攻其瘀结囊肿，予桂枝茯苓丸合升降散加减。

处方：桂枝 20g，茯苓 20g，牡丹皮 15g，桃仁 20g，赤芍 25g，夏枯草 30g，黄芩 15g，柴胡 15g，枳实 10g，法半夏 15g，僵蚕 10g（后下），姜黄 15g，蝉蜕 6g（后下），丹参 30g。14 剂。

2016 年 6 月 16 日四诊：上方调服月余，诉近日月事来潮已复如常，经量尚可，诸症近消，面部皮肤亦有转细腻之势。月事来潮第 3 天复查女性性激素水平均明显好转，LH/FSH 比值已正常，妇科彩超见囊肿数量及体积亦出现转好之变。

续调以扶正祛邪，药用以前方去大黄、桃仁、半夏、枳实，加当归 20g、白芍 25g、炙黄芪 25g、葛根 15g，14 剂，养血升清固其效而善其后。

按：多囊卵巢综合征为妇女常见的内分泌疾病，其病因病机尚未明确，一般认为与下丘脑－垂体－性腺轴功能异常、遗传和代谢紊乱等因素有关，主要病理生理改变为胰岛素抵抗。从其血中过度分泌的胰岛素、LH、雄性激素等引起的肥胖、痤疮、多毛等症状分析，这些毒性因子的作用即类似中医之浊毒，而其导致毒瘀互结之囊肿等则更属内毒瘀结脉络无疑。故辨治先以化浊解毒饮祛除蕴积血分之浊毒，清升浊降则高胰岛素、LH/FSH 等病理指标复常；继以桂枝茯苓丸合升降散化裁，加夏枯草散郁结且擅清内分泌之毒，则功更专于通络消癥、祛秽解毒而有所获。

第十五节　疑难杂病

一、小儿目珠痛

王某，男，10 岁，天津人。2017 年 10 月 31 日首诊。

患童时有目珠疼痛多年，近期症状加重，发作时常因疼痛剧烈而难以正常在校学习，故每周须在上课中途让家长接回家 3～4 次。曾多处就医，皆未名其理，其父母极为所苦，遂特携子来求治。患童年幼罹苦，问疾寡言，遂主为其母代诉。除阵发目珠疼痛、偶有恶热之外，无其他不适，亦无眼球外突等异症；舌红少苔，脉弦细。患童 3 个月前于天津某大学附属医院诊断为"毒性弥漫性甲状腺肿（Graves 病）"，现口服甲巯咪唑片 5mg Bid，左甲状腺素钠片 12.5μg Qd，复查甲功示正常，病情控制较为平稳。施以一贯煎化裁。

处方：北沙参 15g，麦冬 15g，生地黄 20g，枸杞子 15g，当归 15g，川楝子 4g，菊花 15g，盐蒺藜 15g，密蒙花 10g，夏枯草 20g，茺蔚子 20g，川芎 12g，薏苡仁 20g。14 剂，日 1 剂，水煎，分 2 次服。

2017 年 11 月 14 日二诊：患童母亲诉近半月疼痛次数明显减少，1 周来仅接回患童一次，但患童仍自诉时发疼痛；舌红少苔，脉弦细。效不更方。

处方：北沙参 15g，麦冬 15g，生地黄 20g，枸杞子 15g，当归 15g，川楝子 4g，菊花 15g，盐蒺藜 15g，密蒙花 10g，夏枯草 20g，茺蔚子 20g，川芎 12g，薏苡仁 20g。14 剂，日 1 剂。

2017 年 11 月 28 日三诊：患童母亲诉症状大减，药后未再因病发而上学过程中接回家，虽患儿仍诉目珠时有疼痛发作，其亦觉较前明显缓解；舌红少苔，脉弦细。效不更方，14 剂。

2017 年 12 月 12 日四诊：患童自诉目珠疼痛已消失未作，唯上课注意力不能集中，多小动作；舌红少苔，脉弦细。遂于原方基础上稍佐重镇之品。

处方：北沙参 15g，麦冬 15g，生地黄 20g，枸杞子 15g，当归 15g，珍珠母 25g（先煎），天竺黄 10g，盐蒺藜 15g，密蒙花 10g，夏枯草 20g，茺蔚子 20g，川芎 12g，薏苡仁 20g，延胡索 15g。14 剂。

随访：患童目痛未再发作，遂告痊愈。

按：Graves 病属中医之瘿病范畴，然患童在该病确诊前即有目痛症，病后有加，病缓仍痛，知其病非一朝一夕之变，乃旧病新疾合积为热毒，炎损及目。《灵枢·经脉》谓："肝足厥阴之脉……连目系"，十二经脉中唯肝经以本经直接上连目系，当治从肝无疑，故以一贯煎化裁，调方滋水润金以涵木制火，使肝体得养；佐一味川楝子理气，疏补结合，滋而不滞，使肝系得疏；加蒺藜、蒙花、夏枯草之属，疏风清热，凉肝明目。夏枯草自古即有疗"目珠夜痛"之功，而合茺蔚子、菊花、薏苡仁、天竺黄则能清解目中热毒，尤以茺蔚子功擅入目化瘀毒；天竺黄《玉楸药解》谓其"清热解毒"而凉心定惊。全方以川芎为引入脑上目，亦解久病入络之瘀。

少儿目珠痛症临床鲜矣，又为稚阳稚阴之体，药用过偏则伤而难复，故辨病辨证须思维缜密。诚然，虽前贤有谓"不通则痛"，但如张山雷《中风斠诠》注解一贯煎谓"芳香气药，可以助运行，而不能滋血液，且香者必燥，燥更伤阴，频频投之……舌红光燥，则行气诸物且同鸩毒。"此案虽痛剧，却是不荣之痛，兼伏瘀毒，治当主润而戒温燥，故以养肝益阴为基、清解瘀毒为辅而疴恙得祛。

二、毒结目络（复视）

田某，男，60 岁，登记号：0004453983。2020 年 5 月 4 日初诊。

患者近日出现复视，尤以久视静物时更著，甚时可现三层影像，不得不闭目以避晕眩。伴午后时发头晕、右侧头痛，大便偏干，诉已不能自行驾驶汽车。患者既往有冠心病及施心脏支架术史，糖尿病多年，现血糖控制尚可。刻诊：患者神倦目微阖，神清，语利；舌略紫暗，苔白浊，脉沉细。此病本在脑脉，病位于目络，治以通脑脉之滞，散目络之结。方以军荔汤（自拟方）化裁。

处方：熟地黄 20g，荔枝核 15g，生地黄 20g，威灵仙 15g，盐蒺藜 20g，夏枯草 20g，连翘 20g，炒芜蔚子 25g，菊花 15g，牡丹皮 20g，知母 15g，天花粉 30g，麸炒苍术 12g，薏苡仁 30g，川芎 15g，菟丝子 20g。14 剂，日 1 剂，水煎，分 2 次服。

2020 年 5 月 28 日二诊：药后头痛显著减轻，仍视物出现重影，大便可；舌淡，苔白略紫，脉沉小弦。5 月 6 日于天津市脑病医院神经内科查颅脑 MR 回报：垂体异常信号，比较 2019 年 9 月颅脑 MR 可见垂体增大；我院眼科查 PE：VOD 0.4，VOS 0.4，眼压正常且双眼左右转动未受限，左眶上较轻微受限，经西医对症治疗仍无改善。中药予前方化裁，以加强解毒散结之力。

处方：水牛角 20g（先煎），玄参 20g，熟地黄 20g，荔枝核 10g，生地黄 20g，盐蒺藜 20g，夏枯草 20g，连翘 20g，炒芜蔚子 25g，菊花 15g，牡丹皮 20g，天花粉 30g，麸炒苍术 12g，薏苡仁 30g，川芎 15g，菟丝子 20g。14 剂。

2020 年 6 月 11 日三诊：前症明显缓解，目视重影显著减轻，可视久而不甚晕；舌淡，苔白，脉沉小弦。治以前方加盐沙苑子 20g 益精明目，14 剂。

2020 年 6 月 25 日四诊：诸症均消，生活复常，已能自行驾驶汽车；舌淡略紫，苔白，脉沉细。以杞菊地黄丸化裁扶正善后。

处方：枸杞子 15g，菊花 15g，熟地黄 20g，酒萸肉 20g，山药片 20g，牡丹皮 20g，茯苓 20g，泽泻 15g，生地黄 20g，盐蒺藜 20g，天麻 15g，酒女贞子 25g，菟丝子 20g，川芎 12g。14 剂。

按：复视又称重影，甚者视野出现多层影像。复视原因较多，西医认为脑神经病变或病损视神经等均可引发。本患有垂体增大、长期罹患糖尿病并伴头痛，虽诊断不甚明确，但应与眼球运动神经损伤有关。中医对本病之认识如许叔微于《普济本事方》所述："邪中于睛，所中者不相比，则睛散，睛散则歧，故见两物也，令驱风药入脑得愈。"即指病位在脑，病因多风邪为患。本案之风非外风而为阴血虚所生之内风，更有浊瘀毒互结，故方选自拟之军荔汤化裁以化浊解毒、养阴清热、散结通络。方中尤以大黄清热逐瘀，泄下浊毒；夏枯草清肝泻火毒而明目退翳；菊花引连翘、玄参、天花粉等直达目络清热毒；芜蔚子擅祛目中瘀毒。风息毒解则目睛"相比"而明。四诊时患者已近告愈，故续以滋养肝肾以复其本。

三、左颊漫肿

窦某，男，53 岁，登记号：3071720。2020 年 4 月 30 日首诊。

患者因左颊部胀硬变厚 6 年就诊。自诉近 6 年来渐现左颊部胀硬，以腮及颧部为主，无红肿热痛，但有瘙痒或鼻眼亦痒感，甚则全身随之而痒，烦躁不宁。先前服抗过敏药能小效，继则无效，甚至服抗抑郁药，致肝酶 ALT 略升高，余项尚正常。遍诊各大医院无法诊断，或考虑为内分泌失调、代谢紊乱、免疫功能紊乱等，均予以对症处理，然多法迭进却了无小效，此番经一西医专家介绍而专程求诊。刻诊：近觉厚胀异样感有加重，难以名状却痛苦难耐。可见左颊部弥漫肿厚，边界不清，皮色呈暗褐色，无破溃渗出，触之皮温如常但质粗硬，可见 2～3 个小白色尖疹，患侧已经明显高于健侧，表情疲惫沮丧；舌红，苔微黄腻，脉小滑。

西医诊断尚不明。中医诊断：左颊漫肿？辨证：属湿毒相搏，外有湿郁孙络，内有热毒蕴结。处方：薏苡竹叶散化裁。

处方：黄芩片 15g，淡竹叶 10g，甘草片 15g，白豆蔻 10g，蓼大青叶 25g，白花蛇舌草 30g，薏苡仁 40g，白鲜皮 15g，炒芥子 10g，桂枝 15g，蜈蚣 2 条（后下），蝉蜕 7g（后下），粉葛 15g，防风 15g，连翘 15g，川芎 15g。14 剂，日 1 剂，水煎，分 2 次服。

2020 年 5 月 7 日二诊：局部厚胀及瘙痒感均有所缓，原身体其他部位之痒亦随之大减，患处皮肌紧硬感略有松解，表情已经有活力。始得小缓，尚难谓效，原方续进。

2020 年 5 月 21 日三诊：诉因近日花粉过敏而反复，眼鼻痒且泪涕多，程度虽未及药前，然病久毒根之深可知。前方化裁，加外用药以内外合治，外治以浣毒散（自拟方）。

处方：苍耳子 30g，蛇床子 30g，苦参 30g。水煎外洗敷患处。

2020年6月25日四诊：前症明显减轻，尤以局部瘙痒感几近消退，左侧颊部厚度亦现变薄之势，唯皮肤仍有少量小细疹，时微恶风。既效图进，用药同前。

2020年7月9日五诊：左侧颜面异样感明显缓解，唯颜色尚暗伴痒。目视测左右对称度，患侧仍稍显厚，但面积续减。自诉原每至夏季腰部、腋周的皮疹瘙痒亦未再发。处方以和阳败毒饮（自拟方）加消瘰丸化裁。

处方：熟地黄30g，鹿角霜20g，姜炭10g，肉桂6g，蜜麻黄6g，炒芥子15g，生甘草6g，玄参25g，浙贝母15g，牡蛎25g（先煎），蜈蚣2条（后下），土鳖虫7g（后下），川芎15g，土贝母30g，白鲜皮15g，桔梗15g，皂角刺15g。14剂。

此后未再就诊，故未知其恙之变，是为憾事。

按：此案之难在于其积湿结毒而硬胀皮厚，治宜湿毒两分，不然恒难获效。故先取辛凉淡渗法，祛湿为主，兼以解毒。首以薏苡竹叶散化裁，藉辛凉散其外郁之热，淡渗利其内蓄之湿；加大青叶、白花蛇舌草、白鲜皮燥其湿毒；久病入络必生瘀毒，加蜈蚣、蝉蜕解毒散结；葛根上行解肌表阳明。二、三诊小效，然仍易于物过敏而复，此内外合毒，故加浣毒散洗敷以外散在表之毒，辅助内治。至五诊时诸症大缓，然湿为阴邪，易伤阳气，患处仍色暗皮厚兼微恶风，即湿积虽溃，阳亦涣散，失振奋而结毒难消。治须温阳补血，阳胜湿化则毒解结散。故取和阳败毒饮加消瘰丸化裁，兴阳通滞，解毒散结，桔梗引药上行。然此病至末诊亦未尽解，足示"毒根深藏"之意矣。

四、痰癖（炎性结节）

李某，女，61岁，登记号：0002752830。2020年4月7日初诊。

患者半年前因大腿及跟腱处发硬性结节伴疼痛而多处就诊，诊断为炎性结节，虽经抗炎及中药治疗仍未得消。近日因肾病旧疾加重而住院治疗，出院时Cr 128μmol/L（44～97），但大腿及跟腱处硬性结节伴筋痛症状仍无明显缓解，平素小腿湿疹时发，后背痛时作。刻诊：右侧大腿正、侧位数处可触及小枣状硬块，跟腱外侧者略小，虽时作痛，但无红肿热症，口苦痰多；舌红，苔微黄，脉沉小滑。前诸医之治已祛痰、活血、散结诸法迭施，均迄无小效，是囿辨治于常法。本病当辨痰癖，因痰瘀积久成毒伤阴为其难效之症结所在，故处方以虎潜丸合四妙勇安汤化裁。

处方：当归 15g，怀牛膝 20g，锁阳 15g，干姜 10g，知母 20g，白芍 30g，关黄柏 6g，熟地黄 20g，连翘 20g，玄参 25g，甘草片 10g，麸炒薏苡仁 30g，法半夏 12g，醋龟板 12g（先煎）。14 剂，日 1 剂，水煎，分 2 次服。

2020 年 5 月 28 日二诊：药后大腿及跟腱处硬结体积明显减小，后背痛亦减。Cr 复常；舌淡，苔白，脉细。既效图进，前方化裁。

处方：当归 15g，牛膝 20g，锁阳 15g，干姜 10g，知母 20g，白芍 30g，关黄柏 6g，熟地黄 20g，连翘 20g，玄参 25g，甘草片 10g，麸炒薏苡仁 30g，法半夏 12g，桂枝 15g，佩兰 15g，醋龟板 10g（先煎）。14 剂。

末诊：硬性结节均已消失，小腿湿疹亦净，告愈。

按：本案病及脉络无疑，其硬节虽无红肿，但时有疼痛，可知其非鼠瘘、痰核。此为《诸病源候论》中谓之"痰又停聚，流移于胁肋之间，有时而痛，即谓之痰癖。"此患在腿而非胁，只是病位之异。其病机主久病及肾，内有肾衰之溺毒，外有痰湿瘀毒。而现时痛缘于结节炎症复发，亦是内毒矣。而前医攻之未效，一者该患年老病久，因虚致实，只攻其邪，"虚虚"而复生邪；二者痰湿积久化毒，只攻痰湿瘀邪而未解附生之毒，是邪未尽剿。故治以补益肝肾，强筋健骨，解毒散结。方选丹溪虎潜丸补益肝肾、滋阴降火、强壮筋骨，合用四妙勇安汤清热解毒散结、行血止痛；以连翘易金银花，取其清热解毒又助玄参、龟板散结之功；加麸炒薏苡仁健运中焦，助半夏燥湿化痰，又防苦寒碍胃。二诊患者诸症显著减轻，指标亦复常，故守方续进，加桂枝调和营卫、化气通络，佩兰化湿醒脾而善后。精血复充毒自去，痰祛湿化瘀自散，亦是"气化则毒解"之理矣。

五、肌痹（高血压，肾萎缩，双侧基底节区腔隙性梗死，冠心病）

周某，女，65 岁，登记号：0002543880。2019 年 3 月 7 日首诊。

患者近来觉周身疼痛伴紧束感尤甚，头重口苦。患者有高血压病史 30 余年，近来收缩压最高可达 180mmHg，经用厄贝沙坦氢氯噻嗪片 162.5mg Qd，血压控制在 150/90mmHg 左右。既往有肾萎缩、腔隙性脑梗死（双侧基底节多发）；冠心病 3 年，且因心脏不适，曾于沧州某医院住院治疗，心脏彩超示：左心室增大、右心房血液倒流。2018 年 11 月 13 日于天津市滨海新区大港医院查颅脑 CT 示：①双侧基底节区腔隙性梗死伴多发软化灶。②脑白质稀疏。③脑萎缩。2018 年 11 月 14 日查血脂四项：总胆固醇 6.46mmol/L，甘油三酯 2.06mmol/L，高密度脂蛋白胆固醇 1.21mmol/L，低密度脂蛋白胆固醇 4.32mmol/L。舌淡边有齿痕、苔白浊，脉沉小弦滑。

西医诊断：皮肌炎？中医诊断：痹病（肌痹）。辨证：风湿外束肌表，湿毒内损脑络。治法：祛湿解毒，疏风止痛。处方：当归拈痛汤合独活寄生汤加减。

处方：当归 15g，羌活 15g，片姜黄 20g，升麻 10g，猪苓 20g，徐长卿 30g（后下），茵陈 20g，黄芩 15g，粉葛 35g，炒苍术 15g，炒白术 15g，苦参 10g，知母 20g，甘草 10g，刺五加 30g，川芎 15g。14 剂，日 1 剂，水煎，分 2 次服。

2019 年 3 月 21 日二诊：全身紧束感明显缓解，其余诸症亦有所减。现寐欠安，梦多，晨起心悸，口干口苦；舌淡、苔薄白，脉沉。予原方化裁。

处方：当归 15g，羌活 15g，片姜黄 20g，桂枝 20g，猪苓 15g，徐长卿 30g（后下），茵陈 20g，黄芩 15g，粉葛 35g，炒苍术 15g，炒白术 15g，土茯苓 30g，知母 20g，甘草 10g，刺五加 30g，川芎 15g。14 剂。

2019 年 4 月 4 日三诊：诉因日前轻度感冒而出现口苦干涩，夜甚，时诸节僵疼，血压升高，服厄贝沙坦片 0.15g Bid；舌淡，苔薄微黄润，脉小弦。以桂枝芍药知母汤化裁。

处方：桂枝 20g，白芍 30g，知母 20g，炙麻黄 10g，羌活 15g，地骨皮 20g，炒白术 20g，干姜 10g，徐长卿 30g（后下），地锦草 30g，土茯苓 50g，独活 50g，丹参 30g，玄参 20g，苏木 20g。14 剂。

2019 年 4 月 18 日四诊：诸症明显缓解，舌淡，苔白腻浊。续前方化裁，以资巩固。

按：本案之周身紧束痛感系中风后遗症等多病所致，从中医病机而论则主其素有内风，又感外湿相激，内外合毒而滞经络、遏肌表，则周身疼痛伴紧束感；内风上窜，引湿毒损及脑络，则头重及口干而苦甚。故治外以祛风燥湿，疏利肌腠肢节；内则上行清解瘀损脑络之湿毒。方取当归拈痛汤化裁，主以川芎引黄芩、升麻、苦参、徐长卿、土茯苓上入脑络，祛湿解毒活血；三诊因外感风热伴湿毒犹存，且现阴伤之本，故以桂枝芍药知母汤化裁，润燥相兼，徐长卿、地锦草、土茯苓、玄参祛解湿毒、清热护阴，辛凉与辛温融合不相悖而尽其能事。

六、寒疝（左侧睾丸炎、精索静脉曲张）

于某，男，61 岁，天津退休职工，住院号：N105077。2018 年 8 月 9 日首诊。

患者 2 个月前无明显诱因觉左侧睾丸、腹股沟处疼痛间作，遂就诊于天津某大学附属医院外科急诊，查泌尿系彩超提示：左侧肾盂轻度扩张，右肾未见明显异常，双侧睾丸、附睾未见明显异常。尿常规：尿潜血（+++），尿蛋白（±），余阴性。血常规：中性粒细胞百分比 69.5%，余阴性。考虑泌尿系结石，建议多饮水而未予其他治疗。1 个月前患者左侧睾丸及腹股沟处疼痛加重，伴左少腹牵扯痛，并出现血尿，复诊于天津某医院泌尿外科，查腹部 CT 提示：左侧盆段输尿管走行区致密小结节影，仍考虑结石、盆腔积液，予抗生素及体外碎石治疗，症状减轻而出院。半月前因再发左侧下腹部、睾丸及腹股沟隐痛时剧，于天津某大学附属医院复查泌尿系彩超提示：双肾、输尿管、膀胱未见明显异常，进一步检查诊断为左侧睾丸炎、精索静脉曲张，予服抗生素，仍是枉然，遂就诊于余之门诊。为求进一步系统诊治，由门诊收入我科住院。首次查房：患者神清，精神可，间断左侧睾丸及腹股沟疼痛，左下腹牵扯痛，纳可，寐欠安，二便调；舌暗淡、苔薄白，脉沉弦。

西医诊断：左侧睾丸炎，精索静脉曲张。中医诊断：寒疝。证属厥阴经寒凝毒结，治以行气止痛、散寒解毒之法，方以暖肝煎合薏苡附子败酱散化裁。

处方：木香 10g，槟榔 10g，小茴香 6g，薏苡仁 30g，败酱草 30g，蒲公英 30g，乌药 10g，荔枝核 15g，茯苓 25g，当归 15g，肉桂 10g，皂角刺 15g，炙黄芪 25g，北柴胡 15g，金钱草 50g，白芍 50g，阿胶珠 6g，甘草片 10g。3剂，日 1 剂，水煎，分 2 次服。

2018 年 8 月 13 日二次查房：药后左侧睾丸、腹股沟及左下腹牵扯痛缓解，纳寐可，二便调，舌质暗、苔薄白，脉沉弦。复查化验回报：血常规提示大致正常。尿常规回报：尿蛋白 0.15g/L，尿潜血（++），尿红细胞计数 80 个 /μL，尿红细胞（高倍视野）14.40 个 /HPF；再查睾丸彩超回报：双侧精索静脉曲张，左侧睾丸鞘膜少量积液。效不更法，原方稍作进退，加滑石 15g、桃仁 20g 以下其瘀血水湿，3 剂。

2018 年 8 月 15 日第三次查房：药后疼痛续减，自觉症状向愈，对中药疗效深有信心。原方稍作化裁，增加温通止痛之品。

处方：木香 10g，熟大黄 6g，小茴香 6g，薏苡仁 30g，乌药 10g，荔枝核 15g，茯苓 25g，当归 15g，肉桂 10g，金钱草 50g，白芍 50g，阿胶珠 6g，甘草片 10g，滑石 15g，桃仁 20g，制川乌 10g（先煎），全蝎 6g（后下），炒鸡内金 20g，蛇床子 12g。3 剂。

用药后患者左侧睾丸、腹股沟及左下腹牵扯痛基本消失，余无不适；舌质红，苔薄白，脉沉弦。血、尿化验均正常。效不更方，出院带药以图善后。

按：此案之症结实为结石放射性疼痛掩盖了左侧睾丸炎、精索静脉曲张之变，致治失时宜。其病位与肝脉循少腹、络阴器相符，其征象亦属疏泄失司。证属厥阴寒滞无疑，法当温散肝经寒凝，理气止痛。治如《景岳全书》云："疝之暴痛或痛甚者，必以气逆，气实多滞者，宜《宝鉴》川楝散，或天台乌药散；非有实邪而寒盛者，宜暖肝煎主之。"然该患二者兼具，又因延误致寒凝结毒于厥阴，故而理气温散常法难效，当圆机活法，兼以解毒通络。故药用暖肝煎、薏苡附子败酱散合方化裁，尤以制川乌、全蝎、蛇床子辛温解毒通络。前后延治半月余，诸症皆平。西医检查手段日进，辨证可参之而论治不可为其所囿，此案警示之。

七、结阴证（阴道口环状挛痛）

刘某，女，50岁，登记号：2100637。2015年2月27日首诊。

患者诉阴道口环状挛痛阵作，久坐尤甚，伴腰痛多时。既往有甲状腺功能减退病史，甲功现已正常；妇科检查未见异常，痛苦异常却诊断不明而屡治不应；查舌暗，苔白干，脉左关滑、右关弦。辨证为瘀毒结阴。"不通则痛"，病机如叶天士云："初病气结在经，久则血伤入络"。治宜活血化瘀解毒之法，予少腹逐瘀汤化裁。

处方：小茴香5g，姜炭10g，五灵脂15g，生蒲黄20g（包煎），肉桂6g，赤芍30g，延胡索30g，川芎15g，当归20g，乌药10g，香附15g，紫菀20g，麦冬20g，太子参20g，柴胡12g，黄芩10g，益母草30g。7剂，日1剂，水煎，分2次服。

2015年3月4日二诊：腰痛减轻，阴道口仍阵痛。诉饮白酒后上火而口唇生疮；饮凉果汁则胃胀腹胀。予原方加减，寒温并用。

处方：小茴香5g，制附子6g，生蒲黄20g（包煎），肉桂12g，赤芍30g，延胡索30g，五灵脂15g，川芎15g，当归20g，乌药10g，香附15g，紫菀20g，麦冬20g，蛇床子15g，柴胡12g，黄芩15g，益母草50g。14剂。

2015年3月18日三诊：阴道口环痛大减，外阴时瘙痒，排尿时略感灼热，双踝部瘙痒；舌淡，苔白略干。予当归贝母苦参丸合当归饮子化裁。

处方：当归20g，浙贝母20g，苦参15g，白芍30g，川芎15g，生地黄30g，荆芥15g，防风12g，生黄芪15g，生甘草10g，白蒺藜15g，牛膝20g，地肤子15g，白鲜皮15g，益母草30g。14剂。

再诊：诸症皆安，嘱取暖避寒，调养消息之。

按：本案之痛证无论表现如何怪异，瘀毒内滞厥阴经络为病之肯綮。故治取少腹逐瘀汤活血，更加黄芩、柴胡、蛇床子、益母草以入厥阴脉络，祛其瘀毒、畅通其络而疼痛近消。后又现外阴瘙痒，排尿略感灼热，舌干苔白。此乃血瘀日久，新血不生，虚而生风致痒，且瘀血虽去而湿毒犹存，故改予当归贝母苦参丸合当归饮子化裁。当归饮子养血祛风、行血驱毒，当归贝母苦参丸伍地肤子、白鲜皮祛湿毒、除结热、利小便而予邪以出路，合方润燥相兼、剿扶同施而安。

八、臁疮恶毒（静脉曲张溃烂硬化）

王某，男，63 岁，登记号：617240。2020 年 8 月 27 日首诊。

患者 30 年前因双腿静脉曲张于天津某医院行静脉高位结扎和点式抽剥术，术后左腿恢复欠佳，血运不畅，逐渐出现左下肢皮肤粗糙瘀暗、色素沉着成斑片，严重时伴破溃流脓，痛痒难耐。经多方外治和内服中药仍效欠佳，反复间断发作。既往 DM 史 8 年余，现 FBG 6.5mmol/L，2hPBG 12.6mmol/L，HbAlc 6.4%。现降糖方案为盐酸二甲双胍肠溶胶囊早晨服 0.5g，中午和晚上各服 0.25g，利格列汀片 5mg Qd。刻下症：拄杖就诊，左小腿膝下至足皮肤糙如树皮，伴大面积色素沉着，局部瘀紫而暗，伴硬结，内侧尤甚，多处伤口破溃不愈，伴渗出而湿烂痒甚，常在夜间不自主抓破，致晨起手指染满血迹，痛苦异常；舌淡，苔白浊，脉弦滑。

西医诊断：静脉曲张术后伴局部溃烂硬化，糖尿病。中医诊断：恶性臁疮，消渴病。证属正虚毒蕴。治以扶正托毒。方用和阳败毒饮（自拟方）化裁。

处方：熟地黄 30g，肉桂 10g，姜炭 10g，生甘草 15g，土茯苓 60g，败酱草 50g，薏苡仁 60g，大血藤 50g，大青叶 15g，连翘 15g，桑白皮 15g，黄芩 15g，白鲜皮 10g，地肤子 15g，蝉蜕 6g（后下），荆芥穗 10g。14 剂，日 1 剂，水煎，分 2 次服。

2020 年 9 月 10 日二诊：前症始缓，破溃处渗出减轻，呈干燥之势，疮面仍痒。FBG 5mmol/L 左右，2hPBG 9 ～ 10mmol/L；舌淡苔白，脉弦滑略数。治以前方加生黄芪 50g 以托毒生肌，14 剂。

2020 年 9 月 24 日三诊：疮面进一步好转，部分结痂，痒感仍存，夜间口干；舌淡，苔白，脉弦滑。上方去肉桂加天花粉 50g 生津止渴，又助黄芪消肿解毒排脓；加大黄炭 15g 以活血解毒；增黄芪量至 80g，以加强其益气托毒之功；白鲜皮加量至 20g，以增其清热祛湿止痒之力。14 剂。

2020 年 10 月 8 日四诊：疮口愈合，硬结减少，皮肤状态已明显好转。

按：患者 30 余岁时即患静脉曲张且术后恢复欠佳，可知其素体气虚阳弱。后又患糖尿病而助浊秽蕴毒，致破溃感染间断发作，罹患多年则气血俱耗并肌肤腐蚀，至余处就诊时臁疮及周边皮肤狼藉不堪。究其病机错综复杂，然核心为阳虚血少，浊毒稽留气分，继入血分蕴结。故治当扶正托毒，标本兼顾。方以和阳败毒饮主温阳补血、化浊解毒，并以大青叶、大血藤、败酱草、大黄炭祛血分脉络之毒以防转出气分。全方配伍扶阳行血，双解气、血分之毒，兼能化瘀散结。且初以解毒为先，扶正为辅，毒势去减后则转扶正为主，清理余毒，剿扶兼行而克难制胜。

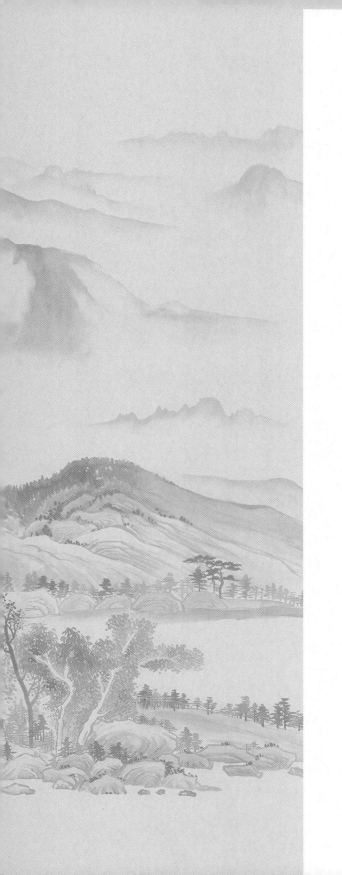

下 篇

名家从毒论治精粹及研究现状

第十一章　著名中医专家从毒论治精粹

第一节　张琪从毒论治经验节选

慢性肾功能不全

解毒活血汤乃王清任《医林改错》之方剂，治疗瘟毒，气血凝结，壅塞津道，水不得出，上吐下泻转筋之证，活其血，解其毒，未有不一药而愈者。方中桃仁、红花、当归、赤芍活血祛瘀，连翘、葛根、柴胡、生甘草清热解毒，少佐枳壳行气以助活血，生地黄清热凉血、养阴生津。张琪教授据瘀血、浊毒之机随证加减，灵活运用，现举例如下：

张某，女，55 岁，2009 年 4 月 1 日初诊。

患高血压 13 年，现服施慧达、依苏，血压 120/80mmHg，20 余岁开始常服用去痛片至今。2005 年查 Scr 114μmol/L（正常值 44 ～ 97μmol/L），2008 年服中药汤剂，疗效不显。现症：乏力，失眠，夜尿频，视力模糊，舌质紫黯，边有瘀斑，苔薄白，脉细涩。Scr 155.9μmol/L，血脂轻度偏高。彩超示：肝轻度弥漫性声像，肝脏实质性占位（多发性血管瘤？）；胆囊摘除（因胆囊多发结石）；双肾多发结石，双肾弥漫性改变；右乳头上方实性结节，左乳内小结节。

中医辨证：瘀血内停、浊邪中阻、脾肾两虚。

处方：连翘 20g，桃仁 15g，红花 15g，当归 20g，枳壳 15g，赤芍 15g，柴胡 15g，生地黄 15g，甘草 15g，石斛 20g，麦门冬 15g，陈皮 15g，半夏 15g，茯苓 20g，玉竹 15g，生大黄 5g，白术 15g。

2009 年 4 月 15 日二诊：上方服 14 剂，夜尿频及夜寐转佳，晨起眼睑浮肿，倦怠嗜睡，大便日 2 次，便溏，舌质紫黯，边有瘀斑，苔薄白，脉细涩。前方去柴胡、玉竹，加草果仁 15g、紫苏 15g、砂仁 15g。

2009 年 4 月 29 日三诊：上方服 14 剂，Scr 147.7μmol/L，BUN 8.46mmol/L，夜寐、乏力明显好转，夜尿 2 次，大便日 2 次，便溏，舌质紫黯，苔薄白，脉细涩。前方加丹参 20g、益母草 30g。

2009 年 5 月 13 日四诊：上方服 14 剂，偶有乏力、腰酸，夜尿 1 次，舌质紫暗，苔薄白，脉沉。

处方：连翘 20g，桃仁 20g，红花 15g，枳壳 15g，赤芍 20g，柴胡 15g，生地黄 15g，葛根 20g，甘草 15g，熟地黄 20g，山茱萸 20g，山药 20g，茯苓 20g，牡丹皮 15g，泽泻 15g，黄芪 30g，太子参 20g，生大黄 7g，白术 15g，草果仁 15g，紫苏 15g，砂仁 15g。

2009 年 5 月 27 日五诊：上方服 14 剂，Scr 114.9μmol/L，血脂转正常，视力模糊明显转佳，大便日 2 次，便质转干，晨起眼睑浮肿，舌质紫黯，苔薄白，脉沉。前方去砂仁，加陈皮 15g、半夏 15g。

2009 年 6 月 10 日六诊：上方服 14 剂，各项化验结果均正常，面色红润，体重增加，偶有下肢沉，腰酸，二便正常。

前方继服 28 剂，半年随访，未有复发。

按：张老认为该患者病程长，久病必瘀，气血运行不畅，水液代谢障碍，气血水饮湿浊毒内生，脾失运化，病位在肾，故前期治疗以解毒活血汤和二陈汤加减，解毒活血，健脾祛湿浊；石斛、麦门冬、玉竹既防过燥伤阴，又顾护阴液；少许大黄清下焦瘀热，加强清热解毒、活血祛瘀之力，现代药理研究发现大黄有延缓肾间质纤维化的作用；加草果仁、紫苏、砂仁，芳香行气化湿浊。42 剂后患者明显好转，见腰酸、乏力，故后期治疗以解毒活血汤和参芪地黄汤加减，补肾益气疗其本，收到事半功倍之效。

临床观察慢性肾衰竭患者大多处于高凝状态，血小板计数偏高，单核 / 巨噬细胞浸润。本方具有良好的活血作用，可改善高凝状态，其中连翘有类似青霉素样抗炎抗免疫作用，柴胡还有抑制炎性细胞释放作用。张老对大量慢性肾衰竭患者运用解毒活血汤加减，疗效甚广。张老灵活运用，异病同治，用解毒活血汤治疗其他病证，亦获得满意疗效。

（代晓光、张玉梅、刘娜整理）

第二节　邓铁涛从毒论治经验节选

一氧化碳中毒昏迷

吴某，男，26 岁。初诊日期：1985 年 9 月 17 日。

病史：1985 年 9 月 15 日早晨 6 点半左右，患者入砖窑内进行清理工作，50 分钟后被工友发现晕倒在窑内，昏迷不醒，急送来本院急诊室抢救。查体：颜面粉红，唇红，呼吸浅促，节律快慢不等（每分钟 20 ～ 40 次），脉搏 120 次 / 分，血压 140/70mmHg（18.6/9.3kPa），心率 120 次 / 分，律齐。头颅、躯干、四肢均无创伤，双瞳孔等圆等大，对光反射迟钝，颈软。西医诊断为一氧化碳中毒，按常规抢救 1 日 1 夜，未见转机，遂于 9 月 17 日上午邀余会诊。诊查：患者昏迷不醒，呼之不应，面色瘀黯，面目浮肿，全身肿胀，肌肤灼热，呼吸喘促，痰涎壅盛，戴眼反折（瞳仁瞧下瞧内，仅见瞳仁边缘），口气臭秽难闻，二便闭塞不通；舌瘀黯，苔厚浊，脉洪大而数。

辨证：今邪毒之气上犯肺系，逆传心包，致使患者痰毒蒙心，闭塞清空，昏迷不醒。

治法：因患者喉头水肿，吞咽反射消失，无法插管鼻饲，故采用下述特殊服药法。

处方：①安宫牛黄丸 1 个，用清水 10mL 化开不停地蘸点于患者舌上，干则加冷开水搅匀继续点舌。②生大黄 30g、崩大碗 30g、苏叶 15g，煎水取汁 200mL，再加紫金锭 3 片，溶化后作保留灌肠，1 日 2 次。

9 月 20 日二诊：3 天内经用安宫牛黄丸 5 个、6 次灌肠后病者体温降至

37.5℃，痰涎明显减少，已停用吸痰机，解除心电监护，压迫眶上神经有痛苦表情，角膜反射及瞳孔对光反射恢复，患者由深昏迷转为浅昏迷。病有转机，治守前法，用牛黄粉每日 1g 溶水点舌以取代安宫牛黄丸；灌肠法同前。

9 月 21 日三诊：病者之尿液检验发现真菌，此乃湿毒之邪蕴留下焦，浊气上蒙心窍，药量尚轻，未能胜邪，腑气未通，毒未全祛。故加大牛黄粉之用量，每天 2g 溶水点舌。灌肠改用以下两方：上午用苇茎 30g、桃仁 12g、冬瓜仁 30g，煎水取汁 200mL 保留灌肠；下午用生大黄 30g、崩大碗 30g、鲜车前草 30g 如法灌肠。

9 月 23 日四诊：患者已有吞咽反射。处方：陈皮 6g，法半夏 10g，胆星 12g，竹茹 10g，枳壳 6g，菖蒲 6g，远志 6g，郁金 10g，桃仁 12g，羚羊角骨 25g（先煎）。每天 1 剂，鼻饲。灌肠法用前方药。

9 月 25 日五诊：患者体温降至正常，双肺啰音消失，呼吸平顺，已能睁开双眼，神志复苏，生理反射存在。小便常规及心电图恢复正常。病入坦途，遂转入病房继续调治，未再会诊。

按：本案仅着重记录了抢救昏迷患者的中医治法。初次会诊时，因喉头水肿，吞咽反射消失，无法鼻饲，似已无法下手用药。但细分析，中医认为"心主神明""舌为心之苗"，况且五脏六腑都通过经脉直接或间接与舌相连，于是确定舌上给药法；又因患者是吸入煤气而中毒，煤气乃温毒之邪气，温邪上受，首先犯肺，再逆传心包，蒙闭心窍；肺与大肠相表里，若能打通腑气，使邪毒从下而解，有助于通窍，故选用中药灌肠之法。患者面色瘀黯，全身肿胀，痰涎壅盛，高热、昏迷，这是毒盛病危之重候，急需清热解毒、祛痰通窍，牛黄丸实为首选。故令其用水化开点舌给药，这是多年之经验。又因患者二便闭塞不通，全身肿胀，舌苔厚浊，这是湿毒之邪弥漫三焦，充斥脏腑内外之恶候，若不迅速排解，邪无出路，正亦难复，故重用大黄、崩大碗灌肠，意在去菀陈莝，通利三焦，清热解毒。加入苏叶一味，在于上应肺系，开发水之上源，疏利上下，使热毒痰湿从下而解。经过 3 天抢救，病者由深昏迷转为浅昏迷，痰涎壅盛之候消除，此时改用单味牛黄粉重用点舌，是因病已有转机，如再过用芳香走窜之药，有伤其正气之弊，一味牛黄药重力专，足能解神明之困。与此同时，将重点转移到灌肠用药上，并加大淡渗利湿、活血通腑之药，意在通利下阴二窍，使湿邪热毒从下而出。当病者进一步苏醒，能鼻饲给药时，则用温胆汤以清化热痰，合菖蒲、远志、羚羊角骨以通心辟浊。证治相合，故效。

（邓中光、邱仕君整理，《邓铁涛临床经验辑要》，中国医药科技出版社，1998.）

第三节　周仲瑛从毒论治经验节选

一、急性乙型肝炎（湿热瘀毒证）

患儿夏某，男，7岁。1995年4月份因幼儿园肝炎流行，普查发现肝功能异常，SGPT 100U、HBsAg（＋），经服肝泰乐、肝舒乐、维生素C及中药，未见好转，7月初复查肝功能SGPT 400U，HBsAg（＋），乃来我院就诊。现症：无明显自觉不适，小便时黄，舌苔薄黄腻，质红，脉小数。

辨证施治：湿热瘀毒互结，治予清化瘀毒，药用土茯苓、虎杖、平地木、大青叶、红藤、蒲公英各15g，半边莲20g，垂盆草30g，紫草10g，炒黄柏6g，升麻3g。连服35帖，精神好转，眠食俱佳，惟大便时有不消化状物；复查肝功能SGPT 55U，HBsAg（－）。原方去大青叶、紫草，加败酱草12g、炙鸡内金6g。继服15帖，再查肝功能、HBsAg均属正常。

二、慢性活动性肝炎（湿热瘀毒证）

患者曾某，男，32岁，干部。肝病5年，多方治疗，迁延持续不愈。近住某医院查肝功能：麝浊20U，麝絮（＋＋＋＋），HBsAg 1∶4096，抗HB（＋），蛋白电泳γ球蛋白31%。

现症：肝区胀痛时作，食后脘部胀痛，纳差，或有泛恶，腹胀不舒，大便溏而欠实，口干或黏，不欲饮水，舌苔中部淡黄腻，质紫，边有齿印，脉细弦。

辨证施治：证属湿热瘀郁，肝脾不调，治予清化湿热瘀毒。药用贯众、虎杖、败酱草、土茯苓各 15g，平地木、红藤各 25g，炒苍术、炒黄芩、广郁金、黑料豆、佩兰、泽兰、炙鸡内金各 10g，生甘草 3g。上方断续进服 80 帖，中途因左手严重轧伤，停药两个半月，曾查 HBsAg（-）。隔半载后来我院复查肝功能：麝浊 14U，锌浊 18U，白球蛋白比例为 4.25/3.05，SGPT 正常，HBsAg（-），蛋白电泳图形正常。自觉纳后脘胀，食少不香，口干黏减轻而不净，腹坠时有登圊之感，大便日行，质烂，尿黄，舌苔中部黄腻，舌质紫，脉细。治守原意，去黄芩、郁金，加炒黄柏 10g、凤尾草 12g，继服，以清余毒。

（《周仲瑛临床经验辑要》，中国医药科技出版社，1998.1）

第四节　任继学从毒论治经验节选

真心痛

证候：卒然心刺痛，左胸背肩胛酸闷痛，气短，脘腹痞痛或恶心，呕吐清涎或酸涎，恐惧不安、汗出，3～5天发热，颜面两颧红，四肢厥冷，口唇暗红，舌赤、苔白，脉多数或叁伍不调。

治法：活络行瘀，清心解毒。

方药：四妙勇安汤（《验方新编》）。用金银花、玄参、当归、甘草，水煎服。

方中金银花清解热毒，用量须大，并有通脉活血之功；当归辛温性走，活血和血，为血分要药；玄参苦咸而寒，功擅清解血分之热毒而滋阴液，营液足则脉道流畅；生甘草解毒，并和诸药。诸药相伍，清解血脉中之毒热，兼可活血通脉，瘀毒得去则疼痛可止。本方原为脱疽而设，脱疽乃血脉瘀滞，营气不从，逆于肉理，壅而为热，血腐肉败而成，与真心痛在病机上相合，故移治此病。

症见便秘不解者，重用玄参，加黑芝麻、桃仁、柏子仁、煨皂角。呕吐者，加清半夏、生姜、枇杷叶、竹茹、芦根。症见呃逆者，是心之脏真受伤（心主噫），须防止心衰发生，急投炒刀豆子、青皮、枳壳、清半夏、生姜、莱菔子、枇杷叶、党参，水煎服。不效时急取硫黄、雄黄用白酒煎之，以酒热气熏鼻，疗效可信。

（《碥石集》第四集，陕西科学技术出版社，2003.9）

第五节　朱良春从毒论治经验节选

紫癜

紫癜是一种症状，也是一组出血性疾病。西医学从病理角度分为血管外因素、血管因素及血小板因素三类。它的起因纷繁，分类也较多，但临床以过敏性紫癜和原发性血小板减少性紫癜为常见。一般早期多属血热胃火，中期恒见阴虚内热，后期则多为脾肾阳虚。初病多实，久病多虚。中医学认为紫癜是血分病，属于斑、疹、衄血等门，是血液外溢至皮肤、黏膜，形成出血点、瘀斑以及鼻、齿龈、内脏组织出血的综合病态。因其以紫癜为主症，所以古籍称为"肌衄"。清·《张氏医通·诸血门》说："其衄血种种，各有所从，不独出于鼻者为衄也。"因为衄血是血液不循常道，或溢于口鼻诸窍，或渗泄于肌肤而致。

过敏性紫癜和血小板减少性紫癜虽为两种不同的疾病，但在病机辨证上有其共同点，故中医辨治尽管有各种不同的分型意见，然总不出寒、热、虚、实四字。明·张介宾在《景岳全书·血证》中总结了出血的原因为火与气两个方面："而血动之由，惟火、惟气耳。故察火者，但察其有火、无火；察气者，但察其气虚、气实。"并进一步明确指出："动者多由于火，火盛则迫血妄行；损者多由于气，气伤则血无以存。"我在临床实践中根据脏腑、气血、阴阳等学说，对紫癜总结归纳为"内热炽盛，迫血妄行""阴虚内热，血热失制"及

"脾肾阳虚，气不摄血"三个类型，与张氏立论是一致的，并由此而拟出治疗法则和方药。以下以"内热炽盛，迫血妄行"型为例说明之。

症见：皮肤出现紫红色瘀点瘀斑，大小不等，常融合成片；发热，甚或高热；口渴，便秘，面黄；舌质红、苔薄黄，脉滑数。治宜清热解毒，凉血消瘀。

案例：陆某，男，9岁，学生。

初诊：高热后臀部及两下肢透发紫癜，伴见酱油状血尿，在某医院住院，诊为"过敏性紫癜——肾型"，经过抗过敏、抗感染，使用激素、维生素及对症治疗，有所好转，但不稳定，紫癜与血尿仍时轻时剧。患儿家长要求中医会诊。

面如满月，时有烘热感，口干欲饮。臀部与两下肢有散在瘀点，色紫红，按之不退。尿检：蛋白（++），白细胞（+），红细胞（++），透明管型少许。大便干结，苔少舌红，脉数。此内热炽盛，迫血妄行，外溢肌肤，内渗肾脏。法当清热解毒，凉血消瘀。

处方：生地黄 12g，水牛角 15g，粉丹皮 10g，小蓟 10g，生大黄 5g，枸杞子 10g，旱莲草 10g，炙僵蚕 5g，甘草 3g。4 剂。

二诊：药后烘热口干显著减轻，紫癜逐渐消退。尿检：蛋白少量，红、白细胞各（+）。苔薄，舌红稍减，脉小数。内热见挫，血已循经，原法损益，上方去生大黄，5 剂。

三诊：精神颇好，紫癜已消，未再续透。苔薄，脉较平。瘀热渐清，肾功能损害尚未悉复，继当益肾培本。

处方：生黄芪 12g，淮山药 12g，潞党参 9g，全当归 6g，白花蛇舌草 15g，仙鹤草 12g，益母草 15g，白槿花 6g，甘草 3g，红枣 5 枚。7 剂。

四诊：尿检基本正常，精神亦好，苔薄，脉细。病情稳定，惟体虚未复。再为培益，以善其后。上方去白槿花，加菟丝子 9g、覆盆子 9g，7 剂。

半年后随访，精神甚好，紫癜、血尿未再作。

按："内热炽盛，迫血妄行"型一般以犀角地黄汤为首选之代表方，因该方是清热解毒、凉血止血、化斑散瘀的名方，随证加味，屡收佳效。以水牛角代犀角，不仅价格低廉，而且疗效亦好，它既可缩短凝血时间，又能提升血小板，用于本症殊为切合。生地黄、牡丹皮、小蓟凉血止血。大黄泻热毒、行瘀血，长于止血，并有升高血小板之作用。僵蚕，《别录》称其能"灭诸疮瘢痕"，用之可以促使紫癜加速消退，确有良效。血热炽甚者，可加地榆以增强凉血止血、清热解毒之功。紫癜肾病的紫癜控制后而肾功未复者，仍当以益气养血之品益肾培本；邪去正虚，脾气虚弱者，又宜培益脾肾，以治其本。

（《砭石集》第四集，陕西科学技术出版社，2003.9）

第六节　李今庸从毒论治经验节选

热痹

热痹见关节疼痛，局部红肿灼热，痛不可近，或兼有口渴，小便黄，舌苔黄，脉濡数等症。《金匮要略·脏腑经络先后病篇》说："湿流关节"，湿热搏结，阻于经络，气血流通不畅，故关节疼痛；热为阳邪，故疼痛之关节又见红肿灼热；热灼津液，故口渴、小便黄；舌苔黄、脉濡数为湿热侵犯人体之征。治宜清热利湿，佐以疏风解毒。借用三妙散加味，药用：苍术 10g，黄柏 10g，川牛膝 10g，薏苡仁 15g，桑枝 15g，老鹳草 10g，升麻 10g，射干 10g，木瓜15g，威灵仙 10g。加水适量煎汤，去渣取汁，日 1 剂，分 2 次温服。

方中以苍术、木瓜、苡仁燥湿除湿；黄柏、牛膝、桑枝清热祛风；升麻、射干解毒；威灵仙、老鹳草通经络、祛风湿。且桑枝引药行上肢，牛膝、木瓜引药行下肢，威灵仙疏通十二经，搜尽四肢病邪，更利于治疗湿热之痹。

案例：患者女，23 岁，湖北武昌某工厂工人，1977 年 9 月某日就诊。发病 1 年余，肢体大小关节疼痛肿大，每于天气变化时发作，小便色黄而有灼热感，口渴，脉濡数。

病为热痹，治宜燥湿清热、祛风解毒，借用三妙散加味：苍术 10g，黄柏

10g，川牛膝 10g，薏苡仁 15g，老鹳草 10g，桑枝 15g，木瓜 15g，升麻 10g，射干 10g，威灵仙 10g。以水煎服，日 2 次。

药服 20 余剂，病愈。

按:《金匮要略·脏腑经络先后病脉证治篇》说:"湿流关节"。风寒湿邪杂至，随湿流于关节，阻塞经络，气血郁滞，则肢体关节出现疼痛肿大。人体与自然环境息息相关，天气变化则人体关节疼痛即应之而发作。素禀阳旺，经络阻塞不通，阳气郁遏，风寒化热，故症见口渴而小便黄且感灼热。脉濡为湿，数为热。病乃今之"热痹"，唐以前之所谓"风毒"也。借用三妙散加味治之，祛风除湿，清热解毒，通络止痛。药服 20 余剂病愈。

（《李今庸临床经验辑要》中国医药科技出版社，1998.）

第七节　张学文从毒论治经验节选

淋巴反应性增生症

淋巴反应性增生症是一种少见的奇难病证，中医无此病名，乃按其症状脉舌可归为"痰核"一类，但又有其独特表现。西医认为系免疫功能失常或淋巴网状细胞显著增生或其他病毒感染等引起的一种淋巴反应性增生性疾病。其辨治均无成熟经验可供借鉴，临床曾治愈 1 例，特报告如下。

代某，男，52 岁，西藏教育厅干部，1981 年 6 月 13 日初诊。近 1 年来，颈及锁骨上、腋下等处淋巴结肿大如枣核，疼痛不适，抬肩扭头即著；且周身疼痛，以两肩为甚；伴有疲乏无力、下肢浮肿、食欲不振等。曾在西藏某医院化验检查，见白细胞 $30 \times 10^9/L$，淋巴细胞百分比 80%，有异形（大淋巴细胞多见），故以淋巴结炎收住入院。治疗 40 多天，经用青霉素、红霉素、螺旋霉素、激素等药后，白细胞及淋巴细胞暂降，但停药 3 天即复回升。遂转内地咸阳、四川、南京、上海等西医院诊治，被确诊为"淋巴反应性增生症"，迭经治疗而症状如故，白细胞与淋巴细胞丝毫未降，即回咸阳求中医诊治。主症同上，舌质暗淡，舌底布有瘀点，苔白略腻，脉沉涩略数。

辨证：气虚血少，血瘀湿聚，且有瘀久化热成毒之势。

治法：益气生血，活血化瘀，清热解毒，佐以燥湿。

处方：炙黄芪 30g，当归 12g，赤芍 10g，川芎 10g，丹参 15g，土茯苓 12g，白花蛇舌草 30g，连翘 15g，苍术 10g，白术 10g，生山楂 20g，生甘草 6g。每日 1 剂，清水煎分 2 次内服。同时用丹参注射液肌肉注射，每日 2 支。

1981 年 6 月 29 日二诊：上方服用 9 剂，诸症大减，唯觉双肩及右膝盖疼痛依然，喉咽部有辛辣感，脉舌已见起色。气血初复，瘀血初去，湿阻之象初露，然药偏温燥，转以活血化瘀、胜湿解毒，佐以开结润肺。处方：丹参 15g，姜黄 10g，独活 10g，苡仁 15g，土茯苓 15g，白花蛇舌草 30g，连翘 15g，玄参 15g，麦冬 12g，桔梗 10g，焦山楂 15g，生甘草 6g。丹参注射液如前继续应用。

1981 年 7 月 13 日三诊：上方服 10 剂，肿大淋巴结全消，不再疼痛，下肢已不浮肿，诸症基本痊愈，唯右膝盖略痛不舒。血常规化验：白细胞 $4.9 \times 10^9/L$，嗜中性粒细胞 0.58，嗜酸性粒细胞 0.01，淋巴细胞 0.36，单核细胞 0.05，红细胞 $3.7 \times 10^{12}/L$，血红蛋白 110g/L，血小板 $16.8 \times 10^9/L$。各项正常，遂以下方继服以巩固疗效：炙黄芪 30g，玄参 15g，麦冬 12g，桔梗 10g，丹参 20g，赤芍 10g，川贝母 10g，夏枯草 30g，白花蛇舌草 30g，土茯苓 12g，连翘 15g，生甘草 6g。服法同上。

1981 年 8 月 20 日四诊：肿消，精神好转，自觉诸症消除。查血：血红蛋白 120g/L，红细胞 $4.3 \times 10^{12}/L$，白细胞 $6.1 \times 10^9/L$，嗜中性粒细胞 0.65，单核细胞 0.01，淋巴细胞 0.34，血小板计数 $14.4 \times 10^9/L$，血沉 26。化验结果基本正常，遂以上方稍事加减，带回西藏观察治疗。

按："淋巴反应性增生症"以淋巴结肿大为主症，故可归于中医"痰核"范畴。但此案绝非寻常之痰核，其颈部肿大疼痛甚剧，且见舌暗有瘀点等，当属痰瘀凝结为主因。再加周身疲倦，下肢虚浮，可知气虚血损也存在。苔白而腻，湿阻也显。脉象兼数，病久化热，毒瘀内生。故以当归补血汤益气生血，四物汤去地黄加丹参养血活血，白花蛇舌草、连翘、土茯苓清热解毒，苍术、白术、山楂健脾燥湿。据病机而辨证处方，不着意寻求降低淋巴增生之药而诸症痊愈，说明对于疑难怪病的治疗，仍应遵循辨证施治的原则。

第八节　薛伯寿从毒论治经验节选

多发性肌炎

蔡某，女，57 岁，1998 年 8 月 25 日初诊。

患者一年前感寒后出现恶寒，头身疼痛，轻咳，自服感冒药而缓解。其后渐感四肢倦怠，肌肉酸痛；间断性咳嗽，其间曾因咳嗽加重在某医院拟诊为"肺炎"，予抗生素、激素等药物治疗，病情一度减轻。自今年 3 月份，上述症状加重，并出现持续性发热，体温波动在 37.3 ～ 38.8℃之间，有时高达 39 ～ 40.5℃，四肢极度酸软，于 5 月 6 日住入北京某医院诊治，经血清酶学、血沉、肌电图、24 小时尿肌酸及皮肤肌肉活检等多项有关检查，并经协和医院会诊，最后确诊为"多发性肌炎、肺间质纤维化、出血渗出性胃炎、泌尿系感染、双下肺炎、完全性右束支传导阻滞、左前分支传导阻滞"等，遂经大量皮质类固醇激素、免疫抑制剂（环磷酰胺等）抗炎、营养支持和对症等综合治疗 3 月余，病情日趋加重，体质渐趋衰竭，热势有增无减，自动出院，遂于 1998 年 8 月 25 日请余诊治。

患者慢性衰竭貌，精神萎靡，体倦懒言，语声低微，近半月体温波动在 38 ～ 39.8℃之间，声音嘶哑，自汗盗汗，心慌，胸闷，呼吸微弱，面色紫暗，咳嗽，夜间尤重，上肢抬举屈伸困难，下肢软弱不能站立，呻吟不止，难受不可名状，虚烦昼夜不能眠，纳呆厌食，形体消瘦，持续发热已达 5 个月，临诊时体温 39.2℃，舌质暗红，苔薄微黄而腻，脉沉弦微滑。证乃邪毒郁闭已久，营卫气血脏腑经络受损，邪毒尚甚而正气已衰，故治当扶正宣痹，透邪解毒，内外分消，升清降浊。

处方：金银花 30g，玄参 18g，当归 15g，生甘草 15g，炮穿山甲 8g，全蝎 4g，生黄芪 18g，防风 10g，赤芍 10g，蝉衣 5g，僵蚕 10g，桔梗 10g，浙贝母 10g，杏仁 10g，厚朴 8g，栀子 10g。5 剂，水煎 2 次，分 3 次服。

8 月 30 日复诊：服上方 3 剂后热退，近两日体温平稳，咳嗽、胸闷略有改善，能进少量清淡饮食，精神已有好转，并能自诉病情，对治疗充满希望，但仍感胸憋，咳痰黏滞不爽，故守方加全瓜蒌，6 剂。

9 月 5 日三诊：药后上述诸症均有所改善，体温平稳，近日仅晨起咳少量白色泡沫样痰，便溏，每日 5～6 次，小腹不适，尿道微有灼热感，胸脘痞闷，口中黏腻，舌质暗红，苔白而垢腻，脉细数而滑。转用四妙勇安汤合柴胡达原饮加蝉衣、僵蚕、栀子、六一散。

处方：金银花 18g，玄参 15g，当归 12g，炮穿山甲 8g，全蝎 4g，柴胡 12g，厚朴 8g，槟榔 8g，草果 6g，蝉衣 5g，僵蚕 8g，栀子 10g，六一散（包）10g，连翘 12g，杏仁 10g，土茯苓 15g。5 剂，水煎 2 次，分 3 次服。

9 月 10 日四诊：体温平稳，小便灼热感消失，咳嗽、胸闷、气短均减，食欲增加，出汗较前亦减，大便每日 5～6 次尚不成形，舌质如前，而腻苔大减。上方去栀子，加黄连，7 剂，煎服法同前。

9 月 17 日五诊：近日精神好转，自汗盗汗减轻，自感四肢较前有力，能在屋内自己行走，睡眠转安，大便尚不成形，次数偏多，泻下黄色稀便，时感腹部隐痛，舌质暗红，苔薄白腻，脉细数。上方去杏仁，加焦山楂，5 剂。

10 月 22 日六诊：体温平稳，身有微汗，全身酸楚疼痛已轻，咳嗽胸闷大减，已能安睡，饮食皆增，大便次数偏多而欠爽，阴部散在数个小疖肿。用四妙勇安汤合四妙丸加防风、全蝎、土茯苓治疗观察。

体会：本例已经西医明确诊断为"多发性肌炎"，住院综合治疗已达数月有余，病情日趋恶化，高热 5 个月持续不已，精气日衰，精神萎靡，病已垂危，本院职工介绍求余诊治。结合上述中药治疗，不仅使顽热速退，且诸症随之皆获明显改善，现病情稳定之中渐趋好转。可见，无论是外感热病，还是内伤杂疾；不论是西医易治之病，还是西医较为棘手的少见疑难病症，只要辨证准确，用药精当，就能获得满意疗效，显示了中医在治疗危急重症中有着广阔的前景。

薛燕星整理（《蒲辅周学术医疗经验继承心悟》人民卫生出版社，2000.1）

第九节　卢芳从毒论治经验节选

抑免汤辨治自身免疫性皮损

秦某，女，13岁。初诊日期：2017年3月4日。

患者被诊断为白塞病，结节红斑，血小板减少性紫癜4年。病初反复口腔溃疡，逐渐出现小腿伸侧的红斑结节，皮肤出现瘀点、瘀斑，使用激素及沙利度胺治疗，病情可维持稳定，但在激素减量时病情反复。来诊时未见口腔、外阴溃疡，小腿伸侧散在红斑、结节，皮肤深红色瘀点、瘀斑；多食易饥；血小板 $80×10^9$/L；口服醋酸泼尼松40mg/d；小便色黄，大便正常；舌红、苔薄黄，脉数有力。

诊断：白塞病；辨证：气血分实热；治法：清热凉血，消瘀散结；方用抑免汤加减。

处方：生地黄20g，连翘15g，牡丹皮15g，赤芍15g，土大黄10g，虎杖20g，黄芩炭10g，徐长卿20g，牡蛎50g，玄参10g，浙贝母15g，川牛膝10g，土黄芪15g。每日1剂，水煎服。

二诊（3月18日）：结节红斑明显好转，瘀点瘀斑减少；血小板 $89×10^9$/L；饮食可，二便正常；舌红、苔薄白，脉数有力，较前稍缓。口服醋酸泼尼松减为30mg/d，原方加仙鹤草25g、侧柏叶10g。

三诊（4月17日）：结节基本消失，局部留有色素沉着斑，瘀点瘀斑基本消退；近3天出现口腔阿弗他溃疡，血小板 $102×10^9$/L；纳可，二便正常；舌红、苔薄白，脉和缓。口服醋酸泼尼松片20mg/d，前方生地黄减为5g，加地榆15g。

按：白塞病出现结节红斑和血小板减少，病情重而激素撤减难度大，患者反复 4 年余，临床未缓解。卢老认为此乃气血实热，营卫不和，炼液成痰，逆于肉理，则成痈疮。该患者表现为外阴、口腔溃疡，结节红斑、瘀点瘀斑。抑免汤两清气血，调和营卫，愈疮疗斑。

初诊加消瘰丸化痰散结，二诊加收敛消斑药，三诊加地榆凉血敛疮。经过 6 周的治疗，患者皮肤症状好转，激素平稳减量。

朴勇洙、王波、苏萌等整理（上海中医药杂志，2018，52（05）：2-4）

第十节　　张伯礼从毒论治经验节选

脉痹

患者，男，61 岁，2014 年 3 月 14 日初诊。

主诉：左下肢肿痛 6 个月余。

现病史：患者 6 个月前无明显诱因左下肢疼痛、肿胀，查下肢静脉彩超示：左下肢腓静脉血栓形成。现症：左下肢疼痛发紧，肿胀明显，行走困难，需坐轮椅。患肢局部皮色稍红，皮温触之稍高，未见溃烂及渗出，左下肢怕凉，遇凉痛甚，朝轻暮重。口干，烦躁，咽痛，咯白黏痰，纳可，寐欠安，入睡前烦躁，二便调。舌紫暗，苔黄腻，脉滑。既往高尿酸血症病史 5 年，糖尿病病史 10 年余。

西医诊断：下肢深静脉血栓形成后综合征；中医诊断：脉痹（湿热下注，瘀毒阻络）。治以清热解毒、活血利湿。

处方：茵陈 20g，苍术 10g，蚕砂 20g，知母 15g，玄参 15g，金银花 15g，丹参 30g，牛蒡子 15g，射干 12g，生石膏 20g（先下），泽泻 20g，清半夏 15g，黄连 15g，王不留行 15g，络石藤 20g，鸡血藤 15g，牡蛎 20g。10 剂，水煎服，两日 1 剂，早晚温服。取药渣纳袋中，再煮浴足。

2014 年 4 月 10 日二诊：患者左下肢肿胀已消，局部皮温正常，但左小腿腓肠肌至足跟部发胀、紧痛、怕凉，活动不利，腰部酸痛。仍咽中有痰，寐欠安，入睡前烦躁，二便调。舌紫暗，苔滑白腻，脉沉弦。上方去知母、石膏、王不留行、络石藤，易金银花为忍冬藤30g，加炮附片5g、狗脊15g、萆薢20g、当归15g、杜仲15g、老鹳草30g。14剂，煎服及足浴方法同前。

2014年5月6日三诊：患者左下肢紧痛、怕凉稍缓，已可自行活动，腰痛渐轻，咽部有痰难咯，烦躁，夜间尤甚。纳可，寐差，大便不畅，质不干，小便调。舌淡暗、苔白滑、舌中有裂纹，脉沉滑。

处方：北沙参20g，麦冬15g，萆薢30g，当归10g，鸡血藤15g，胆南星12g，丹参30g，郁金15g，清半夏15g，黄连15g，桑枝30g，续断15g，炮附片10g，泽泻15g，老鹳草30g，水红花子20g，苦参15g，金钱草20g，川木通12g，牛膝15g，首乌藤30g，合欢皮15g，牡蛎20g。

后患者坚持每1～2个月复诊1次，先后间断服用中药治疗2年余。2016年5月复查下肢动静脉彩超示：左下肢动脉未见明显异常，左下肢大隐静脉近端、股总静脉、股浅静脉、腘静脉血流通畅，左下肢腓静脉增宽。随访至2017年11月，病情稳定，未反复。

按：本案患者年逾半百，下肢静脉疾病已6个月余。初诊时，症见左下肢疼痛、肿胀，局部皮色稍红、皮温稍高，口干、咽痛、心中烦躁，热象明显，且舌紫暗、苔黄腻，脉象滑，可知湿热浊毒为甚，故治以清热解毒、活血利湿。方以茵陈、苍术、蚕砂、泽泻利湿泄浊，以四妙勇安汤加减清热凉血、解毒化瘀，石膏、知母泄热除烦止渴，黄连、半夏辛开苦降、斡旋中焦，牛蒡子、射干化痰清肺，王不留行、丹参活血通经不伤正；鸡血藤、络石藤一补一清，流利经脉，搜逐络之湿热毒邪，活血又养血，祛瘀又凉络；再以咸寒之牡蛎化痰散结。二诊患者下肢红肿已消，但下肢发凉明显，腰部酸痛，且舌苔转为白腻水滑，脉有小弦之象，可知药后湿热浊毒渐去，但寒象毕露，湿气仍盛，故守前法去知母、石膏寒凉之药，酌加附子、杜仲、狗脊温阳益肾之品，并以萆薢增利湿之效，去王不留行、络石藤，加当归、老鹳草以活血通络养正。三诊药后效机可见，湿热毒邪清散，而察舌脉，津液不足之象尽显，不宜继投苦辛温燥之品，恐有伤阴燥血之弊，故去茵陈、苍术等，以沙参麦冬汤加减顾护肺胃津液，同时辅以利湿活血通络。回顾治疗全程，清热解毒与温阳并用，通络与化浊相伍，内服与外洗兼用，温阳气，化寒湿，益精气，通血脉，则诸症自愈。

李霄，马妍，崔远武等整理（中医杂志，2018，59（14）：1189－1192＋1197）

第十一节 仝小林从毒论治经验节选

直肠癌术后大便异常

闫某，男，62岁。初诊日期：2009年12月9日。

主诉：直肠癌术后11个月。

现病史：患者2008年12月18日"便血、腹痛"，经肠镜病理切片确诊为"直肠癌"，行直肠癌切除术，术后病理回报：中分化腺癌，切除2.5cm×2cm×0.8cm癌及肌层。术后行化疗，每半年复查，未见复发转移。2009年10月复查结果提示未见复发转移，目前诊断为"直肠癌术后，肝囊肿，脑老年性改变，慢性支气管炎，脂肪肝"。现症：未诉明显不适，大便3～4次/日，成形，伴有大量黏液，量可，小便时混有大便，纳可，眠可，夜尿2～3次，无明显畏寒改变，偶有头晕心慌。既往史：阑尾炎术后。过敏史：无。家族史：无。舌脉：舌暗淡，苔黄厚腻，舌底瘀，脉沉。

处方：生薏仁60g，附子15g，败酱草30g，干蟾皮9g，党参15g，炒白术30g，当归15g，生甘草15g。

2010年1月20日复诊：服上方1个月余，现大便2～3次/日，成形，量少，纳眠可，仍小便时混有大便。查血常规正常，谷丙转氨酶20.8U/L，谷草转氨酶22.8U/L。舌体胖大，有齿痕，苔白腻，脉滑。上方加全蝎9g、守宫（壁虎）15g，煮散，90g/d。

2010年4月7日复诊：精神好转，现大便小便可以分开，大便2～3次/日，偶1次/日。纳眠可。舌苔厚腻，边有齿痕，舌底瘀，脉沉濡。首方加全蝎9g、守宫15g、苍术15g，煮散，90g/d，分3次服用。

2010年6月9日复诊：服药期间大便4～5次/日，余无明显不适，时有腰痛，大便后减轻。腹部CT显示：肝脏多发小片低密度灶，考虑囊肿；前列腺钙化点。舌苔厚腻，水滑，边有齿痕，脉弦硬。首方加清半夏15g、全蝎9g、守宫15g以及苍、白术各15g。煮散，90g/d。

2011年8月18日复诊：以上方为加减方，煮散服用至今。现大便略干，1～2次/日，有时有便不尽感，大便无黏液，右下腹偶有痛，便后减轻，小便清。纳眠可。

按：患者以"大便伴有大量黏液，大小便不能分开"为主诉，大肠湿毒内蕴，小肠不能分清泌浊所致。患者"直肠癌术后"经多次化疗，经化疗后患者见舌暗淡，苔黄厚腻，为湿热伤阴所致，又因手术大病之后正气不足，机体虚损。患者为本虚标实之证，以湿毒、湿热、瘀血为标，以气虚、阳虚、阴虚为本。当以益气温阳、清热化湿、活血化瘀为治则。薏苡附子败酱散清热祛湿、温脾健阳，为治疗肠痈的常用方。附子辛热温阳散结，振奋肠中之阳，消积导滞，温运气机，散内结之阴寒，又温运脾之寒湿；薏苡仁健脾清热，除脾湿，散壅结；败酱草泄热散结利湿，除大肠壅滞之湿热；党参、白术、甘草健脾益气，生甘草化痰益气解毒，又调和诸药。干蟾皮辛，凉，微毒，清热解毒，利水消胀，现代药理研究证实其具有抗癌作用。守宫祛风定惊、解毒散结，能消癌肿。全蝎息风镇痉，攻毒散结，通络止痛。全教授常用干蟾皮、守宫、全蝎配伍祛风通络、消肿散结，治疗消化道肿瘤。患者舌苔厚腻、水滑，用苍术、半夏之类健脾燥湿。

周强，逢冰，赵锡艳，彭智平整理（中国临床医生，2013，41（10）：70-71）

第十二章　中医内毒病的研究现状

中医解毒疗法于现代疾病之临床应用研究，早期多限于内科的感染性疾病，如肺内感染、尿路感染等，随着解毒法独特的疗效越来越受到人们的重视，逐渐被扩展至非感染的慢性疾病，如内分泌代谢系统、免疫系统、神经系统等多种疾病，并取得确切疗效及相应的客观证据，而相应的基础研究亦为今后的深入研究提供了思路和方向。

第一节　中医内毒病的临床研究

一、内毒与内分泌代谢疾病

（一）糖尿病

糖尿病是一组由多病因引起的以慢性高血糖为特征的代谢性疾病，是由胰岛素分泌和（或）作用缺陷所引起的。吴深涛根据糖尿病的致病特点与临床经验，提出了糖尿病"由浊致毒"的病机理论，认为内生浊毒是糖尿病发病的主要病机，创"化浊解毒"治疗糖尿病之法。

近年来糖尿病"浊毒"理论已得到现代医家的普遍认可。赵伟等人认为糖尿病患者体内产生的糖化血红蛋白、C反应蛋白、同型半胱氨酸等病理产物，其中医性质可归属浊毒范畴，其在体内蕴积实质上就是浊毒的内蕴，并认为HCY、UAER可作为糖尿病患者浊毒内蕴的量化指标，进而反映浊毒内蕴的程度。南征认为由于糖尿病肾病多是在糖尿病迁延日久不愈的基础上发展而来，而毒邪又在糖尿病发病中具有重要作用，且糖尿病肾病又具有典型的络病特点，因此"毒损肾络"是糖尿病肾病的主要病机，并贯穿于糖尿病肾病病程之始终，提出解毒通络是其基本治法。冯中兴则认为糖尿病的病机以阴虚为本，燥热为标，阴虚燥热日久伤阴耗气，气虚是糖尿病慢性病程中的主要因素，气虚而生的痰瘀等病理产物流注脉中而结滞成毒，"气虚生毒"是糖尿病病程迁延难愈、导致全身各个器官系统并发症、致死致残率高、多发生变证和坏证的病理关键，临床以益气固肾解毒法防治糖尿病肾病，以益气活血解毒法治疗糖尿病周围神经病变，以解毒通络法治疗糖尿病合并心脑血管疾病，均取得了较好的临床疗效。

（二）亚急性甲状腺炎

亚急性甲状腺炎又称"肉芽肿性甲状腺炎""巨细胞性甲状腺炎"，是一种与病毒感染有关的自限性甲状腺炎，一般预后较好，不遗留甲状腺功能减退。我们认为此病系外感温毒与内郁之肝火相合为病，热毒壅盛，伤脾生浊，浊毒壅结于颈前肝胆之经为病，治当以和解少阳之毒、清肝运脾化浊为大法，并总结出柴胡解毒饮、消瘿痈方等，化裁运用取得较好疗效。王福凯等人则认为亚急性甲状腺炎病机为"毒邪结聚"，将其命名为"瘿毒"；病机为毒邪蕴结不解导致局部气血及津液运行障碍，引起甲状腺局部肿胀，热毒旁窜、灼伤经络引起疼痛；主张以清热解毒、散风透邪为主要之法。

（三）痛风

痛风是单钠尿酸盐沉积于骨关节、肾脏和皮下等部位引发的急、慢性炎症和组织损伤，与嘌呤代谢紊乱及（或）尿酸排泄减少所致的高尿酸血症直接相关，属于代谢性风湿病范畴。我们认为本病的病机为脾胃升清降浊失司，由浊致毒，高尿酸阶段以浊淤血滞为主；痛风阶段则是浊毒内蕴，腐蚀脉络筋骨。故治当序贯行之，高尿酸阶段以芳化浊邪为主；痛风阶段以苦寒泄毒为主。考希良针对痛风性关节炎急性发作时疼痛严重的临床特点，提出了"毒邪致痹"

的观点，认为痛风为内生之毒致病，将急性期病机概括为：脏腑积热，内伏毒邪，遇因触动，毒攻骨节，以及热毒煎熬，津液停滞，血凝为瘀，酿生痰瘀；间歇期病机概括为：伏毒内蕴，伺机待发，和毒伏日久，伤人正气。杨良仓认为"毒邪致病"是痛风的基本病机，指出外受之毒是引起或诱发痛风的先决条件，禀赋不足及内生之毒是痛风发病的内在因素，并将痛风因其属性不同而分为风、寒、湿、热、痰、瘀、虚七种毒，即"七毒辨证"，提出痛风"毒攻疗法"，包括祛毒、泄毒、解毒、制毒、搜毒、攻毒等基本方法。

二、内毒与风湿免疫性疾病

（一）类风湿性关节炎（RA）

RA 是人体自身免疫性疾病，是以外周关节的非特异性炎症为主要表现的慢性综合征。因其病因不明、病理机制复杂，病情胶瘤，发病后关节及其周围组织呈现进行性破坏，并致使受损关节发生功能障碍，故中医学将其归为"历节风""顽痹"等范畴。其病机如唐·孙思邈指出："热毒流于四肢，历节肿痛。"现代医家董建华亦认为本病的病机是由直接感受风湿热毒所致，特点是热毒内壅关节。"毒"在本病的发生过程中起着重要的作用，因而主张 RA 从"毒邪"论治并已为广大学者所共识，临床中应用解毒、排毒法为主治疗 RA 亦取得显著疗效。现代学者们进而突破传统观念，从内毒观来分析和认识本病的病机变化，如从病原微生物感染、免疫失调、产生大量的由氧衍生的自由基、血小板聚集等病理变化与中医内毒的关系，确立了热毒瘀血痹阻经络的基本病机，并创新疗法，如以清热解毒法作为基本大法结合现代药理学的相关研究指导科学用药，以金银花、蒲公英、紫花地丁、牡丹皮、黄柏、土茯苓等解毒中药治疗并取得疗效，都从不同角度阐明了解毒疗法对本病的重要意义。

（二）系统性红斑狼疮（SLE）

SLE 是一种累及多脏器的自身免疫性炎症性结缔组织病，多发于青年女性。本病作为一种难治性疾病，目前主要依赖糖皮质激素和免疫抑制剂治疗，缓解后亦需长期服激素维持。本病病因至今尚未明确，研究显示与遗传、免疫异常、感染、内分泌及一些环境等因素有关。中医对其病机的认识较早就与内毒相联系，如王渭川老先生认为本病的病机主要是内毒为患，或阴虚热毒内盛，或湿毒内蕴，创清营解毒法及银甲煎等解毒方药，积累了丰富的经验。张好元认为其基本病机为毒邪阻络，毒损络脉，络道不通，且"伏毒致病"是本病反复的主要因素，提出治疗原则为解毒通络等。中医解毒与他法相兼辨证化裁，或结合激素治疗 SLE，在改善患者生命质量方面与单用西药相比存在明显优势。中医解毒与扶正兼施的综合调理能显著缓解病痛、改善体力和疲劳程度、促进生理康复。

（三）干燥综合征

干燥综合征是一种以侵犯泪腺、唾液腺等外分泌腺体，以淋巴细胞浸润和特异性自身抗体为特征的弥漫性结缔组织病。中医学多从"燥毒"为病去论治，如房定亚针对干燥综合征"免疫功能紊乱、外分泌腺炎症肿大、血管炎"的病理特点，认为"阴虚津亏、燥毒瘀互结"为干燥综合征的基本病机，主张以"润燥解毒通络"为法施治。马武开提出干燥综合征"毒蕴血瘀"论，认为其主要病因病机为阴虚、瘀血、燥毒，而瘀血、燥毒贯穿于整个疾病的始终，由此提出了"润燥解毒、化瘀通络"的基本治疗方法。

（四）多发性肌炎

多发性肌炎是一种以肌无力、肌痛为主要表现的自身免疫性疾病，属于特发性炎症肌病的一种。李依哲等人认为多发性肌炎中医病名当属于"肌痹"范畴，根据急性期发热、肌肉疼痛、肢体肿胀等临床表现与现代病理研究，认为"热毒"为其主要病因，并认为肌酶升高、高表达的 T 细胞及细胞因子等理化指标皆可被视为"热毒"之表现。周喜芬亦认为"毒邪侵犯"是多发性肌炎的重要病因，毒邪的形体腐败性、功能丢失性、顽固性等特点均与多发性肌炎的发病特点相吻合，据此认为临床治疗多发性肌炎不要忽视对毒邪的治疗，应及时应用解毒通络的药物。

三、内毒与心血管疾病

作为慢性疾病的主要致死致残因素，心血管疾病的发病率和死亡率仍呈逐年升高的趋势。导致心血管疾病发生发展的因素及病理机制复杂，涉及脂代谢异常、炎症反应、凝血功能异常、过氧化反应、血管平滑肌细胞增殖、胰岛素抵抗等多方面多环节，故其引发的疾病亦多样化，如冠心病、高血压、动脉硬化、心肌炎、心肌病等。而随着现代研究的深入，发现炎症是导致心血管疾病的重要病理机制。已知人体巨噬细胞和 T 细胞在炎症过程中发挥的作用尤为重要；且众多分子生物学方面的研究亦证实，各种细胞因子，如白细胞介素、干扰素以及肿瘤坏死因子等，均可促进炎性反应进程。而炎症反应的研究亦促进了中医从内毒与炎症的相关性去分析其病理机制，如动脉粥样硬化（AS）是冠心病及脑卒中等心脑血管事件的主要原因。在引起动脉粥样硬化的众多因素中，高胆固醇血症、脂质过氧化、炎症反应等均是重要的危险因素。

王宏伟等人对全国 6 个地区 41 家医院的 1218 名临床一线专家针对"冠心病（稳定性心绞痛）证候要素、证候特征及证候病机演变规律"进行了问卷调查，结果提示"毒邪"作为冠心病的证候要素之一，与冠心病发病密切相关，且毒邪的证候要素在各个阶段均持续存在，贯穿冠心病病变始终；鞠建庆等人对"清热解毒法"治疗不稳定性心绞痛进行系统性评价，检索纳入 15 项合格研究，共计 1129 例患者，结果提示清热解毒方药治疗不稳定性心绞痛安全可靠，不稳定性心绞痛"热毒伤络"的病机假说具有一定的科学性；孙伟等人则对清热解毒类中药治疗动脉粥样硬化作用机制进行了总结，认为解毒类中药对动脉粥样硬化患者具有保护血管内皮、抗血小板聚集、降压、降脂等药理学作用；还有研究发现解毒名方黄连解毒汤可减少心肌胶原沉积，对抑制代谢综合征小鼠具有心肌重塑的作用；而付晓春等人对黄连解毒汤治疗心肌缺血再灌注心律失常的作用机制进行了研究，结果提示：心肌缺血再灌注可导致缺血心肌进一步损伤，黄连解毒汤具有抗大鼠缺血再灌注心律失常作用，可能与抑制氧自由基的产生有关；袁天慧等人总结现代医家对高血压的认识，认为高血压病与"热毒""浊毒"及"毒损心络"有密切关系,且认为高血压是"禀赋"和"内毒"相互作用的结果,高血压的发病均是在先天遗传基础上,与机体"内毒"共同导致的;李小妮通过大量的临床观察,认为病毒性心肌炎的主要病理因素为毒邪与瘀血,认为毒邪与瘀血两者有相互促生的关系,提出活血解毒治疗病毒性心肌炎的方法。可见,毒邪为患之病理观及解毒疗法方药正广泛地应用于心血管疾病的诊疗,且因其重要价值而研究日渐深入,前景广阔。

四、内毒与肾脏疾病

从毒论治肾病是中医学传统理念,早从仲景提出麻黄连翘赤小豆汤治疗水肿,到何廉臣《重订广温热论》谓"溺毒入血,血毒上脑之候,头痛而晕,视物朦胧,耳鸣耳聋,恶心呕吐,呼吸带有溺臭,间或猝发癫痫状,甚或神昏痉厥……"肾毒之理为后世不断发掘和丰富,解毒贯穿其治疗之始终已为学界共识。

慢性肾脏病无论其种类和发生的病理机制有何不同,其最终的结局大多数都是肾功能的逐渐减退而导致肾衰竭,特别是病至慢性肾功能衰竭之阶段,虽内有脾、肾之本的虚损,而水湿浊毒内蕴,蓄积蚀损肾络及其他脏腑气血,则是其缠绵难愈之症结所在。如造成肾小球纤维化、硬化等不可逆性病变的免疫失调、过氧化反应及炎症反应等西医学的病理作用与中医内毒的生变机制具有共同之基础。例如,随着肾小球微血管与中医络脉关系研究的深入,发现慢性肾脏病"微炎症状态"说,与中医"毒损肾络"的病理进程密切相关等。如曹式丽认为内源性的浊毒、瘀毒是 IgA 肾病的重要诱因,也是病情加重与迁延反复的主要原因,所以提出从毒论治 IgA 肾病的原则。李罗德等人认为"络病蕴毒、毒损肾络"是慢性肾衰竭"微炎症状态"的病理基础,并贯穿于慢性肾衰竭"微炎症状态"之始终。孙伟根据慢性肾脏病的发病特点,提出了"泻浊解毒法"治疗慢性肾脏病。"解毒"已成为中医防治肾病之重要内容。

五、内毒与消化系统疾病

中医解毒法治疗胃病积累了丰富的经验，如和胃解毒法、调气活血解毒法、益气解毒法、活血解毒法、化浊解毒法、行气解毒法、清热解毒消痈法等。有些疗法已日趋成熟，如黄连解毒汤因其确切的疗效而被广泛用于胃溃疡等病。解毒法在防治慢性萎缩性胃炎方面效果尤为显著，中医之毒邪是慢性萎缩性胃炎癌前病变发生发展的重要病因已成共识。如陆拯认为慢性萎缩性胃炎病机为气机升降失常、毒邪内生停滞，提出"调气解毒法"论治萎缩性胃炎；庞立伟等人则提出"脾虚毒损胃络"是慢性萎缩性胃炎癌前病变发生、发展与演变的基本病机，认为"健脾通络解毒法"可有效控制疾病的发展，阻断疾病进一步恶化，逆转癌变的发生；王新月等人提出溃疡性结肠炎"毒损肠络"的中医病机，主张采用"益气活血，解毒通络"的治疗方法，认为益气活血解毒中药能够有效阻抑血小板活化，抑制微血管炎症，改善肠黏膜的血液供应，有利于改变机体免疫状态，从而提高溃疡愈合质量；伊春锦认为胃溃疡为中焦脾胃湿热，浊毒内蕴，气机壅滞，气郁血瘀，热盛肉腐，胃黏膜受损而致溃疡发生，故主张用清热解毒法治疗胃溃疡；花梦等人则对清热解毒、消痈生肌方药抗胃溃疡机制研究进展进行了总结，认为其机制涉及抑制 Hp、抗炎、抗氧化、抑制胃酸等损伤因子的作用，提高 EGF、TFF-2 表达，促进 PGE2 释放等保护因子的作用，从而促进胃溃疡的愈合。

现代研究已证实幽门螺旋杆菌是慢性胃炎的病原菌、消化性溃疡的重要致病因子、胃癌的协同致病因子。因感染与内毒的相关性，抗幽门螺旋杆菌是中医解毒方药较早涉及的领域，对中药抗幽门螺旋杆菌感染的机制方面进行了大量研究。常用方药如黄连解毒汤，白花蛇舌草、七叶一枝花、穿心莲、大黄、蒲公英、半枝莲、苦参等结合辨证化裁。解毒方药的作用机制汇总为以下几方面：对胃黏膜损伤后修复的干预；对胃肠激素的调节；对自由基代谢的影响；对癌基因表达的影响；对细胞增殖与凋亡的调控；调节细胞因子，中医益气解毒法亦可抑制 NF-kB 的活性，促进胃癌细胞的凋亡等等，显示出多途径多靶点发挥治疗作用之特点。还可明显提高患者的生活质量，显示中医药除直接抑杀作用外的综合调节之优势。

六、内毒与病毒性肝炎

中医解毒方药治疗病毒性肝炎亦是较早开展的领域之一。20世纪60年代初关幼波老先生提出"毒邪"学说后，毒与"湿、热、瘀"作为共同重要之病因学的地位得以确立，中医解毒治法方药亦因其在治疗乙型肝炎等病毒性肝炎上的优良疗效而为临床广泛应用，解毒法特别是清热解毒法及方药已经成为贯穿该病治疗之过程的基本方法。

病毒性肝炎虽属于感染性疾病，但其病因病机复杂。其病因主要由病毒引起，也有的是自身免疫系统的原因。已知有内毒素、免疫复合物、炎症细胞等多种因素参与了病理机制，导致肝细胞变性、坏死；以淋巴细胞、单核细胞浸润为主的炎细胞浸润；间质反应性增生和肝细胞再生、肝小叶坏死纤维组织增生间隔形成等病理变化，与中医的湿热瘀毒致病表现相似。陈超认为病毒性肝炎为"毒邪致病"，其"毒邪"来源有外、内两个方面，其内生之毒源于脾病湿生、气血瘀滞，若瘀久不消，又与湿热疫毒相合，化为瘀毒，为其慢性迁延之根源，提出解毒（化解毒邪、祛除毒邪）为病毒性肝炎的治本之法。临床研究表明，许多清热解毒药如蒲公英、板蓝根、青黛等均有抗病原微生物作用，能保护细胞功能，改善微循环等，祛解毒邪的同时又能恢复正气。

肝硬化是由一种或多种原因引起的以肝组织弥漫性纤维化、假小叶和再生结节为组织学特征的进行性慢性肝病。周仲瑛认为"湿热瘀毒郁结"是肝硬化的主要病机，不同的患者或不同时期，有湿重、热重、湿热并重之区别。临床研究亦表明早期施以解毒之法，有助于控制或者延缓病情的发展。

七、内毒与神经系统疾病

将解毒之思维和方法用于神经系统疾病的治疗，是中医学全新的探索，是对传统理念的一种突破。因为神经系统疾病中，除了中风等脑血管疾病外，比较常见的有"呆病""健忘""痿证""虚劳"等病证。传统观念对这些病证的认识，不外以肝肾亏虚、肾精不足等虚损为主要病机，即使从标实而论，亦不外瘀、痰、湿等，从毒而论可谓前无古人，后世议论亦甚少之。

但亦有人探索从内毒去辨治，提出浊毒阻脑，导致神机运行受阻而引起"呆病""健忘"等。赵欢等学者对中医泻浊解毒法治疗痴呆进行了系统评价，结论是：采用中医泻浊解毒法治疗痴呆患者，总体有效率与单纯西医药物治疗比较可能更有优势，但是在改善 ADL 评分方面，可能单纯西医药物治疗痴呆患者优于采用中医泻浊解毒法治疗。王永炎针对脑中风提出了"毒损脑络"学说，认为邪气亢盛，脏腑气血运行失调，导致机体的病理及生理产物蓄积过多而成毒，中风后也可产生瘀、热、痰等毒，毒邪可破坏机体，进一步损伤脑络，主张解毒法为其基本的治疗原则。张学文提倡从毒邪论治中风病，认为毒邪的存在贯穿中风病变之始终；毒邪的种类影响中风病的证型，毒邪的盛衰决定中风病病势的轻重缓急及预后。针对不同的毒邪采取相应的通腑解毒、化瘀利水、祛痰通络之法是扭转中风病病势之关键，全面深刻地认识毒邪在中风病的作用将有助于提高中风病的临床诊治水平。

阿尔兹海默病又称老年痴呆，是一种起病隐匿的进行性发展的神经系统退行性疾病。黄琼探讨了毒邪与老年痴呆的关系，认为与老年痴呆发病相关的毒邪主要是内毒，包括痰毒、瘀毒、热毒，其中最主要的是热毒，而毒侵脑府、脑窍壅塞、脑神失养是老年痴呆的基本病机，毒邪趁髓海空虚而侵入，最终导致脑窍壅塞、脑神失养，发为痴呆，并提出"解毒补肾"法治疗老年痴呆。

郑绍周教授认为多发性硬化的病位在脑髓，肾虚是其发病之本，毒邪是其发病及复发的主要病理因素。多发性硬化急性发作期毒邪浸淫入络，沿络及督，督脉受损，连及脑络，从而表现出复杂的临床症状。提出急性发作期以毒邪内盛为主，同时存在肾精不足的因素。当根据毒邪的性质分别采用祛风解毒、化湿解毒、清热解毒、化痰解毒等方法；缓解期则扶正祛邪，补肾解毒，调整机体阴阳平衡，强调补肾解毒法贯穿多发性硬化治疗的始终。

八、内毒与血液系统疾病

血液系统疾病范围广泛，包括再生障碍性贫血、特发性血小板减少性紫癜、白血病、各种贫血等，主要是因骨髓或者是血液系统问题而导致的疾病，病机复杂。如再生障碍性贫血，简称再障，是一种由多种不同病因和机制引起的骨髓造血功能衰竭症，主要表现为骨髓造血功能低下、全血细胞减少和贫血、出血、感染的综合征。周永明等人认为"毒邪"在再障的发病中起着重要的作用，解毒法是再障的重要治疗法则，解除毒邪对脏腑的损害，能恢复亏损脏腑的功能，进而有利于骨髓造血功能的恢复。临床"血分热毒""热毒阴虚"为再障的基本病机，凉血解毒、养阴解毒、活血化瘀、凉血止血为常用治疗大法。

特发性血小板减少性紫癜，又称原发性免疫性血小板减少症，是多种机制共同参与的获得性自身免疫疾病。现代研究表明，特发性血小板减少性紫癜与多种生物因素如某些细菌、病毒感染有关，操儒森等人认为病原微生物多属中医"热毒"范畴，提出部分特发性血小板减少性紫癜患者，"热毒"是导致其发病和致使病情迁延的重要因素，其相关的临床研究亦显示清热解毒中药对特发性血小板减少性紫癜有明显疗效，清热解毒法是其有效治法。临床亦常用"化湿解毒""凉血解毒，养阴止血"等治疗方法，临床疗效明显。

白血病是一类造血干祖细胞的恶性克隆性疾病，因白血病细胞自我更新增强、增殖失控、分化障碍、凋亡受阻，从而停滞在细胞发育的不同阶段。代兴斌等人认为毒邪在恶性血液病发病中占有重要地位，是急性白血病、慢性白血病、恶性淋巴瘤、多发性骨髓瘤的主要病因，并提出白血病的"伏毒"理论和散邪解毒、养阴活血等主要治法。可见，解毒清热与凉血止血、益气活血、益气养阴等法同为中医临证常用之治法。

九、内毒与肿瘤

肿瘤亦是中医解毒疗法方药较早涉及的一个领域。实际上，中医自古即对肿瘤的认识相较于其他疾病已略有所异，即已经认识到其性质之恶。如《灵枢·水胀》篇指出："恶气乃起，息肉乃生"，恶者，毒也。其病性既为毒恶，则非常药所能祛，便有了以毒攻毒之传统理念。针对传统的理法方药于肿瘤之治难以取效，周仲瑛提出"癌毒"理论和"抗癌解毒"法。已有的研究表明，如砒霜、马钱子、蟾蜍、狼毒、雄黄、蜈蚣、全蝎等毒性强弱不等之中药均有以自身药毒直接杀伤肿瘤细胞或诱导凋亡等作用。

癌毒之成因更多源于痰毒、瘀毒、湿毒，如《诸病源候论》谓："诸恶疮皆由风湿毒所生也"。治除祛其所附生之邪外，亦当解已从化之毒，则解毒之药不可缺少，临床常用清热解毒药物来进行治疗，如石上柏、白花蛇舌草、七叶一枝花、金银花、芙蓉叶、紫花地丁、败酱草、蒲公英、半枝莲、臭椿皮等中药，以及五味消毒饮、黄连解毒汤等方剂。清热泻火解毒能抑制核酸及蛋白质的合成，具有抗菌、抗病毒、消除癌性毒素、增强免疫力及调节内分泌系统的功能，亦可减轻手术、放疗、化疗的毒副作用等。中医药能有效改善癌症患者的免疫功能抑制，在增加化疗完成率、改善生活质量、减轻患者痛苦、延长生存期等方面有肯定的疗效。

中医从毒论治癌病形成了较为丰富的用药经验和理论基础，特别是结合现代药理学的研究，为中医药抗肿瘤机制的阐释提供了一种途径。如中药对肿瘤细胞生长的抑制作用；调节、改善机体免疫力；与西医学的治疗方法相协同而减毒增效，如杀伤癌组织的同时减少放化疗的副作用；明显地改善临床症状从而提高患者的生存质量；延长患者寿命、提高生存率，等等，其诸多之肿瘤治疗方面的显著疗效和优势已为中西医学界所认可。

十、内毒与其他系统疾病

（一）皮肤病

皮肤疾病是中医内毒学应用最为广泛的领域之一，具有悠久的历史和较为完备的诊治体系。皮肤病的中医临床疗效优良，毒病理论是其基础且相关论述极为丰富。如周继刚认为"毒邪"是多数皮肤疾病的共同病理基础，具有致病的普遍性，指出湿、热、瘀、痰、风毒发于肌肤是皮肤病发病的基本病机，治疗上重视以"攻毒"祛邪为本，毒邪祛则正自安，提出清热、利湿、化痰、消瘀、祛风解毒的基本治疗大法，运用于皮肤科临床效果显著。皮肤病的发病率及损害于现代尤甚，李元文认为，因环境恶化，人体正气偏虚，毒邪在皮肤病的发病上已经成为主要的致病因素，皮肤病从毒论治也成为目前临床上重要的治疗法则，皮肤病的治疗中可广泛应用解毒法。熊晓刚等人在临床中观察到一些慢性、复发性皮肤病患者，或由于素体禀赋不足，或因反复发作、病久不愈等原因，使体内各种病理产物如风、湿、热、燥、瘀等病邪留恋深窜，不能及时排出，蓄积过多，以致邪盛化毒，形成"正虚夹毒"之证，故治疗采用扶正解毒之法，平衡阴阳、调和气血，标本兼治，共同达到扶植正气、驱毒外出之目的。

（二）骨质疏松症

骨质疏松症是一种以骨量降低和骨组织微结构破坏为特征，导致骨脆性增加和易于骨折的代谢性骨病。霍英洁等人认为老年骨质疏松病机为：脏虚络病，毒邪内蕴，毒损骨络；毒损骨络，脏虚络病，筋骨失养。据此提出解毒通络法是治疗老年骨质疏松的根本大法。较之传统的益肝肾、补脑髓、益气活血、壮督通络等疗法，毒损骨络及解毒通络观可谓是一进步。

（三）艾滋病

艾滋病是由感染艾滋病病毒（HIV 病毒）引起，以人体免疫系统遭受破坏为主要表现的一种危害性极大的传染性疾病，被称为"世纪末肿瘤"。艾滋病作为 20 世纪末才出现的疾病，古代中医典籍无从记载。郭会军等人根据艾滋病的潜伏期长、病程迁延之临床特点，提出其发病的根本原因是毒邪内伏，并认为艾滋病的毒邪非单一的疫疠毒，而同时兼有六淫、伏邪、痰瘀之毒，具有兼夹、酷烈、暴戾、从化、正损等特性。宗亚力等人认为艾滋病作为一种血液传播性疾病，易入难出、病程缠绵、潜伏期长、演变复杂，具有毒邪深伏"络脉"的特点，故提出"毒邪伏络"之观点，并由此提出"剔毒通络"法治疗艾滋病。中医从内毒论治艾滋病是现代新病的中医特色治疗，值得进一步深入探索。

综上所述，时代的发展和疾病谱的变化使内毒病的临床研究广泛应用到中医各系统、各学科，基本涉及了各种常见疾病。诸多的临床实践虽然证明从毒论治某些疾病确能提高疗效这一事实，但仍尚未能形成内毒病的病理生理论及辨治体系。尽快建立内毒病的诊疗标准、评价体系，以及有关解毒中药的使用标准、安全性等一系列的问题仍有待于大量的工作去解决。而科学地认识和解决相关问题则必将促进中医毒病学向形成完整之辨治体系的发展，中医解毒疗法亦将以其卓越之疗效不断被推广应用至所有领域。

第二节　中医内毒病的基础研究

中医证的客观化和规范化一直以来就是现代中西医学界关注的焦点，对其意义虽尚存争论，但于现代中医所处医疗环境之需及提高诊疗水平的重要性和学术价值已为共识。长期以来许多中医工作者为此进行了大量的探索和研究，与毒病相关的现代科学研究也取得了一定的进展，推动了中医对疾病认识、治疗及疗效评价等方法学上的进步。

从中西医毒理之相关性进行研究对于中医毒病学的临床研究具有较强的指导意义。因中医内毒不只是一个病因学概念，亦是客观存在的病理产物，其性质与西医学内毒素及毒性因子的病理机制及致病特征有高度相通性，故结合微观方法研究毒邪的致病机理能拓展观察和认识毒邪之视野。如已知内毒素之多糖类物质（LPS）在整体水平激活补体级联反应引发急性炎症、脓毒血症、DIC 以及感染性休克等急症，而近来人们更关注的是其能刺激一些效应细胞产生活性因子，尤其是 LPS 刺激单核细胞、巨噬细胞和内皮细胞产生多种促炎症细胞因子，如 TNF-a，IL-IB 和 IL-6；B 淋巴细胞分泌多克隆抗体，胞释包括

NO 等活性氧化分子等，这些毒性因子通过活化不同组织器官的细胞，抗体依赖的细胞毒作用（ADCC）及其介导补体依赖的细胞毒等作用导致机体代谢、神经内分泌紊乱及激素水平的改变，进而引发细胞功能的异常和多种器官的进行性衰竭及相关的多种急慢性疾病。其实质就是内毒（毒性因子）与生生之气（保护因子）之间关系失衡，进而触发类似炎症反应和氧化应激作用，而广泛刺激相关的血管神经组织则决定了其病位及病理变化的复杂性，如毒损心、脑、肾络等不同部位病变，引起诸如多发性硬化的中枢神经系统炎症性、多发性白质脱髓鞘病变和小血管旁单核细胞浸润等病变。

研究表明中药对内毒素具有清除、拮抗其诱发的细胞因子或炎性因子等作用，而随着许多毒损络脉类研究的深入，将取得更多的证据，特别在内分泌代谢性疾病、免疫性疾病等领域将显示出其明显的优势，亦使中医药解毒疗效机制进入更加微观层面，从而推动内毒学术的发展。

但应强调的是：毒损络脉并非所有病变的必经阶段，"久病入络"亦非皆因毒损，正如临床上有直接或单因痰、瘀、火等邪气而至危殆者，更有非解毒之疗法救逆回生者。内毒作为一种邪气，引发的必是与毒之病理特异性密切相关的病证。虽然毒亦可促生痰、湿、瘀或与之兼化而助纣为虐，但因此将活血化瘀或清热利湿等诸法用药都冠之以解毒，则是"万病皆毒"观之泛化。有关内毒学术研究应避免理念上的"泛毒化"，方能使其理论得以独立并更科学地发展。

中医证候之证素源于症状及体征，是中医临床指标，将其与西医学的病理学指标、动物模型相对应还缺乏系统逻辑性证据的支持。以目前的动物模型和病理生理相关之研究水平，尚难以支撑中医辨证之学术内涵，在其对应性、特异性和可靠性等方面亦难以立足。如同样的毒病，有寒毒、热毒、浊毒、瘀毒等不同的性质，其致病的病机特征和治疗亦当有所别，而目前相关的西医学研究尚难以准确地阐释，故对中医临床的指导和应用意义相对有限。究其根本，仍是两种医学理论体系、思维方式之差异所决定的。如何找到两者的相关性、对应性，使西医学的研究结果于中医之证具有更可靠的参考价值，仍是待解之难题。

　　前贤倡导知行合一，中医内毒的基础研究亦不出此。随着中医药的现代化进程，毒邪概念之内涵与外延亦在不断地丰富。然而，毒邪的认识能否成为一门独立的病理生理学体系，关键是要在科学地制定一系列相关标准的基础上，全方位、多角度地去深入探索毒邪的本质，阐明内毒致病的特异性及普遍规律。这需要研究思维和模式上超越传统，融入现代多学科的研究方法及先进技术，方可有所突破。如通过系统、规范地研究分析和总结某种现代疾病之发生、发展规律与中医内毒病理机制的相关性及中药之作用机制。我们历时20余年围绕糖尿病做了此类探索性研究并获得有意义的成果（详见第十章），发现脂毒性、炎症反应、氧化应激等机制与中医内毒病理机制密切相关，并在此基础上进一步阐明了中医解毒法疗效的部分作用机制，拓展了解毒疗法及方药之内涵，从而推动中医内毒特色理论体系的形成和发展。

第十三章　守正与创新，从内毒系统研究糖尿病

如张元素谓之"运气不济，古今异轨，古方新病不相能也"。许多疾病的成因和性质往往随着时代的发展而变化，这种时代特征亦是其防治研究中的重要因素之一。科学理论的不断创新是学术发展的核心动力及生命所在，注重天人相应之动态整体观的中医病机理论尤须与时俱进和不断创新。随着当今疾病谱的变化，内毒成为许多慢性病证具有时代特征的重要致病因素，内毒蓄损已渐成为现代病证的核心机制之一，内毒之理法研究亦由急危重症更多地转向各种慢性疾病，故于临床之用亦日渐广泛，急需深入研究以界定其科学内涵和辨证标准等，其学术价值和临床意义重大。探讨内毒之成因、病性、临床特征及其论治，除了中医学系统关联的整体观、天人合一及动态的脏腑承制等思维方式，通过对毒邪在某一类或一种疾病中的发生、发展、演化规律来进行系统性研究，从多角度探讨内毒之实质及中医药疗效的作用机制，则更有助于最终建立规范化的内毒辨证论治体系。

糖尿病系一组因胰岛素分泌缺陷及（或）其生物学作用障碍导致的，以高血糖为主要特征并常伴有脂肪、蛋白质等代谢障碍的代谢性疾病。有近半数的2型糖尿病（T2DM）患者伴有血脂代谢紊乱，故有学者建议将"糖尿病"更名为"糖脂病"。大量的研究已明确了脂代谢紊乱与糖尿病的密切关系，甚至参与了糖尿病的发生发展，高脂血症导致的脂毒性与糖毒性亦是引发心血管并发症的高危因素。多年来我们从糖尿病的糖、脂毒性与中医内毒相关性着手，借助文献研究、临床观察探索中医内毒病之浊毒在糖尿病中的发生、发展规

律，对其中医病因、病机、证候规律、辨证论治及中医药解毒疗效等作了较为系统的观察和总结。提出糖尿病从"脾不散精"至"由浊致毒"继而"浊毒内蕴"之系统病机理论，和"运脾化浊""化浊解毒"为主的治法方药体系，并经长期的临床实践证实该辨治体系明显提高了本病的临床疗效。同时借助国家自然基金项目这一平台的连续资助，结合现代医学基础研究，从细胞、分子生物学水平进行了系统而深入的探索，从多层次、多角度阐释其病理及疗效之机制，为创新和发展糖尿病的中医病机理论和诊疗体系，以及内毒病的中医理论及诊疗体系，构筑了相应之研究基础。

第一节　糖尿病内毒形成基础的机制研究

糖尿病作为当今慢性病的典型之一，发病率快速上升。2020 年中国 2 型糖尿病防治指南确认我国糖尿病患病率已从 1980 年的 0.67% 飙升至 2017 年的 11.2%。糖尿病病因病机复杂，其成因与人类生活环境、方式的变化密切相关已为国内外学者所共识。而生活方式就人类而言常因地域、人种的不同而异，更是随着时代的变迁而发生着很大的变化，这也是糖尿病的病因病理不断被重新认识和丰富的关键因素之一。糖尿病的中医病因病机自古为"阴虚燥热"观所主导，但随着时代的发展变化而难免在认识上产生局限性，并影响了治疗及疗效的提高，同时也促进了人们从瘀血、痰湿等不同角度去分析和认识以图有所突破，而"由浊致毒"病机理论的提出可谓是中医研究糖尿病全新之探索和创新。

一、脾不散精致浊淤是糖尿病浊毒内蕴之基础

现在越来越多的患者是由于定期查体或其他偶然的机会才发现高血糖或诊断为糖尿病，而当时其自身可能并无任何症状。即刻看似无症可辨，但是如果细询患者，此阶段最常得到的信息是"小便时泡沫很多""尿液浓气味重"，或

"淋于地板上的尿黏脚或招苍蝇",而且许多患者此时舌苔大多浊腻或伴口黏而苦。而泡沫与黏腻以及舌苔浊腻从中医的病邪性质分析当属于浊邪,其源于体内水谷精微不能运化输布,反生为滞浊之物内淤或随溺外泄而致。简单而细微的信息,却是本病血浊内淤之病机的重要特征,从而也提示糖尿病初发时患者体内特别是血中就已经"浊淤"为患了。

若究此浊淤之因,则如张锡纯于《医学衷中参西录》论消渴之因:"至谓其证起于中焦,是诚有理,因中焦膵病,而累及于脾也。盖膵为脾之副脏……逮至膵病累及于脾,致脾气不能散精达肺则津液少,不能通调水道则小便无节,是以渴而多饮多溲也。"虽已言及脾不散精与消渴病之关系,然其义失之于泛。于此,笔者多年前就已提出:"脾不散精是糖耐量低减(糖尿病前期)阶段的主要病理基础",因其所生淤浊是糖尿病前期之变、中医称之为"脾瘅"的启变要素,当以健脾化浊法干预之。随着研究的深入,进一步发现脾不散精而致之"涩气浊血",则是由脾瘅发展为消渴病浊毒内蕴之病变基础。

（一）脾不散精，浊淤壅滞，为由浊致毒之基

脾为后天之本,气血生化之源。人体饮食能量的转化是一个全身多脏腑参与的新陈代谢之过程,其具体的过程主要分为两部分,一是谷气代谢,如《素问·经脉别论》中所述:"食气入胃,浊气归心,淫精于脉,脉气流经,经气归于肺,肺朝百脉,输精于皮毛,毛脉合精,行气于府,府精神明";二是津液代谢,如"饮入于胃,游溢精气,上输于脾,脾气散精……水精四布,五经并行"。这其中"脾气散精""浊气归心""肺朝百脉"等,均是指饮食水谷代谢过程之主要环节,而脾气之运化又是其中的核心。文中"脾气散精",不仅是指脾对水液代谢的作用,更是指脾在胃主受纳腐熟的基础上,通过运化完成人体对食谷的消化和吸收过程,将其中的营养成分(精微之浊)输送至全身,或"散精于肝,淫气于筋",或"浊气归心,淫精于脉"。可见,只有"脾气散精",才能"中焦受气取汁",变化成气血精微(包括血糖等)之生理之浊,布散至五脏九窍,四肢百骸,而达"行气于府,府精神明"。相反,脾不

散精，一方面导致"脾病不能为胃行其津液，四肢不得禀水谷气……筋骨肌肉，皆无气以生"（《素问·太阴阳明论》）等虚损之证；另一方面从能量代谢而言，食谷入体，若不能正化为精微之浊而为体所用，则必浊淤于内而生壅滞之变。正如《灵枢·小针解》谓："浊气在中者，言水谷皆入于胃，其精气上注于肺……饮食不节，而病生于肠胃，故命曰浊气在中也。"

脾不散精是糖尿病形成之重要的病理基础，其主要病理产物则为"浊邪"。其化生如《素问·奇病论》论脾瘅成因所言："夫五味入口，藏于胃，脾为之行其精气，津液在脾，故令人口甘也；此肥美之所发也，此人必数食甘美而多肥也，肥者令人内热，甘者令人中满，故其气上溢，转为消渴。"此"上溢之气"和"在脾"之"津液"文中虽未点明，然皆非食谷之精微，而是"淤浊"之邪无疑，叶天士释其为"乃湿热气聚与谷气相搏，土有余也，盈满则上犯"（《温热论》），系糖尿病前期阶段即"脾瘅"的主要病理产物。其成因常由人体先天或后天不足，加之饮食失节、过食肥甘厚味，或常劳欲过度，或情志不调，五志过极，肝失疏泄，气机郁滞等，导致直接或间接损伤脾胃，升降运化失司，脾不散精，继而"气涩血浊"引发消渴病。此与糖尿病现代成因之饮食高热量、精神压力大及好逸恶劳等不良生活方式的作用一致。可谓当今食居尤易淤浊涩气，内则主责脾虚气不散精。总之，脾气不散精或散精之力的减弱，使水谷精微不得运化利用，反生壅滞之气，是早期产生 IGT、IFG（脾瘅）的重要病理机制。

（二）与西医学病理认识之相关性

中医的脾不仅涵盖西医学之胰腺，且在形态与功能等方面与之关系密切。如《难经·四十二难》中论脾"扁广三寸，长五寸，有散膏半斤，主裹血"，此"散膏"，张锡纯在《医学衷中参西录》中谓其为"膵，脾之副脏，在中医书中名为'散膏'，即扁鹊《难经》所谓'脾有散膏半斤也'。膵尾衔接于脾门……故与脾有密切之关系"（《前三期合编第二卷·治消渴方》）。可见，胰脏在中医学称"膵"，在结构上是与脾连在一起的，为其副脏。

　　而且从中医脾虚证的表现和诸多相关研究来分析亦可发现，许多脾虚症状包括了胰淀粉酶、糜蛋白酶功能低下等西医学中胰腺的相关病理表现。特别是胰岛素在调节碳水化合物、蛋白质和脂肪的代谢与贮存，以及促进肌肉、脂肪组织对葡萄糖的主动转运和利用来为机体提供主要热量等方面，与中医脾气散精之功可谓异曲同工。当糖尿病发生胰岛素抵抗（IR）或分泌低下时，上述生物效用降低或丧失，血糖蓄积升高，引发一系列病理变化，从中医学而言即是升清降浊失司，精微不生而异化则"清浊相干"，转为壅滞之气，留淤于血分而成为浊邪。而血中升高之糖、脂质等都是构成"淤浊"的基础物质，不能及时代谢则阻滞脏腑气机，与血相搏则成血浊。血浊一旦形成则极易蕴热或耗气伤阴，并在这一过程中因其腐秽而酿生毒性为害。故此，血浊内淤是糖尿病形成之病机中的启变因子和产生 IR 之要素，亦是高血糖状态持续发展并产生毒性损害的病理基础。

　　可见，糖尿病前期病变及糖、脂代谢的异常与中医学的"脾不散精"，不运化精微反壅滞内淤而生浊邪，具有高度类似的病理机制。此外，诸多脾虚与糖尿病相关性研究亦证实，胰岛 β 细胞的分泌功能及胰岛素的生物效应低下等异变，亦多与中医学之脾脏特别是与脾失健运关系密切。

二、临床实践与基础研究

（一）运脾化浊防治糖尿病前期及脂代谢紊乱的临床研究

　　《内经》对于消渴之浊邪提出"治之以兰，除其陈气"。叶氏深谙其旨，总结出对"舌上白苔黏腻，吐出浊厚涎沫，口必甜味也"之脾瘅证，治"当用省头草芳香辛散以逐之则退"（《温热论》）。我们经过 20 余年持续、系统性的临床观察和实验研究，针对其"脾不散精"而生淤浊的核心病理特征，总结出糖尿病前期运脾化浊之基本疗法和十味白术散为主的基本方。本方以钱氏七味白术散为基础，于临床实践中不断辨证化裁而来，用于早期干预糖尿病的发生发展及脂代谢紊乱具有良好疗效，并通过系列的基础研究阐释了其部分作用机制。

笔者在早期的临床实践中发现多数糖尿病前期的糖耐量低减（IGT）、空腹血糖受损（IFG）之人常无临床症状或不显著，多以餐后血糖（PBG）或空腹血糖（FBG）增高为主，此升高之血糖实为血中之淤浊，亦可称之为血浊。其成因虽为复合性，但与前述脾瘅之"五气之溢""津液在脾"等机制关系更为密切。因此防治时在古人经验的基础上，针对 IGT 时水谷不得运化精微反生浊内淤的病变机理，从脾不散精这一关键环节着手，调以运脾散精、行滞化浊而取得明显疗效。临床组方用药常以十味白术散化裁，方中以四君子健运脾气，佩兰芳香化浊，葛根升清，对于有气虚症状者加适量黄芪益气以助脾胃升清之力。无论如何化裁，均唯运脾升清以助散精为首要。同时清化血中已生之滞浊也是一重要的辅助之役，行滞化浊之剂的用否及剂量，当随其人舌苔浊腻、体态肥胖与否等因素辨证择之，浊化滞行则有利于脾气散精，合之更益于复其水谷代谢之平衡。临床虽有时难以速效，但只要医患配合持之以恒，多能恢复至正常的糖耐量。可见，运脾散精、化浊行滞法因其融扶正与祛邪于一体而能祛除生毒之基原，截断扭转由浊致毒之径。

T2DM 患者血脂异常检出率可达 63.8%，高 TG 血症是损害人体胰岛功能及使糖耐量恶化的重要因素。而对于伴有脂代谢紊乱者，我们曾经观察了以佩兰合七味白术散化裁治疗"血浊内蕴"型糖尿病合并高脂血症患者 2 个疗程（2 个月），并以血糖、血脂、糖化血红蛋白等生化指标及中医证候积分来评价疗效。结果表明本法具有以下几方面作用：①降糖方面，治疗后 FBG、2hPBG、糖化血红蛋白（HbA1c）均有降低。②调脂方面，能够显著降低 TG、TC；③中医证候改善方面，能够显著改善患者临床症状，中医证候积分明显低于治疗前。研究结论：中药佩兰合七味白术散化裁对 2 型糖尿病合并高脂血症患者疗效显著，不仅能够显著调节血糖，亦可改善患者高血脂状态，降低TG、TC 水平，而且在改善患者症状、体征方面效果尤为显著。此后我们又观察了优化后的十味白术散化裁对于血糖、血脂、肥胖的系统影响。结果显示：十味白术散能够明显降低 2 型糖尿病合并脂代谢紊乱患者的 HbA1c、FBG、

2hPBG、TG、TC、LDL-C、腰围、体重、BMI 等代谢综合征组分，且能显著改善中医症状、体征。进一步肯定了十味白术散对 2 型糖尿病合并脂代谢紊乱或伴肥胖患者，具有糖、脂、肥同调的效果及其广泛适用性。亦证实了脾不散精是糖尿病前期即"脾瘅"期的启变要素，脾不散精所致的浊淤血分是消渴病浊毒内蕴的病变基础。相关研究亦提示健脾化浊治疗 2 型糖尿病合并血脂异常的临床疗效尤以早期者为佳。

（二）运脾化浊防治糖尿病前期及脂代谢紊乱的基础研究

1. 脾不散精而生淤浊与脂代谢紊乱相关

T2DM 合并高脂血症的病因病机较为复杂，涉及多种因素与机制。目前大多数学者认为糖尿病合并高脂血症的因素包括遗传、肥胖、胰岛素抵抗、血流动力学改变、慢性炎症反应等。糖尿病期或糖尿病前期的患者出现胰岛素抵抗或缺乏时，其体内的激素敏感性酯酶活性将大大增强，导致游离脂肪酸（FFA）的大量释放，以及肝脏内合成的 LDL-C、TG、TC 也会增加。另外，脂蛋白酯酶活性也会降低，导致脂蛋白清除时间变长。而当血清 FFA 升高后，可明显降低机体对葡萄糖的摄取，同时也抑制葡萄糖进入细胞内，导致肌糖原合成受阻，进而加重胰岛素抵抗。

我们的基础研究以 2 型糖尿病合并高脂血症大鼠模型为研究对象，以化浊的代表药物"佩兰颗粒剂"作为治疗药物，评价不同剂量佩兰对 T2DM 合并高脂血症大鼠的血糖、血脂及胰岛功能的影响，以探索运脾化浊法临床降糖、调脂的作用机制。研究表明：与模型组相比，治疗组大鼠饮食增加，体重回升，精神状态及多饮、多尿症状均明显好转；中剂量治疗组大鼠血糖明显好转，治疗后 FBG、2hPBG、HbA1c 均明显降低。各组大鼠空腹胰岛素（FINS）、胰岛 β 细胞功能（HOMA-β）的比较显示：佩兰中剂量组和高剂量组的 FINS、HOMA-β 水平升高，提示佩兰能显著提高大鼠的胰岛素分泌能力。同时，观察了中药佩兰对糖尿病合并高脂血症大鼠血脂、FFA 的影响，结果表明在调脂方面，能够显著降低 TG、TC；而且中高剂量组 FFA 水平亦明显降低。动物研究结果证实：中药佩兰对 2 型糖尿病合并高脂血症作用显著，可同时明显改善血糖、血脂等生化指标，从而避免早期的血脂异常发展为脂毒性；提高 T2DM 合并脂代谢紊乱大鼠肝脏中肌醇必需酶 1α（IRE1α）的表达，从而减轻了内质网应激程度，亦是佩兰疗效的机制之一；佩兰可以改善由链脲佐菌素诱导的 T2DM 大鼠脂代谢紊乱，其机制还与中药佩兰下调大鼠肝脏中甘油二酯酰基转移酶 2（DGAT2）基因与蛋白表达有关。亦进一步提示浊邪可能在血脂异常、糖尿病高糖、高脂阶段的基础性病理作用。

2. 脾不散精而化生浊毒与胰岛素功能障碍相关

IR 表现为胰岛素效应器官或组织对胰岛素的敏感性降低，其分子机制为胰岛素糖代谢相关信号通路传导减弱或传导障碍等因素所致。肝糖原是在肝细胞内葡萄糖分子经糖原合成酶（GS）催化而合成的物质。胰岛素促进葡萄糖合成肝糖原，即胰岛素与肝细胞表面的胰岛素受体结合，依次激活胰岛素受体后的诸如胰岛素受体底物 2（IRS-2）、磷脂酰肌醇 3- 激酶（PI3K）、蛋白激酶 B（AKT）、糖原合成酶激酶 -3（GSK-3）等一系列信号转导分子来参与血糖的调节。有研究证明 GSK-3 中一个亚基 GSK-3β 与 2 型糖尿病的病理相关。GSK-3β 过表达或激活异常均可导致 2 型糖尿病，因此 GSK-3β 也成为糖尿病治疗的新靶点。

AKT 又称 PKB，是 GSK-3 重要的上游因子。AKT 为一种重要的丝氨酸 / 苏氨酸蛋白激酶，激活后可直接磷酸化 GSK-3 丝氨酸位点，高血糖时则使其失活而恢复糖原合成酶催化葡萄糖合成糖原的能力。

前期动物实验表明十味白术散可增加 T2DM 大鼠肝糖原含量，因此我们选用细胞株为 HepG2 细胞（人肝癌细胞）的胰岛素抵抗 HepG2 细胞模型，观察了十味白术散对该 IR-HepG2 细胞内糖原含量及糖原相关通路 AKT/GSK-3β 的影响，以期进一步明确十味白术散的降糖机制。研究发现：十味白术散不仅可改善 T2DM 大鼠多饮、消瘦等症状，还能降低 T2DM 大鼠空腹血糖，改善其糖耐量，降低胰岛素抵抗指数。后续的研究结果亦显示，十味白术散能明显改善 T2DM 大鼠糖代谢情况及胰岛素抵抗程度，显著增加糖尿病大鼠肝脏组织中糖原含量；十味白术散还能明显增加 IR-HepG2 细胞的葡萄糖消耗量及其细胞内肝糖原含量。

深入研究发现糖尿病大鼠 GSK-3β 总蛋白表达量显著升高，且其磷酸失活水平明显降低，说明 HepG2 胰岛素抵抗细胞内的糖原合成相关通路存在缺陷。研究中我们观察到 HepG2 胰岛素抵抗细胞内 AKT 虽蛋白总表达量无异常，但 AKT 磷酸化水平显著降低，即有相对较低水平 AKT 被激活，进而导致磷酸失活的 GSK-3β 水平降低。

HepG2 胰岛素抵抗细胞给予十味白术散干预后其葡萄糖消耗量明显增加，且其肝细胞内糖原含量亦较模型组明显升高。此外，十味白术散干预后其肝细胞内 p-AKT 的表达量较模型组明显升高，GSK-3β 的表达量明显降低，也就意味着十味白术散复方可增强 AKT → GSK-3β 信号转导过程。因此，十味白术散可能通过调节肝细胞内糖原合成相关信号通路，增加肝细胞内糖原含量而改善 IR-HepG2 细胞的 IR。

综上所述，十味白术散的降糖作用机制之一，可能是通过提高肝细胞 AKT 磷酸化水平，抑制 GSK-3β 蛋白表达并增加其磷酸化水平，从而增加肝细胞内糖原含量，改善 IR。十味白术散预防或减轻糖毒性和脂毒性对 IR 的影响，类似于其增强运脾化浊之功，从而截断由浊致毒之变化机制。

第二节　浊毒内蕴——糖尿病内毒蚀损机制的研究

由浊致毒，是本原毒之脾不散精、浊淤血分的病理过程和结果。由浊致毒，继而浊毒内蕴，亦是糖尿病的主要病变机制之一。

一、"由浊致毒"之中医理论与现代成因的相关性探讨

糖尿病前期如果脾不散精所引发的机体不良之代谢状态进一步发展，将导致浊淤蓄蕴而腐秽酿毒，或加之环境毒助纣为虐，即由浊致毒而转成糖尿病阶

段，浊毒内蕴若伤及脏腑经络则变生多种并发病症。

（一）由浊致毒，浊秽之性使然

邪自生成至变化必有其相应的物质基础。如前所述，瘀基于血、湿基于水，而内毒则如《诸病源候论》所谓"正谷不化反浊秽为毒"，示其病原是基于"浊"，笔者概括为：脏腑失和酿内毒，成毒基原浊为主。浊源于谷，脾运正化则如"浊气归心，淫精于脉"而养正气，精微不散而异化则生浊淤于内，而淤浊"腐秽生毒"之特性决定了其"由浊致毒"的病机规律。加之持续有机物污染等环境之毒或通过食物链进入机体直接蚀损，或内损脾胃，脾失散精而生淤浊，继而浊秽酿毒为害。

1. 糖尿病浊毒的病性及临床特征

浊毒为患，其性独特。浊有浊质，毒有毒性。浊质腻秽导致浊邪为病多易涩滞气机，淤阻血脉，胶着秽腐而酿毒性；而毒邪伤人，其性暴笃，常易腐蚀气血，耗伤阴精，致浊毒内蕴则伤人更甚，败坏形体，且因毒借浊质，浊夹毒性，胶着痼痼。若是浊毒日久不除，毒与痰、湿、瘀互结，入络或深伏于脏腑，浸润蔓延则再劫脏腑气血，导致虚实夹杂，甚或转为坏病而变证多端。

消渴病变尤为一典型，其浊毒既有上述之共性，又具有其自身的特性。糖尿病之浊毒，其病因以"数食甘美"致代谢失常而气机壅滞，引发脾瘅之淤浊酿毒；或外毒内蓄化毒，成为消渴浊毒内蕴之病机本质。由于此阶段病理变化以浊毒内蕴为主，故临床除"三多一少"等常见症状外，浊毒之主要表现为口苦黏干，胁腹胀闷，身重头蒙或肢体僵痛，大便不爽或燥结，或伴发口疮，或双腿胫前皮肤出现褐色斑，或肥胖或单腹腰肥，或伴皮肤及外阴瘙痒，或伴疔疮肿痛，或伴心烦潮热；舌暗红、苔黄褐浊腻或燥；血糖多居高不下或伴脂代谢紊乱。同时，糖尿病的糖、脂毒性又是引发多种并发症的重要因素，临床上随浊毒所伤脏腑经络之不同而表现纷繁复杂。

2. 糖尿病浊毒之演变规律及机制

证候规律为由浊致毒，浊毒内蕴。初为血浊内淤，继则酿生毒性，而浊毒内蕴过程对于机体是一种慢性、渐进性的损害，即为慢性中毒状态，就如同西医学之从血糖升高至糖毒性、脂毒性的产生过程。因此从病程而论，本阶段因淤滞的浊邪作为害清之邪气，蕴结于血分则易腐秽而酿生毒性。

此后的机制演变呈现浊毒内蕴，耗气伤脏。如浊毒内蕴化热，壮火食气则消谷善饥；不化精微则气乏神弱；病久则致脾运日衰（胰岛细胞功能低下）；亦使肾不固藏，精微泄漏（尿糖、尿蛋白增多）；或致肝失疏泄，藏血不利而气涩血浊（肝糖原合成减少、分解增加或肝脏脂肪沉积）；亦能消损肌肤（致肌容量减少及肌肉之胰岛素受体缺陷），等等。

若内蕴之浊毒不能及时排解，则于耗气伤脏的损害过程中又酿生毒邪，进而再腐蚀脏腑气血，从而形成恶性循环。即便与他邪相兼化生痰毒、瘀毒，进而进入顽固 IR 或各种并发症等糖尿病的不同阶段，浊毒亦常作为病变之核心而主导着病机的变化。

3. 糖尿病浊毒的病机特征

虚实夹杂是糖尿病浊毒为患的病机特点之一。正常状态下的机体代谢具有及时和有效地排除毒性物质和解毒之功能而免受其害，当机体的解毒、排毒能力下降，则浊毒易停滞于内，也就是说浊毒之蓄蕴常缘于元气内虚。浊毒一旦内蕴血分，则随血行为害而无所不及，吴又可谓之："邪毒渐张，内侵于腑，外淫于经"。如浊毒蕴热，上可灼肺津，中可劫胃液，下可耗肾水；亦可扰入血络，壅腐气血；或毒瘀火结，灼伤血脉。可见正气不足既是糖尿病浊毒内蕴形成和进一步发展的内因，又是浊毒为患的病理结果。虽然浊毒单纯从其属性而言当属实邪而多表现为实证，但上述之由虚致毒，或由毒致虚的病理过程，决定了糖尿病浊毒为患时以虚实夹杂、寒热错杂为主之病机特征。

4. 浊毒兼杂顽恶是产生并发症的核心所在

浊毒内蕴最易浸渍蚀损脏腑经络百骸，又易与他邪相兼为患，如与瘀、痰、湿相兼而变瘀毒、痰毒、湿毒等，则其害涉及更广，且常随损伤脏腑脉络之部位不同而并发症丛生。如浊毒蚀损肾络，使肾失分清别浊与固藏而精微泄漏，或肾损积甚则致关格危候；若痰瘀之毒阻滞，则易损心脉，或热毒犯脑，毒害目络、肌肤、手足等。

众所周知，机体在一些病理过程中产生氧化应激、释放细胞毒性因子等，易对器官细胞如血管内皮等造成损害。如糖尿病产生糖毒性和脂毒性等病变时，体内会产生大量的毒性因子，如肿瘤坏死因子（TNF-α）、白细胞介素6（IL-6）、CRP（炎症急性时相蛋白）等炎症因子，还有游离脂肪酸升高及脂联素（adiponectin）、瘦素（leptin）等脂肪因子代谢失衡，都可能产生 IR 并对组织细胞造成损伤。如异常的 INS 和 IGF 分泌和蓄积有时可直接加速癌细胞的生长，亦有提高癌细胞侵入临近组织的能力等多种毒性作用。我们研究中发现模型组大鼠肝脏脂肪严重沉积，肝细胞脂肪空泡样变性明显，同时可见中、重度的炎细胞浸润与脂肪坏死，此类广泛性损害与中医之浊毒的病变机制高度契合。

（二）浊毒之现代影响因素

论消渴病古今成因之异，当属环境之巨大差异。如前详述之各种污染的病因作用及其影响，与糖尿病之发生发展亦密切相关，特别是相关研究发现糖尿病患者血液中多种持久性有机污染物含量高于非糖尿病患者 2～7 倍，各种现代加工食品中所含之毒素，更是令人触目惊心。这种食物、环境之毒，与古时膏粱厚味之饮食失调的病理机制不同，其毒是经口鼻直入为害，或内伏日渐，蓄蕴成损。

糖尿病浊毒之生变，更多为现代病因使然。血浊内淤即易蕴酿成毒，这是浊邪秽滞之性所决定。现代研究认为胰岛素抵抗的主要原因有肥胖和缺乏运动、一些胰岛素拮抗作用的激素、药物、高脂饮食等。如有研究表明腹腔内的脂肪越多，胰岛素的敏感性就越差。而胰岛细胞中沉积的脂肪还能产生脂毒性而促进胰岛细胞的衰亡，从而导致多种代谢的异常，如高血脂、高血压、高尿酸及代谢综合征等。

上述的原因中许多因素不仅属于中医浊毒范畴，且其发病机制与中医血浊内淤、由浊致毒的病理过程亦基本一致。此外，上述当今自然界所生之毒和人为之环境毒邪入体积蓄后对于胰腺的直接伤害，也可能是一重要之使然因素，均与现代人类糖尿病发病率的快速上升密切相关。

二、糖尿病化浊解毒的临床实践

以解毒法疗消渴病，滥觞于孙思邈《千金要方》中的黄连丸等方。笔者"思求经旨，以演其所知"，从当今糖尿病之脾不散精、由浊致毒的核心病机出发，创立以化浊解毒之法辨治糖尿病，经长期大量的临床实践与实验研究，在不断提高其疗效的同时，以糖尿病之糖、脂毒性为突破口，对其由浊致毒的病理机制及化浊解毒方的干预机制进行了深入研究和阐释。

（一）化浊解毒法之理

针对上述之本阶段的病机特点，治法之旨当以恢复气机升降出入为主而助正气祛除内毒。治浊毒内蕴应避"徒化浊则毒不解，单解毒则浊不化"之困，"化浊解毒"法即取化浊以断毒之源，解毒以阻浊酿毒，扶正气以促浊化毒解。化浊解毒饮之主方适时运用常可达血行津布、浊化毒解之功，既可改善糖尿病合并高脂血症患者的临床症状、体征，降低血糖、血脂，又可减轻 IR，综合调理糖尿病合并高脂血症患者的代谢紊乱状态，且安全、有效。据此研制出的院内制剂"糖毒清颗粒"，具有糖、脂、肥同调和改善 IR 的作用，特别是对于改善糖尿病糖、脂毒性方面亦有良好疗效。其基础方化浊解毒饮是由佩兰配黄连加古方升降散合大柴胡汤化裁而成，功能化浊解毒、升清降浊，标本兼治。

（二）化浊解毒法的临床实践

此阶段为糖尿病及并发症期，辨治浊毒当首辨内外，次辨阴阳，再辨脏腑；治浊毒当急则解其毒，缓则清其源，虚则扶正气化以断其毒源，或化浊与解毒并重。

我们经 20 余年的临床观察和研究，证明本方在对抗糖、脂毒性相关的 IR 方面疗效确切。研究表明方中升降散有较好的促进脂代谢和调节神经内分泌功能等作用；还有三黄、柴胡等药含有黄连素、黄芩苷、柴胡苷等成分，均具抗炎作用。我们早期的临床观察发现：化浊解毒法方能明显降低 2 型糖尿病病人 FBG 和 HbA1c 水平，INS 敏感指数亦较治疗前改善。葡萄糖毒性作用加重 2 型糖尿病胰岛细胞分泌缺陷和 IR，经化浊解毒法治疗后有利于胰岛 β 细胞恢复分泌功能和改善 IR，从而有效地减轻糖毒性。后续研究表明，糖毒清颗粒（化浊解毒饮院内制剂）既可改善糖尿病脂代谢紊乱患者的症状、体征，亦显著降低其血脂及 FFA，初步证实了该药具有减轻脂毒性的作用。

本方经数万人次的临床实践证明安全有效，作为系列研究的干预措施，具有了充分的临床依据和扎实的研究基础。如近期完成的优化化浊解毒方对糖、脂、肥同调的临床观察发现：优化后化浊解毒方能够有效降低患者的证候积分；明显降低 2 型糖尿病合并脂代谢紊乱患者的 FBG、2hPBG、HbA1c、TG、TC、LDL–C 水平；患者治疗后腰围比治疗前有所减小，BMI 与治疗前比较有明显下降，提示优化后的化浊解毒方不仅能降低肥胖 2 型糖尿病患者的腰围、体重、BMI 等代谢综合征组分，具有减体重、减轻和改善内脏肥胖的作用，同时能够改善 IR，降低患者的高胰岛素水平，糖、脂、肥同调的效果明显。

我们还观察了化浊解毒法方对 56 例糖尿病肾脏疾病患者的影响，评价其临床症状和体征的变化，以及对血肌酐、尿素氮、内生肌酐清除率、24 小时尿蛋白定量及血脂的影响。结果：治疗组能改善患者的中医证候，总有效率为 85.71%；治疗组治疗前后比较其尿蛋白、血肌酐下降均具有显著性差异，明显优于对照组。结论是化浊解毒、益肾健脾法可更有效地降低糖尿病肾脏疾病患者肌酐、血脂水平及减少尿蛋白的漏出，明显改善患者的症状、体征及肾功能，提高患者生存质量。

上述大量的临床系列研究不仅证实了"浊毒内蕴"病机观的合理性及其指导下的化浊解毒法、方之有效性，而且在此基础上我们又通过一系列的基础研究对其作用机制进行了深入的阐释。

三、浊毒之基础研究

（一）浊毒蓄损机制研究

内毒蓄损于糖尿病的发生发展过程中具有因果双重作用，其成因则系内外相合而为病。内以厚味失节而脾虚不运，升清降浊失司，生浊内淤酿毒；外则如持续有机物污染等环境之毒内蓄为害，两者助纣则尤易致浊毒内蕴为患。例如，我们在"基于 AhR 和 PPARs 调控失衡探讨持久有机污染物暴露致胰岛素抵抗的机制及化浊解毒方的干预"研究中，通过建立高脂饮食加多氯联苯 126（PCB126）暴露的胰岛素抵抗染毒大鼠模型，发现 PCB126 暴露可导致 ZDF 大鼠空腹血糖、空腹胰岛素及胰岛素抵抗指数升高，糖耐量降低，血清 TC、TG 及 FFA 的水平升高。分子生物学层面显示：上调芳香烃受体（AhR）、白细胞分化抗原 36（CD36）及 TNFα 表达水平，使过氧化物酶体增殖物激活受体 -α（PPARα）、PPARγ 及下游葡萄糖转运蛋白 -4（GLUT4）、成纤维细胞生长因子 -21（FGF21）的表达水平降低；具有导致 ZDF 大鼠糖脂毒性及 IR 的作用。上述部分机制与调控 AhR 与 PPARs，进而影响下游 CD36、GLUT4、FGF21、TNFα 的表达相关。

病理研究显示：肝脏病理方面，与正常组相比，模型组与染毒组出现肝细胞弥漫性肿胀，细胞轮廓不清，肝小叶失去索状排列，肝细胞胞浆内可见大量脂肪空泡，可见严重的肝细胞脂肪变性改变，伴有散在炎症细胞浸润等，且染毒组病变程度更为严重；胰腺病理方面，模型组和染毒组胰岛体积变小，细胞数明显减少，间质纤维组织增生，一部分胰岛组织结构完全萎缩，与周围的外分泌部的滤泡交错混合且很难区分等，尤其以染毒组为甚。高脂加染毒模型大鼠的病理改变与当今糖尿病的病理机制基本符合，与消渴病"由浊致毒，浊毒内蕴"之病机观具有类似的演变规律。

实验结果显示：化浊解毒方可降低 PCB126 暴露大鼠的空腹血糖、空腹胰岛素及胰岛素抵抗指数，改善大鼠的糖耐量，使血清 TC、TG 及 FFA 的水平降低，下调 AhR、CD36 及 TNFα 表达，使 PPARα、PPARγ 及下游 GLUT4、FGF21 的表达水平升高；化浊解毒方具有改善染毒大鼠糖、脂毒性及 IR 的作用，部分机制与调控 AhR 与 PPARs，进而影响下游 CD36、GLUT4、FGF21、TNFα 的表达有关。同时，化浊解毒方治疗后模型组大鼠显著的空泡变性及炎细胞浸润、胞质稀疏等肝细胞破坏严重之病理形态亦有明显减轻，其中高剂量组减轻最为明显；而胰腺病理方面，其中高剂量组大鼠胰腺组织前述病损减轻，结构有所恢复，较染毒组有所改善。

研究结果证明：高脂饮食加持续污染物的复合因素较单纯高脂饮食所引发的糖尿病损害更加严重，而化浊解毒法方明显改善其糖、脂毒性及 IR 方面的确切疗效，亦部分反证了浊毒病机观的科学性。

（二）浊毒与糖、脂毒性之相关机制研究

脂代谢异常是糖尿病最重要的病理变化之一，如过量脂肪酸在肝细胞的蓄积可加重 IR，是糖尿病脂毒性及各种并发症的重要机制。脂毒性的病理过程可谓与中医的浊毒蓄损关系尤为密切。如临床上高脂血症患者血液不清，甚者呈乳糜状，与中医浊淤致"气涩血浊"之病理和汤本求真所称之"污秽之血"非常类似。其易"腐秽生毒"和"害清"之性，最终浸渍蚀损脏腑经络百骸的病变实质，与糖尿病脂毒性在各种并发症形成过程的作用可谓名异实同。因此，我们从浊毒与脂毒性之相关性着手进行了系列的基础研究。

1. 浊毒内蕴与脂肪因子水平的相关性及化浊解毒干预研究

（1）瘦素（Lp）是由脂肪组织分泌的一种蛋白质多肽，其表达与体内脂肪含量呈正相关，主要由白色脂肪产生，由周围脂肪组织分泌，通过靶细胞膜上的瘦素受体（LR）和相应信号转导系统而实现生物学作用。Lp 作为脂解因子，其对胰岛 β 细胞的保护作用主要是通过减少 TG 的聚集，改善 β 细胞脂肪营养障碍来抑制其凋亡，因而 TG 亦是影响血清 Lp 水平的独立因素。2 型糖尿病患者多有 Lp 抵抗现象，尤其是肥胖者存在高 Lp 血症和 Lp 抵抗。而高浓度的 Lp 又引起血中胰岛素水平的增加，肝细胞中胰岛素信号转导发生改变，外周脂肪动员增加，肝摄取 FFA 增加，氧化和利用 FFA 减少，从而酯化形成 TG 增多，导致 IR 和脂肪肝及脂毒性。我们的实验研究中，模型组大鼠血清 Lp 水平较空白组明显升高，糖毒清高剂量组具有降低肥胖 2 型糖尿病 IR 大鼠血清 Lp 水平的作用，从而发挥减轻脂毒性的作用。

（2）脂联素（adiponectin）是新发现的细胞分子，在脂肪细胞和肝脏中特异性高表达并分泌到血清中。它作为具有多种生物学功能的特殊蛋白质，又是一种胰岛素超敏化激素（nsulin-sensitizingHormone），可以促进骨骼肌细胞的 FFA 氧化和糖吸收，明显加强胰岛素的糖原异生作用，并具有抗炎、抑制肝脏糖异生、增加肝脏的胰岛素敏感性、减轻体重、抗动脉粥样硬化等生理作用，是机体脂质代谢和血糖稳态调控网络的重要调节因子。其引起血糖下降的作用是通过增强肝对胰岛素的敏感性，抑制肝脏葡萄糖的输出而实现的。体外补充脂联素可以上调胰岛素敏感性和提高糖耐量，改善肥胖者的体重和高血糖水平。我们的研究中血浆脂联素水平与 TG、apoB、LDL-C 呈负相关，与 HDL-C、apoA 呈正相关。经化浊解毒方治疗后糖尿病高脂大鼠的血清脂联素水平明显升高，从而发挥其增加 FFA 氧化、降低肌肉与肝脏中的 TG 含量、改善脂代谢、减轻脂毒性的作用。

（3）脂素（Lipin）作为调控身体能量代谢的因素，在肝脏内糖、脂代谢和能量稳态的调控中起着重要作用。因其能促进 TG 和磷脂的合成、脂肪细胞的增殖分化和脂肪酸氧化，因而能共同影响胰岛素的敏感性。其中 Lipin-1 与 GLUT4 表达正相关，糖耐量受损的人表现出对胰岛素的抵抗时其 Lipin-1 水平下降；高脂饮食诱导的小鼠 Lipin-2 表达显著增强，Lipin-2 过表达促进肝脏 IR。我们的研究亦发现：IR 导致大鼠肝脏 Lipin-1 蛋白表达水平降低，Lipin-2 蛋白表达水平升高，因此我们认为"肝脏 Lipin-1/Lipin-2 稳态调控的失衡作为一个重要因素，使肝脏糖脂代谢紊乱，从而导致 IR"。而化浊解毒方可提高 IR 大鼠肝脏 Lipin-1 蛋白表达水平，下调 Lipin-2 蛋白表达水平，证明化浊解毒方改善 IR 大鼠的糖脂代谢及 IR 的机制与调控 Lipin-1/Lipin-2 的表达水平有关。

从上述研究可以看出，同为脂肪因子，虽然瘦素、脂联素、脂素的相关调节表达不同，但其作用机理均与 TG、糖代谢环节密切相关，病理状态下亦共同参与了糖尿病的脂毒性作用，即"由浊致毒"之过程。因此，化浊解毒法方不仅能调节胰岛素转化途径和脂质代谢，提高葡萄糖利用率，而且 IR 大鼠病理模型组胰岛数目较少、胰岛形态欠规则等胰腺组织损害亦得到不同程度之改善。

2. 浊毒内蕴与脂肪因子基因表达、传导通路的相关性及化浊解毒干预研究

二酰甘油酰基转移酶 2（DGAT2）在肝脏和脂肪组织高表达，这意味着它在脂质代谢中扮演着十分重要的角色。DGAT2 是 TG 代谢途径中最关键的限速酶，它催化了由二酰基甘油（DAG）合成 TG 的最后一步，使 DAG 加上脂肪酸酰基形成 TG，因此 TG 的合成在很大程度上受 DGAT2 的调节。肝内 DGAT2 高表达的小鼠 TG 含量显著升高，证明 DGAT2 的过表达与肝内脂质蓄积密切相关。循环中的 FFA 浓度增多，促进肝脏对 FFA 的摄取和肝细胞内 DAG 及 TG 的合成，而 FFA 从脂肪组织向肝脏汇集是肝内脂肪的主要来源，占肝内 TG 含量的 62% ~ 82%；增多的 FFA 可降低胰岛素受体的数量，抑制受体活性。有研究表明：PGC-1α、DGAT2、PPARγ 三者都参与了这一过程，不仅具有共同的作用终点，且在一些关键环节上相互涉及。PGC-1α 作为一种介导细胞能量代谢过程的核受体辅助激活因子，主要影响肝脏脂代谢关键酶的表达，PGC-1α 通过增强脂肪酸氧化酶的转录活性，促进脂肪酸氧化，进而调节脂肪酸代谢。而 PPARγ 是一类由配体调节的核激素受体，属于核激素受体超家族，其主要在脂肪组织中呈现高表达状态，在肝脏与肌肉内表达量则相对较低。活化的 PPARγ 在机体内可以发挥促进脂肪细胞分化、增强胰岛素信号转导、抑制脂代谢等作用，从整体改善机体 IR。

我们研究发现 PGC-1α 可能作为脂代谢紊乱所致肝脏 IR 的启动点，也就是说"PGC-1α-DGAT2、PPARγ"调控体系在这一过程中发挥着重要作用。首先作为上位的调控因素，PGC-1α 蛋白的过表达对催化 TG 合成的限速酶 DGAT2 产生了影响，使其过表达，导致组织 TG 合成增多及在胰岛 β 细胞中堆积并产生过量的 FFA，从而产生毒性作用；同时对其下游因子 PPARγ 的低表达导致了 β 细胞凋亡、FFA 炎症反应，加重机体脂肪沉积及脂毒性，最终导致肝脏的 IR 以及激活氧化应激过程。这一病理过程与中医"由浊致毒""浊腐酿毒""浊毒蚀损脏腑而兼杂顽恶"等病理机制具有通约性，故化浊解毒方可下调模型鼠的 DGAT2、leptin mRNA 水平，上调 adiponectin mRNA 水平，影响 TG 合成和 TG 在肝脏组织的异位沉积，还能通过调节脂肪因子的作用减轻 IR，改善糖、脂代谢。

研究表明，适度的 PGC-1α 水平可以增强细胞的抗氧化能力以及限制 ROS 的积累，对抗过氧化损伤。PPARγ 还有抗炎的效应，且能改善脂肪沉积引起的 IR。因此，我们推测化浊解毒方的作用机制之一可能是回调 PGC-1α 在 IR 伴脂代谢紊乱时的过表达，来抑制 DGAT2 的过表达，同时提高 PPARγ 的表达，从而降低 TG，改善糖、脂代谢紊乱、IR 和氧化应激损伤。我们以 "PGC-1α-DGAT2、PPARγ" 相关性调控机制为切入点，通过建立 2 型糖尿病 IR 大鼠和以软脂酸诱导的 HepG2 细胞 IR 伴脂代谢异常模型，探讨三者间的表达关系，并观察化浊解毒含药血清对其表达的影响。结果发现，糖毒清含药血清能明显增加 HepG2 细胞的葡萄糖消耗量，降低细胞内 TG 含量，能显著下调 HepG2 细胞的 DGAT2 mRNA 和相关蛋白的表达；显著回调模型大鼠肝脏内 PGC-1α 蛋白表达，并影响 PPARγ mRNA 及相关蛋白的表达水平。提示化浊解毒方的作用机制之一可能是通过回调肝内 PGC-1α 在 IR 伴脂代谢紊乱状态中的高表达，不仅能抑制 DGAT2 的高表达，同时又提高 PPARγ 的表达，从而增加葡萄糖消耗，降低 TG 和 FFA，从而改善 IR。研究从分子生物学的层面上揭示了"由浊致毒"与脂毒性过程中存在之共同病理基础和化浊解毒法方的疗效机制。

（三）浊毒与炎症反应之相关机制研究

机体产生炎症反应时会分泌大量的炎性因子，如 TNF-α、IL-6 和 C- 反应蛋白（CRP）等来实现对自身的保护。现已证明炎症在 IR 和胰岛 β 细胞损伤的发生过程中起着至关重要的作用，主要与胰岛素信号传导障碍以及炎症因子异常表达等有关。目前研究涉及的 IR 信号通路有 IRS（胰岛素受体底物）/PI3-K（磷脂酰肌醇 -3 羟基激酶）信号转导通路、IKK（核因子 κB 抑制激酶）/NF-κB（核因子 -κB）通路、JNK（C-jun 氨基末端激酶）通路。IKK 蛋白是连接 NF-κB 炎症信号通路与胰岛素信号通路的关键蛋白，TNF-α、IL-6、IL1等炎症因子经过一系列信号传导导致 IKK 磷酸化，其磷酸化产物（p-IKK）一方面可以使 NF-κB 的前体 IκB 磷酸化，亦使细胞膜上的 IRS 异常磷酸化，从而对胰岛素的敏感性下降，即产生 IR。因此，限制 IKK 蛋白的磷酸化，是阻断炎症与 IR 联系的途径之一。

我们的实验亦证实 IR 大鼠的骨骼肌组织中存在着 IKK/NF-κB 这一炎症信号通路，在骨骼肌 IR 中发挥作用。糖毒性引起骨骼肌组织氧化应激，继而产生局限性的炎症反应，组织 TNF-α 升高。这一过程与中医浊毒流注肌腠经脉、蚀损脏腑百骸具有类似的病理机制，而化浊解毒中药可抑制这一信号通路，可能是其改善 IR 的机制之一。实验结果表明，中等剂量化浊解毒中药对血清 IL-6 和组织 TNF-α 含量等炎症因子水平具有一定的改善作用，且抗炎效果较为均衡。其具体机制可能是通过干预炎症因子特别是抑制炎症信号通路，进而间接减轻了 IKK 蛋白的磷酸化；降低组织中 p-IKK 蛋白的含量和 p-IKK/IKK 蛋白的比值，抑制 IR 大鼠骨骼肌组织中 IKK/NF-κB 信号通路而改善大鼠的 IR 程度。

（四）祛毒复正之相关机制研究

内质网（ER）是真核细胞中广泛存在的具有网管状膜结构的细胞器，是蛋白质合成、折叠、加工及其质量监控的重要场所。当未折叠蛋白质在内质网腔内聚集超过其负荷能力和细胞内钙离子失衡时，就会诱发内质网应激，如在氧化应激、化学毒物损害、病毒感染、代谢失衡等诱因下，机体为了纠正内质网的稳态，就会激活细胞适应性反应即未折叠蛋白反应（UPR），UPR 主要由位于 ER 膜上的活化转录因子 6、蛋白激酶 PKR 样内质网激酶和肌醇必需酶 1

（IRE1α）这三条信号通路介导并调控下游相关基因的表达，进而减少细胞的蛋白合成，促进未折叠蛋白的降解，以及增加内质网中促进折叠的分子伴侣蛋白的产生，从而缓解内质网的蛋白折叠压力以保护细胞。但是，一旦短期内细胞稳态无法恢复，使得 UPR 长期慢性存在，就会通过多种途径引起细胞功能的紊乱，导致糖、脂代谢紊乱并引发多种疾病，如肥胖、2 型糖尿病、动脉粥样硬化等，甚至诱发细胞凋亡程序的启动。

IRE1α 介导的信号通路，是缓解内质网应激的三条信号通路中最保守最重要的，尤其对于未折叠蛋白的应答起到非常重要的作用。在糖代谢方面，IRE1α 信号通路对胰岛 β 细胞的发育及其分泌功能、减少 IR 因子的产生等发挥重要的调节作用；在脂代谢方面，IRE1α 信号通路在脂肪的从头合成、转运以及分解方面都发挥了重要作用，如轻度的内质网应激可以促进 VLDL 的合成，高度的内质网应激则会阻碍 VLDL 的合成。上述这些作用可归属中医脏腑之"气化"和"适应性平衡"之功。然"生病起于过用"，应激时间过长会导致 IRE1α 信号通路的活动性减弱。本项实验中，与正常对照组相比，模型组肝脏 IRE1α 的表达量明显下降，表现为内质网应激强度过高，细胞稳态难以维系，此时细胞凋亡程序的作用占据优势，应属中医病机中的正虚为毒所缚，气化失司而"清浊相干"成损。法当急则治其标，解毒以抑制其过度应激；毒去则正复气化而增加 IRE1α 信号通路的表达来促使内质网的平衡修复。化浊解毒方组能够明显增加大鼠肝脏 IRE1α 的表达量，从而缓解内质网应激，增加对未折叠蛋白的处理，以促进细胞稳态的回归。表明化浊解毒的作用机制可能与 IRE1α 信号通路有关，实发挥了"生生之气"的适应和修复内质网过度应激对机体造成的毒损而安。

（五）浊毒与脾胃升降失司相关性研究

糖尿病之毒由浊而致，而浊邪之生的基础，根于脾胃升降失司，清浊相干。人体纳化失常，则如《灵枢·小针解第三》所谓："浊气在中者……言寒温不适，饮食不节，而病生于肠胃，故命曰浊气在中也。"肠胃功能紊乱，水谷不化精微则"浊气在中"而生淤浊。而现代医学的研究进展亦证实肠道菌群和特殊的酶及激素参与了糖尿病的发生发展且发挥了重要作用。特别是发现一些肠道激素是在每餐之后由小肠释放而进入血液循环,增加胰岛素的分泌使血糖降低,此亦中医学脾胃升清降浊,胃纳脾化,使水谷化生精微而不致浊淤之理。

1. 对肠促胰素的影响

近年来人们发现肠促胰素(incretin)所具有的"肠促胰岛素效应"与肠 – 胰岛轴有关,主要有胰高血糖素样肽 1(GLP-1)和葡萄糖依赖性促胰岛素分泌多肽(GIP)。GIP 通过与细胞表面相应的受体 GIPR 结合发挥生物学效应。当 GIP 和 GIPR 特异性结合后,主要通过激活腺苷酸环化酶诱导细胞内第二信使 cAMP 合成增多,并激活 cAMP 依赖的蛋白激酶,发挥多方面的生理效应。GIP 生理功能主要有抑制胃酸分泌、胃蠕动和排空,促进餐后胰岛素释放,促进胰岛素 β 细胞增殖,抑制其凋亡,调控脂肪细胞的分化及脂代谢等作用。GIP 能刺激胰岛 β 细胞增生和脂类合成,但处于 2 型糖尿病的患者,则大多丧失上述效应。新近的研究结果表明,保护和恢复糖尿病患者体内的 GIP 浓度及作用对维持正常血糖水平方面与 GLP-1 具有等同作用,并与 2 型糖尿病和肥胖症的发病机制有着十分重要的关系。

GLP-1 是由回、结肠黏膜内 L 细胞分泌的一种多肽类肠源性激素,主要在葡萄糖、氨基酸等营养物质刺激下分泌释放,同时受内分泌和神经系统共同调节。其具有促进高血糖依赖性胰岛素分泌、刺激 β 细胞增殖、抑制 β 细胞凋亡等作用,通过增加靶组织对葡萄糖的利用、促进脂肪分解、抑制胰高血糖素不适当释放、增加中枢性饱食感及延迟胃排空等多个靶点和环节调控糖代谢。

2 型糖尿病患者 GIP 的分泌量基本正常或升高,其促胰岛素分泌作用却受损严重,甚至消失。GIP 诱导的急性胰岛素分泌明显减弱,提示胰岛 β 细胞对 GIP 的反应存在缺陷,这与中医消渴病中脾不散精、升清降浊失司、由浊致毒之"其气上溢,转为消渴"具有类似的病理机制。

我们的临床研究表明:经化浊解毒法方治疗后,患者空腹 GIP 分泌明显增加，差异显著，疗效明显优于对照组，既可改善患者症状、体征，显著降低血糖，又可促进空腹 GIP 的分泌，改善 IR。

实验研究结果显示：①对肠促胰泌素的作用：化浊解毒方能明显升高 2 型糖尿病大鼠空腹血清 GIP、GLP-1 水平，具有增加空腹血清 GIP、GLP-1 分泌的作用；并能提高糖尿病大鼠肝脏组织 GIP 含量，同时，对胰腺组织和脂肪组织中 GIPR 含量有提高作用。②对抵抗素的作用：化浊解毒方能降低 2 型糖尿病大鼠空腹血清抵抗素（RES）水平；并能减少糖尿病大鼠肝脏组织中的 RES 水平。③对 PPARγ、P38MAPK、JNK 信号通路蛋白的影响：提示化浊解毒方能够增加肝脏组织 PPARγ 蛋白表达，降低胰腺 JNK 蛋白和脂肪组织 P38MAPK 蛋白表达的作用，从而改善脂代谢，减轻 IR。

进一步研究表明，化浊解毒方的降糖作用还可能与其升高糖尿病模型大鼠空腹及餐后 GLP-1、INS 浓度相关，主要通过肠促胰素整体调节胃肠功能而改善糖、脂代谢，故其降糖机制亦可能与恢复"胃 – 肠 – 胰岛轴"的作用相关，与中医斡旋中州、运脾化浊之功能不谋而合。

2. 对肠道菌群的影响

有研究发现 2 型糖尿病患者相比正常人肠道内变形菌门、硫还原菌等增多，而双歧杆菌、乳酸杆菌等明显减少，提示糖尿病患者肠道菌群结构发生了改变。而通过服用益生元等调节肠道菌群的治疗方法，可以有效地改善糖尿病患者胰岛素敏感性，降低 FBG 及 HbA1c 水平。

我们认为糖尿病肠道菌群的内毒素学说与中医浊毒理论相非常类似。比如大量研究证实长期高脂饮食小鼠，其肠道内有益菌减少，并被有害菌代替，主要为革兰阴性菌。有害菌在死亡裂解后产生脂多糖（LPS），也就是内毒素；内毒素在 LPS 结合蛋白的转运下进入细胞内，进入细胞的 LPS 通过 CD14 及 Toll 样受体 4/5（Toll-like receptor 4/5，TLR4/5）途径，启动 1 型干扰素、炎性因子（TNF-α、IL-1）等的表达，致使胰岛 β 细胞凋亡和产生 IR 等。在肥胖和 2 型糖尿病病理过程中也被证实存在上述的过表达，与中医学"浊毒内蕴"之过程存在相似的病理基础。

还有研究发现瘤胃球菌属、梭菌属均参与了短链脂肪酸的合成，短链脂肪酸可提高结肠内酸性环境来抑制有害菌生长，从而保护胰岛素敏感性，同时可促进肠黏膜修复、抑制炎症细胞因子的形成。研究还发现菌群多样性低更容易导致肥胖，菌群丰度较低人群的肥胖程度、IR 和炎症程度都有所提高。

脂代谢方面，可能与益生菌的调节血脂水平有关。Yadav 等人的研究发现，高果糖膳食诱导的 IR 大鼠服用含嗜酸乳杆菌和干酪乳杆菌的酸奶 8 周后，与正常对照组大鼠相比，TC、LDL–C、VLDL–C 水平降低。

我们的研究结果亦表明，化浊解毒方可能增加糖尿病患者肠道内双歧杆菌、乳酸菌、瘤胃球菌属和柔嫩梭菌，祛除或减少志贺菌属，通过相对增加糖尿病患者肠道菌群丰度与多样性、改善肠道菌群失调、减轻非特异性炎症反应、提高肠黏膜屏障功能等方式，减少胰岛 β 细胞凋亡，增加胰岛素敏感性，稳定患者的血糖与血脂。调节肠道菌群与中医恢复脾胃升降之动态平衡、泄浊留精可谓异曲同工，实为中医药之长，更可以之阐释化浊解毒疗效的部分机制。

3. 对葡萄糖转运体（GLUT）的影响

GLUT 是转运葡萄糖的重要载体。已知胰岛素信号转导的具体步骤为：胰岛素释放以后，胰岛素与胰岛素受体结合，激活胰岛素受体自身酪氨酸蛋白激酶，使得胰岛素受体膜内底物（IRS）的酪氨酸残基磷酸化，激活磷脂酰肌醇 3 激酶（PI3–K），触发富含葡萄糖转运蛋白 4（GLUT4）的小泡以泡吐形式，由内核体经由高尔基复合体向细胞表面转移，因而细胞表面 GLUT4 增多，组织对葡萄糖摄取增加，从而发挥 INS 的作用。由此可见，IRS 和 GLUT4 与胰岛素的转运及葡萄糖的摄取密切相关，而且这一过程与中医脾胃对水谷运化、散精和降浊作用过程非常相近。我们的研究亦显示，化浊解毒方能显著改善 IR 大鼠骨骼肌组织中 GLUT4 蛋白及 mRNA 的表达水平；恢复 IR 大鼠骨骼肌组织中 IRS–1 及其酪氨酸残基磷酸化功能，增加 GLUT4 水平，从而提高胰岛素的生物效能。此即清解制衡内毒蓄损则正复，脾能运而精微得化，则四肢百骸皆得养而生。

（六）其他相关研究

我们还采用代谢组学分析方法对化浊解毒方改善 2 型糖尿病大鼠糖、脂代谢进行了研究，发现化浊解毒方改善 2 型糖尿病大鼠肝脏 IR 的机制可能与肝脏内代谢产物之胆汁酸、磷脂以及视晶酸的含量变化相关。其对于胆汁酸、磷脂与视晶酸含量的调节有效抑制了肝细胞凋亡，增加了胰岛素通路信号转导，减少了肝脏内氧化应激，从而改善了大鼠肝脏的 IR 效应。总之，系统而多角度的研究结果均证实了化浊解毒法具有多靶点、多环节的综合作用机制。

上述的系列研究从不同层面阐释了糖尿病"由浊致毒，浊毒内蕴"的病理机制，也在一定程度上说明"浊毒"理论的科学性和合理性，以及在"浊毒"理论指导下的化浊解毒法方之确切疗效及其作用机制。

第三节　2 型糖尿病浊毒内蕴证量化诊断标准研究

通过前期的研究，我们总结出本原之毒的基原是淤于血分之浊，其成毒为病有"由浊致毒"到"浊毒内蕴"之病理规律，并从这一规律与糖尿病发生发展之相关性着手研究，提出了全新的中医糖尿病之病因病理机制，以及治则、方药等系统之理论体系。在此基础上以糖尿病脂代谢紊乱为突破口，借助科学技术手段，结合现代医学之糖、脂毒性的病理生理机制，从分子生物学等多层次系统而深入地阐释了浊毒病机和化浊解毒法方之疗效机制。然因糖尿病浊毒证的证候学研究相对薄弱，相关研究的诊断标准尚欠统一，影响了证候的应用与推广，故而为浊毒内蕴证的诊断与准确辨证提供一个客观化的依据确实非常重要。因此团队指导研究生又进行了《2 型糖尿病浊毒内蕴证量化诊断标准研究及相关性分析》的研究，探索在中医浊毒理论指导下，遵循中医证候量化诊断的步骤及方法，采用临床横断面调查的方法，建立 2 型糖尿病浊毒内蕴证量化诊断标准。研究结合国内外最新证候研究进展，运用了定性与定量相结合及科学的统计学方法。同时于临床研究中将相应病例及资料分为研究组和检验组进行相关性分析，总结相关实验室指标和糖尿病浊毒证的相关性，以及该证型的患病特点及代谢特征，亦为建立宏观－微观辨证体系构筑基础。

　　本研究通过规范的中医量化诊断标准制定流程，建立了符合临床实际的 2 型糖尿病浊毒内蕴证量化诊断标准。2 型糖尿病浊毒内蕴证量化诊断标准为：苔浊垢（22 分）、皮肤褐色斑（14 分）、大便黏腻（13 分）、烦躁（12 分）、昏蒙（9 分）、胸闷（9 分）、脘腹满闷（9 分）、疔疮肿痛（4 分）、疲倦乏力（3 分）、舌苔厚（2 分）、口秽（1 分）、肢体困重（1 分）、尿后余沥（1 分）。各条目程度轻度者以权值乘以 0.5，中度者以权值乘以 1，重度者以权值乘以 1.5，总分 ≥ 43.5 即可诊断为浊毒内蕴证。该诊断标准具有良好的灵敏度、特异度，诊断效能较佳，能够为 2 型糖尿病浊毒内蕴证提供量化诊断依据，亦可作为诊断标准应用于临床和科研之中。相关性分析结果显示，浊毒内蕴证可能与高血糖状态、血液黏稠、脂肪蓄积相关，与冠心病、糖尿病肾脏病关系密切。

第四节　从浊毒研究糖尿病防治之启示

　　上述系列研究的意义不只限于为 2 型糖尿病浊毒证的临床诊疗运用与科研工作提供指导和帮助，以及为制定出糖尿病浊毒临床诊断标准奠定基础，研究更可举一反三，以点带面，从思维方式上将其运用于其他慢性疾病的诊治研究和疗效之提高上，而且目前众多的相关性研究已经为我们拓展了全新视野。浊毒与糖尿病相关性的研究还提示我们，内毒病与许多种类疾病的病变相关，内毒之病理机制常存在于其某一阶段或全过程中，如代谢性疾病、风湿性疾病、神经系统疾病等，进一步延伸内毒病证之深层次和规范化研究实为必要。以浊毒证之量化诊断标准研究为例，虽然其编制方法日趋成熟，仍尚有诸如中医特色欠强、中医条目量化的规范性涵义不够清晰、缺乏大样本临床试验评价等问题，但只要坚持不断地探索和完善研究，则必将为中医病机理念创新，进一步提高中医药的临床疗效，乃至发展创新中医学理论产生深远影响。

（本系列研究先后获 2 项国家自然基金、1 项国家青年自然基金及天津卫健委科研项目等资助；成果获天津市科技进步三等奖 1 项，中华中医药学会科技进步三等奖 1 项，天津市科技成果登记 2 项等。并主持制定"糖尿病脂代谢紊乱中医诊断标准"（世界中西医结合杂志 2011，6（07）：626-631））；主持制定"中华中医药学会中医优势病种（消渴病血浊）诊疗方案"、"消渴病血浊中医临床路径"（糖尿病脂代谢异常中医诊疗方案 2018 年版、糖尿病脂代谢异常中医临床路径 2018 年版）；主持制定《糖尿病合并高脂血症病证结合诊疗指南》（《世界中医药》网络首发论文，日期：2021-07-19）。

第十四章　从内毒分期辨治痛风之临床研究

治毒之法，临床虽有以一法单方解之，但更多时需综合施策，这是基于毒病之复杂苛痼之性，尤其是当今内毒病之辨治更是如此，现以痛风这一典型内毒病为例述之。

第一节　痛风之中医新识——浊毒痹

痛风为长期嘌呤代谢紊乱和（或）尿酸排泄减少所引起的一组异质性慢性代谢性疾病，主因血尿酸水平过高，导致单钠尿酸结晶沉积在关节内、肾小管管腔或间质中而引发相关部位急性、疼痛性炎症。其临床特点为高尿酸血症、反复发作的急性痛风性关节炎、慢性关节肿胀、痛风石形成，可累及引起肾脏病变甚至肾功损害，并常诱发或加重心脑血管疾病、高脂血症、高血压、糖尿病及其他代谢性疾病。中医学对痛风的论治虽历史悠久，然亦现古方新病之困，而从"浊毒痹"创新论治则能扬长避短而著效之。

一、痛风病因说理

痛风属于中医学之"痹证""痛风""白虎历节""走注风"等范畴。长期以来，中医学对痛风的痹证类之病因认识总体未离《素问·痹论》所论"风寒湿三气杂至，合而为痹也。"之旨，强调环境气候因素导致痹证之因的重要性。

但是从西医学而论则存大异，虽同称"痛风"，然此痛风非彼痛风，西医学的痛风虽可归于中医学"痛风"之范畴，但其成因与风湿免疫类的疾患具有根本不同，是完全以内在因素为主所致之代谢性疾病，具有其独立的病理机制。

　　前人于痛风相关痹证之内因的论述甚少。张仲景于《金匮要略》曰："盛人脉涩小，短气自汗出，历节疼不可屈伸，此皆饮酒汗出当风所致。"首次提及饮酒之食物因素；明代程玠《松崖医径·痛风》谓："痛风者，肥人多因风湿，瘦人多因血虚。"已认识到体质因素与痛风亦有密切关系。

　　而论痛风之成因贡献最大者莫过于元代朱丹溪，其于《格致余论》提出："痛风者，大率因血受热已自沸腾……热血得寒，汗浊凝涩，所以作痛，夜则痛甚，行于阴也。"首先确定病名为"痛风"，指出其成病是先有"血受热已自沸腾"之内因；更重要的是提出了"汗浊凝涩"的病机观，并于《丹溪心法》中提出"又有痛风而痛有常处，其痛处赤肿灼热，或浑身壮热，此欲成风毒，宜败毒散"之证候特征和从毒论治大法，是在前人"风寒湿"痹阻之传统认识上的一次飞跃，也是与现代对痛风认识最为相近者。

　　今有朱良春教授进一步指出，受寒受湿不是痛风的主因，湿浊瘀滞内阻才是其主因，并命之"浊瘀痹"。后虽有浊阻、痰瘀互结、湿热蕴结、浊毒内蕴、肺脾气虚、肝肾阴虚等观点，但均显论理之系统性的不足。

　　随着认识及辨治的深化，传统之痹病"风寒湿杂至"的病因观，与现代对痛风的认识虽不至相悖，但其局限性显而易见。与风寒湿等外因相比，先天体质因素加饮食失宜才是其发病最重要的成因。而其脾胃升清降浊失司、脾不散精、食谷不化反生淤浊酿毒之病理机制中，内毒是核心要素，故其病名当称"浊毒痹"方更为确切。

二、痛风毒理之据

（一）外症现毒

痛风病发多红肿热痛，其机制正如余霖《疫疹一得》所谓"红肿硬痛，此毒之发扬者"，非内毒外溢莫是。

（二）诱发物致毒

痛风病发，常因食腥肥或饮酒所引，而过量饮酒易生火毒，过食腥肥易生浊内淤，如酿如酢，腐秽蕴酿内毒。

（三）内毒机制

脾具乾健之运，则饮食水谷经过胃消脾磨，升清降浊，精微布散四肢，化生气血，以养百骸。此为气之"德化"，则代谢如常，无浊淤气滞之变。

内外损伤，脾胃运化无德，升清降浊失司，则谷不化精微；或肾不气化，失分清别浊，浊淤内蕴，腐秽酿毒，即巢元方谓之"正谷不化反浊秽为毒"。浊毒既生，随气血流注四肢百骸，无所不至，所到之处壅滞气机、耗伤脏腑、损脉伤络、蚀筋腐骨，即"脏腑失和酿内毒，成毒基原浊为主"，浊毒内蕴是其核心病理机制。

三、与西医学病理之通约

西医学已明确在痛风及高尿酸血症的发病原因中，除肾小管排泌能力下降，嘌呤合成代谢酶、黄嘌呤氧化酶缺陷等体质因素外，其他如继发的代谢性疾病中的酮症酸中毒、肿瘤广泛转移和溶解、肿瘤放疗或化疗后的细胞凋亡、破坏，以及慢性酒精中毒、化学药物等毒性因素引起的高尿酸血症，均不同程度与中医毒损病因相关。而病理机制中，血中升高之尿酸可引发关节炎、骨质破坏甚至骨折；尿酸盐结晶沉积于肾间质及肾小管内，导致蛋白尿、血尿、高血压、结石等肾损害，甚至急性肾衰竭等，此与中医浊毒内蕴，蚀损肾络、腐败筋骨脉络之病变类似，且近来诸多医家从毒论治痛风著效之验亦可足证。

四、痛风"毒"之传变规律

内毒为病，其发展规律多"浊淤酿毒、由内而外、由脏及末"，痛风之变亦不出此，其毒形成发展可分为以下三个阶段：

（一）潜伏期（病在气分）

此期主要是本原之毒形成的初级阶段，核心为脏腑功能失调，特别是脾失升清降浊而气涩血浊为主，为疾病的未病期和初始期。虽无毒之特异性外在表现，但已浊淤内蓄成邪而出现高尿酸血症，属痛风的潜伏期或无症状期。

（二）急性期（病在血分，蚀损脉络）

浊邪蓄蕴血分，由浊酿毒，至浊毒内蕴阶段。因其毒已成且日甚，有形无形之害或急或渐，如痛风性关节炎急性发作等。若病反复发作入络，毒至病之后期，开始损脉伤络、蚀筋腐骨，如毒邪损蚀肾络致痛风性肾病，蚀腐筋骨可致痛风石或穿凿样变等。

（三）缓解期（邪去正虚）

浊化毒解，气阴亦多遗虚，或有浊湿留恋。此期邪势虽衰，脾肾复而未壮，脾之升清降浊、肾之分清别浊功能尚弱，尤以脾运未强，若食养不慎或药未善后，则易清浊不分而再生淤浊为成毒基原，是本阶段病机变化之特点。

五、证候特征

痛风之典型致病特征如《张氏医通》云："痛风而痛有常处，其痛上赤肿灼热或壮热……"虽有部位、程度等不同，然均不离浊毒痹所现外象，可归纳为以下几方面：

（一）外损肌肤

内毒常现循脉络由内而外的毒溢之象，痛风之浊毒尤其如此，主要体现于局部的红肿热痛等。

（二）内蚀脏腑

内毒腐蚀脏腑脉络，其毒象有形者诸如痛风石，痛风肾之尿混浊、尿血或结石等；无形者诸如肾衰、心梗等病变的复杂沉疴之象。

（三）易攻手足

内毒之传变多由内而外、由脏及末，故发则多攻手足是内毒之一大特征。痛风为病亦多现肢端诸节，或历节、鹤膝风等。

（四）胶痼易复

内毒根深且常与他邪相生兼杂、助纣为虐而胶痼难去。痛风之浊毒尤与饮食密切相关，稍有失宜即诱发而复，病难根除。

（五）反复发作致元气衰败

毒蓄日久必耗散气血，腐蚀脏腑，毒、虚互为因果而恶性循环，使其病变反复发作，元气日衰。

第二节　痛风之治循"分期、辨证、综合"原则

中医防治"浊毒痹"是一系统工程，循内毒为病之规律，须"分期、辨证、综合"辨治方能收著效。早期当芳淡运脾渗浊，以防其蓄蕴酿毒，为治未病矣；急性期浊毒内蕴，红肿热痛，当急以清热解毒、利湿化浊为主，损及脉络则活血通络为主；至缓解期则当扶正气，或健运脾气，或补益肝肾，因此期常有残浊余毒伺机而动，故尤以运脾升清为重，以防浊再生酿毒。概括之即"化浊""解毒""防复"三大要素系统贯之。

一、潜伏期

此期机体处于慢性低度炎症和弱氧化的状态，脏器和关节有微量的尿酸盐沉积，常难以检测出，且往往无临床表现，需西医学的检测指标辅以辨病，以早期防治。虽无症状，但多有血尿酸增高，或伴高血糖、高血脂等指标异常，可从中医浊淤气滞、脾虚湿阻辨治，力争将尿酸降至 360μmol/L 以下。

证候：浊淤痰湿初结，常症状不显，仅有化验异常。

治则：芳香导滞，运脾渗浊。

方药：渗浊运脾饮（自拟方）。

处方：鸡矢藤 50g，苍术 15g，车前草 25g，生薏苡仁 30g，百合 30g，土茯苓 50g，萆薢 20g，生黄芪 25g，茯苓 20g，蚕砂 30g，金钱草 25g，黄柏 15g，威灵仙 20g，赤芍 15g。

方义：苍术、鸡矢藤为主药，祛风除湿，导滞化浊，甘平解毒；薏苡仁、生黄芪、茯苓、车前草健脾淡渗利湿；萆薢、土茯苓、金钱草、黄柏、蚕砂泻浊燥湿，清热解毒；威灵仙、赤芍活血通经；百合甘、微寒护阴，清心肺以防化热疮，佐制他药辛燥。

临床还有一些高尿酸血症患者，虽无痛风表现，但血尿酸居高不下（经常高于 600μmol/L），芳化渗浊法方难效，则可辨病论治，合十妙解毒饮化裁多能收功。

二、急性关节炎发作期

此期尿酸过高，处于超饱和状态，炎症反应和应激反应发展加重，尿酸盐大量沉积于脏器和关节。中医病机为浊毒内蕴，或痰瘀火毒壅盛，以红肿热痛等症状明显，主要集中于肢节或足部，同时伴有血尿酸显著升高，治以祛邪为本。

证候：初起多表现为单关节受累，继之可累及多个关节，以第一跖趾关节为好发部位，其次为足背部、踝、足跟、膝、腕、指和肘关节。患处关节及周围软组织肿胀、发热、剧烈疼痛，夜间多发，常影响睡眠及活动受限，可伴体温升高、白细胞增多、血沉增快等。辨治当急则治标，以祛毒为主。

治则：化浊解毒，清热消肿，或清热利湿，活血祛痰。

方药：

1. 十妙解毒饮（自拟方）

处方：鸡矢藤 50g，苍术 15g，黄柏 10g，怀牛膝 20g，薏苡仁 30g，车前草 20g，土茯苓 30g，玄参 30g，龙胆草 10g，秦皮 30g，百合 30g，败酱草

30g，蚕砂 25g，金钱草 30g，肉苁蓉 20g。

方义：苍术、黄柏清热燥湿解毒；薏苡仁、车前草、土茯苓解毒化浊利关节；龙胆草、败酱草、秦皮、金钱草解毒泻火、消肿散结；鸡矢藤、蚕砂解毒活血镇痛，祛风除湿消肿；诸痛痒疮皆属于心，又肺主皮毛，以玄参合百合能清心肺，养阴解毒散结；肉苁蓉益肝肾，护精血；牛膝引药下行，活血利湿消肿。

2. 上中下通用痛风方化裁

处方：胆南星 8g，黄柏 10g，苍术 15g，炒神曲 15g，川芎 15g，桃仁 20g，白芷 15g，龙胆草 10g，防己 20g，王不留行 20g，威灵仙 20g，桂枝 20g，红花 10g，土茯苓 30g，徐长卿 20g，金钱草 25g，秦皮 20g。

方义：以黄柏、苍术清热燥湿解毒，龙胆草泻火毒，防己行水湿，此四者合之祛湿浊与热毒；桃仁、王不留行、红花、川芎活血行气通络；胆南星、白芷、桂枝、威灵仙四者祛风除湿祛痰；土茯苓、徐长卿、金钱草、秦皮解毒除湿利关节；加神曲消中州陈气。此方疏风于上，泻热利湿于下，活血祛痰解毒于中，故能兼而通治。

三、缓解期

此阶段血中尿酸多已复正常，炎症反应静止。但此期脏器与关节中仍存有尿酸盐，如有内外因素波动，诱发其溶解析出，则再发炎症或氧化应激反应。中医属邪去正虚，病情相对缓解或平稳，大多症状消失或不显，但亦有部分患者检测血尿酸仍偏高或正常，但未降至 360μmol/L 以下而易反复，为此期之临床特征。其根源于气虚不运，复生浊淤。治当扶正祛邪，尤当运脾化浊以使血尿酸难以再生。

（一）脾不散精

证候：倦怠乏力，动则气短，或纳呆痞满，便溏或黏腻；舌淡或胖，苔薄白或浊腻，脉沉濡或细弱。

治则：健脾化浊。

方剂：十味白术饮化裁。

处方：太子参 20g，炒白术 20g，茯苓 25g，炙甘草 7g，葛根 15g，丹参 20g，肉苁蓉 20g，佩兰 20g，土茯苓 30g，蚕砂 25g，百合 30g，金钱草 50g，鸡矢藤 50g。

方义：方以七味白术散健脾益气生津，复其升清降浊之机；四逆散调畅枢机，透达郁阳，助行脾运。组方去原方之藿香、木香，代之以佩兰、蚕砂、金钱草增芳化祛秽之功；以肉苁蓉易白芍，取其补肾化气、温阳益血；另配伍质润之知母清肺泻火；丹参化瘀，除烦安神。合为十味白术散，通补兼施，升降并投，通行上下，气血同调，将补、运、升、降融为一体，运脾化浊以断毒源。方中加鸡矢藤一味，于此取其健脾消食、除湿导滞又兼化毒之长，扶正祛邪兼而顾之。

如血尿酸仍高者，可合三妙散、虎杖、土茯苓、秦皮、薏苡仁化裁之。

（二）肝肾不足

证候：腰膝酸软，口干乏力，头晕耳鸣，或五心烦热，自汗盗汗，大便干结；舌红、少苔或干，脉细数。

治则：补益肝肾，清热通络。

方剂：虎潜丸化裁。

处方：黄柏 7g，熟地黄 30g，陈皮 15g，知母 20g，炮姜 10g，白芍 30g，龟板 20g（先煎），肉苁蓉 20g，女贞子 15g，旱莲草 15g，怀牛膝 20g，当归 15g，玄参 30g，秦皮 30g。

方义：以黄柏泻阴火，知母清肺热；归、芍养肝血；龟板禀天地之阴，能大补真阴；玄参养阴解毒散结；以熟地黄、牛膝、锁阳、肉苁蓉大队温润益肾之品，使精血交补，阳中求阴；陈皮燥脾行气；干姜温中散寒，使全方补而不滞，滋而不腻。肾者，作强之官，精血封藏之本，肾虚精枯，血必随之，精血交败，湿热风毒遂乘之而袭之，故加二至丸滋肾清虚火。合方壮肾中真阴，益精填髓，肾水充而阴火散，筋骨劲强，痹痛自止。

四、综合治疗

痛风患者可同时合并糖尿病、脂代谢紊乱、肾脏病变、高血压等多种疾病，常相互影响，互为因果，治疗须整体分析和权衡。临床上并病、合病者往往病机、表现复杂多变，须"观其脉证，知犯何逆，随证治之"。关键在抓主要矛盾，或"多病同治"，或"多病分治"。如患者同时合并有高血压、糖尿病、肾病等，临床辨治时，同属浊毒内蕴证范畴，如合并糖尿病消渴期，可以化浊解毒饮一方化裁兼而治之；痛风性肾病可加石莲子、萆薢、积雪草、水红花子等解毒护肾；痛风石甚者加大金钱草、秦皮剂量以解毒消肿排石。但痛风伴血压高危时，则当"急则治其标，缓则治其本"，先镇肝息风以平其血压，选配杜仲、水牛角、钩藤、鸡矢藤等息风潜阳又能通络解毒之品，而后续以综合辨治之。

总之，痛风无论其病因还是病机，均与风寒湿杂至之痹证大有所异。浊毒痹，其病外现红肿热痛，内则蚀损脏腑、脉络、筋骨，如此之害非湿痰瘀血所能为，故治须"化浊""解毒""通络""健脾防复"四大要素系统贯之，整体治疗，融防、治、善后于一体，则病愈后难以再作而长治久安，是为中医之长矣。

五、案例

曹某，男，43 岁，登记号：2741677。2018 年 10 月 8 日首诊。

患者因反复乏力，颜面浮肿，尿浊沫多，近又现手指关节酸胀而就诊。既往慢性肾炎病史近 7 年，高血压、糖尿病 5 年，长期有尿蛋白，血压不稳，血糖尚平，近一年血尿酸渐升高并伴肌酐时有升高，虽经中西医治疗但疗效欠佳。查尿常规示：尿蛋白（++），维生素 C（++）。生化示：尿酸 531.6μmol/L（208.3～428.4），血肌酐 187.9μmol/L（57～97）。刻诊：颜面虚浮，色萎黄，手指节略肿但无变形，体略胖；舌淡，苔略浊，脉沉细。此为浊毒痹，证属气机壅滞，浊毒内蕴。治当理气行滞，升清降浊，解毒通络。方用化浊解毒饮化裁。

处方：北柴胡20g，麸炒枳壳20g，熟大黄6g，佩兰20g，黄芩片15g，炒僵蚕7g（后下），白芍20g，片姜黄20g，黄连片15g，生地黄30g，丹参25g，土茯苓30g，虎杖15g。14剂，日1剂，水煎，分2次服。

2018年10月29日二诊：前症均缓，二便可；舌淡，苔微黄，脉沉小滑，血压不稳。示有湿浊蕴热，故前方加半枝莲15g、地锦草20g、秦皮20g清热利湿化毒，14剂。

2018年11月26日三诊：血尿酸降至476.8μmol/L，尿蛋白（＋），FBG7.2mmol/L。前症俱消，然诉近日服药后里急后重，大便溏，日2次；舌淡苔白，脉沉细。病入缓解期，以十味白术散化裁调本。

处方：佩兰20g，麸炒枳壳20g，粉葛15g，太子参20g，茯苓30g，炒白术20g，炙甘草10g，丹参20g，酒五味子12g，北柴胡15g，肉苁蓉20g，草豆蔻15g。14剂。

2019年2月3日四诊：血肌酐99.6μmol/L，尿酸463.6μmol/L，尿蛋白（＋）；舌淡，苔白，脉沉小滑；偶头晕，心悸。前方化裁，对症加盐蒺藜15g、桂枝20g、蚕砂25g，14剂，再固其本。

2019年7月25日五诊：诉半年来状态平稳，但因近来酒食不节致前症小复，7月12日自查化验，尿常规示：尿蛋白（＋）；生化全项示：谷草转氨酶43.1 U/L（15～40），谷丙转氨酶75.8 U/L（9～50），γ-谷氨酰基转移酶60.8 U/L（10～66），血尿酸492μmol/L，肌酐正常；FBG 8.1mmol/L；舌淡，苔白浊，脉沉滑；便黏滞，日2次。治当速清利湿热、化浊解毒，方以十妙解毒饮化裁，并嘱调控饮食。

处方：土茯苓50g，百合35g，佩兰20g，车前草30g，秦皮25g，麸炒苍术15g，麸炒薏苡仁30g，黄连片6g，茵陈35g，桑枝25g，虎杖15g，草果仁15g。14剂。

2019年9月5日六诊：生化全项：UA 457.5μmol/L，FBG 7.8mmol/L，ALT

92.2U/L（9～50），间接胆红素 19.4μmol/L（2～18），总胆红素 22.2μmol/L（5～21）。尿常规：尿蛋白（＋）。诉药后仍时有轻度里急后重，便溏，日 3 次；舌淡，苔白，脉沉。血尿酸始降，更方以健脾化浊为要。

处方：陈皮 15g，白芍 25g，防风 15g，炒白术 20g，太子参 15g，莲子心 10g，炒白扁豆 20g，炙甘草 6g，山药片 20g，麸炒薏苡仁 30g，桔梗 12g，茯苓 30g，蚕砂 25g（后下），麸炒枳壳 20g。10 剂以善后。

2019 年 12 月 24 日随诊：UA 409.1μmmol/L，肝肾功能复常，血压、血糖等基本平稳，夜尿由每日 5 次降到 2 次；舌淡，苔白，脉细。嘱起居消息之。

按： 患者有慢性肾小球肾炎、高血压及糖尿病病史多年，近 1 年出现尿酸反复升高，经服苯溴马隆片等药物效果不显，且出现肝功、肾功受损，均系邪积蕴毒之甚，故所合并之病均为难治之疾，然初诊主病当为痛风合并肾衰。患者虽痛风表现不典型，唯手指关节酸胀，但血尿酸、肌酐均显著升高，示浊毒内蕴为其共同病机，故首诊取化浊解毒饮化裁而异病同治。三诊诸症皆遁，尿酸亦显降至 476.8μmol/L，然其便溏里急为毒去大半而脾虚浊滞，是病退入缓解期，故用十味白术散健脾益气、渗浊止泻以治其本。加肉苁蓉补肾化气、燮理阴阳，草豆蔻、蚕砂燥湿化浊、温中行气，亦是防浊再生。此后数月平稳，却因酒食作妄致血尿酸再升并出现轻度肝损，此以辨指标论治为是，取十妙解毒饮直解其浊毒而安。至此病已入缓解期，续调以运脾化浊而截断扭转其致毒之径，终使血尿酸降至 409.1μmol/L，肾功能亦复常，为从内毒分期辨治痛风之典型案例。

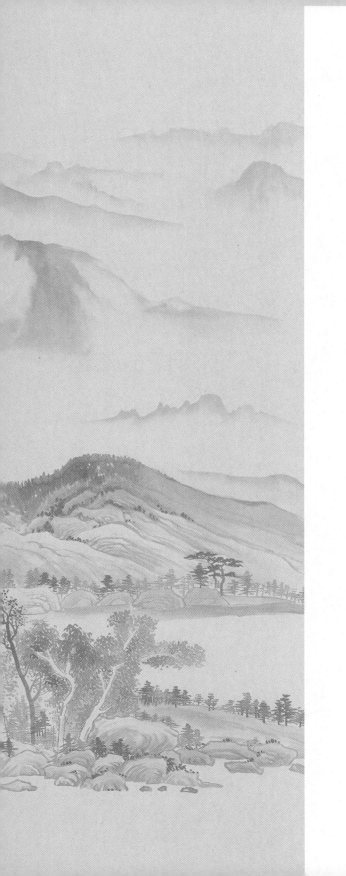

附 篇

附一　谈"浊"之源流

　　"浊"于《内经》始就是一个"元概念"，《内经》论"浊"虽内涵有生理、病理之义，且有后世医家拓展与之相关的病因、病邪、病名、病证、治法等，但遗憾的是因多种原因未能独成一学。随时代发展及其疾病特征之相应变化，"浊"作为病邪的病理意义逐渐为人关注，故有必要重新审视"浊"的历史内涵，深入研究以明确浊之内涵与病理生理特征等，不仅能丰富中医的病机理论，更有助于探讨一些现代病证的中医病机理论，如当今许多代谢性、免疫性疾病等，以进一步完善中医病因病机理论体系。

　　"浊"之义始于先秦时期，为医所用则启于《内经》，其学术内涵在长期的临床实践和理论总结之历史过程中不断发展和丰富。

一、秦汉时期：浊邪理论之萌芽

（一）《黄帝内经》首赋"浊"以生理、病理内涵

　　《内经》在《老子》"浑兮其若浊"之原意的基础上，将液体混而不清之意引申至医学领域，并赋予其诸多的生理、病理学意义。首先，《内经》超越了"浊"与"清"相对的形态概念范围，认为"清气在阴，浊气在阳"（《灵枢·五乱》），赋予其阴阳属性，而这种属性则使"浊"之内涵得以扩展至正与邪、气血之虚实，甚至面色病象等范围。而其"浊而清者上出于咽，清而浊者则下行"（《灵枢·阴阳清浊》）之论，则又不仅使其具有了生理功能属性，

同时也寓意了清浊中复有清浊之辩证关系。如水饮为清，谷食为浊。清中之清，上输于肺布津液；清中之浊，下输膀胱为便溺。浊中之清，上奉周身淫精血脉；浊中之浊，下出大肠为糟粕。一旦上述功能失调为患，其病则如《灵枢·逆顺肥瘦》所言："此人重则气涩血浊"，体现出其特征性的病理状态。可见，《内经》之"浊"所具有的这种生理和病理之双重内涵，使其得以广泛运用于医学实践和理论。

1. 生理含义

《内经》所论之"浊"的生理意义从其生成与功能作用而言，具有其普遍性和独特性，可概括为精微之浊和糟粕之浊两种。

（1）"浊"为精微是指营养五脏六腑、四肢百骸之精微物质。如《素问·经脉别论》之"饮入于胃，游溢精气，上输于脾，脾气散精，上归于肺，通调水道，下输膀胱。"此精即津液或精微者；而《素问·经脉别论》之"食气入胃，浊气归心，淫精于脉"、《素问·阴阳应象大论》之"清阳发腠理，浊阴走五脏"等，此精则指食谷精华的浓厚部分。

（2）"浊"为糟粕是指代谢过程中产生的排泄物，如呼出的浊气和排出的汗、二便等废物。如《灵枢·邪气脏腑病形》曰："其浊气出于胃，走唇舌而为味"，此浊气虽曰口中气味，实寓身体排出的气味；而《素问·阴阳应象大论》中所谓之"故清阳出上窍，浊阴出下窍"，其中的浊阴则是指二阴所出之糟粕。

2. 病理含义

《内经》中"浊"之病理含义体现在为病之重浊、黏滞、污秽之特性，形态上呈浓稠状，既是人体之病理产物，同时又成为致病因素。

（1）质地浓稠之性即病理分泌物之浓稠者，如《素问·气厥论》所云："鼻渊者，浊涕下不止也"；以及血液质地浓稠者，如《灵枢·血络论》所谓之"阳气蓄积，久留而不泻者，其血黑以浊"。

（2）性质秽滞之义如《灵枢·逆顺肥瘦》所曰："此人重则气涩血浊"；亦指邪气，特别是阴寒之邪，如《灵枢·忧恚无言》谓之"两泻其血脉，浊气乃辟"。

3. "浊"之生成和病位

《内经》将人体的代谢过程概括为"升降出入，无器不有"，即气的升降出入是世间万物运动和代谢的普遍形式，于人而言亦是"故非出入，则无以生长壮老已，非升降，则无以生长化收藏"（《素问·六微旨大论》）。一言以蔽之，即"升清降浊"以维生气，而升降失司则百病丛生。

（1）生理之浊的化生——清升浊降：《内经》论自然界天地之气的运动为"清阳为天，浊阴为地；地气上为云，天气下为雨；雨出地气，云出天气"；而人体正常的生理活动则为"故清阳出上窍，浊阴出下窍；清阳发腠理，浊阴走五脏；清阳实四肢，浊阴归六腑"，两者均不离清升浊降。而生理之浊基于人体内外调和而生，又去濡养五脏六腑、四肢百骸而至阴平阳秘。正如《素问·经脉别论》论人体水液代谢之"饮入于胃，游溢精气……水精四布，五精并行，合于四时五脏阴阳，揆度以为常也"；和食物消化吸收之"食气入胃，浊气归心，淫精于脉。脉气流经，经气归于肺，肺朝百脉，输精于皮毛。毛脉合精，行气于府，府精神明"。故人体代谢生长因升清降浊而能"与万物沉浮于生长之门"。

（2）病理之浊的形成——清浊相干：气机升降失常，则如《灵枢·阴阳清浊》所谓"清浊相干，命曰乱气"而病生。《素问·阴阳应象大论》有言："清气在下，则生飧泄；浊气在上，则生䐜胀。"致清浊相干的核心脏腑为脾胃，脾胃为气机升降之枢纽，胃气不降，脾气不升，则五脏六腑之气机皆乱矣。因脾主五脏，故病则如《灵枢·五乱》所述："清浊相干，乱于胸中，是谓大悗。故气乱于心，则烦心密嘿，俯首静伏。乱于肺，则俯仰喘喝，接手以呼。乱于肠胃，则为霍乱。乱于臂胫，则为四厥。乱于头，则为厥逆，头重眩仆。"

（3）"浊"病之位：与湿不同，《内经》认为"浊"源于谷，病位居中焦。如《灵枢·小针解》谓："浊气在中者，言水谷皆入于胃，其精气上注于肺，浊溜于肠胃，言寒温不适，饮食不节，而病生于肠胃，故命曰浊气在中也。清气在下者，言清湿地气之中人也，必从足始，故曰清气在下也。"亦顺便鉴别了浊与湿伤人之部位的不同，实则寓示了浊之为邪的独立性，然并未引起后人关注。

4. 对"浊"之病性的认识

《内经》于浊之病性的认识，可概括为重浊、黏滞、害清三大方面，为后世浊邪之病理特征的确认及发挥演变奠定了基础。

（1）其性重浊：《灵枢·卫气失常》曰："血之多少，气之清浊"；《灵枢·逆顺肥瘦》谓："此人重则气涩血浊"，象如"俯首静伏""头重"。

（2）浓稠黏滞，阻滞气机：表现浓稠如《素问·气厥论》言："鼻渊者，浊涕下不止也"；易阻气机致"血少黑而浊"（《灵枢·血络论》）。

（3）浊邪害清：因其混浊之性，浊必害清。《素问·至真要大论》谓："诸转反戾，水液浑浊……"。病则如《灵枢·五乱》述："清浊相干，乱于胸中，是谓大悗……乱于头，则为厥逆，头重眩仆。"

5. 浊之外象

胀满为浊之常见外象并为后世所从，其始于《素问·阴阳应象大论》中"浊气在上，则生䐜胀"之论；而《素问·阴阳应象大论》曰："审清浊，而知部分"，则首论浊之外象可定病位。后人发挥总结之，如面色晦垢或油垢不洁等，浊之外象渐丰。

6. 确定"浊邪"之治疗大法

《素问·奇病论》论脾瘅："有病口甘者……此五气之溢也，名曰脾瘅。夫五味入口，藏于胃，脾为之行其精气，津液在脾，故令人口甘也。"可知此在脾之"津液"非精微，而是壅滞之浊邪，"其气上溢"而导致"转为消渴"之病，故提出其治疗方法为"治之以兰，除陈气也"，这是关于"浊"之治法的最早记载。王冰注解认为"兰"即兰草，能"除陈久甘肥不化之气"，现认为即当今之佩兰。《内经》提出的对"数食甘美而多肥也"之变"治之以兰，除陈气也"之法，实奠定了芳香化浊的治浊大法及后世芳香化浊中药和方剂体系形成之基础，并为后人承扬至今。

总之，"浊"之医理初步形成于先秦时期，尤其是《黄帝内经》，对"浊"

之含义、生成及其性质、病证和治疗均有较为明确的描述。清浊同寒热、阴阳、气血等一样，属于《内经》所论之"元概念"范畴，并列于痰、湿、瘀等邪气，具有较为丰富的生理、病理内涵及致病之独立属性。

（二）《金匮要略》汇通浊湿

张仲景继承《内经》"浊"之医理，并延伸其内涵为病理产物，如"浊唾涎沫""浊沫""时时吐浊""时出浊唾腥臭"等。但并不遵循《内经》中强调的浊与湿之异，而是将两者汇通用之。

如《金匮要略·脏腑经络先后病脉证》中提出："清邪居上，浊邪居下"，认为清邪为雾露之邪，本乎于天，浊邪为湿邪，本乎于地，故"湿伤于下，雾伤于上……雾伤皮腠，湿流关节"，异于《灵枢·小针解》中"浊气在中……清气在下者，言清湿地气之中人也，必从足始，故曰清气在下也。"之论，与浊邪位于中焦，清邪为湿邪，多居于下的观点相矛盾，并于临床诊疗中将两者融为一体而用。如其于《伤寒论·辨脉法》中指出"浊"的产生主要源于中焦脾胃，"中焦不治，胃气上冲，脾气不转，胃中为浊，荣卫不通，血凝不流"，与脾胃失升清降浊密切相关。故《金匮要略·黄疸病脉证并治》中对谷疸病的成因病态论述为："风寒相搏，食谷即眩，谷气不消，胃中苦浊，浊气下流，小便不通，阴被其寒，热流膀胱，身体尽黄，名曰谷疸。"明确了谷疸病的病机为浊热两盛，但治疗上却用茵陈蒿汤来清热利湿，兼以通腑，即认为浊邪可采用渗湿分利之法来治疗。

由此可见，"湿""浊"概念兼融应是肇始于仲景，《金匮要略》从概念、病位、病证、治法等方面混淆了"浊"与"湿"的生理、病理内涵，对于后世浊湿并义而致"浊"渐失其为邪气之独立性，不可避免地产生了作用，可谓是一大憾事。

二、隋唐金元：浊邪理论的发展

隋唐金元时期，浊邪理论在《内经》的基础上有所发展，主要体现在对其病理认识有所丰富，如开始明确了浊的"腐秽"之性，可谓是浊邪认识之一突破。而生理方面则仍未离《内经》左右。

（一）"浊"之病因病机认识

此期医学理论探索活跃，对浊之病因病机的研究亦超越了《内经》以病位功能为主之较为单一的认识，将浊之成因及变化视野拓宽。如《素问玄机原病式·热类》提出："热气甚则浊乱昏昧也"，认为生浊之因与寒热失当相关；朱丹溪在讨论"浊"邪产生原因时提出"或因忧郁，或因厚味，或因无汗，或因补剂，气腾血沸，清化为浊"（《格致余论》），将浊之成因与情志、汗液代谢乃至用药不当关联，而病机为气、血、津液运行不畅，强调"气腾血沸"因热生浊。这些均从不同角度丰富了"浊"邪之病因病机内涵。

"浊"邪致病虽然病因多样，但其病机之关键因素仍是脾胃失调。李东垣《脾胃论》中基于脾胃为脏腑气机升降之枢纽，认为浊邪成病的主要机制仍是脾胃之生理功能的失调，因"胃为水谷之海，饮食入胃，而精气先输脾归肺，上行春夏之令，以滋养周身，乃清气为天者也；升已而下输膀胱，行秋冬之令，为传化糟粕，转味而出，乃浊阴为地者也。"中焦脾胃的健运既是化谷为精微而濡养脏腑百骸之基础，更是代谢糟粕及时排出体外之主径。若"损伤脾胃，真气下溜，或下泄而久不能升，是有秋冬而无春夏，乃生长之用陷于殒杀之气而百病皆起；或久升而不降，亦病焉。"清之不清，浊之不浊，清浊相干而变生浊邪。

（二）"浊"之病性及临床特征之认识

此期的另一学术特点，即仲景浊湿通用之观点的泛化。如朱丹溪认为"浊"主湿热，从"寒则澄澈清冷"推论出"浊之为病，湿热明矣"（《金匮钩玄》），甚至在《丹溪心法》中更是提出："浊主湿热，有痰、有虚"，并于《丹溪手镜》中认为其成因为"火郁之甚，湿气便盛，浊气凝聚，并入血隧，流于肝经，为寒所束，宜其痛甚。"即火热助湿，凝而成浊，郁于血脉，阻滞气机。虽言湿热甚而为浊，然仍未摆脱其浊附属于湿、痰邪之嫌。

关于浊的临床特征，此期始有相关之描述，如尿浊、分泌物之浊等。尿浊始载于《内经》，然当时并未提及病名，只描述了其病因和临床表现为"中气不足，溲便为之变"，指出中焦脾胃虚损，谷气不化反下流为浊。至此期则对尿浊的病因、病性及定位更加明确，如《诸病源候论·虚劳小便白浊候》认识到肾虚可致尿浊："劳伤于肾，肾气虚冷故也，肾主水而开窍在阴，阴为溲便之道，胞冷肾损，故小便白而浊也。"而朱丹溪则在《丹溪心法·卷三·赤白浊六十四》中提出赤白浊的病证为"胃中浊气，下流为赤白浊"，被后世泛义引申为尿液、男子之精、女子之带等浊变，并将其分为赤浊和白浊，认为湿热伤血分致赤浊，寒湿伤气分致白浊，论述更加多样。

隋唐金元时期学术思想比较活跃，浊邪理论得到进一步的发展，并开始将"浊"理应用于临床的诊疗活动中，从而丰富了"浊"的病因、病机及病性等内涵，如提出了浊主湿热之病性，尿浊之病名，等等，但浊之医理仍未能趋向独立之体系。

三、明清时期：浊邪理论的丰富

明清时期，浊之概念更多地运用到认识各种疾病的病因病机之中。此期浊邪认识的一大特征，就是对浊邪之致病特性认识的拓展和丰富，虽然范围仍有限，但基本涉及了浊邪病因病机、治则方药诸方面。

（一）"浊邪"之成因及病机的认识

1. 病因认识

将病理之浊明确分为外浊与内浊而论，是此期又一认识上的进步。如《景岳全书》云："言寒温不适，饮食不节，而病生肠胃，故曰浊气在中也。"是明言外因可生内浊。叶天士进一步提出外浊是指自然界的秽浊之气，如《临证指南医案》中言疫为秽浊之气；内者指因"惊惶忿怒，都主肝阳上冒，血沸气滞，或因饮食劳倦，困脾碍胃，气机失调，清阳不升，浊阴不降"而生之病理产物，认为浊邪之因与七情不舒、饮食劳倦等因素导致的脾失健运、清浊相干有关。张璐则认为浊可因他邪转化而来，如《张氏医通》中曰："其饮有四……始先不觉，日积月累，水之精华，转为混浊。"则是于病因病机兼而论之。

2. 病机认识

脾胃在浊邪致病机制的地位进一步加强。如孙一奎在《医旨绪余》中引李杲之言"中焦者，胃脘也，禀天五之冲气，阴阳清浊自此而分，十二经络自此而始。"认为脾胃为清浊之变的枢纽，壅滞则生浊。明清众医家大多持此观点，如江瓘《名医类案》中提出浊气产生的原因为"中焦不清，积为浊气"。明末清初著名医学家喻嘉言认为脾居中焦，清阳不升、浊阴不降则内郁化火，谓："上不行下不通则郁矣，郁则少火皆成壮火，而胃居上焦下脘两者之间，故胃气热则上炎，熏胸中而为内热也。"明代王纶亦在《明医杂著》中指出脾胃为人体气机升降之枢纽，若"脾胃伤于浓浓湿热，内郁中气，浊而不清，则其所化生之精亦得浊气。"

清代医家何书田则提出因湿伤阳气，"湿邪从阴下沉而伤阳变浊"，吴鞠通之《温病条辨》亦认为："湿伤气者……湿气太过，反伤本脏化气，湿久浊凝"，两者都认为湿是浊之源，浊是湿之甚，实仲景湿浊不分之余绪。

清代医家何梦瑶更是认为气滞导致痰凝血瘀，进而成为浊邪，如其《医碥》谓"气本清，滞而痰凝血瘀，则浊矣"，其义更泛。

病位方面尤怡在《金匮要略心典》中指出清邪为风露之邪，故居于上；浊邪为水土之邪，故居于下。清代高学山也认为浊邪居下："浊邪居人之下焦，以极于足胫也。"均为承续仲景论浊邪部位之说，实仍为与湿浊不分。

（二）病性认识

浊邪之病性的认识至明清时期较为全面，且常将其病性与病机变化相并而论，并认识到浊与他邪间的相互兼化之性。

1. 病物浑浊

《医学入门》云："雾露浊邪中下焦，名曰浑阴"；陈念祖在《医学从众录》中亦认为："浊者，混浊之谓也"。

2. 浊易腐秽

《杂病源流犀烛》曰："浊病之原，大抵由精败而腐者居半。"其论乃滥觞于巢元方之"正谷不化反浊秽为毒"观。

3. 质重阴寒

周慎斋认为浊性阴寒重浊，"如重阴凛冽之寒气，不得不藉皓日晴和之气以暖和之"。高学山曰："寒湿为浊邪。天之阴气，凝而为寒。地之阴气，结而为湿。故其邪属阴。阴主重浊，故曰浊邪。"

4. 性主黏滞，阻滞气机

"气血浊逆，则津液不清，熏蒸成聚而变为痰"（《古今名医汇粹》），气血不畅则津液不行为浊，凝聚成痰。

5. 浊易兼化

为仲景浊湿不分之余绪。如石寿堂于《医原·湿气论》中提出湿为浊邪，乃因其性相近，"湿为浊邪，以浊归浊，故传里者居多"。何书田则再广其义，于《医学妙谛》言："痰饮呕吐都是浊阴所化，阳气不振，势必再炽"。而《张氏医通》则谓："浊气凝滞，则为痰厥。"

6. 浊易害清

叶天士首提"浊邪害清"，认为浊邪易蒙闭清窍，源于其害清之性，谓之："湿与温合，蒸郁而蒙蔽于上，清窍为之壅塞，浊邪害清也。"（《温热论》）

（三）浊邪之表现

明清之前论浊多言其性，谈临床表现少，至此期则医家对浊邪为患的临床表现始有探索和总结，虽然较局限，但于后世仍有一定之影响。

1. 胀满

《医醇賸义》中指出："各种胀症，皆由浊阴上乾清道所致"，实宗《素问·阴阳应象大论》所谓"浊气在上，则生膜胀"之论，并为后世推演至胸闷，食少纳呆，脘腹胀满，甚至恶心呕吐等范围。

2. 昏蒙

即"瞀"，龚廷贤谓其原因是"神昏而气浊"，后世总结为表情淡漠，反应迟钝，神疲困乏，或嗜睡神昏等。其病机叶天士认为乃浊邪"蒙蔽于上"，阻遏清阳，清窍失聪，甚则闭阻神明所致。

3. 暴仆

吴崑在《医方考·中风门》中提出："若浊邪风涌而上，则清阳失位而倒置矣，故令人暴仆。"此即浊邪甚而蒙闭神明、心窍而致之神昏谵妄。

4. 滑精

王纶认为肾所藏之精来源于脾胃运化，"今脾胃伤于浓厚，湿热内郁，中气浊而不清，则其所化生之精亦得浊气。肾主闭藏，阴静则守。今所输之精既有浊气，则邪火动于肾中，而水不得宁静，故遗而滑也。丹溪论白浊为胃中浊气下流，渗入膀胱，而云无人知此也。"（《明医杂著》）

5. 舌苔浊腻

如《温热论》谓："舌上白苔黏腻，吐出浊厚涎沫，口必甜味也。"《笔花医镜》曰："若舌苔粗白，渐浓而腻，是寒邪入胃，夹浊饮而欲化火也，此时已不辨滋味矣。"

（四）"浊"之病证

明清时期对于"浊"邪所致病证的认识，基本上处于探索阶段，其范围仍多限于尿浊、精浊等下焦病证。如陈念祖在《时方妙用》中提到："浊者，小水不清也"，即指尿浊病证。对其病机《医学入门》继丹溪之观点，认为是"脾胃湿热，中焦不清，浊气渗入膀胱为浊"；王肯堂于《证治准绳》中明确提出"精浊"之证，并明确了其病位为"浊病在精道"。《医宗金鉴》则对浊病的症状和成因作了生动的描述："浊病精窍溺自清，秽物如脓阴内疼，赤热精竭不及化，白寒湿热败精成"。

此外，此期对浊病之范围亦有所拓宽，如尤怡在《金匮要略心典》中有云："冒者，清肃失降。浊气反上，为蒙冒也"，即是对因浊所致的眩晕类病证的探索。此时期对与浊相关病证的认识虽有所进展，但仍较为局限。

（五）"浊邪"的治法

浊邪之治疗法方于明清时期有了较大的发展，诸家基于《内经》"除陈气"之大法，在实践中探索出化浊、散浊、泄浊、利浊等法。如《血证论》所谓"清气升而津液四布，浊气降而水道下行"，是法取清利；《本草纲目》所谓"大陷胸汤、丸皆用大黄，亦泻脾胃血分之邪，而降其浊气也。"用大黄通过泻下以降浊气，是法取泄浊；而叶天士"用省头草，芳香辛散以逐之"，则是法取芳香化浊，而"夹浊秽郁伏，当急急开泄"是法取开浊；吴鞠通继承叶氏观点，并确立了芳香化浊法；林珮琴在《类证治裁》中记载了运脾降浊法、降火泄浊法、辛热开浊法、辛温泄浊法、辛热泄浊法、泄肝浊通腑阳法、通阳泄浊法、和肝泄浊法、理肝泄浊法、温通泄浊法等。方剂方面，清代医家费伯雄自创了和中化浊汤、桃花化浊方、通幽化浊汤、温中化浊汤等方。用药方面，除叶氏所倡佩兰化浊外，清代邹澍于《本经疏证·卷一》主石菖蒲曰："不壅则浊去，不滥则清澄，澄澈清莹，映物所以能明，而耳遂不聋。要之菖蒲，不可徒视为开邪，亦不可徒视为崇正，邪开而正自崇者有之，正崇而邪自开者有之，故凡水液浑浊为神明之翳者，咸有取于是也。"其中，尤以叶氏所创芳香化浊法及明确指出用佩兰这类芳香药物来化浊邪，实可谓开创了辨治浊邪之大法及用药，为后世所宗。

明清"浊"学之发展虽然促进了相关临床实践，但这一时期在论述"浊"时仍未分清其与"湿"的区别，特别是探讨"浊"的来源、浊邪之病位与病性时仍一概而论之，其影响之深乃至近现代仍将"浊""湿"不分者众，甚至淡化"浊"之内涵，致其未能摆脱附属于湿、痰等病理产物之囿。

四、现代学者对"浊邪致病"的研究认识

中医之"浊"理研究渐受重视并取得明显进展还始于现代。当今学者关注"浊邪"之理论与实践是基于现代疾病谱的变化和认识新病之需，"浊邪"致病之病机特征、"化浊解毒"等辨治观亦渐为学界认可。笔者曾提出，"浊"于《内经》始就是一个"元概念"，具有其丰富的病理生理内涵。在对《内经》中"浊"之内涵探析的基础上，通过浊与湿的对比，梳理出两者的本质、特征之不同，明确了"浊"独特之内涵与生理病理特征，强调了"浊"与"湿"异。今人论浊常从浊与毒的关系，或浊毒相兼为病之角度，去探索其成因机制及治疗，成为当今中医"浊"邪研究之一大特点。如我们提出糖尿病从"脾不散精"到"由浊致毒"继而"浊毒内蕴"之病机观，并创"化浊解毒"的疗法方药。经多年的临床实践和研究，针对其"脾不散精"而生淤浊的核心病理环节，总结出糖尿病前期健脾化浊之治疗原则和十味白术散为主的基本方，早期干预糖尿病的发生发展具有良好疗效，并通过系统而深入的研究完善了相关中医理论和诊疗体系。

有学者提出，慢性肾功能不全为多种肾病日久不愈，久病入络，形成"微型癥瘕"，肾体严重受损，肾用严重失司。肾主一身气化功能失职，湿浊邪毒内生，进一步损伤气血、败坏脏腑、阻滞气机升降出入而成关格危候。认为本

病的病变机转中浊毒具有重要地位，论治应重视泄浊解毒。

还有学者提出浊毒是慢性萎缩性胃炎的主要病机，认为该病多因饮食内伤、情志不畅，导致肝气不舒，脾胃失运，湿浊内生，蕴积成热，热壅血瘀，形成浊毒。临床辨证时主要通过舌苔脉象、排泄物、分泌物三个方面诊断，论治时用淡渗利湿、苦寒燥湿、芳香化浊、清热解毒等方法。

相关的基础研究亦发现了浊邪与西医学某些病理变化的相关性。如有学者动态观察了高脂饲料对大鼠血液指标的影响，高脂血症大鼠的造模过程中出现的血脂、血液流变学及血管内皮损伤等因素的异常变化，可作为反映与中医"痰浊证"相关的生物学基础。

总之，诸多相关的临床及基础研究表明，与"浊"邪相关的疾病范围日渐增多，涉及糖尿病、血脂异常、痛风、肾病、胃病、肝病、脑病等多系统疾病，其共同或相关之病理机制还有待于系统而规范的研究和总结。

附二　常用解毒方药一览

　　毒病主要分为外感毒病和内毒为病，历史因素导致中医学重外毒而轻内毒之格局。传统中医所论之内毒病亦是以外现有形之毒为主，毒之有形理念使内毒之辨思多局限于疔疮肿毒之类的皮肤、外科范围，故中医传统解毒中药亦集中于此，其性多苦寒或辛寒，具有清热解毒之功而治以肌肤之疮疡肿毒为主。然而，正如张璐于《本经逢原》中所谓："白蔹，性寒解毒，敷肿疡疮，有解散之功……世医仅知痈肿解毒之用，陋哉。同地肤子治淋浊失精，同白及治金疮失血，同甘草解狼毒之毒，其辛散之功可知。"解毒药之用不能仅盯着热毒，须从整体出发。不论是有形之毒，还是无形之毒，都必有内在阴阳脏腑气血的异常变化，临证当据所伤之脏腑气血脉络部位及虚实寒热之性不同而辨证、对症择之。

　　治疗内毒的中药据其偏性可分为清热解毒药、清热燥湿解毒药、泻火解毒药、发表解毒药、凉血解毒药、利水渗湿解毒药、利湿退黄解毒药、祛风湿解毒药、解毒止痛药、化痰解毒药、止血解毒药、活血解毒药、平肝息风解毒药、补益解毒药、攻下解毒药、攻毒杀虫药、解物毒药、其他解毒药等十八类。

一、清热解毒药

金银花

【性味归经】甘，寒。归肺、心、胃经。

【功效】清热解毒，疏散风热。

【主治】

1. 主风热表证，温病发热，或风温初起。可与辛凉解表药配伍应用。方如银翘散。

2. 咽喉肿痛，痈疡，疔疮，喉痹，瘰疬，丹毒。方如五味消毒饮、四妙勇安汤等。

3. 热毒血痢，痔漏。

本品质轻、味甘、性缓而善于化毒，而其疏散之性则多用于毒之在外在表者。为解毒之要药，可用于多种感染性疾病。

【用法用量】内服：煎汤，6～15g；或入丸、散。外用：煎水洗。

【注意事项】脾胃虚寒及气虚疮疡脓清者忌服。

【现代研究】金银花水提醇沉液在体内体外均有抗病毒作用。金银花中酚酸类和黄酮类成分能够有效抑制病毒；金银花解热、抗炎作用强度与剂量的大小有关，剂量大者作用更加明显；金银花提取物可能是通过清除自由基，从而抑制油脂的氧化；金银花黄酮能显著调节小鼠血清免疫酶活性，提高淋巴器官的抗氧化功能，表明其具有良好的免疫调节功能。

【附注】

1.《本草正》："金银花，善于化毒，故治痈疽、肿毒、疮癣、杨梅、风湿诸毒，诚为要药。毒未成者能散，毒已成者能溃，但其性缓，用须倍加，或用酒煮服，或捣汁掺酒顿饮，或研烂拌酒厚敷。若治瘰疬上部气分诸毒，用一两许时常煎服极效。"

2.《本经逢原》:"金银花,解毒去脓,泻中有补,痈疽溃后之圣药。但气虚脓清,食少便泻者勿用。痘疮倒陷不起,用此根长流水煎浴,以痘光壮为效,此即水杨汤变法。"

3.《滇南本草》:"清热,解诸疮,痈疽发背、无名肿毒、丹瘤、瘰疬。"

4.《生草药性备要》:"能消痈疽疔毒,止痢疾,洗疳疮,去皮肤血热。"

连 翘

【性味归经】苦,微寒。归肺、心、小肠经。

【功效】清热解毒,消痈散结。

【主治】

1.用于肿毒,痈疽,乳痈,丹毒。方如普济消毒饮。

2.瘰疬,瘿瘤,喉痹,斑疹。方如普济消毒饮。

3.风热感冒,温病初起,温热入营,高热烦渴,神昏发斑。方如清营汤、清瘟败毒饮。

4.热淋尿闭。

【用法用量】内服:煎汤,6～15g;或入丸、散。外用:煎水洗。

【注意事项】脾胃虚弱,气虚发热,痈疽已溃、脓稀色淡者忌服。

【现代研究】具有抗病毒作用,主要是通过抵抗病毒吸附、干扰病毒复制和直接杀灭作用来对病毒产生抵抗性;连翘为广谱抗菌药物,对多种细菌均有一定的抑制作用;连翘甲醇提取物和正己烷可溶物具有消炎和镇痛作用;连翘苷具有很好的清除羟基自由基、超氧自由基等活性,抑制过氧化氢诱导的红细胞溶血,可降低体内过氧化产物丙二醛的积累,抑制线粒体的氧化损伤,抗肝损伤,具有保肝作用。

【附注】

1.《神农本草经》:"主寒热,鼠瘘,瘰疬,痈肿恶疮,瘿瘤,结热,蛊毒。"

2.《日华子本草》:"通小肠,排脓。治疮疖,止痛,通月经。"

3.《药性论》:"主通利五淋,小便不通,除心家客热。"

蒲公英

【性味归经】苦、甘，寒。归肝、胃经。

【功效】清热解毒，利湿消痈，通淋散结。

【主治】

1. 用于疗毒疮肿，目赤肿痛，咽喉肿痛，瘰疬，乳痈，肺痈，肠痈。方如五味消毒饮。

2. 湿热黄疸，热淋涩痛，蛇虫咬伤。

为治内毒常用药，解毒而不伤正为其长。可用于急性乳腺炎，淋巴腺炎，急性结膜炎，感冒发热，急性扁桃体炎，急性支气管炎，胃炎，肠炎，痢疾，肝炎，胆囊炎，骨髓炎，尿路感染等，为治内毒之上品。

【用法用量】内服：煎汤，9～30g；或入丸、散。外用：煎水洗或捣敷。

【现代研究】蒲公英具有广谱抑菌作用，对革兰阳性菌、革兰阴性菌、真菌、螺旋体等多种病原微生物均有不同程度的抑制作用；对治疗哺乳期急性乳腺炎、溃疡性结肠炎和急性化脓性扁桃体炎有良好的效果和安全性；蒲公英可有效降低丙氨酸氨基转移酶和总胆红素的水平，促进白蛋白和凝血酶原时间的恢复，进而对肝功能的恢复有益处；蒲公英根的水提取物可以提高抗氧化点位，降低脂质过氧化作用；在体内对肿瘤细胞有明显的抑制作用，蒲公英根中的抗癌成分主要为蒲公英甾醇及蒲公英赛醇。

【附注】

1.《本草衍义补遗》："化热毒，消恶肿结核，解食毒，散滞气。"

2.《滇南本草》："敷诸疮肿毒，疥癞癣疮；祛风，消诸疮毒，散瘰疬结核；止小便血，治五淋癃闭，利膀胱。"

3.《本草正义》："蒲公英，其性清凉，治一切疔疮、痈疡、红肿热毒诸证，可服可敷，颇有应验，而治乳痈乳疔，红肿坚块，尤为捷效。鲜者捣汁温服，干者煎服，一味亦可治之，而煎药方中必不可缺此。"

4.《本草纲目拾遗》："疗一切毒虫蛇伤。"

土茯苓

【性味归经】甘、淡，平。归肝、胃经。

【功效】解毒，除湿，利关节。

【主治】

1. 主疗疮，痈肿，瘰疬，疥癣，瘿瘤。方如搜风解毒汤。

2. 用于湿热淋浊，带下，泄泻，湿疹，皮炎，脚气。方如土茯苓汤。

3. 主治风湿关节痛，钩端螺旋体病，梅毒及汞中毒所致的肢体拘挛，筋骨疼痛。方如还阴解毒汤。

本品味甘性平，既能搜剔湿热之蕴毒，然又不易伤正气，故常用于多种内毒病证的治疗，而兼气虚者亦可用之。

【用法用量】内服：煎汤，15～50g；或入丸、散。外用：煎水洗或研末调敷。

【注意事项】肝肾阴虚者慎用。

【现代研究】土茯苓所含的黄酮有较强的抑菌防病作用，土茯苓水煎液能用于治疗湿疹伴发金黄色葡萄球菌感染，土茯苓提取液对耐药埃希氏大肠杆菌具有较强抑菌作用；土茯苓注射液有良好的镇痛及抗炎作用。土茯苓可能是通过调节 HPA 轴代谢以提高机体分泌皮质醇的水平，从而抑制炎症过度反应；土茯苓中的落新妇苷能用于器官移植、过敏等自身免疫反应，由于其独特的调节免疫机制，可能成为一种治疗慢性病的潜在药物。

【附注】

1.《本草正义》："土茯苓，利湿去热，能入络，搜剔湿热之蕴毒。其解水银、轻粉毒者，彼以升提收毒上行，而此以渗利下导为务，故专治杨梅毒疮，深入百络，关节疼痛，甚至腐烂，又毒火上行，咽喉痛溃，一切恶症。"

2.《滇南本草》："治五淋白浊，兼治杨梅疮毒、丹毒。"

3.《本草纲目》："健脾胃，强筋骨，去风湿，利关节，止泄泻。治拘挛骨痛，恶疮痈肿。解汞粉、银朱毒。"

4.《生草药性备要》："消毒疮、疔疮，炙汁涂敷之，煲酒亦可。"

5.《江西草药》："杀虫解毒。治瘰疬，小儿疳积。"

鱼腥草

【性味归经】辛，微寒。归肺经。

【功效】清热解毒，消痈排脓，利尿通淋。

【主治】

1. 主痈肿疮毒，痤疮。

2. 用于肺痈吐脓，痰热喘咳，喉蛾。方如苇茎排脓汤。

3. 热淋，白带，水肿。

4. 热痢，痔疮，脱肛，湿疹，秃疮，疥癣，疟疾。

鱼腥草食药并用，祛毒而不伤正，广泛用于治疗乳腺炎，宫颈炎，蜂窝织炎，中耳炎，肠炎，泌尿道炎症，肺炎，肺脓疡，慢性支气管炎，百日咳，化脓性关节炎等其他部位的化脓性炎症。

【用法用量】内服：煎汤，15～25g（鲜者50～100g）；或入丸、散。外用：煎水洗或捣敷。

【注意事项】虚寒及阴性外疡忌用。

【现代研究】鱼腥草提取挥发油、乙酸乙酯对甲、乙型流感病毒和腮腺炎病毒均有较好的抑制效果，水蒸气蒸馏液对流感病毒和HIV具有抑制作用，并且不显示细胞毒性；鱼腥草水煎剂能够抑制浆液渗出，促进组织再生和伤口愈合，同时对炎症性疼痛反应也有较强的抑制作用；鱼腥草素和新鱼腥草素对小鼠艾氏腹水癌也有明显抑制作用；鱼腥草煎剂和鱼腥草素均能增强白细胞的吞噬功能，能增强机体免疫功能。

【附注】

1.《滇南本草》："治肺痈咳嗽带脓血，痰有腥臭，大肠热毒，疗痔疮。"

2.《本草纲目》："散热毒痈肿，疮痔脱肛，断痁疾，解硇毒。"

3.《医林纂要》："行水，攻坚，去瘀，解暑。疗蛇虫毒，治脚气，溃痈疽，去瘀血。"

4.《中国药植图鉴》："可作急救服毒的催吐剂。"

白花蛇舌草

【性味归经】微苦、甘，寒。归胃、大肠、小肠经。

【功效】清热解毒，利湿通淋，活血止痛。

【主治】

1. 主痈肿疔疮，湿热黄疸，毒蛇咬伤。

2. 热淋涩痛，水肿，小便不利。

3. 治肺热喘咳，咽喉肿痛，扁桃体炎，咽喉炎，肠痈，痢疾。

本药性微苦、甘，寒，清热解毒而不伤气阴，故临证虚实皆可用之。可用于肝炎，盆腔炎，阑尾炎，附件炎，肿瘤，尤常用于肾炎、尿路感染，以虚实夹杂之证更为常用。

【用法用量】内服：煎汤，15～30g，大剂量可用至60g；或入丸、散。外用：煎水洗或捣敷。

【注意事项】孕妇慎用。

【现代研究】白花蛇舌草中的有机酸类和黄酮类成分对五种病原菌均有较强的抑菌作用，以对金黄色葡萄球菌的杀菌和抑菌作用最为明显；白花蛇舌草3种萃取组分均有较强的抗氧化能力，对体外自由基有较好的清除作用；白花蛇舌草中的多糖类成分能够明显提高小鼠的免疫功能，表现出良好的免疫调节活性；白花蛇舌草最重要的药理活性就是有较强的抗肿瘤作用。

【附注】

1.《泉州本草》："清热散瘀，消痈解毒。治痈疽疮疡，瘰疬。又能清肺火，泻肺热，治肺热喘促、嗽逆胸闷。"

2.《广西中药志》："治小儿疳积，毒蛇咬伤，癌肿。外治白泡疮，蛇癞疮。"

3.《闽南民间草药》："清热解毒，消炎止痛。"

4.《广西中草药》："清热解毒，活血利尿。治扁桃体炎，咽喉炎，阑尾炎，肝炎，痢疾，尿路感染，小儿疳积。"

5.《福建中草药》："鲜白花蛇舌草一至二两，捣烂绞汁或水煎服，渣敷伤口，治毒蛇咬伤。"

败酱草

【性味归经】辛、苦，平，微寒。归胃、大肠、肝经。

【功效】清热解毒，活血排脓。

【主治】

1. 主目赤肿痛，下痢，赤白带下，痈肿疥癣。方如败酱草散。

2. 治肠痈，肺痈，产后瘀滞腹痛。方如薏苡附子败酱散。

【用法用量】内服：煎汤，10～30g。外用：捣敷。

【注意事项】虚寒下脱之证忌服。

【现代研究】黄花败酱和白花败酱的浸提液及由其制成的口服液对多种球菌、杆菌都呈不同程度的抑制作用，具有较强的抗炎镇痛作用。研究者发现败酱草有促进肝细胞再生、防止肝细胞变性、抗肝炎病毒等利肝作用，能疏通毛细胆管，消退肝细胞炎症；白花败酱乙醇提取物可清除体内的脂质过氧化物，减轻机体的过氧化损伤，具有明显的抗氧化作用。

【附注】

1.《药性论》："治毒风顽痹，主破多年瘀血，能化脓为水。及产后诸病。止腹痛余疹、烦渴。"

2.《日华子本草》："治赤眼，障膜，胬肉，聤耳，血气心腹痛，破症结，产前后诸疾，催生、落胞，血运，排脓、补瘘，鼻洪吐血，赤白带下，疮痍疥癣，丹毒。"

3.《本草崇原》："败酱味苦性寒，故主治暴热火疮赤气，而疥瘙疽痔，马鞍热气，皆为火热之病。马者，火之畜也。《金匮》方有薏苡附子败酱散，亦主肠痈而消热毒。"

4.《本草从新》："苦平，解毒排脓，治痈肿，破凝血，疗产后诸病。"

忍冬藤

【性味归经】甘，寒。归心、肺经。

【功效】清热解毒，疏风通络。

【主治】

1.主温病发热，热毒血痢，痈肿疮毒，红肿热痛。方如《局方》神效托里散、忍冬丸。

2.治风湿热痹，筋骨疼痛。

本药善于祛痈疡，尤长于热痹之灼热疼痛，或肢节红肿热痛的治疗。性味甘寒，能清热解毒而不易伤正，因"通经脉而调气血"，故能解内脏之毒，为常用的清解之品。

【用法用量】内服：煎汤，9～30g；或入丸、散，或浸酒。外用：煎水洗，或研末调敷。

【注意事项】脾胃虚寒者慎用。

【现代研究】忍冬藤有抗病毒作用，治疗细菌性痢疾及肠炎、流行性腮腺炎、传染性肝炎、急性化脓性扁桃体炎等有良好的效果；具有抗炎、解热方面的作用，忍冬藤经过配伍治疗类风湿性关节炎、急性痛风性关节炎，临床效果显著；体内抑瘤实验及体外杀瘤细胞实验均显示忍冬藤具有抗肿瘤作用。

【附注】

1.《本草拾遗》："主热毒血痢水痢。"

2.《本草纲目》："治一切风湿气及诸肿毒，痈疽疥癣，杨梅恶疮，散热解毒。"

3.《本草纲目》："忍冬茎叶及花功用皆同。昔人称其治风、除胀、解痢为要药，而后世不复知用；后世称其消肿、散毒、治疮为要药"。

4.《外科精要》："忍冬酒治痈疽发背，初发便当服此，其效甚奇，胜于红内消。"

5.《医学真传》："夫银花之藤，乃宣通经脉之药也……通经脉而调气血，何病不宜，岂必痈毒而后用之哉。"

6.《本草正义》："忍冬，《别录》称其甘温，实则主治功效皆以清热解毒见长，必不可以言温，故陈藏器谓为小寒，且明言其非温；甄权则称其味辛，盖惟辛能散，乃以解除热毒，权说是也。今人多用其花，实则花性轻扬，力量甚薄，不如枝蔓之气味俱厚。古人只称忍冬，不言为花，则并不用花入药，自可于言外得之……寿颐已谓不如藤叶之力厚，且不仅煎剂之必须，即外用煎汤洗涤亦大良。随处都有，取之不竭，真所谓简、便、贱三字毕备之良药也。"

地锦草

【性味归经】辛，平。归肝、大肠经。

【功效】清热解毒，活血止血，利湿退黄，通乳。

【主治】

1. 主痈肿疔疮，跌打肿痛，乳汁不通。方如百花膏。

2. 用于痢疾，泄泻，主湿热黄疸。

3. 治咳血，吐血，便血，崩漏，外伤出血。

本药亦善清解热毒，用于治菌痢、肠炎；又能通流血脉，可用于心律不齐，以及甲亢导致的心动过速等，为疗心疾之佳品。方如柴胡解毒饮（自拟方）。

【用法用量】内服：煎汤，9 ～ 20g（鲜者30 ～ 60g）；或入散剂。外用：捣敷或研末外敷。

【注意事项】遵从医嘱用。

【现代研究】地锦草具有抗菌作用、保肝护肝作用，还有其他多种作用，如地锦草水提物和醇提物具有镇痛作用，地锦草提取物可明显增加小鼠的抗氧化能力，具有体内和体外诱导肿瘤细胞凋亡的抗肿瘤作用。

【附注】

1.《本草汇言》："地锦，凉血散血，解毒止痢之药也。善通流血脉，专消解毒疮。凡血病而因热所使者，用之合宜。设非血热为病，而胃气薄弱者，又当斟酌行之。"

2.《泉州本草》："治痈疮疔毒肿痛：鲜地锦草，洗净，和酸饭粒、食盐少许敷患处。"

3.《上海常用中草药》："止血，利尿，健胃，活血解毒。治黄疸，痢疾，腹泻，尿路感染，便血，尿血，子宫出血，痔疮出血，跌打肿痛，女人乳汁不通，蛇咬伤，头疮，皮肤疮毒。"

4.《福建中草药》："清热凉血，消肿解毒。"

大青叶

【性味归经】苦，寒。归心、胃经。

【功效】清热解毒，凉血消斑，止血。

【主治】

1. 主疔疮肿毒，痈疽，口疮，喉痹，丹毒。

2. 温邪入营，高热神昏，发斑发疹，吐血，衄血。方如大青汤（《痘疹心法》）。

3. 黄疸，泻痢，蛇咬伤。

可用于流行性乙型脑炎，流行性感冒，流行性腮腺炎，上呼吸道感染，肺炎，急性肝炎，菌痢，急性胃肠炎。控制链球菌感染引起的肾炎等有良效。

【用法用量】内服：煎汤，9～15g；或入丸、散。外用：煎水洗或捣敷。

【注意事项】脾胃虚寒者慎用。

【现代研究】大青叶所含的化学成分通过直接灭活细菌内毒素，抑制其毒性生物效应，或者增强机体免疫功能以抵御毒素侵袭，从而发挥持久且有益的抗内毒素作用；试验证明其对乙型脑炎病毒、腮腺炎病毒、流感病毒有抑制感染及抑制增殖作用；所含靛玉红对动物移植性肿瘤有较强的抑制作用，对慢性粒细胞白血病亦有较好的疗效。

【附注】

1.《名医别录》："疗时气头痛，大热，口疮。""蓝叶汁，杀百药毒，解狼毒，射罔毒。"

2.陶弘景："疗伤寒方多用此，除时行热毒为良。""蓝汁，至解毒。以汁涂五心，又止烦闷。甚疗蜂蟹毒。"

3.《本草纲目》："主热毒痢，黄疸，喉痹，丹毒。""蓝叶汁，解斑蝥、芫青、樗鸡、朱砂、砒石毒。"

4.《本草正》："治瘟疫热毒发狂，风热斑疹，痈疡肿痛，除烦渴，止鼻衄、吐血，杀疳蚀、金疮箭毒。凡以热兼毒者，皆宜蓝叶捣汁用之。"

5.广州部队《常用中草药手册》："清热泻火，凉血解毒，散瘀止血。治肠炎，菌痢，咽喉炎，扁桃体炎，腮腺炎，感冒发热，齿龈出血。"

板蓝根

【性味归经】苦，寒。归心、胃经。

【功效】清热解毒，凉血，利咽。

【主治】

1.用于治流感，热毒发斑，神昏吐衄，舌绛紫暗，咽肿。方如解毒丸、神犀丹。

2.痄腮，火眼，疮疹，喉痹，烂喉丹痧，大头瘟疫，痈肿。

可用于防治流行性乙型脑炎，肺炎，急慢性肝炎，骨髓炎，流行性腮腺炎，水痘，麻疹。可控制链球菌感染引起的肾炎等。

【用法用量】内服：煎汤，9～15g；或入丸、散。外用：煎水洗。

【注意事项】体虚而无实火热毒者忌服。

【现代研究】板蓝根对肝炎病毒、单纯疱疹病毒和甲型流感病毒、乙型脑炎病毒、腮腺炎病毒等普通病毒均有不同程度的抑制作用；板蓝根抗内毒素效果明显；板蓝根提取物对大肠杆菌、金黄色葡萄球菌、溶血性链球菌和肺炎球菌等多种病原菌有抗菌活性，能提高自然杀伤细胞的吞噬活性，有明显的体液免疫功能和抗肿瘤作用。

【附注】

1.《分类草药性》:"解诸毒恶疮,散毒去火,捣汁或服或涂。"

2.《本草便读》:"清热解毒,辟疫,杀虫。"

3.《现代实用中药》:"马蓝根为清凉、解热、解毒剂,用于丹毒、产褥热等。"

4.《中药志》:"治热病发斑,丹毒,咽喉肿痛,大头瘟,及吐血、衄血等症。"

青　黛

【性味归经】咸,寒。归肝经。

【功效】清热解毒,凉血消斑,止血,清肝泻火,定惊。

【主治】

1.治温病热盛,斑疹,吐血、咯血,小儿惊痫。方如咳血方。

2.肝热惊痫,肝火犯肺咳嗽,咽喉肿痛,痄腮,疮肿,丹毒,蛇虫咬伤。方如解毒丸。

本品能清肝泻火而善祛肝经热毒。

【用法用量】内服:煎汤,1.5～3g;或入丸、散。外用:干撒或调敷。

【注意事项】脾胃虚寒者忌用。

【现代研究】青黛对金黄色葡萄球菌、炭疽杆菌、志贺氏痢疾杆菌、霍乱弧菌等具有抑制作用,同时还具有抗炎、镇静效果;青黛所含靛玉红对动物移植性肿瘤有中等强度的抑制作用,并具有破坏白血病细胞的作用。

【附注】

1.《开宝本草》:"主解诸药毒,小儿诸热,惊痫发热,天行头痛寒热,煎水研服之。亦摩敷热疮、恶肿、金疮、下血、蛇犬等毒。"

2.《本草拾遗》:"解毒。小儿丹热,和水服之。"

3.《本经逢原》:"治温毒发斑及产后热痢下重。"

4.《要药分剂》:"除热解毒,兼能凉血。"

贯　众

【性味归经】苦，微寒，有小毒。归肝、胃经。

【功效】清热解毒，凉血，止血，杀虫。

【主治】

1.治风热感冒，温热斑疹，吐血，衄血，尿血，刀伤出血，疮疡。方如解毒丸、追病丹。

2.肠风便血，血痢，血崩。

3.带下及钩、蛔、绦虫等肠寄生虫病。

【用法用量】内服：煎汤，5～15g；或入丸、散。外用：煎水洗。

【注意事项】脾胃虚寒及阴虚内热者不宜，孕妇慎用。

【现代研究】绵马贯众对禽流感 H5N1 亚型病毒具有显著抑制作用，有抗乙肝病毒作用及抑制艾滋病毒的药理作用；绵马贯众乙醇提取物可以通过外因和内在途径来诱导凋亡信号，进而有效地抑制肿瘤细胞增殖；对黄绵马酸 PB 的体外抗氧化活性进行评估，结果表明两个化合物具有较强抑制脂质过氧化的活性。

【附注】

1.《神农本草经》："主腹中邪热气，诸毒，杀三虫。"

2.《滇南本草》："祛毒，止血，解水毒。"

3.《名医别录》："凡大头疫肿连耳目，用泄散而不遽应者，但加入贯众一味，即邪势透泄而热解神清，不独苦寒泄降，亦气之足以散邪也。故时疫盛行，宜浸入水缸中，常饮则不传染；而井中沉一枚，不犯百毒，则解毒之功尤其独著，不得以轻贱而忽之。"

4.《本草纲目》："治下血崩中，带下，产后血气胀痛，斑疹毒，漆毒，骨哽。"

5.《本草正义》："贯众，苦寒沉降之质，故主邪热而能止血，并治血痢下血，甚有捷效，皆苦以燥湿、寒以泄热之功也。然气亦浓厚，故能解时邪热结之毒。"

紫花地丁

【性味归经】苦、辛，寒。归心、肝经。

【功效】清热利湿，解毒消肿。

【主治】

1. 主疔疮，痈肿，瘰疬，目赤，喉痹，鼻衄，毒蛇咬伤。方如五味消毒饮。

2. 治痢疾，腹泻，便血。

可用于治疗淋巴结核，黄疸，肾炎，膀胱炎，关节肿痛，眼结膜炎，前列腺炎等。

【用法用量】内服：煎汤，15～30g（生药50～100g）。外用：煎水洗或捣敷。

【注意事项】体质虚寒者忌服。

【现代研究】紫花地丁提取物的研究表明其具有广泛的药理作用，尤其是在抗炎、抑菌、抗病毒和抗肿瘤方面效果明显；研究还发现紫花地丁乙醇提取物对猪油的抗氧化效果明显；紫花地丁中分离出一种高效的脂肪酶激活剂，可明显增强胰脂肪酶的活力，促进甘油三酯在肠胃中的分解和吸收。

【附注】

1.《本草求原》："凉血，消肿毒。治血热筋痿，敷疮妙。"

2.《滇南本草》："破血，解痈疽疔癫，九种痔疮，诸疮毒症。"

3.《本草纲目》："主治一切痈疽发背，疔肿瘰疬，无名肿毒，恶疮。"

4.《上海常用中草药》："清热解毒，外用拔毒消肿。治目赤肿痛，麦粒肿，疔疮肿毒，乳痈，肠炎腹泻，毒蛇咬伤。"

野菊花

【性味归经】苦、辛，微寒。归肝、心经。

【功效】清热解毒，泻火平肝。

【主治】

1. 主疗疮，痈疽，丹毒，湿疹，口疮，天疱疮。方如五味消毒饮。

2. 风热感冒，咽喉肿痛，肺炎、白喉，胃肠炎。

3. 肝风热毒，目赤肿痛，头痛眩晕，高血压病。方如七星剑。

【用法用量】内服：煎汤，9～15g。外用：煎水洗或捣敷。

【现代研究】野菊花含有黄酮类、挥发油和萜类、多糖、有机酸类以及微量元素等多种化学成分，为其药理作用的物质基础，而总黄酮和挥发油是野菊花的主要成分，具有抗炎镇痛、保肝、抗肿瘤、抗菌及清除自由基作用等。

【附注】

1.《本草汇言》："破血疏肝，解疗散毒。主妇人腹内宿血，解天行火毒丹疗。洗疮疥，又能去风杀虫。"

2.《浙江中药手册》："排脓解毒，消肿止痛。治痈肿疔毒，天疱湿疮。"

3.《山西中药志》："疏风热，清头目，降火解毒。治诸风眩晕，头痛，目赤，肿毒。"

重　楼

【性味归经】苦，微寒，有小毒。归肝经。

【功效】清热解毒，消肿止痛，凉肝定惊。

【主治】

1. 主疗疮痈肿，咽喉肿痛，毒蛇咬伤，跌仆伤痛，惊风抽搐。方如川甜消散。

2. 制成膏药外用，治肿伤中毒。

【用法用量】内服：煎汤，3～9g；研末冲服，每次1～3g。外用：磨汁涂或鲜品捣敷；或研末调敷。

【注意事项】虚寒证、阴性疮疡、孕妇忌服。

【现代研究】重楼及其提取物在抗白色念珠菌、致龋细菌等多种病菌方面具有较好的疗效，对儿童支原体感染所致肺炎有良好临床疗效；重楼总皂苷能够增强荷瘤裸鼠免疫系统功能；抗氧化作用机制主要通过其酚羟基与自由基结合形成稳定的半酮式自由基结构而终止自由基链式反应，通过形成氢键而降低自由基活性，阻止羟自由基的产生。

【附注】

1.《本草汇言》："蚤休，凉血去风，解痈毒之药也。但气味苦寒，虽为凉血，不过为痈疽疮疡血热致疾者宜用，中病即止。又不可多服久服。"

2.《神农本草经》："主惊痫，摇头弄舌，热气在腹中，癫疾，痈疮，阴蚀，下三虫，去蛇毒。"

穿心莲

【性味归经】苦，寒。归心、肺、大肠、膀胱经。

【功效】清热解毒，凉血，消肿，泻火，燥湿。

【主治】

1. 主疮疖痈疡，丹毒，毒蛇咬伤。

2. 用于风热感冒，温病发热，咽喉肿痛，口舌生疮，顿咳劳嗽，肺痈，鼻衄。

3. 泄泻痢疾，热淋涩痛。

4. 水火烫伤，湿热黄疸，湿疹。

可用于治疗肺结核，气管炎，肺炎，流脑。治急性菌痢，胃肠炎，胆囊炎。

【用法用量】内服：煎汤，6～9g，或研散。外用：煎水洗，或研末调敷。

【注意事项】遵医嘱。

【现代研究】穿心莲的抗炎作用在体内和体外效果均显著，其主要抗炎机制为抑制核转录因子 –κB 的活性，激活 Nrf2 活性，使抗氧化防御能力增强；穿心莲抗菌活性非常明确，其中主要的抗菌物质基础为穿心莲的二萜内酯类成分；穿心莲二萜内酯类化合物在体内外均有一定的抗肿瘤活性。

【附注】

1.《泉州本草》:"清热解毒,消炎退肿。治咽喉炎症,痢疾,高热。"

2.《岭南采药录》:"能解蛇毒,又能理内伤咳嗽。"

3.《常用中草药彩色图谱》:"清热消炎,止痛止痒,解蛇毒。治腮腺炎,结膜炎,流脑。"

4.《广西中草药》:"止血凉血,拔毒生肌,治肺脓疡、口腔炎。"

大血藤

【性味归经】苦,平。归大肠、肝经。

【功效】败毒消痈,活血通络,祛风止痛,杀虫。

【主治】

1.主肠痈腹痛,乳痛,痛经,经闭。方如连翘归尾煎。

2.风湿痹痛,跌仆伤痛。

3.赤痢,疳积,虫积腹痛。

可用于治急、慢性阑尾炎及各种痹痛等。

【用法用量】内服:煎汤,9～15g;研末或浸酒。外用:捣敷。

【注意事项】孕妇慎用。

【现代研究】大血藤中活性三萜皂苷类化合物都表现出较强的溶血功能和抗病毒活性;抑菌活性主要与大血藤饮片中总皂苷、总鞣质、游离蒽醌及总绿原酸的含量相关。大血藤对大肠埃希菌、肺炎克雷白杆菌、粪肠球菌、铜绿假单胞菌、金黄色葡萄球菌均有抑菌效果;大血藤还具有免疫抑制作用和抗肿瘤作用。

【附注】

1.《中药志》:"祛风通经络,利尿杀虫。治肠痈,风湿痹痛,麻风,淋病,蛔虫腹痛。"

2.《湖南药物志》:"通经补血,强筋壮骨,驱虫。治跌打损伤,风湿疼痛,血晕,血淋,筋骨疼痛,疮疖,血丝虫病。"

3.《陕西中草药》:"抗菌消炎,消肿散结,理气活血,祛风杀虫。治阑尾炎,月经不调,崩漏,小儿疳积,蛔虫、蛲虫症。"

射 干

【性味归经】苦,寒。归肺经。

【功效】清热解毒,祛痰利咽,消瘀散结。

【主治】

1.主毒火郁结,痈肿疮毒,痰涎壅盛,咳逆上气,喘鸣。方如甘露消毒丹。

2.治喉痹咽痛,瘰疬结核,癥瘕疟母,妇女经闭。方如连翘解毒饮。

【用法用量】内服:煎汤,3～9g;或入散剂或捣汁。外用:研末吹喉或调敷。

【注意事项】无实火及脾虚便溏者不宜,孕妇忌用。

【现代研究】射干在组织培养中可抑制埃可病毒、流感病毒、腺病毒、柯萨奇病毒、副流感病毒、鼻病毒和疱疹病毒的致细胞病变作用。射干脂溶性成分有明显抗炎作用,且具有一定的解热作用;射干对肺炎球菌、结核杆菌、绿脓杆菌具有抑制作用。射干对绿脓杆菌和多重耐药菌株绿脓杆菌 P29 具有较强的抑制作用。

【附注】

1.陶弘景:"疗毒肿。"

2.《日华子本草》:"消痰,破症结,胸膈满,腹胀,气喘,痃癖,开胃下食,消肿毒,镇肝明目。"

3.《滇南本草》:"治咽喉肿痛,咽闭喉风,乳蛾,痄腮红肿,牙根肿烂,攻散疮痈一切热毒等症。"

4.《生草药性备要》:"敷疮洗肿,拔毒散血,跌打亦用。"

马　勃

【性味归经】辛，平。归肺经。

【功效】清肺利咽，解毒，止血。

【主治】

1. 治喉痹咽痛，咳嗽失音。如僵蚕散、桔梗汤。

2. 大头瘟，吐血，衄血，外伤出血。方如普济消毒饮。

本药性平，清解热毒而不苦寒伤脾胃，于体虚阳气不足者尤为适宜。

【用法用量】内服：煎汤，1.5～6g；或入丸、散。外用：研末调敷，或作吹药。

【注意事项】遵医嘱。

【现代研究】马勃煎剂对金黄色葡萄球菌、绿脓杆菌、变形杆菌及肺炎双球菌有一定的抑制作用；马勃水溶性多糖对超氧阴离子自由基和羟自由基具有清除作用；还有一定的抗肿瘤作用。

【附注】

1.《名医别录》：“主恶疮、马疥。”

2. 陶弘景：“敷诸疮。”

3.《本草衍义》：“去膜，以蜜揉拌，少以水调呷，治喉闭咽痛。”

4.《本草纲目》：“清肺，散血热，解毒。”“能清肺热咳嗽，喉痹，衄血，失音诸病。”

5.《本草从新》：“每见用寒凉药敷疮者，虽愈而热毒内攻，变生他病，为害不小，惟马勃辛平而散，甚为稳妥。”

白头翁

【性味归经】苦，寒。归胃、大肠经。

【功效】清热解毒，凉血止痢，燥湿杀虫。

【主治】

1. 主热毒血痢，阿米巴痢疾，带下黄赤。方如白头翁汤、白头翁加甘草阿胶汤。

2. 温疟寒热，鼻衄，崩漏，血痔。

3. 阴痒，湿疹，瘰疬，痈疮，眼目赤痛。

【用法用量】内服：煎汤，9～15g；或入丸、散。外用：捣敷。

【注意事项】虚寒泻痢忌服。

【现代研究】白头翁素对金黄色葡萄球菌、绿脓杆菌有明显的抗菌作用，对痢疾杆菌、枯草杆菌、伤寒杆菌也有明显抑制作用。白头翁水提液可消除自由基，中断或终止自由基的氧化反应；通过抑制炎性介质和炎性细胞因子来发挥抗炎作用，缓解黏膜糜烂、溃疡等症状，减轻肠炎损伤和腹泻。

【附注】

1.《药性论》："止腹痛及赤毒痢，治齿痛，主项下瘤疬。""主百骨节痛。"

2.《伤寒蕴要》："热毒下痢紫血鲜血者宜之。"

3.《本草汇言》："凉血，消瘀，解湿毒。"

4.《本草求真》："白头翁，何以用此以治温疟寒热，齿痛、骨痛，鼻衄，秃疮，疝瘕等症？亦因邪结阳明，服此热解毒清，则肾不燥扰而骨固，胃不受邪而齿安，毒不上侵而止衄，热不内结而疝与瘕皆却，总皆清解热毒之力也。"

5. 陶弘景："疗毒痢。"

马齿苋

【性味归经】酸，寒。归肝、大肠经。

【功效】清热利湿，解毒消肿，凉血止血，止痢。

【主治】

1. 主热毒血痢，热淋，尿闭，赤白带下，崩漏，痔血。方如却毒汤。

2. 痈肿疔疮，湿疹，丹毒，瘰疬，疥癣，白秃。方如马齿苋散。

本药除解毒外，性味酸寒而长于收涩，故多用于细菌性痢疾，急性胃肠炎，急性阑尾炎，乳腺炎，痔疮出血，湿疹、带状疱疹，亦可用于脂溢性脱发等。

【用法用量】内服：煎汤，9～15g（鲜品30～60g）；或捣汁饮。外用：煎水洗或捣敷；研末调敷。

【注意事项】虚寒泻痢忌服。不得与鳖甲同用。

【现代研究】马齿苋鲜品对大肠杆菌、金黄色葡萄球菌、沙门菌、变形杆菌、志贺菌、枯草芽孢杆菌等有较强的抑制作用。马齿苋干品的水浸液和醇提液对大肠埃希菌、金黄色葡萄球菌、毛霉、黑曲霉有较强的体外抑制作用；马齿苋多糖对自发性脂质过氧化具有良好的保护作用。还可以直接作用于人类肝肿瘤细胞，抑制其生长。

【附注】

1.《唐本草》："主诸肿瘘疣目，捣揩之；饮汁主反胃，诸淋，金疮血流，破血癥癖，小儿尤良；用汁洗紧唇、面疱、马汗、射工毒，涂之瘥。

2.《食疗本草》："湿癣白秃，以马齿膏和灰涂效。治疳痢及一切风，敷杖疮。"

3.《本草纲目》："散血消肿，利肠滑胎，解毒通淋，治产后虚汗。"

4.《生草药性备要》："治红痢症，清热毒，洗痔疮疳疔。"

5.《本草正义》："马齿苋，最善解痈肿热毒，亦可作敷药。"

木蝴蝶

【性味归经】苦、甘，凉。归肺、肝、胃经。

【功效】润肺利咽，疏肝和胃，敛疮生肌。

【主治】

1. 主喉痹咽痛，咳嗽，音哑。

2. 肝胃气痛，疮口不敛，浸淫疮。

本药善于治疗梅核气或咽喉异感等症；治咽痒、干咳不止常配夏枯草；治音哑宜辨虚实以配伍药物。

【用法用量】内服：煎汤，1.5 ～ 3g；或研末。外用：敷贴。

【注意事项】遵医嘱。

【现代研究】木蝴蝶中主要抗菌有效成分为拉帕醇、β- 拉帕醌和木蝴蝶素A，对枯草杆菌、金黄色葡萄球菌、大肠杆菌、绿脓杆菌、烟曲霉、黄曲霉等多种细菌和真菌都有抑制活性的作用；木蝴蝶中的黄酮类化合物对小鼠聚糖引起的水肿有抗炎作用；木蝴蝶 70% 乙醇提取物具有较强的抗氧化活性，对离体胃壁黏膜有基因毒性和细胞增殖活性，还有抗癌作用。

【附注】

1.《滇南本草》："定喘，消痰，破蛊积，除血蛊、气蛊之毒。又能补虚，宽中，进食。"

2.《本草纲目拾遗》："治心气痛，肝气痛，下部湿热。又项秋子云，凡痈毒不收口，以此贴之。"

半枝莲

【性味归经】辛、苦，寒。归肺、肝、肾经。

【功效】清热解毒，化瘀定痛，止血利尿。

【主治】

1. 主热毒痈肿，咽喉疼痛，肺痈，肠痈，赤痢，瘰疬，毒蛇咬伤。方如百花膏。

2. 水肿，腹水，黄疸及癌症。

3. 跌打损伤，吐血，衄血，血淋。

【用法用量】内服，15 ～ 30g，鲜品加倍。外用：捣汁含漱或捣敷。

【注意事项】遵医嘱。

【现代研究】体外实验证实半枝莲中的某些成分可以一定程度地抑制乙型肝炎病毒（HBV）的生长，抑制强度属中等；从半枝莲中提取纯化出的酮类化合物等对葡萄球菌等有显著的拮抗功效；半枝莲多糖对机体的抗衰老、消除氧负自由基、避免脂质产生过氧化反应和提升歧化酶活力均有一定的效果。

【附注】

1.《泉州本草》："清热，解毒，祛风，散血，行气，利水，通络，破瘀，止痛。内服主血淋，吐血，衄血；外用治毒蛇咬伤，痈疽，疔疮，无名肿毒。"

2. 广州部队《常用中草药手册》："清热解毒。治癌见到改善症状的效果；阑尾炎，肝炎。"

3.《浙江民间常用草药》："治毒蛇咬伤：鲜半枝莲、观音草各一至二两，鲜半边莲、鲜一包针各四至八两，水煎服。另取上述鲜草洗净后加食盐少许，捣烂取汁外敷。"

天葵子

【性味归经】甘、微苦、微辛，寒，有小毒。归肝、脾、膀胱经。

【功效】清热解毒，消肿散结，利尿。

【主治】

1. 主痈肿，疔疮，乳痈，瘰疬，皮肤痒疮，淋浊，带下。方如五味消毒饮。

2. 目赤肿痛，咽痛，蛇虫咬伤，小儿热惊，癫痫，跌打损伤。

【用法用量】内服：煎汤，9～15g；研末或浸酒。外用：捣敷。

【注意事项】脾虚便溏和小便清利者忌用。

【附注】

1.《滇南本草》："散诸疮肿，攻痈疽，排脓定痛，治瘰疬，消散结核，治妇人奶结，乳汁不通，红肿疼痛，乳痈，乳岩坚硬如石，服之或散或溃。"

2.《百草镜》："清热，治痈疽肿毒，疔疮，跌仆，疯犬伤，疝气，痔疮，劳伤。"

冬葵子

【性味归经】甘，寒。归大肠、小肠、膀胱经。

【功效】利水，滑肠，下乳，解毒。

【主治】

1. 治二便不通，淋证，水肿。

2. 妇女乳汁不行，乳房肿痛。

3. 痈疖毒热内攻，未出脓者，解蜀椒毒。方如冬葵散。

【用法用量】内服：煎汤，3～9g；或入散剂。

【注意事项】脾虚肠滑者、孕妇慎用。

【附注】

1.《药性论》："治五淋，主奶肿，下乳汁。"

2.《本草衍义》："患痈疖毒热内攻，未出脓者，水吞三五枚，遂作窍，脓出。"

3.《本草纲目》："通大便，消水气，滑胎，治痢。"

白 蔹

【性味归经】苦、甘、辛，微寒。归心、肝、脾经。

【功效】清热解毒，散结生肌，止痛。

【主治】

1. 主疮痈肿毒，瘰疬，烫伤，惊痫，毒蛇咬伤。方如束毒金箍散。

2. 血痢，肠风，痔漏。

【用法用量】内服：煎汤，4.5～9g。外用：研末撒或调涂。

【注意事项】脾胃虚寒及无实火者忌服。

【附注】

1.《本经逢原》："白蔹，性寒解毒，敷肿疡疮，有解散之功，以其味辛也。《本经》治目赤惊痫温疟，非取其解热毒之力软？治阴肿带下，非取其去湿热之力软？《金匮》薯蓣丸用之，专取其辛凉散结以解风气百疾之蕴蓄也。世医仅知痈肿解毒之用，陋哉。同地肤子治淋浊失精，同白及治金疮失血，同甘草解狼毒之毒，其辛散之功可知。"

2.《名医别录》："下赤白，杀火毒。"

3. 李杲："涂一切肿毒，敷疔疮。"

4.《本草纲目》："解狼毒毒。"

5.《本草正义》："白蔹苦泄，能清湿热而通壅滞。痈肿疽疮，多湿火为病，古人所谓痈疽，本外疡之通称，此疽字，非近世之所谓阴疽。结气以热结而言，苦泄宣通则能散之，痛者亦热结之不通，《经》文以止痛与除热并言，则非泛治一切诸痛可知。目赤乃湿热之上凌，惊痫多气火之上菀，温疟本是热痰窒塞，阴中肿痛亦湿火结于肝肾之络，总之，皆苦泄宣通之作用……又谓治肠风痔漏，血痢，刀箭疮，仆损，生肌止痛，则于《本经》《别录》之外，多一层凉血破血、化瘀生新之义。又可作疡家外治末药，盖苦而善泄，义固相因。"

赤小豆

【性味归经】甘、酸，平。归心、小肠经。

【功效】利水消肿，解毒排脓，和血。

【主治】

1. 主水肿胀满，脚气，肢肿，尿赤，淋证，风湿热痹。方如麻黄连翘赤小豆汤。

2. 治肿毒疮疡，肠痈腹痛，癣疹，泻痢，便血。方如赤小豆当归散。

本品亦食亦药，性平味甘，其解毒消痈作用亦平和而弱，利水消肿多用，亦于配伍中辅助用之。

【用法用量】内服：煎汤，9～30g；或入丸散剂。外用：生研调敷。

【注意事项】遵医嘱。

【附注】

1.《食性本草》："坚筋骨，疗水气，解小麦热毒。"

2.《日华子本草》："赤豆粉，治烦，解热毒，排脓，补血脉。"

3.《梅师集验方》："治热毒下血，或因食热物发动：赤小豆杵末，水调下方寸匕。"

4.《千金要方》："治食六畜肉中毒：烧小豆一升，末，服三方寸匕。"

5.《药性论》："消热毒痈肿，散恶血不尽烦满，治水肿皮肌胀满，捣薄涂痈肿上；主小儿急黄、烂疮，取汁令洗之，能令人美食；末与鸡子白调涂热毒痈肿；通气，健脾胃。"

二、清热燥湿解毒药

黄　连

【性味归经】苦，寒。归心、脾、胃、肝、胆、大肠经。

【功效】清热燥湿，泻火解毒，清心除烦。

【主治】

1.主湿热痞满，胃热呕吐，吞酸，泻痢，热泻腹痛，牙痛。方如半夏泻心汤。

2.心火亢盛，心烦不寐，目赤口疮，血热吐衄。方如黄连解毒汤、泻心汤。

3.痈肿疗疮，消渴，消谷善饥，咽喉肿痛，耳道流脓，火眼。方如清胃散。

4.主热病邪入心经之高热，神昏，烦躁，谵妄。方如安宫牛黄丸。

5.治痔积，蛔虫病，百日咳，黄疸，湿疹，水火烫伤。

本药为苦寒解毒之代表，主中焦且解毒泻火之力强大，心、胃之火毒同清是其特点。主诸般恶毒秽毒，故为解内毒诸疾不可或缺之品，贵在识机用药，常以姜和之则能避其苦寒之弊。

【用法用量】内服：煎汤，2～10g；或入丸、散。外用：研末调敷或煎水洗。

【注意事项】凡阴虚内热、胃虚呕吐、脾虚泄泻、五更泄泻慎用。

【现代研究】黄连具有广谱抗菌活性，对金黄色葡萄球菌、肺炎双球菌等革兰阳性菌和大肠杆菌、霍乱弧菌等革兰阴性菌，以及红色毛癣菌、白色念珠菌等真菌敏感；黄连中的小檗碱能够有效抑制急慢性炎症反应；黄连具有保护活性氧对正常红细胞损伤的作用，具有抗氧化（还原）活性。还发现其可抑制肿瘤细胞的增殖、迁移和黏附，促进细胞凋亡，从而发挥抗肿瘤的效果。还有显著的降糖作用等。

【附注】

1.《本草经集注》："解巴豆毒。"

2.《药性论》："杀小儿疳虫，点赤眼昏痛，镇肝去热毒。"

3.《本草纲目》："解服药过剂烦闷及轻粉毒。"

4.《本草备要》："治痈疽疮疥，酒毒，胎毒。除疳，杀蛔。"

5.《医学入门》："黄连，酒浸炒则上行头目口舌；姜汁炒，辛散冲热有功。一切湿热形瘦气急，一切时行热毒暑毒，诸般恶毒秽毒，诸疮疡毒。俱以姜和其寒，而少变其性，不使热有牴牾也。"

黄　芩

【性味归经】苦，寒。归心、肺、胆、大肠经。

【功效】清热燥湿，泻火解毒，止血，安胎。

【主治】

1. 主肺热咳嗽，高热烦渴，神昏。方如黄芩汤、牛黄清心丸。

2. 肝火头痛，目赤肿痛，肝胆湿热之黄疸，腹痛下痢脓血。方如葛根芩连汤。

3. 用于湿温、暑温胸闷呕恶，湿热痞满，泻毒痢。

4. 痈肿疔疮，血热吐血、衄血、崩漏，热淋，胎热不安。方如解毒泻心汤。

本品主上焦，善清肺热毒，又清少阳胆经热毒，善清蕴结大肠之热毒而解膀胱之湿热。清热泻火而止实热所动之出血。所谓安胎者，是专指肺热下扰之胎动不安，而非调养之安胎。

【用法用量】内服：煎汤，3～9g；或入丸、散。外用：煎水洗或研末敷。

【注意事项】遵医嘱。

【现代研究】黄芩炮制后的成品和黄芩生品对痢疾杆菌、绿脓杆菌和金黄色葡萄球菌都有显著的抑制作用，以及清热镇痛作用；野黄芩苷和黄芩茎叶总黄酮可抑制肿瘤细胞活性；黄芩中分离出来的类黄酮与黄芩的抗过敏作用和抗炎作用有着比较明显的联系，可能会成为新型的调节免疫或者抗炎类药物。

【附注】

1.《本草正》："枯者清上焦之火，消痰利气，定喘嗽，止失血，退往来寒热，风热湿热，头痛，解瘟疫，清咽，疗肺痿肺痈，乳痈发背，尤祛肌表之热，故治斑疹、鼠瘘，疮疡、赤眼；实者凉下焦之热，能除赤痢，热蓄膀胱，五淋涩痛，大肠闭结，便血、漏血。"

2.《本草汇言》："清肌退热，柴胡最佳，然无黄芩不能凉肌达表。上焦之火，山栀可降，然舍黄芩不能上清头目……所以方脉科以之清肌退热，疮疡科以之解毒生肌，光明科以之散热明目，妇女科以之安胎理经，此盖诸科半表半里之首剂也。"

3.《药性论》："能治热毒，骨蒸，寒热往来，肠胃不利，破壅气，治五淋，令人宣畅，去关节烦闷，解热渴，治热腹中疠痛，心腹坚胀。"

4.《药品化义》："黄芩中枯者名枯芩，条细者名条芩，一品宜分两用。盖枯芩体轻主浮，专泻肺胃上焦之火，主治胸中逆气，膈上热痰，咳嗽喘急，目赤齿痛，吐衄失血，发斑发黄，痘疹疮毒，以其大能凉膈也。其条芩体重主降，专泻大肠下焦之火，主治大便闭结，小便淋浊，小腹急胀，肠红痢疾，血热崩中，胎漏下血，夹热腹痛，谵语狂言，以其能清大肠也。"

黄　柏

【性味归经】苦，寒。归肾、膀胱经。

【功效】清热燥湿，泻火解毒，退骨蒸。

【主治】

1. 主湿热痢疾，泄泻，淋浊，带下，黄疸，痿躄。方如解毒四物汤。

2. 疮疡肿毒，湿疹瘙痒，痔疮，便血，目赤肿痛，口舌生疮。方如二妙散、解毒济生汤。

3. 用于阴虚火旺之盗汗，骨蒸，遗精。方如当归六黄汤、知柏地黄汤。

本品主下焦，善清肾经之湿热。谓盐黄柏滋阴降火，实意其能降相火而并无滋阴之功，降阴虚之火必与养阴药相合。

【用法用量】内服：煎汤，3～10g；或入丸、散。外用：煎水浸渍或研末调敷。

【注意事项】脾虚泄泻、胃弱食少者忌服。

【现代研究】黄柏对金黄色葡萄球菌和表皮葡萄球菌有很好的抑菌作用。黄柏对幽门螺旋杆菌有抑制作用，对痤疮丙酸杆菌脂酶的活性也有抑制作用，还能抗数种厌氧菌活性，如脆弱杆菌、产黑色素类杆菌、多型类杆菌和消化链球菌等；黄柏活性物质中黄柏碱和木兰花碱具有抑制细胞免疫反应的作用；川黄柏还具有抗癌活性。

【附注】

1.《日华子本草》："安心除劳，治骨蒸，洗肝，明目，多泪，口干，心热，杀疳虫，治蛔心痛，疥癣，蜜炙治鼻洪，肠风，泻血，后分急热肿痛。"

2.《濒湖集简方》："治痈疽肿毒：黄檗皮（炒）、川乌头（炮）等分，为末调涂之，留头，频以米泔水润湿。"

3.《药性论》："主男子阴痿。治下血如鸡鸭肝片，及男子茎上疮，屑末敷之。"

4.《本草拾遗》："主热疮疱起，虫疮，痢，下血，杀蛀虫；煎服，主消渴。"

5.《本草纲目》："敷小儿头疮。"

龙　胆

【性味归经】苦，寒。入肝、胆经。

【功效】清热燥湿，泄肝火毒。

【主治】

1. 肝经湿热诸疾，两胁胀满，黄疸，阴囊潮湿等。方如龙胆泻肝汤。

2. 目赤肿痛，口干苦，头痛，目眵多，湿热痹，高热惊厥。方如上中下通用痛风汤。

【用法用量】内服：煎汤，3～6g；或入丸、散。外用：研末捣敷。

【注意事项】脾胃虚弱泄泻及无湿热实火者忌服。

【现代研究】龙胆苦苷对模型动物的慢性炎症有明显抑制作用，并能减轻由化学刺激引起的疼痛感，能够抑制炎症模型动物体内炎症介质释放；龙胆苦苷能够直接作用于胃，使胃液总酸度增强，并促进胃液分泌。提取的环烯醚萜总苷毒性较低，且能够抑制乙型肝炎中谷丙转氨酶（ALT）、谷草转氨酶（AST）含量升高，对受损肝细胞有明显保护作用。

【附注】

1.《本草正义》："龙胆草，大苦大寒，与芩连同功，但《本经》称其味涩，则其性能守而行之于内，故独以治骨热着；余则清泄肝胆有余之火，疏通下焦湿热之结，足以尽其能事；而霉疮之毒，疳疬之疡，皆属相火猖狂，非此等大苦大寒不足以泻其烈焰，是又疏泄下焦之余义矣。"

2.《神农本草经》："主骨间寒热，惊痫邪气，续绝伤，定五脏，杀蛊毒。"

3.《履巉岩本草》："治酒毒便血，肠风下血。"

4.《滇南本草》："治咽喉疼痛，洗疮疥毒肿。"

白鲜皮

【性味归经】苦，寒。归脾、胃、膀胱经。

【功效】清热燥湿，祛风解毒，止痒。

【主治】

1. 用于湿热疮毒，皮肤痒疹，黄水淋漓，湿疹，风疹，疥癣，疮癞。方如搜风解毒汤。

2. 黄疸尿赤，风湿热痹。方如白鲜皮汤。

【用法用量】内服：煎汤，4.5～9g。外用：煎水洗。

【注意事项】虚寒证忌服。

【现代研究】白鲜皮对真菌有广谱的抑制作用，其作用机理是白鲜碱影响了细胞遗传物质的合成，导致其不能完成正常细胞周期；还具有免疫抑制与抗炎、抗过敏作用。另外，白鲜皮能够抑制肿瘤细胞的核酸代谢，产生抗肿瘤作用。

【附注】

1.《药性论》："治一切热毒风，恶风，风疮、疥癣赤烂，眉发脱脆，皮肌急，壮热恶寒；主解热黄、酒黄、急黄、谷黄、劳黄等。"

2.《本草原始》："治一切疥癞、恶风、疥癣、杨梅、诸疮热毒。"

三、泻火解毒药

栀 子

【性味归经】苦，寒。归心、肝、肺、胃、三焦经。

【功效】泻火除烦，清热利湿，凉血解毒。

【主治】

1. 主热病心烦，虚烦不眠，消渴，尿赤，血淋涩痛，血热吐衄，目赤肿痛。方如黄连解毒汤、解毒地黄汤。

2. 湿热黄疸，肝火目赤，头痛。方如如金解毒汤、解毒六郁丸。

3. 火毒疮疡，口舌生疮，风火牙痛，外治扭伤肿痛。方如连翘解毒饮。

【用法用量】内服：煎汤，6～9g；或入丸、散。外用：研末调敷。

【注意事项】脾虚便溏者忌服。

【现代研究】栀子苷不仅可抑制炎症早期水肿和渗出，而且可抑制炎症晚期的组织增生和肉芽组织生成；其有效成分可降低肿瘤坏死因子α、白细胞介

素 β、前列腺素 E2、细胞活性氧含量和 NF-kB 活性，也可抑制干扰素 γ 和 β 淀粉样变性所致的 NO 释放；可明显抑制肝中毒小鼠血清中丙氨酸氨基转移酶和天冬氨酸氨基转移酶的活性，从而呈现出显著的保肝作用。

【附注】

1.《本草经集注》："解踯躅毒。"

2.《药性论》："杀蛲虫毒，去热毒风，利五淋，主中恶，通小便，解五种黄病，明目，治时疾除热及消渴口干，目赤肿痛。"

3. 广州部队《常用中草药手册》："清热解毒，凉血泻火。治黄疸型肝炎，蚕豆黄，感冒高热，菌痢，肾炎水肿，鼻衄，口舌生疮，乳腺炎，疮疡肿毒。"

天花粉

【性味归经】甘、微苦，微寒。归肺、胃经。

【功效】清热生津，解毒，消肿排脓。

【主治】

1. 主肺热燥咳，内热消渴，多饮。方如《张皆春眼科证治》解毒活血汤。

2. 痈肿疮疡，已溃或未溃。方如仙方活命饮、解毒济生汤。

【用法用量】内服：煎汤，10～15g；或入丸、散。外用：研末调敷。

【注意事项】脾胃虚寒大便滑泄者忌服。

【现代研究】天花粉蛋白对病毒有抑制作用，抑制人类免疫缺陷病毒。天花粉蛋白对乙脑病毒、麻疹病毒、腮腺炎病毒、柯萨奇 B2 病毒、水疱性口炎病毒、乙型肝炎病毒有明显的控制作用；水煎服的天花粉可不同程度抑制肺炎球菌、白喉杆菌、溶血性链球菌、金黄色葡萄球菌、绿脓杆菌的生长，并且对伤寒杆菌有不同程度的抑制作用；还具有抗炎和免疫调节功能。

【附注】

1.《本草正》："凉心肺，解热渴。降膈上热痰，消乳痈肿毒。"

2.《日华子本草》："通小肠，排脓，消肿毒，生肌长肉，消仆损瘀血。治热狂时疾，乳痈，发背，痔瘘疮疖。"

3.《医学衷中参西录》:"天花粉,为其能生津止渴,故能润肺,化肺中燥痰,宁肺止嗽,治肺病结核,又善通行经络,解一切疮家热毒。疗痈初起者,与连翘、山甲并用即消;疮疡已溃者,与黄芪、甘草(皆须用生者)并用,更能生肌排脓,即溃烂至深,旁串他处,不能敷药者,亦可自内生长肌肉,徐徐将脓排出。"

4.《本经逢原》:"栝蒌根,降膈上热痰,润心中烦渴,除时疾狂热,祛酒瘅湿黄,治痈疡解毒排脓。《本经》有补虚安中续绝伤之称,以其有清胃祛热之功,火去则中气安,津液复则血气和而绝伤续矣。其性寒降,凡胃虚吐逆、阴虚劳嗽误用,反伤胃气,久必泄泻喘咳,病根愈固矣。"

生石膏

【性味归经】辛、甘,寒。归肺、胃经。

【功效】清热泻火,除烦止渴,祛壅毒。

【主治】

1. 主气分实热,阳明经证之壮热,烦渴多饮,身大汗,脉洪大等。方如白虎汤。

2. 肺热喘咳。有较强的清热功能,多与麻黄合用。

3. 胃火亢盛之头痛,齿龈肿痛,口舌生疮等。方如解毒泻心汤。

4. 煅用治疗疮疡易溃不敛,湿疹,烫伤等。方如解毒泻脾汤。

虽然石膏的现代药理作用尚不十分确切,但从临床实践体会,在大剂量或较大剂量时具有明显的治疗高热神昏、辅助调血糖等作用。

【用法用量】内服:煎汤,0.3~1两(大剂可用6~8两);或入丸、散。外用:煅研撒或调敷。

【注意事项】脾胃虚寒及血虚者忌服。

【现代研究】生石膏主要成分为含水硫酸钙,现代研究认为含水硫酸钙有一定的调节体温中枢作用,通过减轻骨骼肌兴奋性、减少血管通透性等作用,产生解热、镇痛、消炎等功能。

【附注】

1.《疫疹一得》:"疫疹乃无形之毒,投以硝、黄之猛烈,必致内溃。予以石膏易去硝、黄,使热降清升而疹自透,亦上升下行之意也。"

2.《三因方》:(龙石散)"治上膈壅毒,口舌生疮,咽嗌肿痛:寒水石(煅)三两,辰砂三钱半(别研),生脑子半字。上为末,以少许掺患处,咽津,日夜数次用。"

四、凉血解毒药

玄 参

【性味归经】甘、苦、咸,微寒。归肺、胃、肾经。

【功效】清热凉血,养阴,解毒散结。

【主治】

1.治温热病热入营血,口渴心烦,出血发斑,夜寐不宁,自汗盗汗,吐血衄血,骨蒸潮热。方如清营汤。

2.目赤,咽喉痛,燥热咳嗽,白喉。方如普济消毒饮。

3.瘰疬,痰核,痈疽疮毒。方如消瘰丸、四妙勇安汤。

善解阴分之毒,性味甘咸寒,故能解毒与养阴兼顾,散结与和血同施,为治阴虚内毒之常用药。

【用法用量】内服:煎汤,9~15g;或入丸、散。外用:捣敷或研末调敷。

【注意事项】脾胃有湿及脾虚便溏者忌服。

【现代研究】玄参中两大类成分苯丙素苷类和环烯醚萜苷类具有明显不同的抗氧活性;玄参提取物可降低炎症细胞因子的浓度,升高抗炎细胞因子的浓度;玄参中苯丙素苷能显著降低高尿酸血症小鼠体内的尿酸水平,体外实验显示其对黄嘌呤氧化酶有明显的抑制作用;玄参中有效成分在体外能明显提高受损伤肝细胞的存活率，具有很好的肝保护作用。

【附注】

1.《日华子本草》："治头风热毒游风，补虚劳损，心惊烦躁，劣乏骨蒸，传尸邪气，止健忘，消肿毒。"

2.《本草纲目》："滋阴降火，解斑毒，利咽喉，通小便血滞。"

3.《药品化义》："戴人谓肾本寒，虚则热。如纵欲耗精，真阴亏损，致虚火上炎，以玄参滋阴抑火。凡头疼、热毒、耳鸣、咽痛、喉风、瘰疬、伤寒阳毒、心下懊憹，皆无根浮游之火为患，此有清上澈下之功。凡治肾虚，大有分别，肾之经虚则寒而湿，宜温补之；肾之脏虚则热而燥，宜凉补之；独此凉润滋肾，功胜知、柏，特为肾脏君药。"

紫　草

【性味归经】甘、咸，寒。归心、肝经。

【功效】清热凉血，活血，解毒透疹。

【主治】

1. 治温热斑疹，吐血、衄血、尿血，热结便秘。方如紫草散。

2. 麻疹不透，疮疡，湿疹，丹毒，淋浊，水火烫伤。

【用法用量】内服：煎汤，5～9g；或入散剂。外用：熬膏涂。

【注意事项】胃肠虚弱，大便滑泄者慎服。

【现代研究】紫草素能够显著减少白细胞介素、一氧化氮以及肿瘤坏死因子 -α 在巨噬细胞中的含量。紫草素及其衍生物有一定的抗炎、抗病毒功效，紫草素衍生物乙酰紫草素可抑制乙型肝炎病毒 X 蛋白增殖，从而有效促进乙型肝炎病毒凋亡。紫草素还有抗癌、促进烧烫伤、创伤愈合等作用。

【附注】

1.《本草纲目》："治斑疹、痘毒，活血凉血，利大肠。"

2.《本草崇原集说》："时法每以紫草配为凉剂，解痘毒，率多寒中变证。惟士宗先用桂枝汤化太阳之气，气化则毒不留。又有桂枝汤加金银花、紫草等法。"

3.《本草汇言》:"（治赤游丹毒，红晕如云头）用小锋刀或瓷碗锋画去毒血，紫草五钱，鼠粘子一两，研细，水煎服。"

水牛角

【性味归经】苦、咸，寒。归心、肝经。

【功效】清热凉血，解毒定惊。

【主治】

1. 治热病头痛，壮热神昏，发斑发疹，吐血、衄血，瘀热发黄。

2. 小儿惊风及咽喉肿痛，口舌生疮。

本品能清热解毒、凉血定惊，为凉血解毒之佳品。现多以之替代犀牛角，临证体会能散血中痰瘀毒结，内科杂病均可用之。

【用法用量】内服：煎汤，15～30g；或入散剂。

【注意事项】遵医嘱。

【附注】

1.《日华子本草》:"煎，治热毒风并壮热。"

2.《陆川本草》:"凉血解毒，止衄。治热病昏迷，麻痘斑疹，吐血，衄血，血热，溺赤。"

白　薇

【性味归经】苦、咸，寒。归胃、肝、肾经。

【功效】清热凉血，利尿通淋，解毒疗疮。

【主治】

1. 治温热，身热斑疹，潮热骨蒸，肺热咳嗽，产后虚烦。方如竹皮大丸。

2. 热淋，血淋，咽喉肿痛，痈疽肿毒。

本药清热凉血，尤善清虚热，适于虚人之毒，如阴虚内热之毒，常可化裁用之。

【用法用量】内服：煎汤，4.5～9g；或入丸、散。

【注意事项】遵医嘱。

【附注】

1.《神农本草经》："主暴中风，身热肢满，忽忽不知人，狂惑邪气，寒热酸疼，温疟洗洗，发作有时。"

2.《名医别录》："疗伤中淋露。下水气，利阴气，益精，久服利人。"

3. 陶弘景："疗惊邪，风狂，蛊病。"

4.《本草纲目》："治风温灼热多眠，及热淋，遗尿，金疮出血。"

五、发表解毒药

牛蒡子

【性味归经】辛、苦，凉。归肺、胃经。

【功效】疏散风热，宣肺透疹，解毒消肿，利咽散结。

【主治】

1. 主风热外感，咳嗽痰多，咽喉肿痛，痄腮。方如牛蒡解肌汤。

2. 斑疹不透，风疹瘙痒，天疱疮。方如解毒泻心汤。

3. 疮疡肿毒，丹毒，肺脏痰毒。方如人参防己汤。

【用法用量】内服：煎汤，6～12g；或入散剂。外用：煎水含漱。

【注意事项】遵医嘱。

【现代研究】牛蒡子中的活性成分 ARC-G 作用于甲型流感病毒后，可以抗病毒且并未使病毒的耐药性增加；对多种炎症有很好的效果；对于小鼠的免疫功能具有明显的调节与改善作用；能介导肿瘤细胞凋亡。

【附注】

1.《药性论》："除诸风，利腰脚，又散诸结节筋骨烦热毒。"

2.《本草拾遗》："主风毒肿，诸瘘。"

3.《本草纲目》:"消斑疹毒。"

4.《本草经疏》:"为散风除热解毒之要药。辛能散结,苦能泄热,热结散则脏气清明,故明目而补中。风之所伤,卫气必壅,壅则发热,辛凉解散则表气和,风无所留矣。藏器主风毒肿诸瘘;元素主润肺、散结气、利咽膈、去皮肤风、通十二经络者,悉此意耳。故用以治瘾疹、痘疮,尤获奇验。"

5.《药品化义》:"牛蒡子能升能降,力解热毒。味苦能清火,带辛能疏风,主治上部风痰,面目浮肿,咽喉不利,诸毒热壅,马刀瘰疬,颈项痰核,血热痘,时行疹子,皮肤瘾疹,凡肺经郁火,肺经风热,悉宜用此。"

升 麻

【性味归经】辛、微甘,微寒。归肺、脾、胃、大肠经。

【功效】清热解毒,祛风透疹,消痈肿。

【主治】

1.用于风热头痛,齿痛,时疫火毒,口疮,咽喉肿痛,斑疹,头痛寒热。方如普济消毒饮。

2.胃热之头痛、齿痛,痈肿疮毒。方如清胃散。

3.麻疹不透,阳毒发斑。

升麻本为祛毒之品,王好古谓之"疮家圣药",其"升阳"之说为元后所附,后世争议之。就余体验,善解在上在表之毒,其味辛虽能升散,然谓其"升阳举陷"确有些勉强。

【用法用量】内服:煎汤,3～9g;或入丸、散。外用:研末调敷。

【注意事项】上盛下虚、阴虚火旺及麻疹已透者忌服。

【现代研究】升麻在试管内能抑制结核杆菌的生长,对许兰氏黄癣菌等皮肤真菌有不同程度的抑制作用。

【附注】

1.《神农本草经》:"主解百毒,辟温疾、障邪(一作'瘴气邪气')。"

2.《名医别录》:"主中恶腹痛,时气毒疠,头痛寒热,风肿诸毒,喉痛,口疮。"

3.《药性论》："治小儿风，惊痫，时气热疾。能治口齿风露肿疼，牙根浮烂恶臭，热毒脓血。除心肺风毒热壅闭不通，口疮，烦闷。疗痈肿，豌豆疮，水煎绵沾拭疮上。"

4.《日华子本草》："安魂定魄，游风肿毒，口气疳匿。"

5.《滇南本草》："表小儿痘疹，解疮毒，咽喉（肿），喘咳音哑。肺热，止齿痛。乳蛾，痄腮。"

淡豆豉

【性味归经】苦，寒。入肺、胃经。

【功效】解表，除烦，宣郁，解毒。

1.主伤寒热病，寒热，头痛，胸闷，或风温初起。方如银翘散。

2.心中懊憹，呕逆，发斑。方如栀子豉汤。

本品常与炒栀子相伍，善除虚热上扰之心中懊憹、反复颠倒之证。更能宣郁解毒，可用于外为热郁、内有火毒不能发越之症。

【用法用量】内服：煎汤，6～12g；或入丸。外用：捣敷或炒焦调敷。

【注意事项】遵医嘱。

【附注】

1.《名医别录》："主伤寒头痛寒热，瘴气恶毒，烦躁满闷，虚劳喘吸，两脚疼冷。"

2.《本草纲目》："下气，调中。治伤寒温毒发癍，呕逆。"

3.《本经逢原》："以水浸绞汁，治误食鸟兽肝中毒。"

4.《本草汇言》："淡豆豉，治天行时疾，疫疠瘟瘴之药也。王绍隆曰：此药乃宣郁之上剂也。凡病一切有形无形，壅胀满闷，停结不化，不能发越致疾者，无不宣之。故统治阴阳互结，寒热迭侵，暑湿交感，食饮不运，以致伤寒寒热头痛，或汗吐下后虚烦不得眠，甚至反复颠倒，心中懊憹，一切时灾瘟瘴，疟痢斑毒，伏痧恶气，及杂病科痰饮、寒热、头痛、呕逆、胸结、腹胀、逆气、喘吸、脚气、黄疸、黄汗，一切沉滞浊气搏聚胸胃者，咸能治之。倘非关气化寒热时瘅，而转属形藏实热，致成痞满燥实坚者，此当却而谢之也。"

苍耳子

【性味归经】辛、苦，温，有毒。归肺、肝经。

【功效】散风，止痛，祛湿，杀虫，解毒。

【主治】

1. 治风寒头痛，鼻渊流涕，齿痛。方如苍耳子散。

2. 风寒湿痹，四肢挛痛。

3. 风疹，湿疹，疥癣，瘙痒。方如苍耳散。

（苍耳草：可用于子宫出血，深部脓肿，麻风，皮肤湿疹。与苍耳子一同水煎外洗可祛头面风毒肿胀）

【用法用量】煎汤，3～9g；或入丸、散。

【注意事项】血虚之头痛、痹痛忌用。

【附注】

1. 《神农本草经》："主风头寒痛，风湿周痹，四肢拘挛痛，恶肉死肌。"

2. 《日华子本草》："治一切风气，填髓，暖腰脚，解踯躅毒。治瘰疬、疥癣及瘙痒。"

3. 《本草蒙筌》："止头痛善通顶门，追风毒任在骨髓，杀疳虫湿匿。"

4. 《玉楸药解》："消肿开痹，泄风去湿。治疥疠风瘙瘾疹。"

5. 《生草药性备要》："治疥癞，消风散毒：苍耳子炒蚬肉食。"

6. 《经验广集》："（苍耳酒）治疔疮恶毒：苍耳子五钱，微炒为末，黄酒冲服，并用鸡子清涂患处，疔根拔出。"

菊　花

【性味归经】辛、甘、苦，微寒。归肺、肝经。

【功效】疏风清热，平肝明目，解毒消肿。

【主治】

1. 主外感风热或风温初起；发热头痛，心胸烦热。方如桑菊饮。

2. 目赤肿痛，眩晕。方如杞菊地黄汤。

3. 疔疮，肿毒。

【用法用量】内服：煎汤，5～9g；泡茶或入丸、散。

【注意事项】气虚胃寒、泄泻者慎服。

【附注】

1.《日华子本草》："利血脉，治四肢游风，心烦，胸膈壅闷，并痈毒，头痛；作枕明目。"

2.《本草纲目拾遗》："专入阳分。治诸风头眩，解酒毒疔肿。""黄茶菊：明目祛风，搜肝气，治头晕目眩，益血润容，入血分；白茶菊：通肺气，止咳逆，清三焦郁火，疗肌热，入气分。"

3.《本草经疏》："菊花专制风木，故为去风之要药。苦可泄热，甘能益血，甘可解毒，平则兼辛，故亦散结，苦入心、小肠，甘入脾、胃，平辛走肝、胆，兼入沛（肺）与大肠。其主风头眩、肿痛、目欲脱、泪出、皮肤死肌、恶风、湿痹者。"

六、化痰散结解毒药

山慈菇

【性味归经】甘、微辛，凉。归肝、脾经。

【功效】化痰解毒，消肿散结。

【主治】

1. 主痈肿疔毒，瘰疬痰核，恶疮。方如紫金锭。

2. 咽痛喉痹，淋巴结结核，蛇虫咬伤。

【用法用量】内服：煎汤，3～9g；或入丸、散。外用：煎水洗或捣敷；

或研末调敷。

【注意事项】正虚体弱者慎用。

【现代研究】山慈菇对致病菌均有不同程度的抑制和杀灭作用，并具有细胞毒活性的抗肿瘤作用；山慈菇对酪氨酸酶具有激活作用，可抑制细胞分裂，并有抗辐射、降糖、镇痉等作用。

【附注】

1.《滇南本草》："消阴分之痰，止咳嗽，治喉痹，止咽喉痛。治毒疮，攻痈疽，敷诸疮肿毒，有脓者溃，无脓者消。"

2.《本草新编》："山慈姑，玉枢丹中为君，可治怪病。大约怪病多起于痰，山慈姑正消痰之药，治痰而怪病自除也。或疑山慈姑非消痰之药，乃散毒之药也。不知毒之未成者为痰，而痰之已结者为毒，是痰与毒，正未可二视也。"

3.《本草纲目》："主疔肿，攻毒破皮。解诸毒，蛇虫、狂犬伤。"

4.《本草再新》："治烦热痰火，疮疔痧痘，瘰疬结核。杀诸虫毒。"

5.《本草正义》："山慈姑之名，始见于《嘉祐本草》，然陈藏器《拾遗》已有之，则名金灯，即其花也。能散坚消结，化痰解毒，其力颇峻，故诸家以为有小毒，并不以为内服之药。至王谬《百一选方》，乃有太乙紫金丹，亦名玉枢丹，即今通行之紫金锭也，外证可敷，内证可服，其效最捷。"

黄药子

【性味归经】苦，寒，有毒。归肺、肝经。

【功效】消瘿散结，降火解毒，凉血止血。

【主治】

1.主瘿瘤，瘿气，咽喉肿痛，喉痹，肿瘤。方如胜冰丹。

2.痈肿疮毒，毒蛇咬伤。

3.吐血，衄血，咯血，肺热咳喘，百日咳。方如七伤散。

本品长于解毒散结，临床可用于治甲状腺肿大、淋巴结结核、咽喉肿痛、吐血、咯血、百日咳、癌肿等。

【用法用量】内服：煎汤，3～9g；或入丸、散。外用：捣敷，或研末调敷。

【注意事项】遵医嘱。

【现代研究】研究发现黄药子的水煎液对金黄色葡萄球菌、柠檬色葡萄球菌、大肠杆菌、白色念珠菌等抑制效果较好，有机溶剂提取液的抑菌作用更优，且抑菌范围广；黄药子的乙醇浸膏在 0.017～0.034mg/mL 的浓度中不仅能抑制 DNA 病毒，还能抑制 RNA 病毒的转录；临床试验发现黄药子治疗亚急性甲状腺炎取得较好效果；在治疗肿瘤方面亦应用广泛。

【附注】

1.《开宝本草》："主诸恶肿疮瘘，喉痹，蛇犬咬毒，取根研服之，亦含亦涂。"

2.《本草纲目》："凉血，降火，消瘿，解毒。"

3.《本草经疏》："黄药根，解少阴之热，相火自不妄动而喉痹瘳矣。蛇犬咬毒，亦血分受热所伤故也。苦寒能凉血，得土气之厚者，又能解百毒也。"

4.《本草汇言》："黄药子，解毒凉血最验，古人于外科、血证两方尝用。今人不复用者，因久服有脱发之虞，知其为凉血、散血明矣。"

胆南星

【性味归经】苦，凉，有小毒。归心、肝、脾、肺经。

【功效】清化痰毒，祛风定惊，消肿散结。

【主治】

1.治中风痰迷，惊风癫痫，痰火喘嗽，头风眩晕。方如清气化痰丸、牛黄丸。

2.瘰疬，痈肿，痹痛，跌仆折伤，蛇虫咬伤。方如上中下通用痛风方。

【用法用量】内服：煎汤，3～6g，或入丸、散。外用：研末撒或调敷。

【注意事项】阴虚燥痰者及孕妇忌服。

【现代研究】药理研究表明天南星具有抗惊厥、镇静、镇痛作用，天南星所含两种生物碱有不同程度的清除超氧阴离子自由基、抑制肝线粒体脂质过氧化反应等活性，还有祛痰、抗肿瘤作用；胆汁制后临床用于治疗顽固性头痛、癫痫、烟雾病、痴呆、嗜睡、动眼神经麻痹、内耳眩晕症、颈性眩晕、顽固咳嗽、脑瘤、子宫颈癌、腮腺炎、肩周炎、带状疱疹等疾病。

【附注】

1.《本草正》："胆星，七制九制者方佳。较之南星味苦性凉，故善解风痰热滞。"

2.《本草汇言》："天南星，前人以牛胆制之，名曰胆星。牛胆苦寒而润，有益肝镇惊之功，制星之燥而使不毒。"

3.《开宝本草》："主中风，除痰，麻痹，下气，破坚积，消痈肿，利胸膈，散血堕胎。"

4.《药品化义》："胆星，意不重南星而重胆汁，借星以收取汁用，非如他药监制也。故必须九制则纯，是汁色染为黄，味变为苦，性化为凉，专入肝胆。假胆以清胆气，星以豁结气，大能益肝镇惊。《本草》言其功如牛黄者，即胆汁之精华耳。"

白附子（独角莲）

【性味归经】辛、甘，温，有毒。归胃、肝经。

【功效】祛风痰，定惊搐，解毒止痛。

【主治】

1. 主中风痰壅，口眼歪斜，偏头痛，破伤风。方如牵正散。

2. 喉痹咽痛，瘰疬结核，痈肿疼痛，毒蛇咬伤。

【用法用量】内服：宜制用，煎服，3～6g；或研末服，0.5～1g。外用：生品适量，捣烂外敷。

【注意事项】阴虚血虚动风，或血热动风者，以及孕妇均慎用，对皮肤黏膜有强烈刺激。

【现代研究】研究表明白附子具有显著抗肿瘤活性，能够降低肿瘤细胞增殖率，降低肿瘤细胞的侵袭性，恢复机体免疫功能，对肿瘤细胞有细胞毒作用；具有抗炎和抑菌作用，白附子醇提物对金黄色葡萄球菌、大肠杆菌、绿脓杆菌亦有明显的抑菌作用。还有免疫调节作用。

【附注】

1.《黑龙江常用中草药手册》："治疗肿痈疽：白附子根研末，用醋、酒调涂。"

2.《江西中草药手册》："（治疗瘰疬）白附子球茎捣烂外敷。"

猫爪草

【性味归经】甘、辛，温。归肝、肺经。

【功效】解毒消肿，化痰散结。

【主治】

1.用于疔疮瘰疬，蛇咬伤，疟疾，偏头痛，牙痛。方如败毒散结方（自拟）。

2.用于肺结核，淋巴结结核，淋巴结炎，咽喉炎。

【用法用量】内服：煎汤，15～30g。外用：研末撒。

【注意事项】遵医嘱。

【现代研究】猫爪草提取物对常见金黄色葡萄球菌、绿脓杆菌、大肠杆菌、痢疾杆菌四种细菌有较好的抑制作用，且抑菌活性随着药物浓度的增加而增强；猫爪草多糖（RTP）具有一定的抗氧化作用；实验表明猫爪草多糖可显著降低血清 ALT、AST 活性及肝体指数而发挥保肝作用。还具有免疫活性作用、抗肿瘤作用、抗结核作用等。

【附注】

1.《中药材手册》："治颈上瘰疬结核。"

2.《河南中草药手册》："消肿，截疟。治瘰疬，肺结核。"

浙贝母

【性味归经】苦，寒。归肺、心经。

【功效】清热化痰，解毒散结，止咳，消痈。

【主治】

1. 主风热或痰热咳嗽，肺痈吐脓，喉痹。方如清金化痰汤。

2. 瘰疬瘿瘤，疮痈肿毒，乳痈。方如消瘰丸、当归贝母苦参丸、仙方活命饮。

【用法用量】内服：煎汤，4.5～9g。外用：研末调敷。

【注意事项】遵医嘱。

【附注】

1.《本草正》："大治肺痈肺痿，咳喘，吐血，衄血。最降痰气，善开郁结，止疼痛，消胀满，清肝火，明耳目，除时气烦热，黄疸淋闭，便血溺血；解热毒，杀诸虫及疗喉痹，瘰疬，乳痈发背，一切痈疡肿毒，湿热恶疮，痔漏，金疮出血，火疮疼痛，较之川贝母，清降之功不啻数倍。"

2.《本草纲目拾遗》："解毒利痰，开宣肺气，凡肺家夹风火有痰者宜此。"

3.《山东中草药手册》："清肺化痰，制酸，解毒。治感冒咳嗽，胃痛吐酸，痈毒肿痛。"

土贝母

【性味归经】苦，凉。归肺、脾经。

【功效】清热化痰，散结拔毒，消痈肿。

【主治】

1. 治乳痈，瘰疬痰核，疮疡肿毒及蛇虫毒。方如六味消风痰散。

2. 颈淋巴结结核，慢性淋巴结炎，肥厚性鼻炎，骨结核。方如化坚丸。

【用法用量】内服：煎汤，4.5～9g；或入丸、散。外用：研末调敷，或熬膏外涂、贴。

【注意事项】遵医嘱。

【附注】

1.《本草从新》:"治外科痰毒。"

2.《百草镜》:"能散痈毒,化脓行滞,解广疮结毒,除风湿,利痰,敷恶疮敛疮口。"

3.《陕西中草药》:"清热解毒消肿。治淋巴腺结核,急性乳腺炎初起,痈肿。"

七、利水渗湿解毒药

薏苡仁

【性味归经】甘、淡,凉。归脾、胃、肺经。

【功效】利水渗湿,除痹,健脾止泻,解毒排脓。

【主治】

1.治水肿,小便不利。方如薏苡附子败酱散。

2.风湿痹痛,筋脉拘挛,脚气;或湿温初起,身热不扬,全身酸痛,身发白痦。方如搜风解毒饮。

3.脾虚泄泻,带下。

4.肺痿,肺痈,肠痈,扁平疣。

本药亦食亦药,其味甘、淡,善祛湿浊之毒,又能健运脾气,芳化浊邪,能扶正以断毒之源。

【用法用量】内服:煎汤,9～30g;或入散剂。

【注意事项】脾约便难及孕妇慎服。

【附注】

1.《药性论》:"主肺痿肺气,吐脓血,咳嗽涕唾上气。煎服之破五溪毒肿。"

2.《中国药植图鉴》:"治肺水肿,湿性肋膜炎,排尿障碍,慢性胃肠病,慢性溃疡。"

萆薢

【性味归经】苦，平。归肝、胃、膀胱经。

【功效】利湿浊，祛风湿，清热毒。

【主治】

1.用于利湿浊，主膏淋，白浊，小便不利，带下。方如白茯苓丸、萆薢饮。

2.治风湿顽痹，腰膝疼痛，尤适着痹。方如立安丸。

3.湿热疮毒，湿疹。

本药能分清别浊，功善化浊解毒，故用于浊毒内蕴尤佳。

【用法用量】内服：煎汤，10～15g；或入丸、散。

【注意事项】肾虚阴亏者忌服。

【附注】

1.《神农本草经》："主腰背痛，强骨节，风寒湿周痹，恶疮不瘳，热气。"

2.《滇南本草》："治风寒，温经络，腰膝疼，遍身顽麻，利膀胱水道，赤白便浊。"

3.《本草纲目》："治白浊，茎中痛，痔瘘坏疮。"

4.《药性论》："治冷风顽痹，腰脚不遂，手足惊掣，主男子臂腰痛久冷，是肾间有膀胱宿水。"

冬瓜皮

【性味归经】甘、淡，凉。入肺、大肠、小肠、膀胱经。

【功效】利水，消痰，清热，解毒。

【主治】

1.主水肿，胀满，淋证，脚气。

2.痰鸣，咳喘。

3. 暑热烦闷，痈肿，痔漏，并解丹石毒、鱼毒、酒毒。方如芦根清肺饮。

本品亦食亦药，善解水毒、痰毒，利水而不伤正，但阴虚者仍须慎用。

【用法用量】内服：煎汤，60 ～ 120g；煨熟或捣绞汁。外用：煎水洗或捣敷。

【注意事项】遵医嘱。

【附注】

1. 陶弘景："解毒，消渴，止烦闷，直捣绞汁服之。"

2.《日华子本草》："除烦。治胸膈热，消热毒痈肿；切摩痱子。"

3.《本草衍义》："患发背及一切痈疽，削一大块置疮上，热则易之，分散热毒气。"

4.《随息居饮食谱》："清热，养胃生津，涤秽治烦，消痈行水，治胀满，泻痢霍乱，解鱼、酒等毒。""亦治水肿，消暑湿。"

5.《小品方》："（治食鱼中毒）饮冬瓜汁。"

地肤子

【性味归经】甘、苦，寒。归肾、膀胱经。

【功效】利小便，清湿热，祛风解毒，止痒。

【主治】

1. 主小便不利，淋浊，带下，血痢。方如地肤子汤。

2. 风疹，湿疹，疥癣，皮肤瘙痒，阴部湿痒，疮毒。方如地肤子散。

【用法用量】内服：煎汤，9 ～ 15g；或入丸、散。外用：煎水洗。

【注意事项】遵医嘱。

【附注】

1.《名医别录》："去皮肤中热气，散恶疮，疝瘕，强阴，使人润泽。"

2.《药性论》："与阳起石同服，主丈夫阴痿不起，补气益力；治阴卵癀疾，去热风，可作汤沐浴。"

3.《日华子本草》："治客热丹肿。"

4.《玉楸药解》:"疗头目肿痛,狐疝阴颓,腰疼胁痛,血痢,恶疮。"

八、利湿退黄解毒药

虎　杖

【性味归经】微苦,平。归肝、胆、肺经。

【功效】利湿退黄,清热解毒,破瘀通经。

【主治】

1.用于湿热黄疸,风湿痹痛,淋浊带下。方如五宣散。

2.疮痈肿毒,毒蛇咬伤,水火烫伤。

3.主妇女经闭,痛经,产后恶露不下,癥瘕积聚,跌仆损伤。方如虎杖煎。

【用法用量】内服:煎汤,9～15g;浸酒或入丸、散。外用:熬膏涂或煎水浸渍。

【注意事项】孕妇忌服。

【现代研究】研究表明,虎杖提取物具有较好的抗动脉粥样硬化、稳定斑块、消炎作用。醋酸乙酯提取物具有抗炎作用;虎杖大黄素等蒽醌类化合物具有一定的抗病毒作用,对乙型肝炎抗原阳性能够产生一定的抑制作用,多被用于治疗急性黄疸型肝炎和慢性肝炎。现临床亦多用于治疗痛风。

【附注】

1.《药性论》:"治大热烦躁,止渴,利小便,压一切热毒。"

2.《日华子本草》:"治产后恶血不下,心腹胀满。排脓,主疮疖痈毒,妇人血晕,仆损瘀血,破风毒结气。"

3.《滇南本草》:"攻诸肿毒,止咽喉疼痛,利小便,走经络。治五淋白浊,痔漏,疮痈,妇人赤白带下。"

鸡骨草

【性味归经】甘、微苦，凉。归肝、胃经。

【功效】利湿退黄，清热解毒，疏肝散瘀。

【主治】

1. 用于黄疸，胁肋不舒，胃脘胀痛。

2. 治急、慢性肝炎，乳腺炎。

3. 瘰疬，跌打损伤，瘀血疼痛。

【用法用量】内服：煎汤，15 ～ 30g；或入丸、散。外用：捣敷。

【注意事项】遵医嘱。

【附注】

1.《南宁市药物志》："消炎解毒。治传染性肝炎，跌打驳骨。叶：捣绒敷乳疮。"

2. 广州部队《常用中草药手册》："清热利湿，舒肝止痛。治急慢性肝炎，肝硬化腹水，胃痛，小便刺痛，蛇咬伤。"

垂盆草（石指甲）

【性味归经】甘、淡，凉。归肝、胆、小肠经。

【功效】利湿退黄，清热解毒。

【主治】

1. 主湿热黄疸，小便不利，淋证，泻痢，急、慢性肝炎。

2. 疮疖肿毒，肺痈，肠痈，咽喉肿痛，口腔溃疡，湿疹，带状疱疹，蛇虫咬伤，水火烫伤。

【用法用量】内服：煎汤，干品 15 ～ 30g，鲜品 250g。外用：捣敷。

【注意事项】遵医嘱。

【附注】

1.《陕甘宁青中草药选》："（治无名肿毒，创伤感染）鲜垂盆草配等量鲜大黄、鲜青蒿，共捣烂敷患处。"

2.《青岛中草药手册》："（治咽喉肿痛）垂盆草 15g，山豆根 9g。水煎服。"

3.《陕甘宁青中草药选》："（治烫伤、烧伤）鲜垂盆草适量，捣汁涂患处；或用垂盆草 12g，瓦松 9g，共研细末，菜油调敷。"

金钱草

【性味归经】甘、咸，微寒。归肝、胆、肾、膀胱经。

【功效】除湿退黄，利尿通淋，解毒消肿。

【主治】

1.用于湿热黄疸，带下，风湿痹痛。

2.热淋，砂淋，尿赤，尿涩作痛，肾炎水肿，肝胆结石，尿路结石。

3.痈肿疔疮，毒蛇咬伤，疟疾，肺痈，咳嗽，小儿疳积，惊痫，疮癣，湿疹，跌打损伤。

【用法用量】内服：煎汤，15 ～ 60g，鲜品加倍；或浸酒、捣汁。外用：捣敷或绞汁涂。

【注意事项】阴疽诸毒、脾虚泄泻者忌服。

【附注】

1.《百草镜》："治跌打损伤，疟疾，产后惊风，肚痛，便毒，痔漏；擦鹅掌风；汁漱牙疼。"

2.《本草纲目拾遗》："去风散毒。煎汤洗一切疮疥。"

3.《现代实用中药》："解热，镇咳，止渴，止血，利尿。治小儿痫热，疳病，瘰疬；研汁点暴赤眼；以盐揉贴肿毒并风癣。"

积雪草

【性味归经】苦、辛，寒。归肝、脾、肾经。

【功效】利湿退黄，解毒消肿，活血止血。

【主治】

1. 主湿热黄疸，中暑腹泻，痢疾，砂淋，水肿及肾衰竭。方如急构饮。

2. 痈肿疮毒，目赤，喉肿，丹毒，瘰疬，风疹，疥癣，蛇虫咬伤，带状疱疹。

3. 吐血、衄血、咳血，尿血，痛经，崩漏，跌打肿痛，外伤出血。方如九仙驱红散。

【用法用量】内服：煎汤，15 ～ 30g，鲜品加倍；或捣汁。外用：捣汁涂或捣敷。

【注意事项】虚寒者不宜。

【附注】

1.《唐本草》："捣敷热肿丹毒。"

2.《日华子本草》："以盐挪贴，消肿毒并风疹疥癣。"

3.《本草求原》："除热毒，治白浊，浸痔疮，理小肠气。"

4.《陆川本草》："解毒，泻火，利小便。治热性病，头痛，身热，口渴，小便黄赤。"

5.《四川中药志》："祛风散寒。治肺热咳嗽，消瘿瘤，涂痈疮肿毒，消食积饱胀。"

九、祛风湿解毒药

豨莶草

【性味归经】辛、苦，寒。归肝、脾、肾经。

【功效】祛风湿，利筋骨，解毒。

【主治】

1. 用于风湿痹痛，筋骨无力，腰膝酸软，四肢麻痹，半身不遂。

2. 风热湿疹，疔疮肿毒。方如百花膏。

本药除善舒筋解毒，又有强筋骨之功，于风湿内毒蕴结痹痛兼有肝肾不足者宜，邪滞经脉不荣而肢体麻木、拘挛、抽筋者尤佳。

【用法用量】内服：煎汤，9～12g；或入丸、散。外用：煎水洗或捣敷。

【注意事项】阴血不足者慎用。

【附注】

1.《生草药性备要》："止痛，壮筋骨，消风散热，去毒疮，除筋骨疼痛，肾虚人取其头浸酒饮。祛风湿，壮筋骨，乌须，明目，洗痔疮，洗疳，去肿。"

2.《陆川本草》："驱风发表，行气疏滞。治感冒身热，呕吐，腹痛，四肢麻痹，蜂、蝎虫伤。"

3.《南宁市药物志》："祛风散热，解毒止痛。治疮疡，关节疼痛。"

4.《玉楸药解》："味苦，气寒，入足厥阴肝经，止麻木，伸拘挛，通利关节，驱逐风湿，疮疡痛肿，服涂皆善。研末，热酒冲服，治疗疮肿毒，汗出则愈，不可治中风。"

老鹳草

【性味归经】辛、苦，平。归肝、肾、脾经。

【功效】祛风除湿，舒筋活络，消肿解毒，散瘀止痛。

【主治】

1.治风湿痹痛，筋骨挛缩，关节不利，肢体麻木，寒湿脚气，跌打损伤，瘫痪。

2.疮癣肿毒，痈疽，肠炎，痢疾，阴囊湿疹。

功善舒筋解毒，长于治风湿内毒蕴结痹痛，尤其是邪滞于经脉而肢体麻木、拘挛、抽筋者。

【用法用量】内服：煎汤，9～15g；浸酒或熬膏涂。

【注意事项】遵医嘱。

【附注】

1.《滇南本草》："祛诸风皮肤发痒。治筋骨疼痛，痰火痿软，手足筋挛，麻木，利小便，泻膀胱积热，攻散诸疮肿毒，退痨热发烧，治风火虫牙，痘疹疥癞等症。"

2.《本草纲目拾遗》："去风，疏经活血，健筋骨，通络脉。治损伤，痹证，麻木，皮风，浸酒常饮。"

3.《陕甘宁青中草药选》："（治阴囊湿疹，疮疡肿毒）加透骨草、蛇床子、白鲜皮、艾叶，煎水外洗。"

乌梢蛇

【性味归经】甘，平。归肝经。

【功效】祛风，通络，止痉，解毒。

【主治】

1. 用于顽痹久痹，肌肤不仁，麻木拘挛，骨、关节结核，小儿麻痹症。

2. 中风口眼歪斜，半身不遂，抽搐痉挛，破伤风。

3. 痈疽，风毒，麻风疥癣，瘰疬恶疮。

乌梢蛇为祛风毒之良药，其性味甘平，毒性较金钱白花蛇轻而药力未显著减轻，故较其应用更为广泛。

【用法用量】内服：煎汤，9～12g；酒浸或焙干研末为丸、散。外用：烧灰调敷。

【注意事项】血虚生风者忌用。《本经逢原》："忌犯铁器。"

【现代研究】药理实验证实乌梢蛇的提取物水溶性部分具有一定的抗炎、镇痛作用；从乌梢蛇的血清中分离纯化得到一种抗出血因子，并测定其抗蛇毒活性，发现乌梢蛇具有良好的抗蛇毒作用；乌梢蛇水解液对大鼠胶原性关节炎具有预防和治疗作用。

【附注】

1.《药性论》："治热毒风，皮肤生疮，眉须脱落，癥痒疥等。"

2.《开宝本草》："主诸风瘙瘾疹，疥癣，皮肤不仁，顽痹诸风。"

3.《本草纲目》："功与白花蛇同而性善无毒。"

4.《太平圣惠方》："（治面上疮及酐）乌蛇二两，烧灰，细研如粉，以腊月猪脂调涂之。"

金钱白花蛇

【性味归经】甘、咸，温，有毒。归肝、脾经。

【功效】祛风湿，透筋骨，定惊搐，解毒。

【主治】

1. 用于风湿顽痹，骨节痛甚，麻木拘挛，麻风，疥癣，杨梅疮，瘰疬恶疮。

2. 小儿惊风搐搦，破伤风，中风口歪，半身不遂，抽搐痉挛。

金钱白花蛇祛毒是以毒攻毒，所治亦多顽症痼疾，非攻城拔寨之力难以去除之证。然毕竟有毒，当临证明辨而慎用之。

【用法用量】内服：煎汤，4～7g；酒浸、熬膏或入丸、散。

【注意事项】阴虚内热者忌用，或遵医嘱。

【现代研究】蛇毒中含有凝血酶样物质、酯酶及抗凝血物质等。药理研究显示，金钱白花蛇具有良好的抗炎、镇痛作用，金钱白花蛇蛋白类提取物具有抗肿瘤作用。

【附注】

1.《药性论》："主治肺风鼻塞，身生白癜风、疬疡、斑点及浮风瘾疹。"

2.《开宝本草》："主中风湿痹不仁，筋脉拘急，口面歪斜，半身不遂，骨节疼痛，大风疥癣及暴风瘙痒，脚弱不能久立。"

3.《本草纲目》："通治诸风，破伤风，小儿风热，急慢惊风，搐搦，瘰疬漏疾，杨梅疮，痘疮倒陷。"

4.《本草汇》："治癞麻风，白癜风，髭眉脱落、鼻柱塌坏者；鹤膝风，鸡距风，筋爪拘挛，肌肉消蚀者。"

雷公藤

【性味归经】苦、辛，寒，有大毒。归肝、肾经。

【功效】祛风除湿，活血通络，消肿止痛，杀虫解毒。

【主治】

1. 治类风湿性关节炎，风湿性关节炎，肾小球肾炎，肾病综合征，系统性红斑狼疮，口眼干燥综合征，白塞病。

2. 湿疹，银屑病，麻风病，疥疮，顽癣，杀蛆虫、灭钉螺，毒鼠。

【用法用量】内服，遵医嘱。

【注意事项】有大毒，慎用。

【现代研究】雷公藤可在炎症过程的早期，炎症递质的产生和释放过程中发挥重要的抗炎作用，主要是通过抑制炎症递质、炎症细胞因子及炎症趋化因子的产生而实现；雷公藤通过抑制炎症因子的表达，具有抗动脉粥样硬化的作用，以及免疫调节、抗排异作用和镇痛作用。

【附注】

《湖南药物志》：“杀虫，消炎，解毒。”

十、镇痛解毒药

徐长卿

【性味归经】辛，温。归肝、胃经。

【功效】镇痛，祛风，解毒，活血，利水，止咳。

【主治】

1. 治胃痛，风湿疼痛，经期腹痛，牙痛，跌打损伤。

2. 湿疹，荨麻疹，毒蛇咬伤。

3. 慢性气管炎，腹水，水肿，痢疾，肠炎，气癃关格。方如徐长卿汤。

本药为解毒与镇痛兼备之良药，可用于各种慢性内毒病证之疼痛，长期应用未见其伤正之弊，剂量可至 30g。

【用法用量】内服：煎汤，3 ～ 12g，后下；或入丸或浸酒。外用：煎水洗或捣敷。

【注意事项】体弱者慎服。

【现代研究】徐长卿水提物体外细胞培养可以有效地抑制 HBsAg 和 HBeAg 两种抗原分泌而达到抗病毒作用；徐长卿中的多糖成分、丹皮酚成分能对抗免疫分子和炎症介质；有抗肿瘤作用；对风湿性关节痛、肾绞痛、胃痛、牙痛、蝶鞍部肿瘤疼痛的止痛效果好。

【附注】

1.《福建民间草药》："益气，逐风，强腰膝，解蛇毒。"

2. 广州部队《常用中草药手册》："祛风止痛，解毒消肿，温经通络。治毒蛇咬伤，风湿骨痛，心胃气痛，跌打肿痛，带状疱疹，肝硬化腹水，月经不调，痛经。"

3.《吉林中草药》："利尿，强壮，镇静止痛，驱寒散瘀，解蛇毒，通络和血。治脚气，水肿，腹水，胀满，寒性腹痛。"

草　乌

【性味归经】辛，热，有大毒。归肝、脾、肺经。

【功效】温经止痛，祛风除湿，消肿解毒。

【主治】

1. 治风寒湿痹，关节疼痛，头风头痛，心腹冷痛，寒疝作痛，中风瘫痪，破伤风，痰癖，气块，冷痢。方如回阳散、乌头桂枝汤。

2. 痈疽，疔疮，瘰疬，喉痹，阴疽肿毒，瘀血肿痛。方如小金丹。

乌头祛邪，以毒攻毒，祛寒毒其效卓著。具有较强的镇痛作用，如与秦艽配伍，其镇痛力量可互相增强。经甘草、黑豆法炮制后，毒性降低而不影响其效力。甘草、蜂蜜可解其毒。

【用法用量】内服：谨遵医嘱，宜先煎、久煎；或入丸、散。外用：研末调敷。

【注意事项】有大毒，孕妇禁用。

【现代研究】研究证明其有局部麻醉作用和镇痛作用。其止痛作用主要来自乌头碱，其作用与剂量相关但毒性大，须慎用。

【附注】

1.《神农本草经》："主中风，恶风，洗洗出汗，除寒湿痹，咳逆上气，破积聚寒热。"

2.《名医别录》："消胸上痰，冷食不下，心腹冷疾，脐间痛，肩胛痛不可俯仰，目中痛不可久视，又堕胎。""主风湿，丈夫肾湿阴囊痒，寒热历节掣引腰痛，不能行步，痈肿脓结。"

3.《药性论》："能治恶风，憎寒，冷痰包心，肠腹疞痛，疬癖气块，益阳事，治齿痛，主强志。""治男子肾衰弱，阴汗，主疗风温湿邪痛。"

4.《本草纲目》："治头风喉痹，痈肿疔毒。""主大风顽痹。"

5.杨清叟："凡风寒湿痹，骨内冷痛，及损伤入骨，年久发痛，或一切阴疽肿毒，并宜草乌头、南星等分，少加肉桂为末，姜汁热酒调涂，未破者能内消，久溃者能去黑烂。二药性味辛烈，能破恶块，逐寒热，遇冷即消，遇热即溃。"

十一、止血解毒药

大蓟、小蓟

【性味归经】甘、苦，凉。归心、肝、脾经。

【功效】凉血止血，清热利湿，消散痈肿。

【主治】

1.用于尿血、便血、衄血、吐血、崩漏下血、外伤出血。方如十灰散。

2.湿热黄疸，水肿，小便不利。方如小蓟饮子。

3.痈肿疮毒，恶疮疥癣。

大、小蓟因性味归经、功用类同而临床常相配而用。相对而言，大蓟功善消散痈肿，而小蓟长于利水消肿，当随证而择其长所用。常用于肾炎，膀胱炎，肝炎，乳腺炎。

【用法用量】内服：煎汤，7～15g；捣汁或研末。外用：捣敷或捣汁涂。

【注意事项】脾胃虚寒而无瘀滞者忌服。

【附注】

1.《日华子本草》："大蓟叶，治肠痈，腹脏瘀血，血运仆损，可生研，酒并小便任服；恶疮疥癣，盐研窨敷。"

2.《滇南本草》："消瘀血，生新血，止吐血、鼻血。治小儿尿血，妇人红崩下血，生补诸经之血，消疮毒，散瘰疬结核，疮痈久不收口者，生肌排脓。"

3.《福建民间草药》："凉血止血，消炎退肿。治肺热咳血，热结血淋，疔疖疮癌，漆疮，汤火烫伤。"

地　榆

【性味归经】苦、酸、涩，微寒。归肝、胃、大肠经。

【功效】凉血止血，收敛解毒。

【主治】

1.用于吐血，衄血，血痢，崩漏，肠风，痔漏。方如解毒四物汤、地榆甘草汤。

2.痈肿疮毒，湿疹，金疮，水火烫伤。

【用法用量】内服：煎汤，9～15g；或入丸、散。外用：捣汁涂，研末调敷。

【注意事项】虚寒者忌服。

【现代研究】研究证实地榆对烫伤有较好的疗效，可减少渗出与感染，并具有一定的抗菌作用。

【附注】

1.《本草纲目》："汁酿酒：治风痹，补脑。捣汁涂虎、犬、蛇、虫伤。"

2.《药品化义》："解诸热毒痈。"

3.广西《中草药新医疗法处方集》："治无名肿毒，疖肿，痈肿，深部脓肿：地榆 500g，田基黄 200g，研末，田七粉 5 ~ 15g，调入 700g 凡士林中成膏，外敷患处。"

4.《补缺肘后方》："（治蛇毒）地榆根，捣绞取汁饮，兼以渍疮。"

仙鹤草

【性味归经】苦、涩，平。归肺、脾、肝经。

【功效】收敛止血，解毒敛疮，补虚杀虫。

【主治】

1.用于咳血，吐血，崩漏下血，疟疾，血痢。

2.治痈肿疮毒，阴痒带下。

本品又名脱力草，能治劳伤脱力，贫血衰弱。因其具备一定的补虚之功，不仅对虚性出血尤佳，善止内脏出血，亦可补虚解毒，解内虚之毒是其之长。

【用法用量】内服：煎汤，10 ~ 15g；入散或捣汁。外用：捣敷。

【注意事项】遵医嘱。

【附注】

1.《履巉岩本草》："叶：治疮癣。"

2.《生草药性备要》："理跌打伤，止血，散疮毒。"

3.《闽东本草》："（治痈疽结毒）鲜龙芽草四两，地瓜酒半斤，冲开水，炖，饭后服。初起者服三四剂能化解，若已成脓，连服十余剂，能消炎止痛。"

4.《福建民间草药》："（治蛇咬伤）鲜龙芽草叶，洗净，捣烂贴伤处。"

白　及

【性味归经】苦、甘、涩，凉。归肺、胃经。

【功效】收敛止血，消肿生肌。

【主治】

1.主咯血，吐血，衄血，便血，外伤出血。方如白及枇杷丸。

2.痈疽肿毒，溃疡疼痛，水火烫伤，手足皲裂，肛裂。方如束毒金箍散。

本药多用于肺胃出血，如肺结核咳血、溃疡病出血，及外伤出血。内服、外用于外部疮口、溃疡久不愈合者亦著效。

【用法用量】内服：煎汤，3～10g；或入丸、散。外用：研末调敷。

【注意事项】遵医嘱。

【附注】

1.《神农本草经》："主痈肿恶疮败疽，伤阴死肌，胃中邪气，贼风痹缓不收。"

2.《名医别录》："除白癣疥虫。"

3.《药性论》："治结热不消，主阴下痿，治面上奸疱，令人肌滑。"

4.《日华子本草》："止惊邪、血邪，痢疾，赤眼，症结，发背，瘰疬，肠风，痔瘘，刀箭疮仆损，温热疟疾，血痢，汤火疮，生肌止痛，风痹。"

5.《本草图经》："治金疮不瘥，痈疽方中多用之。"

十二、活血解毒药

益母草

【性味归经】苦、辛，微寒。归肝、心包、膀胱经。

【功效】活血祛瘀，利尿解毒。

【主治】

1.主月经不调，经闭，瘀血腹痛，跌打损伤，胎漏难产，胞衣不下，产后血晕。方如八珍益母丸。

2.小便不利，水肿，血尿。

3.疮疡肿毒，皮肤瘙痒。

【用法用量】内服：煎汤，9～30g（鲜品12～40g）；熬膏或入丸、散。外用：水洗或捣敷。

【注意事项】阴虚血少者及孕妇忌服。

【现代研究】研究发现益母草浸膏及煎剂对子宫有强而持久的兴奋等作用；益母草的水浸剂（1∶4）在试管内对皮肤真菌之生长有抑制作用。

【附注】

1.《唐本草》："敷丁肿，服汁使丁肿毒内消；又下子死腹中，主产后胀闷；诸杂毒肿，丹游等肿；取汁如豆滴耳中，主聤耳；中虺蛇毒，敷之。"

2.《本草拾遗》："捣苗，敷乳痈恶肿痛者；又捣苗绞汁服，主浮肿下水，兼恶毒肿。"

3.《本草纲目》："活血，破血，调经，解毒。治胎漏产难，胎衣不下，血晕，血风，血痛，崩中漏下，尿血，泻血，痢，疳，痔疾，打仆内损瘀血，大便、小便不通。"

4.《本草求原》："清热，凉血，解毒。"

5.《本草求真》："益母草，消水行血，去瘀生新，调经解毒，为胎前胎后要剂。是以无胎而见血淋、血闭、血崩、带下血痛，既胎而见胎漏，临产而见产难，已产而见血晕、疔痈、乳肿等症，服此皆能去瘀生新。盖味辛则于风可散，血可活，味苦则于瘀可消，结可除，加以气寒，则于热可疗，并能临症酌施，则于母自有益耳。"

鬼箭羽

【性味归经】苦、辛，寒。归肝、脾经。

【功效】破血通经，清热解毒，凉血止血。

【主治】

1. 主流行性感冒，伤寒，中暑腹痛，身发斑痧。方如太乙流金散。

2. 癫痫，皮肤风毒肿痛。

【用法用量】内服：煎汤，4～9g；或入丸、散。

【注意事项】孕妇忌用。

【现代研究】研究发现鬼箭羽醇提取物能抑制金黄色葡萄球菌和大肠埃希

杆菌，抑制迟发型变态反应，表现出一定的抑菌、抗炎作用，鬼箭羽抗炎活性有效成分主要集中在三萜类成分上；从鬼箭羽中分离出的总黄酮、总甾体有良好的清除氧自由基作用。另外，鬼箭羽还表现出较好的免疫调节和一定的调血糖作用。

【附注】

1.《概物名实图考》："治肿毒。"

2.《本经逢原》："鬼箭，专散恶血，故《本经》有崩中下血之治。《别录》治中恶腹痛，去白虫，消皮肤风毒肿，即腹满汗出之治。今人治贼风历节诸痹，妇人产后血晕，血结聚于胸中，或偏于胁肋少腹者，四物倍归，加鬼箭羽、红花、玄胡索煎服。以其性专破血，力能堕胎。"

预知子

【性味归经】苦，寒。归肝、胆、胃、膀胱经。

【功效】疏肝理气，活血止痛，除烦利尿，治诸毒。

【主治】

1.用于脘胁胀痛，胃热烦渴，胁痛疝气，赤白痢疾。

2.痛经经闭，乳癖，子宫下坠。

3.水肿，小便不利，治药毒、虫毒。

【用法用量】内服：熬膏或入丸剂。外用：研末调敷。

【注意事项】脾虚泄泻者忌服。

【附注】

1.《日华子本草》："治一切风，补五劳七伤。治痃癖，气块，天行温疾，消宿食，止烦闷，利小便，催生，解药毒，中恶失音，发落，敷一切蛇、虫、蚕咬。"

2.《开宝本草》："杀虫，治诸毒。"

3.《医林纂要》："坚补肾水，能治劳热，辟蛇、虫毒。"

十三、平肝息风解毒药

羚羊角

【性味归经】咸，寒。归肝、心经。

【功效】平肝息风，清肝明目，凉血解毒。

【主治】

1. 用于高热惊痫，神昏痉厥，子痫抽搐，癫痫发狂。方如羚羊钩藤汤。

2. 头痛眩晕，目赤翳障，肝火目赤肿痛。方如羚羊角饮。

3. 血热出血，温病发斑，痈肿疮毒。方如羚羊角饮。

【用法用量】内服：煎汤，1～3g；磨汁 0.3～0.6g；或入丸、散。

【注意事项】遵医嘱。

【附注】

1.《名医别录》："疗伤寒时气寒热，热在肌肤，温风注毒伏在骨间，除邪气惊梦，狂越僻谬，及食噎不通。"

2.《药性论》："能治一切热毒风攻注，中恶毒风卒死，昏乱不识人；散产后血冲心烦闷，烧末酒服之；主小儿惊痫，治山瘴，能散恶血。"

3.《食疗本草》："伤寒热毒下血，末服之。又疗疝气。"

4.《本草拾遗》："主溪毒及惊悸，烦闷，卧不安，心胸间恶气毒，瘰疬。"

5.《本草纲目》："平肝舒筋，定风安魂，散血下气，辟恶解毒，治子痫痉疾。"

6.《本经逢原》："诸角皆能入肝，散血解毒，而犀角为之首推，故痘疮之血热毒盛者，为之必需。若痘疮之毒，并在气分，而正面稠密，不能起发者，又须羚羊角以分解其势，使恶血流于他处，此非犀角之所能也。"

夏枯草

【性味归经】辛、苦，寒。归肝、胆经。

【功效】清肝明目，散结解毒。

【主治】

1. 用于目赤肿痛，目珠疼痛，头痛眩晕，耳鸣。方如补肝散。

2. 瘰疬，瘿瘤，痈疖肿毒，乳痈肿痛，疟腮。方如夏枯草汤、柴胡解毒汤（自拟）。

【用法用量】内服：煎汤，9 ～ 15g，大剂（鲜品）量可用至 25 ～ 50g；熬膏或入丸、散。外用适量，煎水洗或捣敷。

【注意事项】脾胃虚弱者慎服。

【现代研究】研究发现本品有明显降压、降血糖作用和抗菌、抗病毒和调节免疫等作用。体外试验表明，其煎剂对痢疾杆菌、伤寒杆菌、霍乱弧菌、大肠杆菌、变形杆菌、葡萄球菌及人型结核菌均有不同程度的抑制作用。临床可用于高血压、高血糖、甲状腺肿大、淋巴结结核、乳腺增生、肺结核、渗出性胸膜炎、细菌性痢疾，以及急、慢性肝炎的治疗。

【附注】

1.《神农本草经》："主寒热、瘰疬、鼠瘘、头疮，破癥，散瘿结气，脚肿湿痹。"

2.《本草玄通》："夏枯草，补养厥阴血脉，又能通气散结。目痛、瘰疬皆系肝症，故建神功。"

3.《滇南本草》："祛肝风，行经络，治口眼歪斜。行肝气，开肝郁，止筋骨疼痛、目珠痛，散瘰疬、周身结核。"

4.《重庆堂随笔》："夏枯草，微辛而甘，故散结之中兼有和阳养阴之功，失血后不寐者服之即寐，其性可见矣。陈久者其味尤佳，入药为胜。"

牛　黄

【性味归经】苦，凉。归心、肝经。

【功效】凉肝息风，开窍醒神，清热解毒，清心豁痰。

【主治】

1. 用于热病神昏，谵语，中风痰迷，惊痫抽搐，癫痫发狂。方如牛黄清心丸、安宫牛黄丸。

2. 咽喉肿痛，口舌生疮，牙疳，痈疽，疔毒。方如牛黄上清丸。

【用法用量】内服：0.15～0.35g，入丸、散。外用：研末调敷。

【注意事项】孕妇忌服。

【附注】

1.《神农本草经》："主惊痫，寒热，热盛狂痓。"

2. 孙思邈："益肝胆，定精神，除热，止惊痫，辟恶气。"

3.《本草纲目》："痘疮紫色，发狂谵语者可用。"

珍　珠

【性味归经】甘、咸，寒。归心、肝经。

【功效】安神定惊，养阴息风，明目退翳，解毒生肌。

【主治】

1. 主惊悸怔忡，心烦失眠，惊风癫痫，烦热消渴。方如珍珠母丸。

2. 目赤翳障，口舌生疮，咽喉溃腐，疮疡久不收口。方如珍珠散。

【用法用量】内服：入丸、散，0.1～0.3g。外用：研末调敷，点眼或吹喉。

【注意事项】非热证勿用。

【附注】

1.《本草纲目》："安魂魄，止遗精、白浊，解痘疗毒。"

2.《本草汇言》："镇心，定志，安魂，解结毒，化恶疮，收内溃破烂。"

蜈 蚣

【性味归经】辛，温，有毒。归肝经。

【功效】息风镇痉，解毒散结，通络止痛。

【主治】

1. 治中风，惊痫，中风口㖞，破伤风，百日咳。方如逐风汤。

2. 瘰疬，结核，癥积瘤块，疮疡肿毒，风癣，白秃，痔漏，烫伤，毒蛇咬伤。方如蜈蚣散。

3. 风湿顽痹，偏正头痛。

【用法用量】内服：煎汤，3～5g；或入丸、散。捣汁或研末。外用：研末调敷。

【注意事项】孕妇忌服。

【现代研究】研究发现蜈蚣水提物对革兰阳性菌和革兰阴性菌、真菌都有抗菌作用。酸性水提液对致病性真菌具有良好的抑制效果；蜈蚣多肽具有良好的镇痛活性，还有明显的抗肿瘤作用和调节机体免疫功能作用。

【附注】

1.《神农本草经》："主啖诸蛇虫鱼毒，温疟，去三虫。"

2.《日华子本草》："治症癖，蛇毒。"

3.《本草纲目》："治小儿惊痫风搐，脐风口噤，丹毒，秃疮，瘰疬，便毒，痔漏，蛇瘕、蛇瘴、蛇伤。"

4.《本草纲目》："按杨士瀛《直指方》云，蜈蚣有毒，惟风气暴烈者可以当之。风气暴烈，非蜈蚣能截能擒，亦不易止，但贵药病相当耳。设或过剂，以蚯蚓、桑皮解之。又云，瘰疮一名蛇瘴，蛮烟瘴雨之乡多毒蛇气，人有不服水土风气而感触之者，数月以还，必发蛇瘴，惟赤足蜈蚣最能伏蛇，为上药，白芷次之。然蜈蚣又治痔漏、便毒、丹毒等病，并陆羽《茶经》载《枕中方》治瘰疬一法，则蜈蚣自能除风攻毒，不独治蛇毒而已也。"

5.《医学衷中参西录》："蜈蚣，走窜主力最速，内而脏腑，外而经络，凡气血凝聚之处皆能开之。性有微毒，而转善解毒，凡一切疮疡诸毒皆能消之。其性尤善搜风，内治肝风萌动，癫痫眩晕，抽掣瘛疭，小儿脐风；外治经络中风，口眼歪斜，手足麻木。为其性能制蛇，故又治蛇症及蛇咬中毒。"

全 蝎

【性味归经】咸、辛，平，有毒。归肝经。

【功效】息风镇痉，解毒散结，通络止痛。

【主治】

1.用于小儿惊风，抽搐痉挛，中风口㖞，半身不遂，癫痫，破伤风。方如牵正散。

2.痈肿疮毒，瘰疬痰核，蛇咬伤，烧伤，风疹，顽癣。

3.风湿顽痹，偏正头痛。

【用法用量】内服：煎汤，3～6g（蝎尾1.5～2.5g）；或入丸、散。外用：研末调敷。

【注意事项】血虚生风者、孕妇忌服。

【现代研究】研究发现蝎毒液对金黄色葡萄球菌和枯草杆菌有明显抑制作用；全蝎还具有提高机体自身免疫力等作用。从全蝎提取液到全蝎酶解产物，从大分子蛋白质到小分子多肽的抗肿瘤作用不断得到证实，且其抗肿瘤作用与其提高机体免疫力作用紧密相关。

【附注】

1.《澹寮方》："（治诸疮毒肿）全蝎七枚，栀子七个。麻油煎黑去滓，入黄蜡，化成膏敷之。"

2.《太平圣惠方》："（治大肠风毒下血）白矾三（二）两，干蝎二两（微炒）。捣细罗为散，每于食前，以温粥调下半钱。"

3.《经验良方全集》："（治蛇咬伤）全蝎二只，蜈蚣一条（炙）。研末，酒下。"

4.《本草纲目》："治大人疟疾，耳聋，疝气，诸风疮，女人带下，阴脱。"

白僵蚕

【性味归经】辛、咸，平。归肝、肺、胃经。

【功效】祛风止痉，化痰散结，解毒止痛。

【主治】

1. 治中风，惊痫，抽搐，头风，风疮瘾疹。方如牵正散、解毒承气汤。

2. 瘰疬结核，喉风喉痹，丹毒，乳腺炎。方如升降散。

3. 偏正头痛，疟腮，疮毒。

【用法用量】内服：煎汤，3～10g；或入丸、散。外用：研末撒或调敷。

【注意事项】遵医嘱。

【附注】

1.《神农本草经》："主小儿惊痫夜啼，去三虫，灭黑鼾，男子阴疡病。"

2.《本草纲目》："散风痰结核，瘰疬，头风，风虫齿痛，皮肤风疮，丹毒作痒，痰疟癥结，妇人乳汁不通，崩中下血，小儿疳蚀鳞体，一切金疮，疔肿风痔。"

3.《本草正》："治小儿疳蚀，牙龈溃。"

4.《本草求真》："僵蚕，祛风散寒，燥湿化痰，温行血脉之品。故书载能入肝兼入肺胃，以治中风失音，头风齿痛，喉痹咽肿，是皆风寒内入，结而为痰。合姜汤调下以吐，假其辛热之力，以除风痰之害耳。又云能治丹毒瘙痒，亦是风与热炽，得此辛平之味，拔邪外出，则热自解。"

5.《玉楸药解》："活络通经，驱风开痹。治头痛胸痹，口噤牙疼，瘾疹风瘙；烧研酒服，能溃痈破顶，又治血淋崩中。"

十四、补益解毒药

黄　芪

【性味归经】甘，微温。归肺、脾经。

【功效】补气升阳，益卫固表，托毒生肌，利尿退肿。

【主治】

1. 主气虚乏力，食少便溏，中气下陷，久泻脱肛，便血崩漏，血虚萎黄。方如升阳益胃汤。

2. 表虚自汗，虚人外感，气虚盗汗。方如当归六黄汤。

3. 痈疽难溃，久溃不敛。方如内托生肌散、托里消毒散。

4. 水肿，气虚水肿，或伴湿疮。方如土茯苓汤。

本药为扶正解毒上佳之品，生用解毒，炙用补虚，既能补益气血，又能升下陷之中气。虚气得补而实，则自能托毒于外，凡气虚血少而有内毒之证均可用之。本药有很好的增强机体免疫功能、延缓衰老作用，临床常用于心衰、慢性肾炎蛋白尿、糖尿病、脾胃病、肝病、风湿免疫病等诸多急慢性疾病和防未病及强体质等方面。

【用法用量】内服：煎汤，9～30g（大剂50～100g）；入丸、散，或熬膏。

【注意事项】实证及阴虚阳盛者忌服。

【现代研究】黄芪对正常机体的抗体生成功能有明显的促进作用，能促进健康人和肿瘤患者的淋巴细胞转化率，提高机体细胞免疫功能；黄芪提取物可以使小鼠血液中超氧化物歧化酶活性升高，并使小鼠组织中丙二醛水平显著降低，说明黄芪提取物在一定程度上可以增强机体清除自由基的能力，具有抗氧化作用；黄芪对肺炎双球菌、痢疾杆菌、金黄色葡萄球菌、白色葡萄球菌、柠檬色葡萄球菌及溶血性链球菌A、B、C等均有抑制作用；黄芪水煎液对辐射引起的免疫系统、造血系统和淋巴系统等损伤具有一定的防护作用；黄芪水煎液可以减少肝组织与肾组织中细胞外基质沉积，保护肝肾功能。

【附注】

1.《神农本草经》："味甘，微温。主治痈疽，久败疮排脓止痛，大风癞疾，五痔，鼠瘘，补虚，小儿百病。"

2.《日华子本草》："恶白鲜皮。助气，壮筋骨。长肉，补血，破症癖，瘰疬瘿赘，肠风，血崩带下，赤白痢，产前后一切病，月候不匀，消渴，痰嗽，并治头风热毒，赤目等。"

3.《药性赋》："味甘，气温，无毒。升也，阳也。其用有四：温分肉而实腠理，益元气而补三焦，内托阴证之疮疡，外固表虚之盗汗。"

4.《名医别录》："无毒。主治妇人子藏风邪气，逐五藏间恶血，补丈夫虚损，五劳羸瘦，止渴，腹痛泄利，益气，利阴气。"

5.《本草蒙筌》："味甘，气微温。气薄味厚，可升可降，阴中阳也。无毒。生用治痈疽，蜜炙补虚损。入手少阳，入足太阴。主丈夫小儿五劳七伤，骨蒸体瘦，消渴腹痛，泻痢肠风；治女子妇人月候不匀，血崩带下，胎前产后气耗血虚。益元阳，泻阴火。扶危济弱，略亚人参。温分肉而充皮肤，肥腠理以司开阖。固盗汗自汗，无汗则发，有汗则止；托阴疮癞疮，排脓止痛，长肉生肌。外行皮毛，中补脾胃，下治伤寒，尺脉下至，是上中下、内外、三焦药也。"

6.《景岳全书》："味甘气平，气味俱轻，升多降少，阳中微阴。生者微凉，可治痈疽；蜜炙性温，能补虚损。因其味轻，故专于气分而达表，所以能补元阳、充腠理、治劳伤、长肌肉。气虚而难汗者可发，表疏而多汗者可止。其所以止血崩血淋者，以气固而血自止也，故曰血脱益气；其所以除泻痢带浊者，以气固而陷自除也，故曰陷者举之。然其性味俱浮，纯于气分，故中满气滞者当酌用之。"

何首乌

【性味归经】苦、甘，微温。归肝、心、肾经。

【功效】补肝肾，益精血，解毒通便。

【主治】

1. 主肝肾两虚，血虚头昏目眩，腰膝酸软，须发早白，耳鸣，遗精。方如当归饮子。

2. 用于瘰疬疮痈，风疹瘙痒。方如何首乌散。

3. 肠燥便秘，痔疮，肠风脏毒。

【用法用量】内服：煎汤，6～12g；或入丸、散，或酒浸。外用：煎水洗或研末外用。

【注意事项】大便溏泻或有痰湿者不宜。

【现代研究】具有降低血清胆固醇的作用。

【附注】

1.《滇南本草》："涩精，坚肾气，止赤白便浊，缩小便，入血分，消痰毒。治白癜风，疮疥顽癣，皮肤瘙痒。截疟，治痰疟。"

2.《江西草药》："通便，解疮毒；制熟补肝肾，益精血。"

3.《太平圣惠方》："（治大肠风毒，泻血不止）何首乌二两，捣细罗为散，每于食前以温粥饮调下一钱。"

4.《本经逢原》："何首乌，生则性兼发散，主寒热疟，及痈疽背疮皆用之。今人治津血枯燥及大肠风秘，用鲜者数钱，煎服即通，以其滋水之性最速，不及封藏即随之而下泄也，与苁蓉之润燥通大便无异而无助火之虞。肠风脏毒，用干者为末，米饮，日服二三钱有效，盖其内温肝肾、外祛少阴风热之验也。丹方治久疟，用生干何首乌一两，柴胡三钱，黑豆随年数加减，煎成露一宿，清晨热服，若夜疟尤效，乃散中寓收、补中寓散之法。"

甘 草

【性味归经】甘，平。归心、肺、脾、胃经。

【功效】益气补中，清热解毒，祛痰止咳，缓急止痛，调和诸药。

【主治】

1. 主气虚证，脾胃虚弱，倦怠乏力，心气虚，心悸气短。

2. 各种咳嗽，痰多，气喘，咽喉肿痛。

3. 脘腹、四肢挛急疼痛，腹痛便溏。

4. 痈肿疮毒。

5. 调和诸药，缓解药物毒性、烈性，解药毒及食物毒。

【用法用量】内服：煎汤，1.5～9g；或入丸、散。外用：研末调敷，或水洗。

【注意事项】实证中满腹胀者忌服。

【附注】

1.《神农本草经》："主五脏六腑寒热邪气，坚筋骨，长肌肉，倍力，金疮肿，解毒。"

2.《名医别录》："温中下气，烦满短气，伤脏咳嗽，止渴，通经脉，利血气，解百药毒。"

3.《药性论》："主腹中冷痛，治惊痫，除腹胀满；补益五脏；制诸药毒；养肾气内伤，令人阴（不）痿；主妇人血沥腰痛；虚而多热，加而用之。"

4.《药品化义》："甘草，生用凉而泻火，主散表邪，消痈肿，利咽痛，解百药毒，除胃积热，去尿管痛，此甘凉除热之力也。炙用温而补中，主脾虚滑泻，胃虚口渴，寒热咳嗽，气短困倦，劳役虚损，此甘温助脾之功也。但味厚而太甜，补药中不宜多用，恐恋膈不思食也。"

5.《本草纲目》："解小儿胎毒、惊痫，降火止痛。"

6. 治农药（1059、1605、4049 等有机磷制剂）中毒：甘草四两，滑石粉五钱。用时将甘草煎汤，冷后冲滑石粉顿服。一日连服三次。（徐州市《单方验方新医疗法选编》）

蜂 蜜

【性味归经】甘，平。归肺、脾、大肠经。

【功效】补中，润燥，止痛，解毒。

【主治】

1. 主脘腹虚痛，肺燥干咳，肠燥便秘。

2. 目赤，口疮，溃疡不敛，风疹瘙痒，水火烫伤，手足皲裂，解乌头毒。

【用法用量】内服：冲调，15～30g，或入丸、膏剂。外用：涂局部。

【注意事项】痰湿内蕴、中满痞胀及肠滑泄泻者慎服。

【附注】

1.《神农本草经》："主心腹邪气，诸惊痫痓，安五脏诸不足，益气补中，止痛解毒，和百药。"

2.《本草纲目》："蜂蜜，其入药之功有五：清热也，补中也，解毒也，润燥也，止痛也。生则性凉，故能清热；熟则性温，故能补中；甘而和平，故能解毒；柔而濡泽，故能润燥；缓可以去急，故能止心腹肌肉疮疡之痛；和可以致中，故能调和百药而与甘草同功。张仲景治阳明结燥，大便不通，蜜煎导法，诚千古神方也。"

3.《济急仙方》："（治疗肿恶毒）生蜜与隔年葱研膏，先刺破涂之，如人行五里许，则疔出，后以热醋汤洗去。"

4.《上海常用中草药》："（解乌头毒）白蜂蜜每次一至四汤匙，温开水冲服。"

附：绞股蓝

【性味归经】甘、苦，微寒。归脾、肺经。

【功效】清热，补虚，解毒，止咳。

【主治】

1. 主体虚乏力，虚劳失精，白细胞减少症，高脂血症。

2. 止咳祛痰，用于慢性支气管炎，病毒性肝炎，肾炎，胃肠炎。

十五、攻下解毒药

大 黄

【性味归经】苦，寒。归脾、胃、大肠、肝、心包经。

【功效】攻积导滞，清热凉血，泻火解毒，活血通经，利湿退黄。

【主治】

1. 用于实热便秘，积滞腹痛，泻痢不爽，食积痞满，甚则谵言狂乱。方如解毒承气汤。

2. 血热吐血，衄血。功善凉血化瘀止血而多用于血热有瘀之出血症。方如解毒活血汤。

3. 痈疡肿毒，疔疮，目赤咽肿，齿龈肿痛，肠痈腹痛，烧烫伤。方如大黄牡丹汤、解毒汤。

4. 瘀血经闭，跌打损伤，癥瘕积聚。

5. 湿热黄疸，水肿，淋浊，溲赤。

【用法用量】内服：煎汤（用于泻下不宜久煎），3～10g；或入丸、散，或酒浸。外用：研末，水或醋调敷。

【注意事项】凡表证未罢，气血虚弱，脾胃虚寒，无实热、积滞、瘀结，及胎前、产后，均应慎服或遵医嘱。

【现代研究】大黄作用于大肠的有效成分是蒽醌类化合物。大黄对多种细菌均有不同程度的抑制作用，其中对葡萄球菌、淋病双球菌最敏感；大黄能清除组织和血浆内的炎性介质，降低肿瘤坏死因子、白细胞介素和内毒素水平。大黄对慢性胆囊炎具有抗菌消炎以及促进胆汁分泌、排泄的功效；大黄可减少肠道中的氨基氮的重吸收，改善氮质血症；具有抗肿瘤作用。

【附注】

1.《药性论》："主寒热，消食，炼五脏，通女子经候，利水肿，破痰实，冷热积聚，宿食，利大小肠，贴热毒肿，主小儿寒热时疾，烦热，蚀脓，破留血。"

2.《日华子本草》："通宣一切气，调血脉，利关节，泄塑（壅）滞、水气，四肢冷热不调，温瘴热痰，利大小便，并敷（一）切疮疖痈毒。"

芦　荟

【性味归经】苦、涩，寒。归肝、大肠经。

【功效】泻火，解毒，通经，杀虫。

【主治】

1. 主目赤，便秘，白浊，小儿惊痫，疳积。方如当归芦荟丸。

2. 痈疖肿毒，痔疮，疥疮，疳积，烧烫伤。方如解毒木通汤。

3. 闭经，尿血，跌打损伤。

【用法用量】内服：入丸、散，2～5g；或酒浸。外用：研末外用。

【注意事项】脾胃虚寒者及孕妇禁服。

【附注】

1.《生草药性备要》："凉血止痛。治内伤。洗痔疮，敷疮疥，去油腻。"

2.《云南府志》："治丹毒。"

3.《岭南采药录》："去瘀散毒。"

4.《南宁市药物志》："消疳热，杀虫积，通经，凉肝。治妇人经闭，小儿惊痫、疳积。生用外敷，治汤火伤和痄腮。"

5. 广州空军《常用中草药手册》："捣敷疖痈肿毒，溃疡烂肉。"

十六、杀虫解毒药

蛇床子

【性味归经】辛，温，味苦。归肾、脾经。

【功效】温肾壮阳，燥湿杀虫，祛风毒。

【主治】

1. 主肾阳虚证，阳痿，宫冷，带下，不孕，湿痹腰痛。方如蛇床子丸。

2. 外阴湿疹，妇人阴痒，滴虫性阴道炎，疥癣湿疮。方如白茯苓丸。

【用法用量】内服：煎汤，3～9g，水煎服或入丸散。外用：煎水熏洗；或做成坐药、栓剂；或研细末调敷。

【注意事项】孕妇忌用，遵医嘱。

【现代研究】具有抗病原微生物作用，对耐药性金黄色葡萄球菌、绿脓杆菌及皮肤癣菌、滴虫有抑制作用；有一定的雄性激素样作用和镇痛作用，以及增强免疫功能、抗变态反应等作用。

【附注】

1.《神农本草经》："主妇人阴中肿痛，男子阴痿、湿痒，除痹气，利关节，癫痫，恶疮。

2.《药性论》："治男子、女人虚，湿痹，毒风，顽痛，去男子腰疼。浴男子阴，去风冷，大益阳事。主大风身痒，煎汤浴之瘥。疗齿痛及小儿惊痫。"

3.《日华子本草》："治暴冷，暖丈夫阳气，助女人阴气，补损瘀血，腰胯痛，阴汗湿癣，肢顽痹，赤白带下，缩小便。"

雄　黄

【性味归经】辛，温，有毒。归肝、大肠经。

【功效】解毒杀虫，燥湿祛痰，截疟。

【主治】

1. 用于痈肿疔疮，喉风喉痹，疥癣，缠腰火丹，湿毒疮，痔疮。方如解毒雄黄丸。

2. 蛇虫咬伤，虫积腹痛，阴阳毒。方如升麻鳖甲汤。

3. 惊痫，疟疾，哮喘。

【用法用量】内服：入丸、散，0.05～0.1g。外用：研末撒、调敷或烧烟熏。

【注意事项】遵医嘱。

【附注】

1.《神农本草经》："主寒热，鼠瘘，恶疮，疽痔，死肌，杀百虫毒。"

2.《名医别录》："疗疥虫，匿疮，目痛，鼻中息肉及绝筋破骨。百节中大风，积聚，癖气，中恶腹痛，杀诸蛇虺毒，解藜芦毒。"

3.《日华子本草》："治疥癣，风邪，癫痫，岚瘴，一切蛇虫犬兽咬伤。"

4.《本草正》："治痈疽腐肉，并鼠瘘，疽、痔等毒。"

硫　黄

【性味归经】酸，温，有毒。归肾、大肠经。

【功效】外用解毒杀虫疗疮，内服助阳益火通便。

【主治】

1.外治用于疥癣，秃疮，天疱疮，湿毒疮，阴蚀，阴疽，恶疮。方如硫黄方。

2.内服用于阳痿足冷，心腹冷痛，久泻久痢，虚喘冷哮，虚寒便秘，遗精，尿频，带下。

【用法用量】内服：1～2g，炮制后入丸散服。外用：适量，研末油调涂敷患处。

【注意事项】孕妇慎用，须遵医嘱。不宜与芒硝、玄明粉同用。

【附注】

1.《本草纲目》："主虚寒久痢滑泄，霍乱，补命门不足，阳气暴绝，阴毒伤寒，小儿慢惊。"

2.《神农本草经》："主妇人阴蚀，疽痔恶血，坚筋骨，除头秃。"

3.《名医别录》："疗心腹积聚，邪气，冷癖在胁，咳逆上气，脚冷疼弱无力，及鼻衄恶疮，下部匿疮，止血，杀疥虫。"

4.《药性论》："除冷风，顽痹。生用治疥癣及疗寒热咳逆，炼服主虚损泄精。"

白　矾

【性味归经】酸、涩，寒，有毒。归肺、脾、肝、大肠经。

【功效】外用解毒杀虫，燥湿止痒；内服止血止泻，祛除风痰。

【主治】

1.用于癫痫，中风，喉痹，痰涎壅甚。方如白矾散。

2.痈疽肿毒，口舌生疮，疥痔疔癣，湿疹，带下阴痒，水、火、虫伤。方如吹喉散。

临床可用于肝炎，黄疸，胃、十二指肠溃疡，脱肛，子宫下垂等病。

【用法用量】内服：入丸、散，0.6～1.5g。外用：研末撒或调涂。

【注意事项】遵医嘱。

【附注】

1.《医学入门》："治耳卒肿出脓，目赤，目翳，胬肉，口舌生疮，牙齿肿痛出血，历久碎坏欲尽，急喉风痹，心肺烦热，风涎壅盛，作渴泄痢。兼治蛇蝎、恶犬、壁镜、驴涎、马汗毒伤。"

2.《本草纲目》："矾石之用有四：吐利风热之痰涎，取其酸苦涌泄也；治诸血痛，脱肛，阴挺，疮疡，取其酸涩而收也；治痰饮，泄痢，崩、带，风眼，取其收而燥湿也；治喉痹痈疽，蛇虫伤螫，取其解毒也。"

3.《医林纂要》："生用解毒，煅用生肌却水。"

十七、解物（中）毒药

葛　根

【性味归经】甘、辛，平。归脾、胃、肺经。

【功效】发表解肌，解热生津，升阳透疹，解诸毒。

【主治】

1.外感发热，头项强痛，疹出不畅。方如柴葛解肌汤。

2.脾虚泄泻，口干消渴。方如葛根黄芩黄连汤。

3.酒、食中毒。方如葛花解毒饮。

葛根于《本经》中属解百毒之药，尤以解热毒为宜。于醉酒者多用葛花，能解酒醒脾，解酒毒伤胃，只是其"解百毒"之一矣。

【用法用量】内服：煎汤，9～15g；或入丸、散，或捣汁。外用：捣敷。

【注意事项】表虚多汗者慎用。

【现代研究】葛根素能够抑制致炎因子或炎症介质产生，刺激巨噬细胞内蛋白因子表达，达到抗菌、消炎作用；葛根素可抑制模型大鼠体内过氧化应激反应；葛根素通过诱导乳腺癌细胞凋亡、降低癌细胞内相关生长因子表达水平，达到抑制癌细胞增殖作用；葛根汤能够明显缩短由上呼吸道感染所引起的发热时间，且无明显不良反应。

【附注】

1.《神农本草经》："主消渴，身大热，呕吐，诸痹，起阴气，解诸毒。"

2.《本草经集注》："杀野葛、巴豆、百药毒。"

3.《药性论》："治天行上气，呕逆，开胃下食，主解酒毒，止烦渴。熬屑治金疮，治时疾解热。"

4.《本草拾遗》："生者破血，合疮，堕胎，解酒毒，身热赤，酒黄，小便赤涩。"

5.《补缺肘后方》："治食诸菜中毒，发狂烦闷；吐下欲死；煮葛根饮汁。"

紫苏叶

【性味归经】辛，温。归肺、脾经。

【功效】解表散寒，行气宽中，解鱼蟹毒。

【主治】

1.主风寒感冒，恶寒发热，咳嗽，气喘，胸腹胀满。方如杏苏散。

2. 脘闷，恶心呕吐，腹痛吐泻，妊娠呕吐。方如苍陈紫苏饮。

3. 解鱼蟹中毒。

【用法用量】内服：煎汤，5 ～ 9g。外用：捣敷或煎水洗。

【注意事项】温病及气虚表弱者忌服。

【附注】

《履巉岩本草》："止金疮出血；疗痔疾，煎汤洗之。"

生　姜

【性味归经】辛，微温。归肺、脾、胃经。

【功效】发汗解表，温肺止咳，温中止呕，解鱼蟹药毒。

【主治】

1. 风寒感冒，喘咳，恶心呕吐，痰饮，胀满，泄泻。

2. 解半夏、天南星及鱼蟹、鸟兽肉毒。

【用法用量】内服：煎汤，3 ～ 9g；或捣汁。外用：捣敷，擦患处或炒热熨。

【注意事项】阴虚内热者忌服。

【附注】

1.《本草拾遗》："汁解毒药，破血调中，去冷除痰，开胃。"

2.《医学启源》："温中去湿。制厚朴、半夏毒。"

3.《日用本草》："治伤寒、伤风、头痛、九窍不利。入肺开胃，去腹中寒气，解臭秽，解菌蕈诸物毒。"

4.《本草纲目》："生用发散，熟用和中，解食野禽中毒成喉痹；浸汁点赤眼；捣汁和黄明胶熬，贴风湿痛。"

十八、其他解毒药

朱　砂（安神解毒药）

【性味归经】甘，微寒，有毒。归心经。

【功效】清心定惊，安神解毒。

【主治】

1. 主心悸易惊，心烦，失眠多梦，癫痫发狂，小儿惊风，视物昏花。方如朱砂安神丸。

2. 口疮，喉痹，疮疡肿毒，疥癣。

【用法用量】内服：研末，0.1 ～ 0.5g；或入丸、散或拌染他药同煎，并作丸药之挂衣。外用：合他药研末干撒。

【注意事项】不宜久服、多服，或遵医嘱。

【附注】

1.《名医别录》："通血脉，止烦满、消渴，益精神，悦泽人面，除中恶腹痛，毒气疥瘘诸疮。"

2.《医学入门》："疮将出，服之解毒，令出少。治心热烦跺。润肺止渴，清肝明目，兼辟邪恶瘟疫，破癥瘕，下死胎。"

3.《本草纲目》："治惊痫，解胎毒、痘毒，驱邪疟，能发汗。"

冰　片（开窍解毒药）

【性味归经】辛、苦，微寒。归心、脾、肺经。

【功效】开窍醒神，清热止痛，明目。

【主治】

1. 主中风口噤，热病神昏，惊痫痰迷，气闭耳聋，目赤翳膜。方如开关散。

2. 喉痹，口疮，痈肿，痔疮，中耳炎，蛲虫病。方如冰硼散。

3. 风毒入骨，麻痛拘挛，或痘毒内闭，烦闷不出。

【用法用量】内服：0.15 ～ 0.3g，入丸、散。外用：研末撒或调敷。

【注意事项】气血虚者忌服，孕妇慎用。

【附注】

1.《唐本草》："主心腹邪气，风湿积聚，耳聋。明目，去目赤肤翳。"

2.《海药本草》："主内外障眼，三虫，治五痔，明目，镇心，秘精。"

3.《本草汇言》："冰片，开窍辟邪之药也，性善走窜，启发壅闭，开达诸窍，无往不通。然芳香之气能辟一切邪恶，辛烈之性能散一切风热，故《唐本草》主暴赤时眼，肿痛羞明，或喉痹痛胀，水浆不通，或脑风头痛，鼻瘜鼻渊，或外痔肿痛，血水淋漓，或交骨不分，胎产难下，或风毒入骨，麻痛拘挛，或痘毒内闭，烦闷不出。此药辛香芳烈，善散善通，为效极捷，一切卒暴气闭、痰结神昏之病，非此不能治也。"

皂角刺（搜风拔毒药）

【性味归经】辛、温。归肝、胃经。

【功效】搜风拔毒，消肿排脓，活血。

【主治】

1. 治痈肿，疮毒，疠风，癣疮，痔疾。方如搜风解毒汤。

2. 乳痈，胎衣不下，小便淋闭。方如仙方活命饮。

本品辛温及个人经验，可治寒毒且少碍胃。因其长于拔毒散结，临床辨证用于甲状腺结节、乳腺结节、子宫肌瘤、淋巴结节等属非虚病证者。

【用法用量】内服：煎汤，3 ～ 9g；或入丸、散。外用：研末撒或调敷。

【注意事项】气血虚者、痈疽已溃者慎用，孕妇忌用。

【现代研究】煎剂对金黄色葡萄球菌和卡他球菌具有抑制作用；水浸剂对肉瘤 –180 有一定的抑制作用。

【附注】

1.《医学入门》："皂刺，凡痈疽未破者能开窍，已破者能引药达疮所，乃诸恶疮癣及疠风要药也。"

2.《本草纲目》："皂荚刺治风杀虫，功与荚同，但其锐利直达病所为异耳。"

3.《本草汇言》："皂荚刺，拔毒祛风，凡痈疽未成者能引之以消散，将破者能引之以出头，已溃者能引之以行脓，于痈毒药中为第一要剂。又泄血中风热风毒，故疠风药中亦推此药为开导前锋也。"

（参考文献从略）